现代老年常见病诊疗新进展

主 编

李继唐

副主编

文慧媛 李伟瑞

编著者

（以姓氏笔画为序）

文慧媛 李伟瑞 李玉崑

李冬青 李继唐 吴致勋

周笑梅 赵瑞生 游重文

金盾出版社

内 容 提 要

本书分为15章,分别介绍了老年心血管、消化、呼吸、泌尿、代谢与内分泌、骨关节、神经、精神等系统的多种常见疾病,每种疾病均以其定义、病因、发病机制、诊断、治疗予以详述,并介绍了近年来国内外有关老年常见病新进展。内容丰富新颖,资料权威。本书专业性强,适合研究生、高年资进修医师、主治医师参考,也是广大住院医师提高业务技术水平的新教材,同时可供广大亚健康的老年朋友浏览。

图书在版编目(CIP)数据

现代老年常见病诊疗新进展/李继唐主编. —北京:金盾出版社,2012.11
ISBN 978-7-5082-6961-0

Ⅰ.①老… Ⅱ.①李… Ⅲ.①老年病:常见病—诊疗
Ⅳ.①R592

中国版本图书馆 CIP 数据核字(2011)第 074042 号

金盾出版社出版、总发行
北京太平路 5 号(地铁万寿路站往南)
邮政编码:100036 电话:68214039 83219215
传真:68276683 网址:www.jdcbs.cn
封面印刷:北京精美彩色印刷有限公司
正文印刷:北京万友印刷有限公司
装订:北京万友印刷有限公司
各地新华书店经销
开本:850×1168 1/32 印张:20 字数:484 千字
2012 年 11 月第 1 版第 1 次印刷
印数:1~6 000 册 定价:42.00 元

前　言

随着科学技术和经济的发展、社会的进步以及人类生活水平不断地提高,促进了人类寿命的增长,人口老龄化已成为全球趋势。2000 年我国已开始步入老龄社会,当年全国 13 个省市、自治区的第五次人口普查资料表明:全国总人口为 12.658 亿人,其中 60 岁以上老年人数为 1.299 亿,占总人口的 10.15%;在 10 年后的 2010 年 11 月第六次全国人口普查,总人口为 13.705 亿,其中 60 岁以上人口为 1.776 亿,占 13.26%。若与第五次全国普查相比,60 岁以上老年人口的比重上升了 2.93 个百分点,标志着我国人口老龄化结构的根本转变,已成为典型的老年国家。

作者毕业于原国立云南大学医学院六年制本科。分别在四川华西医科大学、成都中医药大学、武汉同济医科大学、广州中山医科大学等进修学习,或参加中华医学会北京分会主办的全国心血管系统疾病、全国消化系统疾病的新进展研修班,尚有两位出访美国、前苏联攻读博士。现均为临床、教学、科研骨干和领军人物,且经验丰富,理论功底坚实。鉴于当前国内有关老年医学的新资料不太多,故广泛参阅国内外大量新近文献,仅就老年人常见内科疾病及其他科有关老年病种,介绍国内外医学界新学说、新理论、新技术及新经验,并结合作者多年临床实践经验,编著此书奉献给广大老年患者。

　　本书内容丰富、翔实，资料新颖、权威，主要定位于研究生、高年资进修医师及主治医师参阅，也是广大住院医师提高业务技术水平的学习新教材。同时可供广大亚健康的老年朋友浏览。

　　由于作者水平所限，疏漏或错误之处敬请读者批评指正！

李继唐

目 录

第一章　衰老概述

第二章　老年人药代学、药效学与安全用药

第三章　心血管系统疾病

第十一章 老年五官科疾病

第十二章 老年妇科疾病

附　录

第一章　衰老概述

一、衰老定义、分期及世界老龄化现状

(一)衰老定义

衰老与变老在世界卫生组织中的解释是两个既有联系又有不同含义的概念。衰老系自然的普遍现象,指生物在生长期结束以后,出现的一种持续的和不可逆的过程,是老化的结局,可致严重疾病,甚至死亡;变老或老化是指机体发育、成长,在形态与功能上表现的进行性衰退,可随年龄的增长而逐渐加重。

生物学年龄是由机体的组织结构、代谢和功能等综合因素所决定的。按照生物学规律,哺乳动物的寿命是它生长期的 5～10 倍,人的生长期是用最后一颗牙齿生长的时间(20～25 岁)来计算的。因此,生物学寿命最短是 100 岁,最长是 150 岁,而公认的正常人寿命应该是 120 岁。

(二)老年期年龄分期

近代曾使用的分类法为,较年老者指 60～74 岁的人。老年人指 75 岁以上的人,并包括 90 岁以上的长寿者;欧美国家一般以≥65 岁为老年界线的起点;由于社会生产的进步,人民生活及健康水平的提高,老龄的定义分类随之变化。1982 年,世界卫生组织西太平洋地区会议,根据人口统计学提出老年的界限为≥65岁;1982 年,中华医学会老年医学会研究确定的老年界限为≥60岁(中国高血压防治指南 2005 年修订版)。

20 世纪 90 年代,世界卫生组织提出老年人年龄划分标准:44 岁以下的人群称为青年人,45～59 岁为中年人,60 岁为老年人的起点;其中 60～74 岁为年轻的老年人,75 岁以上为高龄老年人,90 岁以上为长寿老人。

(三)世界老龄化现状

老龄化是指老年人占总人口的比例不断上升的过程,是总体人口年龄结构向着高龄化发展的一种趋势。世界卫生组织关于老龄化社会的定义和标准是:当一个国家或地区,年龄≥60 岁的人群占人口总数的 10% 以上,或≥65 岁老龄人口所占比例≥7% 者。

随着社会文明和科学技术的进步,人类寿命不断延长。20 世纪 70 年代,瑞士、丹麦、挪威、美国及日本等发达国家,首先步入老龄社会。中国上海市于 1979 年步入老龄社会,北京市于 1987 年进入老龄社会。随后有天津市、江苏、浙江等省市步入老龄社会。

我国于 2000 年底进行全国第五次人口普查,据 31 个省、市、自治区统计,总人口达 126 583 万。60 岁以上老年人为 12 998 万,占总人口数的 10.15%;65 岁以上老年人达 8 811 万,占总人口数的 7.1%。标志着我国已成为典型的老年型国家。截至 2000 年,全球老年人达 6 亿,占全世界总人口 60 亿中的 10%。

据 2006 年 3 月 8 日《参考消息》转载德国《星期日法兰克福论坛报》称:中国社会已步入老化社会,目前老年人已逾 1.47 亿,超过 60 岁退休人口每年增长 300 万,估计到 2020 年将达 2.43 亿,占总人口的 17%。2006 年 9 月 14 日,《中国医学论坛报》据新华网消息:全国 1% 人口抽样调查最新统计结果显示,截至 2005 年底,中国 65 岁以上老年人达 10 055 万人,占全国总人口的 7.7%。

2011 年 4 月 28 日国务院第六次全国人口普查发布 2010 年全国人口普查主要数据第 1 号公报:全国总人口为 1 370 536 875

人。其中:普查登记的大陆 31 个省。自治区:直辖市和现役军人的人口共 1 339 724 852 人。香港特区人口为 7 097 600 人。澳门特区人口为 552 300 人。台湾地区人口为 23 162 123 人。全国总人口同第五次全国人口普查 2000 年 11 月 1 日零时的 1 265 825 048 人相比,10 年共增加 73 899 840 人,增长 5.84%,年平均增长率为 0.57%。

在年龄构成方面,其中 60 岁以上人口为 177 648 705 人占 13.26%,65 岁及以上人口为 118 831 709 人占 8.87%。同第五次全国人口普查相比,60 岁及以上人口的比重上升 2.93 个百分点,65 岁及以上老年人口的比重上升 1.91 个百分点。标志着我国人口年龄结构的根本转变,成为典型的老年型国家。

由于世界老龄化社会迅速增长,因而促进了老龄人口学、经济学、社会学、伦理学,以及新兴的老年保健医学的发展。

二、衰老的机制

寿命具有种属特殊性,衰老与细胞内的遗传装置的变化密切相关。早年有学者认为,衰老是一种由遗传所规定的生命过程,是随着年龄增长、时间进展而发生的遗传装置的质和量的改变。有人认为,衰老是由于在生命活动过程中,因损伤迫使遗传装置脱位所致,亦即因脱氧核糖核酸分子的错误结合的积累而形成。持第一种观点者认为,衰老与形态发生和胚胎发生一样,是由基因控制的,是由一种"生物钟"功能所造成的;持第二种观点者则用单一原因(如自发突变自由基反应)或多种原因(包括细胞质内多种代谢产物和物理化学变化)来解释衰老。

衰老是一个从量变到质变的过程,随着年龄增长,机体各个器官结构及功能逐渐变老、衰退、萎缩等。如遗传基因、微量元素、神经内分泌、免疫系统及机体代偿功能下降、自稳状态紊乱而致重病。随着科学技术的飞跃发展，衰老的机制从细胞水平的理解阐明，进入到分子生物学研究，有了更深层次的认识。主要有以下几种学说。

（一）衰老相关的基因学说

在分子生物学研究中，发现了许多有关衰老基因，如超氧化物歧化酶基因——H_2O_2 酶基因，Daf 基因家族与 CLK 基因家族等。2002 年，美国约翰·霍普金斯大学研究者对波希米亚捷克人、巴尔摩白种非裔美国人进行的一项研究发现，一种名为 Klotho 的基因可使人类寿命缩短。早在此前，日本科学家就已发现有 Klotho 基因的老鼠会发生早衰。衰老基因的存在可使细胞不可能永远不灭。但是，这些基因发生突变或通过人的改造，则有延长寿命的可能。

1. 遗传物质脱氧核糖核酸中不仅含有衰老基因，还存在"长寿基因" 研究表明，人类 4# 染色体上有 100～120 个基因群，可能存在一个或多个长寿基因。科学家对冰岛许多 90 岁以上长寿老者进行跟踪研究，发现了一种名为"玛土撒拉"的长寿基因，生物研究表明，长寿种群常伴有丰富的超氧化物歧化酶（SOD）和过氧化氢酶。

除衰老基因和长寿基因外，生物细胞核中染色体还含有一种与衰老相关的调节基因。我国学者发现 P16 基因在衰老的成纤维细胞、上皮细胞、T 淋巴细胞、黑色素细胞中表达增强，比年轻人细胞高达 10～20 倍。随着细胞衰老，P16 基因的遏制机制逐渐减弱。研究发现，抑制 P16 基因表达后，脱氧核糖核酸修复能力提高，端粒缩短速度缓慢，细胞衰老速度减慢，寿命延长。增加 P16 基因表达，细胞染色体端粒长度显著缩短，细胞衰老速度加快，寿命缩短。因此，P16 基因不仅是细胞衰老遗传控制程序中的主要环节,还可影响寿命与端粒(细胞的生物钟)长度。P16 基因促进衰老的分子机制在于它对 Rb 蛋白活性调节,而非激活端粒酶。

2. 影响基因活性的变异 2006 年 11 月 23 日,一个国际研究小组,在《Nature》(2004,444:444)上发表研究报告称:通过分析 270 名亚、非、欧洲健康者的脱氧核糖核酸标本,发现约 2 900 个基因(至少占人类基因的 10%)含有特殊脱氧核糖核酸(DNA)片断拷贝数变异。研究者认为,这些变异会影响基因的活性,造成疾病易感性的个体差异。此前学术界认为,人类个体间基因组序列一致性达 99.9%,该研究结果对此提出了置疑。另外,随着第一代人类基因组拷贝数变异图谱的完成,人们对审视疾病与基因的关系又多了一个视角,除了检测单核苷酸多态性或者显微镜检查染色体异常外,还可对中间长度(数百万核苷酸)的脱氧核糖核酸片断变异进行评价。

(二)端粒学说

1. 端粒维护染色体的稳定和完整 早在 1907 年,Harrison 首创组织培养出体外细胞,很快地被用于衰老研究。20 世纪 30 年代,遗传学家 Hermann Muller 和 Barbara me-clintock 便分别在果蝇和玉米的基因组中发现了相同的问题:染色体末端与从中间断裂的染色体残端不同,染色体残端会频繁发生染色体重排,但正常染色体末端则不会。1938 年,Muller 正式将这种染色体末端特殊结构命名为"端粒"。端粒是位于真核细胞内染色体末端由脱氧核糖核酸和蛋白质构成的复合结构,维持染色体的稳定和完整,避免融合、降解、重组等变化。

1961 年,Hagflick 发现连续培养的人胚式纤维细胞只能增殖 60～70 代,在经过一段旺盛繁殖期后即出现脱氧核糖核酸合成减少、有丝分裂停止、增殖能力丧失直到死亡。后来许多实验证明,人类细胞分裂次数也存在一个"极限值",也称为最大分裂次数,即 Hagflick 极限。Hagflick 将这种正常细胞分裂潜能受限的现象,称为细胞衰老式复制衰老。可能是生物体生命周期在细胞水平的重演,即有关衰老和寿命的细胞有限分裂学说。其发生的原因在于细胞分裂之前,首先复制染色体使所形成的两个子细胞各自都分到一套完整的染色体,但因脱氧核糖核酸复制的特定方式使染色体顶端部分无法复制出来,以致每次分裂的复制品总比模板要缩短一些。周而复始,当脱氧核糖核酸缩短到一定程度危及染色体复制时,细胞即被迫停止分裂。体外细胞复制的衰老实验与机体内衰老的一个共同特征,是染色体端粒逐渐缩短,细胞增殖次数与端粒脱氧核糖核酸长度有关。

2. 端粒保护染色体结构基因 端粒学说是经 muller 研究最先提出的概念。端粒位于染色体末端,系由许多富含 G 的核酸重复序列及相关蛋白质组成,包括 Ku70、Ku80,依脱氧核糖核酸的蛋白激酶和端粒重复序列结合因子 α(TRF-α)等,它像帽子一样罩在染色体长臂上,包裹着染色体头部,起着固定脱氧核糖核酸双螺旋,防止脱氧核糖核酸链被解开的作用,以保护染色体结构基因,避免染色体末端发生融合、降解、丢失或重排,使染色体在细胞分裂时免受伤害,有利于保护生物体基因不受年龄增长而破坏。

3. 有关衰老的端粒学说 20 世纪 70 年代,Blackburn 在四膜虫脱氧核糖核酸分子末端发现了约 50 个串联在一起的六核苷酸重复序列 CCCCAA 后证实,四膜虫染色体末端通常有 20～70 个这样的六核苷酸串联重复序列。

此后 Szostak 在 Blackburn 的实验室做实验时,将四膜虫端粒序列整合入质粒,并将该质粒转入酵母细胞,结果有约半数酵母细胞中整合了这些端粒序列,这表明端粒序列的功能可跨越种属间的障碍,而生物进化过程中的这种保守意味着这种序列可能具有极其重要的功能。

Greider 同样在 Blackburn 的实验室用生物化学的方法,进一步验证了端粒的性质。

2006 年 9 月 24 日,素有"美国诺贝尔奖"之称的美国 Albert-Lasker 医学研究奖揭晓,授予加州大学圣弗朗西斯科分校的 Blackburn、约翰斯·霍普金斯大学的 Greider 和哈佛大学的 Szostak 等三位科学家,以表彰他们预测并发现端粒酶的存在及功能方面的研究成果,而共同获得 Lasker 基础医学奖。

近年来,科学家们对端粒和端粒酶的研究已趋于白热化。1988 年,人染色体端粒中的重复序列 TTAGGG 被鉴定出来。该序列的发现无疑极大推动了细胞衰老和肿瘤相关研究的进展。现已知,如染色体末端序列复制出现障碍,并导致端粒序列缩短,细胞便开始衰老。从另一个角度看,抑制端粒酶的功能有可能抑制肿瘤细胞的生长。现已证实,在很多肿瘤细胞中都可检测端粒酶的活性,这意味着如果我们能有效抑制肿瘤细胞中端粒酶的活性,则很有可能将其杀灭。

端粒酶是由蛋白质和核糖核酸序列组成的一种酶,作为合成端粒脱氧核糖核酸的模板。当没有端粒酶时,染色体随着细胞分裂越来越短。最终端粒脱氧核糖核酸消失,染色体被破坏。当端粒酶维持着脱氧核糖核酸链末端的端粒合成时,在每一次细胞分裂中,染色体都可被完整复制。

1973 年,前苏联科学家 Olovnikov 提出了衰老的端粒学说,认为人体细胞不能改变其脱氧核糖核酸复制染色体两端的缩短。细胞在每次分裂过程中,都会由脱氧核糖核酸聚合酶功能障碍而不能完全复制它们的染色体,因此复制脱氧核糖核酸序列可能会丢失,最后造成细胞衰老死亡。端粒的丢失很可能是因某种与端粒有关的基因发生了致死性缺失。染色体复制的特点,决定了细胞有限分裂的次数是有限的,端粒的长度决定了细胞的寿命。因此,衰老的端粒学说又被称为细胞的有限分裂学说或复制性衰老学说。

4. 端粒与染色体的关系 1992 年 Harley 研究发现,体细胞染色体的端粒脱氧核糖核酸会随细胞分裂次数增加而不断缩短。体细胞每传一代,端粒就缩短 50～200bp,当缩短到 2 000～4 000hp 时,正常人的双倍体细胞就不能再进行分裂,细胞开始衰老、死亡。Slugboom 研究证明,老年人成纤维细胞和外周血细胞中端粒平均长度比年轻人短,人类有丝分裂细胞中,端粒长度与供体年龄呈高度负相关。此外,相同年龄组的成年男性端粒长度长于女性,但随年龄增长,端粒长度缩短速度都比女性快,每年差 3 bp,这从分子水平解释了为何女性寿命往往比男性长的普遍现象。

研究者发现,端粒缩短速率与细胞抗氧化损伤的能力有关。而端粒的长度则与端粒酶的活性有关。端粒酶活性愈高,端粒就越长,染色体的稳定性、完整性愈好,细胞分裂次数增多,寿命延长。

5. 端粒与寿命的关系 2005 年,英国伦敦圣托马斯医院 Spector 等在《Lancet》报道,他们对 1 122 名 18～76 岁白种妇女端粒长度进行分析发现,肥胖者端粒长度显著短于非肥胖对照组;吸烟人群端粒长度也显著短于不吸烟者。如以端粒长度来评估衰老程度,则肥胖者比非肥胖者平均年老8.8岁,吸烟者比不吸烟者年老 4.6 岁。每日吸一包烟,持续 40 年者,相当于衰老 7.4 岁。因此,他们认为,肥胖和吸烟可能通过氧化应激加速端粒缩短速度,从而促使人体衰老;同样,限食可以减少自由基,提高端粒酶活性,促进端粒脱氧核糖核酸合成而长寿。

6. 端粒影响衰老 2009 年,世界诺贝尔生理学或医学奖授予三位美国科学家伊丽莎白·布莱克本、卡萝尔·格雷德和杰克·绍斯塔克。他们发现和解决了端粒如何保护染色体的末端及端粒酶如何合成端粒。端粒被科学家誉为"生命时钟"。在新细胞中细胞每分裂1次,端粒就缩短1次,当端粒不能再缩短时,细胞则无法继续分裂而死亡。它在一些失控的恶性细胞的生长中扮演重要角色。大约90%的癌细胞都有着不断增长的端粒及较多的端粒酶,这也是为什么癌细胞被认为是具有永久生命力的原因。相反,某些特定的遗传疾病,会出现一些有缺陷的端粒酶导致细胞损害。端粒和染色体等虽然与细胞老化有关,进而影响衰老,但是并非是惟一的因素,生命的衰老是一个非常复杂的进程,而端粒仅仅是其中之一。

(三)自由基学说

认为器官日益增长的退行性病变,是由于自由基的不良反应引发的。在正常情况下,机体中自由基产生与消除都处于动态平衡。当机体内衰老的自由基广泛增加,而清除自由基的物质减少,清除能力下降,则过多的自由基积蓄体内,当其对机体的损害程度超过了修复代偿能力时,组织器官的功能即发生紊乱,从而导致机体趋于衰老。

(四)免疫学说

免疫系统不仅增强宿主的抵抗力,防御病原体入侵,还能识别体内突变细胞,起免疫监护作用。而随年龄增长,免疫功能下降,使细胞恶变率增加。此外,老年时血清中自身抗体增加(如甲状腺球蛋白抗体、抗核抗体、抗丙球蛋白抗体和癌胚抗体等),患心血管病的危险性增加,死亡率也增加。而天然抗体下降(如抗血型抗体、抗沙门菌鞭毛抗体等)。由于老年免疫功能下降,易发生免疫缺陷病,如感染自身免疫病、癌症、动脉硬化及神经细胞变性引起的痴呆、帕金森病等。衰老与免疫功能下降程度相平行,死亡率与免疫力呈负相关。

（五）其他学说

1. 自体中毒学说 衰老是机体内有毒代谢产物积蓄所致，如肠内食物残渣受细菌作用产生酚吲哚等物质使机体中毒。

2. 适应调节学说 机体的某些代谢产物与调节基因形成抑制因子，使其构型发生变化，从而能与损伤基因结合，致使结构基因不能转录信息而丧失功能，结果导致细胞内酶的合成受影响，使系统代谢过程中断，最终细胞功能严重受损而衰亡。

此外，尚有神经内分泌学说、体细胞突变学说、应激学说等，都从不同角度提出了衰老的发生与发展机制。

综上所述，生物体生命主要是由遗传因素和环境因素所决定。有关衰老机制的各种学说大致可归纳为两大类，即遗传程序学说与细胞磨损学说。前者认为细胞的分化、生长、衰老、死亡，都按遗传密码中规定的程序进行，细胞寿命决定种属寿命的差异，外部因素只能使细胞寿命在限定范围内变动；后者认为衰老是细胞随时间延伸而加剧的磨损过程，源于各种细胞成分在受到内外环境的损伤作用后，因缺乏完善的修复而致差错的积累。

三、衰老的生理病理学

变老与衰老是机体各个系统的细胞、组织和器官通过生理学成长到病理学演变的过程早在老年到来之前就已经开始了。机体内在的各种因素决定其不可逆转的发展过程，逐步走向它适应能力的极限，乃至生命的终结。

人类变老不只是细胞变老过程的总和，而是因自我调节机制受损和遗传装置原发性改变所致。发生于调节代谢和功能的各个系统，神经和体液因素和下视丘中的与年龄有关的各种变化，都可以在细胞和组织内引起继发性改变。原发性变老机制与核酸代谢和遗传装置的改变有关。

老年期来临之时，染色体所含脱氧核糖核酸等某些理化特征也有改变，而遗传装置的变化会引起蛋白代谢的明显变更。老年人产酶系统的潜在能力降低，肌肉、脑、肝、肾和血液中各种蛋白质比例发生明显变化，同时能量代谢转化，脂肪代谢变化，特别是神经系统与代谢及功能的调节力减低，内分泌激素对代谢和功能调节的各个环节发生变化等。其结果是使变老的机体适应能力降低，导致潜在反应范围受限、代谢功能迟缓及调节系统紊乱。

（一）心血管系统改变

1. 解剖学改变　随着年龄增长，心室变老，80 岁时左室壁增厚可达 30％，使左室容量面积缩小，心肌松弛性下降、僵硬度增加，结果使心脏舒张功能明显下降。心脏瓣膜纤维化及钙化常累及主动脉瓣、二尖瓣，则致主动脉狭窄、二尖瓣关闭不全。因心内膜胶原纤维化和弹性纤维增生呈不均匀增厚，同时心包脂肪增多，心脏外形相应增大。心血管结缔组织因胶原蛋白变性而变硬，促进血管钙化而致动脉硬化，表现为大、中动脉弹性降低，管腔变窄，主动脉及心肌动脉扩张、延长及扭曲，管壁增厚。由于血管硬化导致高血压且高血压随年龄增长更升高，以单纯性收缩压增高多见，脉压差大，直立性低血压发生率高。老年动脉瘤发生率高，且易破裂，成为老年猝死的常见原因之一。传导系统的改变如窦房结起搏及传导细胞数量减少及退变，房室结、希氏束系统传导细胞减少、退变；结缔组织和淀粉的沉积增加。

2. 组织学变化　心肌呈棕色萎缩，乃脂褐质在逐渐减少的心肌细胞内积聚所致，是心肌细胞老化的典型表现。心血管心内膜胶原蛋白变性及纤维增生，淀粉样变性发生率可高达 40％～70％，百岁以上的老年人几乎可达 100％。纤维支架二尖瓣或主动脉瓣环及冠状动脉钙化，心肌纤维灶性肥厚造成局部皱缩，线粒体减少并发生心肌细胞膜退变,心肌细胞核与心肌纤维的比值缩小。

3. 生物化学改变 蛋白弹性减低,去甲肾上腺素合成及乙酰胆碱合成降低,其他心肌酶谱组成及其受体代谢影响酶活性的改变。自主神经系改变包括对 β 肾上腺素能刺激反应性降低,致使心脏自律性呈下降趋势,对应激、运动时因自律性升高可致心率加快的储备能力降低。血液循环中的儿茶酚胺增加,组织内儿茶酚胺降低,左心室内的 α 肾上腺素能受体降低,胆碱能神经反应能力降低。Valsalva 试验及压力感受器对刺激的反应降低。

4. 心电图改变 频发多源性房早、短阵房速、阵发或持续性房扑,或房颤,多见于老年栓塞性疾病,特别是脑梗死。室性心律失常发生率高,表现为多源、成对。特别是短阵室速、室颤的发生,多见于老年心源性猝死。此外,电解质失衡、药物毒副作用等可致严重心律失常。

(二)呼吸系统改变

1. 胸廓 可因胸、腰椎体受重力作用逐渐弯曲、压缩、变形、胸椎后突、胸骨前突、肋骨从前纵位变为水平位,胸廓前后径增大变成桶状。肋软骨因脱水、钙化、骨化,限制了胸部活动,胸壁肌肉收缩力减低,则使呼吸运动效率减少。上呼吸道鼻咽喉黏膜萎缩,变薄,致使上呼吸道加温、湿化功能减低,同时咽喉黏膜感受器敏感性降低,喉反射及咳嗽反射减退易致误吸。由于上呼吸道肌张力减低,则舌后壁及软腭脱垂可致咽后壁狭窄,引发老年人睡眠打鼾及睡眠呼吸暂停。气管、支气管因有软骨支撑其形态变化不显,但气管黏膜易受损伤,可导致老年人呼吸道反应性增高。小支气管因无软骨支撑,其弹性减低可致小支气管阻塞,引流不畅易发生感染。

2. 肺脏组织改变 因弹性蛋白老化,则肺组织弹性回缩力减低,导致肺泡管、肺泡囊及肺泡等扩张,同时肺泡易萎缩或消失而形成肺气肿。因肺部血管硬化,肺泡壁毛细管减少,可致肺循环灌注减少,使呼吸道黏膜扩散量减少,氧气的利用系数降低,促使老年人肺部循环缺氧进一步发展。老年人肺野透亮度增高,尤以上肺野为主。中、下肺野显示细线状阴影,也可表现为蜂窝状或索条状。

3.肺功能改变　呼吸通气功能降低,表现为肺活量、补呼气量及第一用力呼气量都减低,同时功能残气量、残气量、闭合气量增加。换氧功能下降,表现为动脉血氧分压降低。

4.免疫防御功能改变　气管黏膜柱状上皮细胞萎缩,纤毛粘连倒伏,导致纤毛排列紊乱,运动减弱。甚至纤毛脱失,则使粉尘粒进入肺内机会增加,造成支气管黏膜腺体增生,使分泌物增多,咳嗽反射减低,吞咽及声门关闭不协调,增加感染机会,因而使呼吸道防卫免疫功能衰退。

5.呼吸的神经体液调节改变　颈动脉窦化学感受器对低氧变得更敏感,肺部机械感受器所引起的反射变弱。呼吸中枢对低氧的敏感性发生改变,对二氧化碳、儿茶酚胺和乙酰胆碱的敏感性增加,大脑高级中枢对延髓呼吸调节功能的影响也削弱。机体对缺氧较敏感,反应的稳定性较差。因此,老年人在较低的海拔高度(约 2 100 米或 6 500 英尺)就会有缺氧现象。

(三)消化系统改变

1.胃肠道变老　胃排空延迟,小肠运动和血液流动减慢。胃肠道各部分分泌减弱,胃酸、胃蛋白酶分泌减少。胃镜下可见胃黏膜萎缩的比例高,乃因胃肠血供减少所致。而胃黏膜代谢率高于胃壁其他各层,可造成胃黏膜萎缩,胃腺细胞减少或退化,导致胃腺细胞分泌减弱。而咀嚼消化能力的减退,胃张力减弱,可致食糜运送减慢及肠道细菌群增加。

小肠重量减轻,在透视下可见小肠黏膜绒毛变宽和卷曲缩短,黏膜上皮细胞减少或萎缩,肠壁淋巴细胞减少,嗜碱性细胞增生,小肠运动和血流减慢,肠道细菌群改变,促使老年人对水、糖、半乳糖、B族维生素、维生素A、胡萝卜素、叶酸及脂肪吸收下降。

2. 食管变老 70岁以上老人,食管上括约肌静息压降低,易引致胃内容物反流,当刺激咽喉引起咳嗽,若进入气管可引起支气管痉挛或肺部感染。当食管运动紊乱,致使食管推进运动障碍,则降低食管酸清除能力。若食管下括约肌静息压异常(降低、松弛不全或增高),当食管下括约肌静息压降低时,胃内容物即向食管反流,即导致胃食管反流病。

3. 肝、胆、胰脏器变老 肝脏被膜纤维增厚,肝脏体积及重量减低,实质细胞数减少,代偿性细胞增大;枯否细胞减少,吞噬功能减低。结果导致糖原含量少,脂肪含量及脂褐素增加,药物代谢酶少、呼吸酶少、水解酶增加。随之血流量降低,胆管系黏膜萎缩、肌层肥厚、弹性纤维减少、管壁松弛、胶原纤维增加。胆囊壁张力减低,易发生穿孔或下垂,胆囊充盈迟缓,但浓缩和排空能力不变;胆汁量减少,胆汁稠厚,易发生胆石症;胆总管近十二指肠与乳头部,随年龄增长而逐渐变窄。这些都是导致老年胆道疾病,如急、慢性胆囊炎,胆总管结石发病率高,且结石大,而症状或体征少,就诊时病变已较晚。可因并发症多,手术死亡率高及胆管肿瘤发生率高,胆道括约肌张力低而引起胆汁逆流可致胰腺炎。

随着年龄增长,胰腺重量减轻,其位置下移可低达第二骶椎水平。Vater氏乳头在第三腰椎水平以下。胰腺管直径增宽、主胰腺管腔扩大,其他分支也扩张。胰腺病理改变表现为腺泡萎缩、导管增生、小叶间纤维增多、脂肪沉积、小动脉硬化。50岁以上老年人29%有脂肪组织浸润。胰腺外分泌量不足或逐渐耗竭。

（四）泌尿系统改变

1. 解剖学与组织形态学变化　成人肾脏重量为 250～270g，40 岁以后肾脏萎缩、重量减轻，80～90 岁时其重量仅为 185～200 克。肾组织的萎缩主要在肾皮质，年轻人当一侧肾切除后，对侧肾脏可代偿性增生肥大，肾功能增强达 60％。而老年人则无细胞增生，仅见留存的肾脏细胞肥大，肾功能仅增加 30％。随着年龄增长，肾小球分叶逐渐消失，肾小球数目逐渐减少；70 岁时肾小球数目减少 30％～50％，并出现血管硬化、肾小球基底膜增厚；到 80 岁时，透明变性和球形硬化的肾小球仅有 10％～30％，若肾脏有 1/3 肾单位结构发生变化，则可致有效血流量减少 47％～75％；90 岁老年人尿素清除率已下降 25％～40％。肾小管数量减少，基底膜明显增厚，上皮萎缩，脂肪变性，尤以近曲小管为著。肾小管细胞内线粒体数也减少，其形态不规则，甚至呈断裂或溶解等多种退行性变，远端肾小管管腔扩张，可见囊肿或憩室形成。

肾小管动脉明显硬化，血管内膜增厚、轻度玻璃样变、同时有动脉粥样硬化。肾小动脉管弹性减低、入球小动脉堵塞、肾小球血流量减少、肾皮质肾小动脉进行性纤维组织堆积、内膜增厚，并逐渐累及肾小球毛细血管丛。同时，毛细血管基底膜皱缩及增厚，可造成管腔狭窄与闭塞，使肾小球萎缩或被瘢痕组织代替、消失。

2. 肾功能变化　年轻人每分钟有 1 000～2 000 毫升血液流经肾脏，相当于心脏排血量的 20％～25％。老年人在 70～80 岁时，肾脏 1/3 的肾单位结构老化而失去作用，有效肾血流量减少 47％～73％。在 20～90 岁，肾小球滤过量仅减少 35％～45％。硬化的肾脏血管系统对血流有较大阻力。

根据一些学者报道，在 90 岁时尿素清除率下降 25％～40％，甚至 70％不等，肾小管从滤过物中再吸收水分的量基本上不变，而电解质如钠、钾、镁、氯等自肾脏的排出量逐渐减低。20～30 岁时，最大葡萄糖再吸收量平均每 1.73 平方米体表面积为 320～380 毫克，而 90 岁时为 200～240 毫克。乃因肾脏内血管硬化所致。入球和出球小动脉阻力增加，肾血流减少，以肾皮质外层为著。部分血液分流到深部肾组织，而髓旁肾单位较皮质肾单位具有更高的滤过分数，使血液重新分布，因此老年人可保持水电解质相对稳定。虽然神经系统在调节肾脏活动中起重要作用，但随着年老而减弱。同时因肾脏内分泌功能减退及代谢功能异常，可导致骨质疏松、代谢性骨病、调节系统紊乱，以及机体重大适应机制的消失等。

（五）神经系统改变

1. 大脑的衰老

（1）大脑形态改变：40 岁以后大脑重量逐渐减轻，到 70 岁时大脑重量只有年轻人的 95％，80 岁为 90％，90 岁为 80％。大脑的增龄性萎缩发生率为 80％。其形态表现呈脑回变窄，脑沟加宽，脑室体积扩大。变化主要发生在脑皮质的额叶，次为顶叶和颞叶。

大脑形态的改变主要与脑神经细胞的缺失有关。各部位神经细胞减少数量不尽相同。如脑干神经核、视上核和室旁核的神经细胞缺失较少，而海马神经细胞减少可达 10％～60％，颞叶上部减少 55％，而颞部仅减少 10％～30％。冠状切面可见脑室面积增加 3～4 倍。但这些变化对临床的影响难以评估，因脑的重量与脑室大小与智能无关。随着增龄而增长，脑神经元细胞减少，而神经胶质细胞增加。

（2）大脑组织学变化：在老化过程中，神经元细胞中有脂褐素堆积，尤其是大脑皮质和海马部位显著。脂褐素的积聚将破坏磷脂膜结构，损伤线粒体，可引起脑细胞能量代谢障碍。老年斑和神经纤维缠结是阿尔茨海默病的标志之一，此变化在正常老年大脑中也可见。老年斑和神经纤维缠结的形成都是与 β 淀粉样蛋白的积聚有关。过量的 β 淀粉样蛋白有细胞毒性作用，可致神经细胞凋亡。

（3）自由基的累积：经正常代谢产生的自由基随着年龄增长而累积，对神经细胞有毒害作用。

（4）神经递质的变化：随着老化，神经递质系统均发生变化，如胆碱零位乙酰转移酶水平趋于降低，胆碱能受体数目减少，γ氨基丁酸，5-羟色胺和儿茶酚胺水平也降低，同时单胺氧化酶水平异常增高。当这种升高被单胺氧化酶抑制剂所抑制时，对帕金森病患者的残疾症状可得到改善。

（5）脑血流量减少：平均减少约 20％，在糖尿病和高血压所致的小血管性脑血管病的患者中，其血流量减少更明显。虽然女性在 60 岁之前的血流量高于男性，但此后血流量减少则会更快。某些区域如额叶前区血流量减少较明显，灰质比白质明显。

2. 脊髓及周围神经的衰老　脊髓神经细胞也随年龄增长逐渐减少，但其功能似乎不受神经细胞的减少而受影响。老龄化对脊髓功能的影响是间接的，如脊柱退行性变、椎间盘对脊髓神经根的卡压。周围神经传导时间也随年龄增长而变慢，当周围神经损伤时，只要神经细胞完整，轴突的修复生长功能就能进行，这种再生能力可维持终身，但再生效果不如年轻人。

（六）骨骼、关节与肌肉改变

1. 骨骼变老　当年龄达 50 岁时骨密度即呈进行性减退，尤以女性为著。骨密度减低则表现骨骼微结构的破坏，造成骨质疏松，促进骨骼脆性增加，可致骨折的风险。当骨密度低于年轻妇女平均值的 -2.5 个标准差（SD）时，可诊断为骨质疏松；当骨密度介于年轻妇女平均值以下 -1.0～-2.4 标准差时，可称为骨量减少。性激素的降低和衰老均可导致骨密度减低。男性睾酮水平呈逐渐下降，骨丢失呈缓慢下降的线性降低；而女性在绝经后由于雌激素水平急剧下降，因而绝经后的头 5～10 年内有一个快速相的骨量丢失。随着增龄和肥胖,女性积累的骨骼总量较男性少,所以其骨骼较小、骨髓腔变窄、脆性较大、骨皮质较薄,因此女性骨折发生率较男性高 2～3 倍。

2. 老年性骨量丢失 在衰老过程中,骨形成的总量在男女性老年人都是随增龄而下降,表现为骨皮质厚度,尤其是小梁骨皮厚度的持续减少。成骨细胞形成减少,髓腔内脂肪细胞形成增加,骨形成速度减低,骨密度减低等,可导致椎体脱水,压缩椎间盘变扁平,椎间韧带和关节结构改变而造成脊柱变形(驼背、弯腰)。出现老年期躯体比青年期矮小 6～10cm,脊椎骨折和髋部骨折是老年性骨量丢失的典型表现。

3. 软骨的改变 非关节面软骨终生都在生长。关节软骨与年龄相关的生物化学变化和关节疾病发生之间的关系不密切。然而,软骨细胞中转谷氨酰胺酶活性增加与年龄有关,也与周围空间的阴离子蛋白交换增加相关。与软骨细胞周围的水合焦磷酸钙结晶沉积增加的风险也有关。这些改变可以解释老年人的软骨钙质沉着症的发病率增加。膝关节软骨的厚度每年以 0.25 毫米速度递减,这可能是负重的磨损结果。有的病侧膝关节软骨量以更快速变化,另一些病侧膝关节软骨则在形态上保持正常。

4. 牙齿 中年以后牙龈组织萎缩,牙开始松动,随后相继脱落。

5. 肌肉的改变 健康年轻人的体重中有 30% 为肌肉,20% 是脂肪组织,10% 是骨骼。30 岁以后体重逐渐减少,乃因骨骼肌肉总量的丢失及骨骼肌纤维数量进行性减少。50 岁以后肌纤维逐渐萎缩、肌肉变硬、肌张力减低。75 岁时约有 15% 的体重是肌肉,40% 体重是脂肪组织,8% 体重是骨骼,可见有一半肌肉已因肌量的减少而消失。70～80 岁老年人双手肌力减退30%～59%,由于肌力大减退,老年人易产生疲劳和腰腿疼痛,肢体动作变慢而笨拙,行动徐缓,反应迟钝及适应力低下。

四、老年心理学

(一)定义

心理学是研究人类一生中的经验和行为变化及其原理的科学。老年心理学是以老年人在其人生中的经验和行为变化过程的探讨,如老年心智、能力的改变、性格的变化、与社会交往等改变的研究。

(二)老年人心理

1. 智力功能　研究显示:那些智力在青年就不大发展的人,随着年龄增长其智力的丧失也来得较早;而那些在青年时期智力较高者,则具有较高的"智商"或"才能因素",即发现其与年龄有关的智力减退较慢、较晚。工作上有成就、生活和家庭环境满意,会使智力功能维持在稳定状态。智力功能的发展与家庭、学校教育水平和某些生活经历有关,更重要的条件是在成年期"训练因素"和环境提供的刺激强度有特殊重要性。

从事那些较单调而不费脑筋且无压力的工作,常较早出现智力退化改变。而那些在工作中必须面对变迁、新事物和对抗挑战的人,在他们年岁渐老时,则显示智力能力的增长。据此,有选择性的训练将能保持智力功能,甚至可以医治其损害。因而,开展"保持你自己健康"的运动,鼓励老年人参加体育锻炼和智力训练,尽可能使老年人自理其生活为目的的康复措施是十分重要的。

2. 学习能力　老年人在学习无意义资料时不如青年人,但对内容有意义的学习则与青年一样好。老年人常缺乏适当的学习技巧,乃因编纂能力减弱,但这个缺陷可得到补偿,由它造成的学习能力损害亦能得以纠正。老年人不适应学习速度过快,年龄较大的人需要较多次重复才能达到目的。老年人的学习过程较青年人易受干扰。

3. 心理运动能力 是指完全配合和协调的自主运动的行为模式,它是对特定情况或特定刺激的反应。评价心理运动成绩的标准,包括反应时间的长短和出现差错的多少。

老年人需要较长时间以掌握情况并对事实获得全面了解。"预报信号"能缩短老年人的反应时间。老年人对一个音响预报信号继以视觉主要信号反应最佳;而对青年人,一个视觉预报信号继以音响主要信号效果较好。当发现一件事物错综复杂性很小,问题一目了然时,老年人在心理运动试验中做得和青年人同样好。

4. 性格改变 60～75岁老年患者的活动性、反应力、控制能力、适应力和情绪大体上保持稳定达7年,在有改变趋向的少数例子,则与其健康受损或与所处环境的外界变化有关。周围社会对老年人的态度、对他的接近,在很大程度上决定了他的自我评价。如果社会对老年人给予尊重,他也更会以善意和同情心来看待周围社会。而环境不良也使老年人采取防卫、猜疑、不信任和无情的态度。

5. 社会接触方面的改变 退休老年人处在新的生活环境中,其生活方式及社会接触等方面都有很大的改变,许多过去在工作时每天常见的同志或同事,现在不常见面或见不到了,与社会交往少了,常感到寂寞或孤单。在家庭或朋友中培养另外的社会交往,能在一定程度上弥补这个损失。当今,"三代同堂"是越来越少了,而大多数老年人确实不喜欢这种变化。寻求家庭以内的交往,往往是缺乏其他交往的补充。此外,社会经济状况,居住环境,更重要的是良好的健康也影响到老年人社会交往的愿望。

寂寞是随无聊而俱来的。兴趣狭窄、目光短浅的人常感到无聊。兴趣较广泛,有时也会感到孤寂和无聊,这是由于退休后,在白天不再像过去那样因工作的急迫需要,而有确定活动程序。

(三)影响老年人心理健康因素及心理反应特点

1. 感知能力减退　老年人的视觉、听觉、嗅觉能力均减退,冷、热、触觉反应较迟钝。而听觉的降低可影响语言交流和外界信息的接受,对生活有一定的影响。

2. 记忆力减退　对近期记忆力有所下降,但远期记忆力相对保持较好,特别是对年轻时期往事回忆较准确。从记忆类型来看,对机械记忆力减退,速记、强记较困难,而理解记忆相对较好。

3. 智力的改变　与自身中年期相比较,老年的智力虽退化,但老年积累经验的能力相对稳定且得以保持。

4. 社会角色的改变　老年人职务、地位的改变可影响情绪,致使情绪不稳定,表现烦躁、易激惹、唠叨,或抑郁、焦虑、自卑,甚至消极。

5. 人际关系变化　在同事、朋友或家庭成员间的关系改变,表现孤独感、寂寞感。

6. 自我概念的变化　因离退休后不适应新环境,表现为保守、固执、不合群,或自我为中心的意识增强,摆老资格,不尊重他人。

7. 自我注意力增长　嫉妒心强、猜疑,甚至怨天尤人、牢骚满腹。

8. 个性变化　心胸狭窄、依赖性强、信心不足、被动、脆弱。

9. 睡眠障碍　恐慌可表现为失眠与呼吸相关睡眠障碍等。

(四)老年人心理需求

1. 奉献需求　一些老年人身体好,有一定的工作能力,自忖能为国家和社会做点贡献。如奉献的愿望达不到,则产生被遗弃的感觉。

2. 依存需求　离退休后希望原单位或领导不时给予关心指

导。逢年过节、患病住院,更希望得到领导的关怀,亲人的照顾。

3. 健康需求　老年人最怕患病,特别是怕患重病,希望老有所医,健康长寿。

4. 亲情需求　希望有一个美满、舒适和谐、充满亲情欢乐的家庭,轻松愉快的生活环境。

5. 尊重需要　希望得到社会对老年人的尊重和照顾,如当前全国许多城市为老年人开办的"老年大学",帮助老年人身心及智力的锻炼;为孤寡老人开办的"老年公寓"、"疗养所",为广大老年人免费开放公园、乘公交车等,深受老年人欢迎。

6. 安宁和谐需求　全社会老年人都希望"国富民强,国泰民安",社会安定,祈求一个祥和安宁的生活环境。

(五)心理卫生与衰老

1. 心理健康新标准　心理健康有助于身体健康,有利于充分享受生活乐趣及事业的成功。美国资本主义专家马斯洛和密特尔曼所著《变老心理原理》指出,心理健康新标准有十条,即①充分的安全感。②充分了解自己。③生活的目标切合实际。④与现实保持接触。⑤保持人格的完整与和谐。⑥具有从经验中学习的能力。⑦保持良好的人际关系。⑧适度的情绪表达与控制。⑨在不违背团体的要求下,保持有限度的个性发挥。⑩在国家与社会规范条件下,使个人的基本需求得到恰如其分的满足。

2. 增进心理健康的策略　①出访。拜访老朋友、旅游,领略祖国大好河山、风土人情。②追踪想象。每天听新闻广播、看电视或看电影,以开拓思维视野。③身心活跃。做广播体操、打太极拳,或力所能及的体育活动。④众采博集。下棋打牌、种花、钓鱼、练书法、作绘画。⑤学无止境,永不满足。看报、读书。⑥融入社会、助人为乐、广交朋友。⑦平心静气、知足常乐。

第二章 老年人药代学、药效学与安全用药

一、老年人药物代谢动力学特点

（一）药物吸收

老年人的胃黏膜及腺体萎缩，胃酸分泌减少，胃排空速度减慢，使药物进入小肠的时间延迟，故血药达峰时间推迟，有效血浓度降低，导致药效降低。老年人的肠平滑肌萎缩，伸展力减退，肠蠕动减少，则使药物停留在小肠时间延长，可致药物吸收增加，而老年人的胃肠血流量降低，又使药物吸收力下降。老年人容易受一些药物的影响而致消化功能障碍，如地高辛、氯化钾、抗生素等常会影响食欲，引起恶心、呕吐及药物的吸收。又因老年人局部血液循环较差，肌内注射药物吸收慢。

（二）药物分布

老年人心排血量减少，各器官及组织的血液流量相应减少。随着年龄增长体内脂肪组织量增加，非脂肪组织如肌肉和体液量有所减少。同时细胞内液减少、总体水分减少、血浆 pH 值降低。老年人肝合成蛋白的能力下降，血浆白蛋白含量减少，血浆蛋白与药物结合减少，导致游离药物量相对增加，且随着年龄的增长，药物与红细胞的结合能力也减弱等。所有这些因素均能使老年人体内药物分布发生变化。因总体水分减少，使水溶性药物如水杨酸盐、B 族维生素等在体内分布容积减少，血液浓度增高，则导

致老年人易产生中毒性反应;脂肪组织增多,使脂溶性药物如巴比妥类及吩噻嗪类药物等在体内分布容积增大,更易在体内蓄积而出现中毒反应。

(三)药物代谢

肝脏是药物代谢的主要器官,许多药物经肝微粒体细胞色素P450 酶系统氧化、还原或水解。由于老年人肝血流量减少,药物首过效应减弱,肝药酶活性降低导致影响一些药物在体内代谢过程。又因老年人体内的肝微粒体酶及非微粒体酶活性有所下降,影响药物在体内的裂解,血药浓度有不同程度的上升,可导致药物中毒反应。

(四)药物排泄

老年人的肾重量、肾血流量、肾小球滤过率、肾小管分泌与肾小管再吸收等方面都降低或减少,因此使药物的排泄能力减退,导致药物的半衰期延长,血药浓度增高,药物的作用增强或毒性反应增加。老年人常被视为肾功能减退者,在应用主要经肾脏排泄而消除的药物时应注意减量;老年人平时饮水量少也不利于药物的排泄。

老年人的药代学特点为药物代谢、排泄、解毒功能明显减退,药物易在体内蓄积中毒,尤其是当患者存在潜在或明显肝、肾疾病时。此外,由于许多药物的血药浓度难以测定,使患者更易出现药物过量及中毒。

二、老年人药效学的特点

(一)药物不良反应

1. 表现不典型　老年患者多已存在某些器官功能的退行性

变或亚临床改变,但症状隐匿,即使服药后已产生不良反应,也不易及时发现。

2. 发病率高　老年人常同时患有多种疾病,多个脏器已遗留下较重的器质性病理改变,影响着相应脏器的功能,常可发生多种并发症。在治疗中往往同时使用多种药物,即很容易发生药物的相互作用,常是引起药物不良反应的主要原因之一。

(二)对药物耐受性低、治疗稳定性差

老年患者对药物耐受性低系受多种因素限制,如年老体弱、体重减轻、非脂肪组织相应减少,经受应激能力低。患多种疾病时,肝、肾功能差,对药物代谢特点及排泄能力减退以及药物互相作用等因素,容易发生严重不良反应。

老年人由于药物不良反应率高,因此对药物剂量难以准确掌握,疗效难以预测,治疗稳定性差。

(三)用药安全范围特别小

老年人由于具有药物代谢动力学的许多弱点,对于药物有效和中毒剂量接近,用药安全范围特别小,所以易发生药物中毒,故应谨慎用药,规范处方十分必要。

三、老年人安全用药原则

(一)药物治疗的目的和依据

对老年疾病治疗的目的是尽量恢复正常功能,同时应考虑到变老过程和既往疾病所致后遗症的限度。首先应明确诊断,并结合个体差异,进行个体用药。在治疗中应尽量选用无毒性或毒性低,不良反应少的药物;联合用药方案应尽量简单,防止过度和滥

用药物;对于中成药和西药联合要掌握组方成分;必须注意到某些中成药的配方中,可能含有西药成分,很容易造成药物超量和药物不良反应。

(二)药物的剂量

应适当减少药物的剂量,从小剂量开始,逐渐增大到适合的剂量,一般可使用成人剂量的 1/4～1/2,最好根据患者肾功能降低的情况,并结合患者肝功能、体质等条件来调整药物剂量。有条件时可进行药浓度监测,以保证安全用药。

(三)剂型和给药途径

以口服药为主,选用适合老年人服用方便的药物剂型,如液体药,必要时肌内或静脉给药。在给药途径上,应依据老年人的生理病理特点及药物代谢动力学特点考虑,以口服及静脉注射为主;在口服给药时,应注意老年人常因便秘而使用泻药,会影响药物的吸收;老年人局部血液循环差、肌肉萎缩等原因,皮下及肌内注射药物吸收欠佳。

(四)给药间隔和疗程

老年人的肝、肾功能出现退行性减退,对于药物的清除能力也有所下降,因此宜适当延长给药间隔;在病情缓解后应及时减量,并适时停药。

(五)某些药物对老年人的影响

除了药物常见的不良反应外,老年人易发生精神症状、直立性低血压等,而且对某些药物的毒性反应,可能并无预兆或症状。例如:苯妥妥钠可因药物与血浆蛋白结合率高,导致肾功减低,可发生神经或血液方面的不良反应;巴比妥类药物可因排泄障碍而延长抑制作用或出现兴奋激动；左旋多巴易发生严重反应如晕厥、抑郁症；庆大、卡那及青霉素对老年肾功能低下者，因药物半衰期延长可致中毒；地高辛可因肾脏清除率减退、药物半衰期延长而致中毒；60 岁以上老年人，对肝素与华法林敏感性增加而易出血；普萘洛尔可致肝功能损害；铁剂对老年人胃酸减少者，可致吸收不良等。

老年人调节水、电解质、酸碱平衡的能力降低，因此应用利尿药等药物时，应密切观察病情变化。老年人对血压的调节功能降低，对糖代谢的调节功能降低，对胰岛素的耐受性下降，因此使用降压药时直立性低血压的发生率高，口服降糖药时容易引起低血糖，甚至低血糖性昏迷。老年人常有多种药物合用，容易发生不良反应。

（六）用药指导与药学监护

多数老年患者反应迟钝、近事记忆力减退；还有一些患者对药物的顺应性差，不能遵守医嘱按时服药者常见。因此，药物的使用方法宜简便，剂量用法要明确，应选用较少的药物种类，使用较小的有效剂量，尽量避免多药合用。尤其对于门诊患者，医师要耐心向患者及家属叮嘱按时服药的重要性及注意事项。

有下列情况者应进行血药浓度监测：①使用治疗指数低，毒素大的药物如地高辛等。②使用具有非线性动力学特征的药物，如苯妥英钠、阿司匹林等。因为该类药物的血药浓度与药物治疗剂量不呈线性关系，药物剂量稍有改变就可使血药浓度明显改变。③肝肾功能损害的患者。④需要长期使用的药物，如华法林或肝素等。⑤使用药效与药动学曲线不呈相关关系的药物。⑥怀疑有不良反应。⑦监测患者用药的依从性。

四、关注老年人潜在的不合理用药

（一）心血管系统用药实例分析

病例:女性,77 岁,因房颤口服胺碘酮 200 毫克/日,共计 8 年,并用氨氯地平控制血压。患者此次因肺炎入院,治疗期间频发恶性心律失常,查体提示双肺出现间质性炎症改变。

分析:氨氯地平和胺碘酮联合应用可增高发生心动过缓,房室结阻滞或窦性停搏的危险。此外,双肺间质性改变可能与长期使用胺碘酮有关。心血管疾病的防治是老年人药物治疗中的重要组成部分,因此,临床医师应了解并尽量避免不合理用药原则(表 2-1)。

表 2-1　心血管系统药物不合理应用的情况

	药物及患者的临床状况	可能产生的不良后果	来源*
抗心律失常药	丙吡胺	负性肌力作用强,可能诱发心力衰竭,也有强大的抗胆碱作用	B
	胺碘酮	QT 间期延长、尖端扭转性室性心动过程,但老年人并非绝对禁用(应慎用)	B
强心药	地高辛:肾功能下降者每日剂量超出 0.125毫克	洋地黄毒性反应	B/S
	甲基多巴	心动过缓、抑郁	B
	利舍平	抑郁、镇静、无力、直立性低血压	B
	胍乙啶	抑郁	B
	短效硝苯地平	直立性低血压和便秘	B
	直立性低血压的患者用	跌倒	D/S

续表

药物及患者的临床状况	可能产生的不良后果	来源*
β受体阻滞药用于慢性阻基性肺部疾病（COPD）患者	COPD急性发作	I/S
普萘洛尔用于COPD患者	呼吸抑制	B
β受体阻滞药用于充血性心力衰竭患者	目前观念已改变	I
钙通道阻滞药（除氨氯地平和非洛地平之外）用于充血性心力衰竭患者	负性肌力作用，加重心力衰竭	I
钙通道阻滞药用于慢性便秘患者	加重便秘	B/S
地尔硫唑或维拉帕米用于纽约心功能（NYHA）Ⅲ或Ⅳ级心力衰竭患者	严重心力衰竭	S
β阻滞药与非选择性钙通道阻滞药合用	房室传导阻滞和心肌抑制	M
噻氯匹定	毒性较大（如影响皮肤、血液、肝肾功能等）	B
短效双嘧达莫	直立性低血压	B
双嘧达莫单药作为心血管病的二级预防	缺乏循证医学证据	S
阿司匹林治疗眩晕（无心脑血管疾病证据时）	无适应证	D
无冠脉、脑血管、外周血管症状或阻塞性事件史的患者使用阿司匹林	无适应证	S.
阿司匹林用于有胃溃疡史的患者，但未用 H_2 受体阻滞药或质子泵抑制药	胃或十二指肠溃疡	S
阿司匹林每日剂量超过150毫克		S

*"来源"是指几种评价标准

B. 即 Beers（比尔斯标准），是国际老年医学中合理用药的一个著名的评价标准，计48个条目，为临床医师提供很好的参考。

I. 即 ⅠPET（老年人不恰当处方工具），主要在加拿大应用，所收集药物比 Beers 少。

S. 即 STOPP（老年人不恰当处方筛选工具），是爱尔兰科克大学设计制定的老年人慎用药物列表，按系统分为10大类65个条目。

D：即 Denis(丹尼斯补充列表)，与 STOPP 有较多的重叠，共有 19 个条目。

M：即 Metts(梅特补充列表)，是挪威奥斯陆大学设计，有 13 个条目

讨论：

(1)胺碘酮：根据比尔斯标准（Beers 标准），老年患者应慎用胺碘酮，在使用 β 受体阻滞药或钙通道阻滞药(CCB)，或在地高辛不足以控制心室率的情况下，可加用胺碘酮。胺碘酮是治疗左室功能不全[射血分数（EF）≤40%]，心律失常的一线药物，使用时应监测是否发生心动过缓、心律失常、甲状腺功能异常、光过敏、肺间质纤维化等不良反应。

(2)β 受体阻滞药：新的循证医学证据显示，β 受体阻滞药应在血管紧张素转化酶抑制药的基础上成为所有左心衰竭患者(即使无症状)的治疗方案之一，年龄不是禁忌证。卡维地洛尔是推荐药物，使用时应注意监测血压和心率。

(3)钙通道阻滞药：便秘是老年患者的常见症状，与生理性胃肠道功能减退有关，服用钙通道阻滞药后便秘发生率<2%，而在老年人中更常见。建议便秘患者慎用钙通道阻滞药，或采取对症治疗措施。

(二)消化系统常见不合理用药实例分析

1. 抑酸药与其他药物(如黏膜保护药)合用

病例 1：患者 41 岁，女性，因腹痛 2 周、食欲缺乏入院。胃镜检查提示：十二指肠溃疡（A2 期）。用药：法莫替丁 20 毫克，每日 2 次，口服；加硫糖铝混悬液 10 毫升，每日 2 次，口服。

病例 2：男性，67 岁，因上腹不适，反酸嗳气 1 个月余就诊，胃镜检查提示：胃溃疡。给予奥美拉唑 20 毫克，每日 2 次，口服，加胶体果胶铋 150 毫升，每日 2 次，口服。

分析：当前临床常用的抑酸剂有 H_2 受体拮抗药和质子泵抑制药，其作用均为提高胃内 pH 值，改善胃内的酸环境。临床上多用于胃食管反流病、消化性溃疡等酸相关性消化疾病的治疗。在

治疗中黏膜保护药也常使用,其中铋剂(如胶体果胶铋)以铋盐的形式沉积于胃黏膜,保护溃疡面并发挥抗幽门螺杆菌的作用,但需要在胃酸的作用下才能起效。另一种黏膜保护药硫糖铝,可通过形成硫酸蔗糖复合阴离子发挥黏膜保护作用,同样需要在酸性环境中才能离子化而发挥药效。

当患者同时口服上述两类药物时,黏膜保护药——铋剂和硫糖铝会因失去酸性环境而失效,同时抑酸药也会因黏膜保护药而影响其药效。如果确需合用抑酸药,则应在服用黏膜保护药前30分钟或服用后1小时应用。

2. 抑酸药＋促动力药

病例3:患者29岁,男性,因烧心、胸骨后隐痛月余就诊。诊断:反流性食管炎。给予奥美拉唑30毫克,每日2次＋多潘立酮10毫克,每日3次,口服。

分析:多潘立酮(吗丁啉)和抑酸药物联合治疗反流性食管炎可增加疗效,而促动力药可加速胃肠蠕动,减少抑酸剂的吸收。同时,抑酸药会降低促动力药的生物利用度。如果必须合用,两药应至少间隔1小时,或抑酸药剂量增加1/4。

甲氧氯普胺、莫沙必利等促动力药也会有类似作用,不宜同时与抑酸剂服用。

3. 抑酸药＋铁剂

病例4:患者35岁,男性,腹痛1个月,因近3天排黑大便就诊。检验血红蛋白99克/升,胃镜提示:十二指肠溃疡。给予奥美拉唑20毫克,每日2次,口服;另加琥珀酸亚铁0.2克,每日3次,口服。

分析:消化性溃疡出血患者常见缺铁性贫血,临床治疗除须应用强效抑酸药外,常同时应用补铁剂以纠正贫血。铁剂以亚铁离子形式主要在十二指肠及空肠近端被吸收,胃酸可增加铁剂的溶解度,有助于铁吸收,而抑酸药可减少胃酸分泌。两种合用会降低疗效。为此,在病情允许的情况下,可使用硫糖铝或铋剂来代替质子泵抑制药(表2-2)。

表 2-2 老年人胃肠道系统、呼吸系统和骨骼肌肉系统不合理用药

系统	药物及患者的临床状况	原因	来源*
胃肠道系统	使用苯乙哌啶、洛哌丁胺或可待因治疗		S
	未知原因的腹泻或感染性胃肠炎		S
	长期使用苯乙哌啶治疗腹泻		I
	西咪替丁	中枢神经系统不良反应包括意识障碍	B
	全剂量 PPI 治疗消化性溃疡超过 8 周		D/S
	解痉药（双环胺、莨菪碱、丙胺太林、颠茄类生物碱、克利溴铵）	抗胆碱作用	B
	解痉药或抗胆碱药用于膀胱梗阻患者	降低尿流量导致尿潴留	B
	抗胆碱药和解痉药用于认知功能损害者	改变中枢神经功能	B
	抗胆碱药用于压力性尿失禁患者	多尿，使尿失禁恶化	B
	抗胆碱药用于前列腺疾病患者		S
	抗胆碱药用于慢性便秘患者	加重便秘	B
	甲氧氯普胺用于帕金森病患者	抗多巴胺能/胆碱能	B
	硫酸铁＞325 毫克/日	增加便秘的危险	B
呼吸系统	矿物油	误吸	B
	茶碱用于失眠患者	中枢神经兴奋作用	B
	茶碱单药治疗 COPD		D/S
	茶碱长期口服	心律失常	M
	中重度 COPD 患者全身用糖皮质激素而非吸入糖皮质激素作为维持治疗	骨质疏松	S
	$NSAID_s$ 用于有消化性溃疡病史的患者，但未加 H_2 阻滞药或质子泵抑制剂或米索前列醇保护	消化性溃疡	B/I/S
	$NSAID_s$ 用于轻到重度高血压患者	加重高血压	D/I/S
	$NSAID_s$ 用于心力衰竭患者	加重心力衰竭	D/S

续表

系统	药物及患者的临床状况	原因	来源*
骨骼肌肉系统	长期使用非固醇类药物(NSAIDs)治疗轻中度骨关节炎患者的关节痛		I/S
	NSAIDs 用于慢性肾衰竭患者	加重肾功能损害	D/S
	NSAIDs＋华法林	胃肠道出血	M
	NSAIDs＋血管紧张素转化酶抑制剂或 α 受体阻滞剂	肾功能损害	M
	NSAIDs＋5-羟色胺再摄取抑制剂	胃肠道出血	M
	NSAIDs＋利尿剂	降低利尿剂的效果	M
	在别嘌呤醇没有禁忌的情况下,长期使用 NSAID 或秋水仙碱治疗痛风		S
	吲哚美辛	中枢神经不良反应	B
	卡利普多(肌肉松弛药)	抗胆碱作用	M
	肌肉松弛药用于认知功能损害的患者	改变中神经功能	B
	肌肉松弛药用于膀胱梗阻患者	少尿,尿潴留	B

＊"来源"是指几种评价标准

4. 相互作用药物 西沙必利＋抗抑郁药合用。

病例 5:患者 48 岁,女性,腹泻和便秘,交替反复发生已多年,每日多次大量黏液稀便,常伴腹胀、腹痛和烧心感。诊断:肠道预激综合征。给予阿米替林 20 毫克,每日 1 次,口服;加西沙必利 10 毫克,每日 3 次,口服;加乳果糖口服溶液 15 毫升,待用;加乳酸菌素片1.2克,每日 3 次,口服。

分析:肠道预激综合征患者多有胃肠道动力学和精神方面异常,同时接受促胃肠动力药和抗抑郁治疗较为常见。西沙必利是一种全胃肠动力药,能选择性作用于胃肠壁 5-羟色胺受体,刺激肠肌间神经丛释放乙酰胆碱进而促进胃肠运动。抗抑郁药丙米嗪、阿米替林、多塞平等系三环结构化合物,该类药物主要通过阻断去甲肾上腺素和 5-羟色胺受体的再摄取而发挥抗抑郁作用。

近年应用较多的帕罗西汀和氟西汀,是选择 5-羟色胺再摄取抑制剂。这两类抗抑郁药均会影响西沙必利的药理学作用。

此外,西沙必利与抗抑郁药同属于单胺氧化酶抑制剂,均能抑制肝脏细胞色素氧化酶 P450 同工酶,故两类药物合用会增强药物对肝脏的毒性。

5.慎重选择胰腺炎预防感染药物

病例 6:患者男性,36 岁,进食脂餐并大量饮酒后,左上腹持续性剧痛伴呕吐。诊断:急性重症胰腺炎。用药:乌司他丁 10 万单位,每日 3 次,口服;生长抑素 6 毫克/日,250 微克/小时;泮托拉唑钠 40 毫克,每日 2 次,口服;头孢呋辛钠 0.5 克,每日 2 次,口服。

分析:重症胰腺炎患者的胰腺感染率可达 40%～70%,其中结肠的细菌移位是胰腺感染的主要污染源,包括革兰阴性菌、厌氧菌和真菌。要求选用广谱抗菌活性、覆盖肠道菌群且能通过血-胰屏障的抗生素。临床研究表明,亚胺培南对所有革兰阴性或阳性菌和厌氧菌均有强力抑菌活性,被推荐为治疗胰腺炎首选方案之一。

喹诺酮类抗生素在坏死的胰腺或胰腺组织中能达到最低抑菌浓度,但对厌氧菌的抗菌活性不强,故治疗时应与甲硝唑合用。第一二代头孢菌素和氨基糖苷类抗生素在胰腺组织或胰液中的浓度不够高,其对治疗和预防胰腺感染无用。

表 2-2 为老年人胃肠道系统、呼吸系统和骨骼肌肉系统不合理用药。

6.抗生素＋微生态制剂

病例 7:患者 61 岁,男性,因腹泻当日就诊。诊断:腹泻待查。给予地衣芽胞杆菌活菌颗粒 0.5 克,每日 3 次,口服;双歧三联活菌胶囊 420 毫克,每日 3 次,口服;左氧氟沙星片 0.5 克,每日 1 次,口服。

分析:微生态制剂中常用的活菌制剂有两类:一类包括地衣芽胞杆菌活菌颗粒、酪酸菌、蜡样芽胞杆菌活菌制剂等,可以大量消耗肠道内氧,造成厌氧环境,促使厌氧菌生长,以利恢复菌群的平衡;另一类包括双歧杆菌活菌制剂、双歧杆菌、嗜酸乳杆菌、肠球菌三联活菌制剂等,直接补充肠道正常菌。多数专家认为,任何一种微生态制剂都不宜与抗生素同时服用。如必须同时应用,可错开给药时间,或首先用抗生素控制感染后,再选用微生态制剂。

7. 抗生素加思密达

病例8:患者53岁,女性,因腹胀、呕吐、腹泻1日就诊。诊断:急性胃肠炎。给予思密达3克,每日3次,口服;加左氧氟沙星0.5克,每日1次,口服。

分析:思密达的主要成分为十六角蒙脱石散,具有层纹状结构及外均匀性电荷分布,对消化道内的病毒、病菌及其产生的毒素有较强的选择性固定及抑制作用。同时,对消化道黏膜有很强的覆盖能力,并与黏膜蛋白结合、修复黏膜屏障、恢复结肠运动功能、降低结肠敏感性。同时可在肠道形成保护膜,影响抗生素的疗效。有研究提示,单一思密达或诺氟沙星对细菌性腹泻治疗率分别为83.78%%和87.93%,而两药联合应用时,临床症状改善,治疗率可提高至98.18%。通过血药浓度分析表明,思密达不影响诺氟沙星的吸收,两药可同时服用。

五、警惕某些药物的不良反应

(一)关注左氧氟沙星的九大不良反应

左氧氟沙星用于社区获得性肺炎、医院获得性肺炎、急性气管炎、急性肾盂肾炎等。因其独特的抗菌作用机制,在临床抗感染治疗中发挥了重要作用。由于使用不合理,可造成不良反应。四川大学华西医院管玫等通过检索相关数据库以及美国 FDA 等相关网站 1999～2009 年的文献,回顾左氧氟沙星的安全性,结果显示,临床文献中左氧氟沙星不良反应发生率在 1.3%～49%,以3%～6%居多。临床常见不良反应有九大类。

1. 胃肠道不良反应 其发生率为 5.1%,临床研究报道的氟喹诺酮类药物胃肠道不良反应发生率大小依次顺序为氟罗沙星、格帕沙星、曲伐沙星、司帕沙星、培氟沙星、环丙沙星、左氧氟沙星、诺氟沙星、氧氟沙星(表 2-3)。

表 2-3　氟喹诺酮类药物几种不良反应发生率排序

不良反应发生率排序	胃肠道不良反应	变态反应	中枢神经系统不良反应
1	氟罗沙星	加替沙星	托氟沙星
2	格帕沙星	左氧氟沙星	氟罗沙星
3	曲伐沙星	环丙沙星	莫西沙星
4	司帕沙星	莫西沙星	曲伐沙星
5	培氟沙星		格帕沙星
6	环丙沙星		诺氟沙星
7	左氧氟沙星		司帕沙星
8	诺氟沙星		环丙沙星
9	依诺沙星		依诺沙星
10	氧氟沙星		培氟沙星
11			氧氟沙星
12			左氧氟沙星

注:表中所列药物导致的不良反应发生率由上到下依次减少

2. 中枢神经系统不良反应 其症状表现为头晕、头痛、失眠及个别癫痫,精神症状等。但有易患因素(如癫痫、脑损伤或缺氧)、代谢紊乱或药物相互作用时较易发生。据文献报道,氧氟沙星所致中枢神经系不良反应发生率由大到小依次为托氟沙星、氟罗沙星(5.4%)、莫西沙星、曲伐沙星(4.4%)、格帕沙星、诺氟沙星、司帕沙星(4.2%)、环丙沙星(1.6%)、依诺沙星(1.2%)、培氟沙星(0.8%)、氧氟沙星(0.6%)、左氧氟沙星(0.2%～1.1%)。

3.糖代谢障碍　据美国药监局(FDA)对 1997 年 11 月至 2003 年 9 月自愿报告系统的不良事件报告统计:与加替沙星相关的血糖异常事件占 24%,环丙沙星为 1.3%,左氧氟沙星 1.6%,莫西沙星1.3%,但应注意监测血糖浓度。

4.心血管系统不良反应　据动物实验和临床试验显示,格帕沙星和司帕沙星潜在的心脏毒性为 QT 间期延长,偶可发展致尖端扭转型室性心动过速,比其他氟喹诺酮类药物对心脏危害性明显增高,左氧氟沙星对 QT 间期延长不明显。一项纳入 5 388 例的临床试验显示,左氧氟沙星无引发尖端扭转型室速或 QT 延长严重不良事件发生。

5.变态反应　据美国 Johannes 等研究表明,住院患者使用氟喹酮发生变态反应,从大到小依次为加替沙星 3.2%～3.6%,左氧氟沙星为 2.9%～3.3%,环丙沙星为 2.6%,莫西沙星为 2.0%～2.1%。

6.肾毒素　主要临床表现有尿素氮和血清肌酐上升。左氧氟沙星导致肾毒并不常见,但对肾功能减退的患者使用本药时需减少剂量。

7.肌肉、骨骼系统的不良反应　氟喹酮类药物均可致肌腱炎、肌腱断裂等不良反应,其中以培氟沙星发生最多。左氧氟沙星发生肌腱炎概率为十万分之一。FDA 提示应将肌腱损伤不良反应的信息加框警示。这种不良反应的风险特别对于年龄大于 60 岁的老年人,使用糖皮质激素和接受心、肺、肾移植的患者风险增大。有研究显示,第一、二代喹诺酮类药物较易致使幼龄动物关节软骨损伤,而第三代药物毒性较小。

8.光毒性　氟喹酮类药物引起的光毒性反应与其 8 位卤原子有关,如司帕沙星、洛美沙星、氟罗沙星、克林沙星及西他沙星。而左氧氟沙星在极少情况下（＜0.05％）出现光毒反应。

9.肝毒性　临床表现为可使肝酶指标异常升高，巩膜、皮肤黄染，偶见肝炎、胆汁滞留或肝衰竭。临床试验资料显示，曲伐沙星和克林沙星的肝毒性较高，而左氧氟沙星、司氟沙星肝酶异常的发生较低，占1％～2％。

10.警惕左氧氟沙星注射剂的严重不良反应　左氧氟沙星是氧氟沙星的左旋体，属第三代喹诺酮类药物。其注射剂包括左氧氟沙星及其乳酸盐、甲磺酸盐、盐酸盐注射剂，剂型有粉针剂、小容量注射液、大溶量注射液等几种。

国家中心数据库中左氧氟沙星注射剂发生严重不良反应病例报告分析提示：该药品存在临床不合理使用现象是导致严重不良事件的主要因素，不合理用药主要原因有：药物互相作用；多种抗生素联合应用以及儿童用药问题。

（1）左氧氟沙星注射剂说明书指出，左氧氟沙星应避免与茶碱同时使用。如果确需同时应用，应监测茶碱的血药浓度以调整其剂量。而国家中心数据库中存在多例与氨茶碱合用的病例事件，其原因是都未监测血药浓度即时调整剂量。

（2）《抗菌药物临床应用指导原则》指出，抗菌药物的联合应用要有明确指征，单一药物可有效治疗的感染，无须联合用药。在国家中心数据库明确标注联合用药的病例中，有15％以上病例联合用头孢曲松钠、阿奇霉素、青霉素等广谱抗菌药物而发生不良反应。

（3）老年患者应避免使用左氧氟沙星注射剂，因可引起严重不良反应，包括神经系统、呼吸系、胃肠系统的损害为主，其中过敏反应较典型。

（二）警惕加替沙星的严重不良反应

加替沙星是喹诺酮类广谱抗菌药，通过抑制细菌的脱氧核糖核酸复制、转录和修复过程起到杀灭细菌的作用。用于治疗慢性支气管炎急性发作、急性鼻窦炎、社区获得性肺炎、膀胱炎、急性肾盂肾炎，以及奈瑟淋球菌引起的尿道、子宫颈、直肠感染。

该药可引起严重的不良反应/事件：如血糖异常，表现为高血糖反应、低血糖反应和血糖紊乱（血糖双向改变或不规则波动）占加替沙星不良反应总报告的 1.6%，部分患者出现意识障碍；还有全身损害和神经系统损害较突出，全身损害主要表现为过敏样反应、过敏性休克等，其中以过敏性休克最多，占严重病例报告的 26.7%；神经系统损害主要表现为头晕、痉挛、抽搐、晕厥、意识模糊、昏迷、癫痫、精神异常等，其中以晕厥最多见，占严重病例报告的 5%；其他严重不良反应/事件包括呼吸困难、胸闷憋气、喉头水肿、心律失常、假膜性肠炎、肝功能异常、重症药疹等。

专家对于加替沙星注射剂临床应用的建议：

①医疗机构在使用该药注射剂时应严格掌握适应证和临床用药指征。

②医护人员应充分了解该药的禁忌证和不良反应。用药前仔细询问患者既往病史，禁用于糖尿病患者和对该药有过敏者，慎用于过敏体质、肾功能不全、有中枢神经系统疾病、冠心病（多伴有高血糖）的患者及老年患者。

③严格按说明书规定的用法用量，每日内 2 次给药应间隔一定的时间；输液时滴速不宜超过 30 滴/分，减慢滴速有助于减少不良反应的发生；警惕患者出现的变态反应和血糖异常症状，加强用药期间的监护（包括血糖监测），出现严重不良反应则及时停药救治。

（三）抑酸治疗的不良反应

质子泵抑制剂及组胺 2 受体拮抗剂（H_2RA）等抑酸剂是消化性溃疡、应激性溃疡及胃食管反流病等重要用药，其安全性良好。

2009 年美国《J AM Gastroenterol》针对抑酸治疗相关的不良反应的进展出版"增刊",为广大医师在临床中更加合理用药提供参考。

1. 抑酸治疗与肺炎

(1)质子泵抑制药与胃内细菌定植:在通常情况下,胃内除幽门螺杆菌外无细菌定植。当胃酸浓度降低时,可在胃内发现细菌,其原因可能与咽下的细菌未被胃酸杀死,或确实发生细菌在胃内定殖有关。如果胃内 pH 值高于 4,胃抽取液中可发现乳酸杆菌和链球菌;当 pH 值高于 5 时,其他种属的细菌也可能繁殖。服用质子泵抑制药患者仍然在较多的时间内,胃内 pH 值<4,在大多数患者胃内很难发现革兰阴性菌,其菌群也与口咽部菌群类似。但对于幽门螺杆菌感染者,在服用质子泵抑制药时,抑酸作用比无幽门螺杆菌感染者更为复杂,因而发生胃内细菌定植危险更高。

总之,抑酸药可改变胃内正常菌群,导致病菌定植。流行病学研究也提示抑酸治疗与肺炎的发生相关。

(2)抑酸治疗与机械通气患者的肺炎:对于接受机械通气的患者,由于需要长期插管,其口咽腔、鼻窦和胃内常有致病菌定殖。组胺 2 受体拮抗剂、质子泵抑制剂等抑酸药常被用于应激性溃疡,但抑酸治疗即可导致胃内革兰阴性菌生长,由于质子泵抑制药抑酸作用强于组胺 2 受体拮抗剂,所以其导致胃内致病菌定植更严重。另外,对机械通气者进行的研究提示,选择性应用抗生素应对胃内细菌,可预防肺炎。

(3)抑酸治疗与社区获得性肺炎:最近几项在成年人中进行的研究显示,抑酸剂治疗与社区获得性肺炎危险升高有关。

在一项对荷兰初级医疗保健机构患者数据库分析研究中,19 459例患者接受了首次处方的抑酸药(PPI 或 H_2RA)治疗。在暴露于抑酸药的患者中,185 例在使用抑酸药期间首次发生肺炎,292 例在停止使用后发生,发生率为 2.5 例/100 患者一年,而不服药者为 0.6 例/100 患者一年。

糖尿病、心力衰竭、肺病、免疫抑制药使用史或先前使用过抗生素的患者更易发生肺炎。既往患过肺病和同时接受免疫抑制治疗的老年患者,肺炎风险最高。

2. 质子泵抑制剂与维生素和铁　胃黏膜可分泌维生素 C,而质子泵抑制剂治疗可以降低胃液中维生素 C 的浓度及具有抗氧化作用的抗坏血酸的含量,从而导致胃液中亚硝酸盐水平升高。一些证据表明,质子泵抑制剂可以减少食物中维生素 C 的生物利用度。

质子泵抑制剂可减少维生素 B_{12} 的吸收。对于基因变异导致奥美拉唑代谢缓慢患者、萎缩性胃炎高危的幽门螺杆菌感染阳性胃炎患者和服用大剂量奥美拉唑多年患者,质子泵抑制剂治疗有可能降低其血清中维生素 B_{12} 水平。

质子泵抑制剂治疗因抑制胃酸分泌,升高胃内 pH 值,可导致食物中非血红蛋白铁的吸收减少。对于需要增加铁吸收的铁缺乏症患者,质子泵抑制剂治疗可能会延缓铁池的补充。

3. 质子泵抑制剂对骨折的影响　胃酸和十二指肠的弱酸环境对于人体吸收食物中的钙是必须的。大量接受质子泵抑制剂等抑酸治疗者,因其胃内 pH 值的升高,不利于钙的吸收,继而使骨折危险增加。

质子泵抑制剂治疗时间越长,髋关节骨折危险越大。

(四)药源性血小板减少症

药源性血小板减少症,是由某些药物所致周围血液中血小板计数减少(低于正常值),从而导致的出血性疾病。当药物所致血小板计数低于 $100 \times 10^9/L$ 时可诊断为临床血小板减少症,重症可致血小板数减少至 $5.0 \times 10^9/L$ 以下。

可能引起血小板减少的常见药物有抗凝血药、抗菌药、利尿药、降血糖药、免疫抑制剂等(表 2-4)。

表 2-4 可能引起血小板减少的常见药物

药物类型	作用机制	代表药物
抗凝血药	免疫机制	肝素
抗肿瘤药物和免疫抑制剂	骨髓抑制作用	烷化剂:环磷酰胺、氮芥;抗代谢药:甲氨蝶呤、吉西他滨;其他抗肿瘤药:柔红霉素、多柔比星、博来霉素;免役抑制药:环孢素
抗菌药	骨髓抑制作用	氯霉素、万古霉素、氨苄西林、庆大霉素、链霉素、青霉素和头孢菌素类、氟喹诺酮类药物等
	免疫机制和骨髓抑制作用	磺胺类:复方新诺明、磺胺嘧啶、磺胺甲噁唑等
血小板抑制剂	免疫机制	阿昔单抗、依替巴肽、替罗非班、噻氯匹定、西洛他唑、氯吡格雷、沙格雷酯、阿司匹林、曲克芦丁等
利尿药	机制不明	呋塞米、氯噻嗪等
解热镇痛抗炎药	抑制血小板聚集	阿司匹林、布洛芬、水杨酸钠、保泰松、对乙酰氨基酚等
抗癫痫病	骨髓抑制	苯妥英钠、卡马西平、三甲双酮等
	机制不明	丙戊酸盐
降血糖药	机制不明	氯磺丙脲、格列本脲、甲苯磺丁脲等
雌激素	机制不明	己烯雌酚
中药制剂	机制复杂	穿琥宁注射剂、鱼腥草注射液、蕲蛇酶注射液、苍耳子、复方丹参片、六神丸、牛黄解毒片
疫苗	机制不明	百日咳疫苗、乙肝疫苗、乙型脑炎疫苗、狂犬病疫苗、流感疫苗、破伤风类毒素、脊髓灰质炎糖丸等

续表

药物类型	作用机制	代表药物
其他药物		洋地黄毒苷、地高辛、D-青霉胺、地西泮、硫氧嘧啶类、有机砷类、铋剂、西咪替丁、雷尼替丁、维拉帕米、甲硝唑、氯苯那敏、氯丙嗪、乙胺嘧啶、茚地那韦、阿德福韦、辛伐他汀、阿托伐他汀、卡托普利等

注：普通肝素致血小板减少症的发病率为 $1\% \sim 6.5\%$，使用时可缩短时间、减少用量或用低分子量肝素代替；氯吡格雷致严重血小板减少（血小板计数 $<80 \times 10^9$/L）的发生率为 0.2%；噻氯匹定致严重血小板减少和血栓性血小板减少性紫癜的发生率为 $1/2\,500$ 例

临床特征：发病时间与药物作用机制不同而异。通常在用药后 $1 \sim 2$ 周发病。服用骨髓抑制性药物者多在疗程后期发病。大多数免疫性血小板减少症，发生在患者用药 24 小时至 7 天内，少数可于服药数周至数月发病。

症状表现：轻症者仅表现有皮肤瘀点、瘀斑和黏膜出血，可伴鼻出血、牙龈出血；重症者可有消化道出血、血尿或阴道出血，甚至颅内出血。症状较重者可同时出现全身症状，如寒战、发热、全身酸痛、恶心、呕吐、头痛、腹痛、关节痛、皮肤瘙痒与潮红等。

治疗原则：①对于骨髓抑制性药源性血小板减小症的患者，轻症者即刻停药，出血于 $1 \sim 7$ 天后可逐渐停止。重症者在接受血小板输注后症状可缓解。因服用重金属如金盐及砷剂引起的药源性血小板减小症者，用 $5\% \sim 10\%$ 二巯丙醇 $0.1 \sim 0.2$ 克，肌内注射，开始 $1 \sim 2$ 日，每日 2 次。以后 $1 \sim 2$ 次/日，$7 \sim 10$ 日为 1 个疗程。②对于免疫性药源性血小板减小症者，轻症一般停药 1 周左右可以恢复。重症者停药后，须短期内应用糖皮质激素以促进血小板数回升；或用泼尼松 60 毫克/日，分次口服。出血停止后减量，疗程 $7 \sim 10$ 日，直至血小板计数正常后方可停药。

③服用洋地黄毒苷出现药源性血小板减小症时,可用相应抗体治疗。患者可接受大剂量 IgG 静脉注射 50～400 毫克/(千克·日),连用 5～7 日。重症(血小板 $<10 \times 10^9$/L),可接受间歇性血小板输注及免疫球蛋白静脉滴注。

(五)中草药的肝脏毒性

中草药为非处方药物,人们通常认为中草药来源于自然界,故忽视其存在或潜在的毒性而致药物不良反应,特别是中草药对于肝脏的严重损害。最受关注的一些对肝脏损伤的中草药介绍如下:

含吡咯双烷生物碱类:存在于许多草药中,如野百合、千里光、天芥菜、猪屎豆属、巴拉圭茶、狗舌草和紫草科等。中药小柴胡汤、麻黄、金不换也含有吡咯双烷生物碱,其毒性取决于生物种类,摄取的剂量和患者对该种生物碱的易感性。吡咯双烷生物碱的肝脏毒性可导致肝窦阻塞综合征,肝窦阻塞综合征以门脉高压和非肝硬化腹水为特征,临床表现为腹痛、腹水、肝大及丙氨酸氨基转移酶升高,并常导致肝衰竭。

大白屈菜:含有 20 多种活性生物碱,可引起过敏特异质性急性药物性肝损伤(DILI)。

石蚕:属植物开始作为利胆或杀菌剂被广泛应用,后被发现有控制体重作用故用于减肥,其所致不良反应多发生于用药后 2个月。早在 1985 年有报告该草药与过敏特异质性急性药物性肝损伤有关,可致肝衰竭,1997 年已报告 30 例,因而退出法国市场。

马兜铃:属植物在传统中医药中广泛应用。如木通含有马兜铃酸,肾毒性大,可致过敏特异质性急性药物性肝损伤。停药后其过敏特异质性急性药物性肝损伤症状及生化检查可恢复正常。

波希鼠李皮,其成分复杂,多用于刺激肠道通便,可致胆汁淤积性肝炎。

常绿阔叶灌丛叶,含有类黄酮、氨基酸、木聚糖,应用于上呼吸道感染,据 1994 年 FDA 报告 18 例与该药相关,其中 13 例肝毒性黄疸、肝功异常,至少 2 例出现急性肝衰竭。

卡法根,2002 年世界各地报告 68 例与卡法根相关的过敏特异质性急性药物性肝损伤,常在用药后 3~16 周发生,严重者出现急性肝肝衰竭,其中 6 例须接受肝移植,3 例死亡。该药已从英国和欧洲国家退市。

番泻叶:是中药常用通便药,有报告 1 例 26 岁护士每周服用 2 次番泻叶榨汁而引发过敏特异质性急性药物性肝损伤。

此外,尚有关于白鲜皮、牡丹皮、何首乌、苍术和黄药子等中草药导致肝损害的报告。

(六)清开灵注射剂的不良反应

清开灵注射剂是由胆酸、珍珠母(粉)、猪去氧胆酸、栀子、水牛角(粉)、板蓝根、黄芩苷和金银花制备的中药复方制剂,临床上用于治疗急性肝炎、上呼吸道感染、肺炎、脑血栓形成、脑出血等疾病。清开灵注射剂包括注射液和冻干粉。

临床表现:①全身损害主要表现为过敏性休克(23%)、寒战、高热、少数患者经抢救无效死亡。②呼吸系统损害主要表现为呼吸困难、发绀、喉头水肿、支气管痉挛等。③皮肤及其附件损害表现为大疱性药疹、大疱表皮松懈型药疹、剥脱性皮炎等。④神经系损害主要表现为抽搐、惊厥、昏迷、四肢麻痹、四肢痉挛、嗜睡、意识障碍等。⑤心血管系损害主要表现为低血压、心脏停搏、突发性期前状缩、心力衰竭等。⑥其他损害包括呕吐、腹泻、溃疡性口腔炎、呕血、血管神经性水肿、肾功能异常、血尿、尿失禁、溶血、肾衰竭等。

据国家药品不良反应监测中心信息清开灵注射剂死亡病例报告分析显示:81%患者存在不合理用药情况,如有 8%患者存在配伍禁忌用药,将多种药物混合配伍;或配伍禁忌的药品先后使用同一输液器,无其他液体间隔;合并用药品种在 1~6 种,主要有利巴韦林、头孢噻肟钠、地塞米松、林可霉素、双黄连注射剂、头孢曲松钠、头孢唑林钠、左氧氟沙星、阿奇霉素、青霉素、庆大霉素、氨茶碱、阿米卡星等。

死亡主要病因为过敏性休克、多脏器功能衰竭、猝死、急性左心衰等。除药品因素外，不排除原患疾病的进展或合并用药、混合配伍、体质过敏、救治不及时或不当等因素。

（七）双黄连注射剂的不良反应

双黄连注射剂由金银花、黄芩、连翘提取物制备的中药制剂，具有清热解毒、疏风解表的功效。用于外感风热引起的发热、咳嗽、咽痛，或用于病毒及细菌引起的上呼吸道感染、咽炎、扁桃体炎、急性支气管炎、肺炎等治疗。双黄连注射剂包括注射液和注射用无菌粉末。

2001 年国家药品监测中心（SFDA）首次通报了双黄连注射剂引起的变态反应，尔后仍陆续有双黄连注射剂的严重不良反应报告。

严重病例表现：有过敏性休克、过敏样反应、高热、寒战等，其中过敏性休克占严重病例报告的 36%，少数患者经抢救无效死亡；呼吸系损害，主要表现为呼吸困难、呼吸急促、喉头水肿、支气管痉挛；皮肤及其附件损害，为皮疹、血管神经性水肿、剥脱性皮炎、重症多形性红斑等；其他包括肝肾功能损害、血尿、过敏性紫癜、血压下降、视觉异常、听觉异常、抽搐、惊厥及昏迷等。

双黄连注射剂死亡病例报告分析显示，80%的患者有合并用药，多数使用 2～4 种注射剂，主要为利巴韦林、青霉素、地塞米松、头孢曲松、清开灵、头孢噻肟钠等，死亡的主要原因为过敏性休克和过敏样反应。不排除基础疾病进展、混合配伍、过敏体质、救治不力等。不合理用药主要表现有：配伍禁忌用药、过敏体质患者用药、超适应证用药（如 4%患者因风寒感冒或肺气肿用药）和儿童或老年人超剂量用药等。

第三章 心血管系统疾病

一、老年高血压病

(一)高血压的定义和分类

高血压是人类常见的临床综合征。近 30 年来世界各国对高血压的防治积累了大量的经验,曾多次对正常人群血压和高血压研究作了划定和修订。2003 年美国高血压预防、检测、评价和治疗的全国委员会第 7 次报告(JNCⅦ),提出正常血压应是<120/80mmHg 以及高血压前期的概念。尔后 WHO/ISH《高血压治疗指南》委员会原则上同意采纳 JNCⅦ报告中提出的高血压定义和分类;2007 年欧洲高血压学会/心脏学会联合制定的标准也基本相似。正常血压范围是 120～129/80～84mmHg;目前,国内采用 2005 年"中国高血压治疗指南"建议的标准(表 3-1)。

上述高血压分类不再把老年高血压和单纯 SBP 分开来,而是把两者合而为一。因为普遍认为老年人的治疗与中年原发性高血压一样,可以有效地减少心血管病危险。

年龄与高血压水平关系明显。随着年龄增长 SBP 和 DBP 逐渐上升。65 岁以上,DBP 趋于平坦、略有下降,而 SBP 仍持续升高。因此,老年人的 SBP 升高十分多见。据 Framingham 研究,单纯 SBP 升高占老年高血压的 65%～75%。老年人中 SBP 的升高对脑卒中和心血管病事件的危险较 DBP 升高为多。

表 3-1 高血压水平的定义和分类

类别	收缩压(毫米汞柱)	舒张压(毫米汞柱)
正常血压	<120	<80
正常高值	120~139	80~89
高血压	≥140	≥90
1级高血压	140~159	90~99
2级高血压	160~179	100~109
3级高血压	≥180	≥110
单纯收缩期高血压	≥140	<90

注:①1 mmHg=0.133kPa。②单纯收缩期高血压(含高年高血压),也可按收缩压水平分为1、2、3级。③将血压120~139/80~89毫米汞柱列为正常值,是根据中国流行病学数据分析的结论制定

(二)高血压流行病学和病理生理学

1.高血压流行病学 高血压与人口老化同步增长,人口老龄化已成为全球性的大问题。我国在过去数十年中曾组织过几次大规模高血压流行病学调查,1959年全国高血压患病率为5.11%,1979年为7.73%,1991年对94万人群抽样普查结果为11.88%。调查资料显示,老年高血压患病率随年龄增长而增加,60岁为33%,≥75岁为51%。在60岁以上人群高血压男性占38.5%,女性为42.1%。女性患病率高于男性。城市居民大于农村居民。2002~2003年,中国居民营养与健康状况调查显示,我国高血压患者已超过1.6亿,大陆患病率攀升达18.8%,台湾为24.9%。

据2008年国际有关资料报道,从高血压发展到心脑血管事件,全球患脑卒中约占54%,缺血性心脏病为47%,高血压病为

75％,其他心血管疾病为25％。

2.高血压病理生理学 老年高血压患者是由以前的高血压延续而来。在临床上表现为舒张压升高或收缩压与舒张压均增高,大部分患者随着年龄的增长而收缩压逐渐增高,则导致单纯收缩期高血压。

单纯收缩期高血压可发生在与心排血量增加相关的以下情况,如贫血、甲状腺功能亢进、主动脉瓣关闭不全、动静脉瘘及骨Paget病等,但多数病因是大动脉弹性和顺应性降低所致,其病理机制主要是大动脉粥样硬化。

随着年龄增长,大动脉老化可造成结构和功能的变化,包括动脉直径、厚度、管壁僵硬度和内皮功能失调,从而使大动脉的弹性和顺应性减低。血管壁组织的中层弹性纤维、胶原纤维含量增加,中层钙质沉着及内膜粥样硬化,引起大动脉及其分支更加延长、纤曲和僵硬。僵硬的传导动脉可导致外周反射的动脉压力波反回的速度升高,从而增加收缩压峰值。血压增高本身可进一步加速动脉硬化,损害内皮依赖性血管扩张。当左心室收缩时,大动脉内压力明显增高(收缩期血压增高),当心室舒张时,大动脉缺乏足够回缩弹性,因而使脉压增宽。脉压增宽是反映动脉弹性差的指标。脉压作为老年人心脑血管疾病预后的指标有一定临床意义。有报告认为,在未治疗的老年高血压患者中,脉压预测心血管疾病危险的作用优于收缩期高血压。据 Syst-china、Syst-Eur 和 EUPHE 研究表明,60 岁以上老年基线脉压与总死亡、心血管性死亡、脑卒中和冠心病发病率均呈正相关。我国学者研究提示,老年脑血管病患者的脉压水平与脑卒中再发有关。

许多循证医学证据提示,年龄相关的变化,可因心血管疾病的存在而加速动脉的老化,这又是心血管病预后不良的危险因子。同时加速老化过程的生物化学、酶学和细胞学的变化,也参与了动脉病理的发生及进展。如局部组织的肾素-血管紧张素系统的激活,动脉内皮功能失调,一氧化氮和 PGL_2 合成与释放减少,也是血压升高的因素。老年人主动脉弓与颈动脉窦压力感受器敏感性降低,有效肾单位减少,肾血流量减低,肾小球滤过率降低及排钠功能减退等,都影响血容量的变化。

(三)高血压分期

高血压分期注重危险分层及亚临床靶器官损害,根据心、脑、肾及血管受累的危险程度进行分期(表 3-2)。2007 年《ESH 新指南》强调了危险分层及对亚临床靶器官损害评估的重要性,认为对中间终点的早期识别及干预,有助于延缓终末期心脑血管病的进展。

1. 动脉结构和功能损害的评价 在亚临床靶器官损害中,更要关注靶器官损害,目前推荐将颈动脉搏动速度＞12 米/秒,作为大动脉僵硬增加的异常指标;踝臂指数＜0.9 作为周围小动脉受损、狭窄及闭塞的指标;颈动脉内膜中层厚度＞0.9 微米,作为颈动脉硬化及斑块血管损害的重要指标。专家建议:年龄在 50～69 岁及 70 岁以上,具有心血管疾病危险因子,用力时腿部有症状以及 10 年心血管疾病风险介于 10％～20％的老年患者,应接受踝臂指数筛查。

2. 肾功能损害的评估 国际临床提示,有效降压可改善微量蛋白尿,对肾脑具有保护作用,而估计肾小球滤过率具有计算简单,功能判断准确的特点。因此,采用微量白蛋白尿,肾小球滤过率的简单方法评估肾功能早期损害,将是今后高血压诊断评估的主要环节。

表 3-2　高血压分期

分期	靶器官受累的危险程度
第 I 期	无器官损害的客观表现
第 II 期	至少有下列一个器官受损,左心室肥厚(X 线、心电图、超声心动图),蛋白尿和血肌酐浓度轻度升高(106~176μmol/l),超声或放射线检出,动脉粥样硬化斑块(颈、主、髂股动脉)
第 III 期	具有器官损害的症状和体征 心脏:心绞痛、心肌梗死、心力衰竭 眼底:视网膜出血、渗出、有或无视神经乳头水肿 脑:短暂性脑缺血发作、卒中、高血压脑病 肾脏:血肌酐浓度>176μmol/l,肾衰竭 血管:夹层主动脉、阻塞性动脉病

(四)高血压病的诊断与鉴别诊断

对患者的初次评估,应详细寻问病史及家族史,了解是否存在心血管病危险因素,终末器官损害,影响预后和治疗的伴发病,以及可能导致高血压的生活方式因素,如饮食和运动等情况。然后全面查体,包括眼底、甲状腺、心、肺、肾及神经系统等。应用水银柱袖带血压表,以坐位右上臂为准。经非同日至少测 3 次/日,每次至少测 3 遍,取中间数字。老年单纯性收缩期高血压≥140/<90 毫米汞柱。

在鉴别诊断中应该注意下述几点:

(1)假性高血压,采用水银柱袖带血压表,应充气超过收缩压 10~20 毫米汞柱以上,若此时仍可触到明显僵硬的肱动脉或桡动脉搏动时,提示 OSLer 征试验阳性,此时所测值可高于动脉内实测值(10~15 毫米汞柱)的平均 15 毫米汞柱,系显著动脉硬化。有条件时,需直接测动脉内压以资对照。假性高血压一般无靶器官损害。对那些没有达到预期降压效果的患者,或经治疗后出现直立性症状,如头晕、乏力,或 X 线发现肱动脉有钙化征象者,应考虑假性高血压。

(2)结合病史,查清靶器官受损程度:如心、脑、肾等靶器官受损程度,并注意主动脉瓣关闭不全、甲状腺功能亢进或骨 Paget 病等,以排除继发性或伴发性高血压。

(3)查清老年人同时合并的常见慢性疾病,如阻塞性肺气肿、糖尿病、溃疡病及前列腺增生等疾病。

(五)高血压病的治疗

1. 生活方式治疗　这是防治心脑血管疾病的重要举措。从疾病源头进行治理,把生活方式的改变提到防病治病的高度,可称为生活方式治疗。生活方式治疗可有效控制心血管疾病及其危险因素,是防治心脑血管疾病简单、安全而重要的措施。其内涵为健康饮食、戒烟限酒,增加体力活动等。

(1)健康饮食:2006 年美国心脏学会推荐的健康饮食应符合以下几点:①限制钠盐的摄入(<4 克/日)。2007 年在卢森堡会议上,世界卫生组织建议限定钠的摄入量为<5 克/日。②多食蔬菜、水果、豆制品、粗粮和高纤维食物等,每日吃水果、蔬菜 400～500 克,以增加钾的摄入。③少食富含脂肪、饱和脂肪酸和胆固醇的食物。吃瘦肉、去皮鸡肉,选用脱脂或低脂奶制品。有研究表明,每周吃鱼 4 次以上与吃鱼最少的家庭相比,冠心病发病率下降 28%。建议改善动物食品结构,减少含脂肪高的猪肉,增加含蛋白质较高而脂肪较少的鱼类及禽类食物。优质蛋白质依次为奶、蛋;鱼、虾;鸡、鸭;牛、羊肉;植物蛋白中以豆类食物最好。④限制饮料及含糖食品。⑤控制饮酒量,女性≤1 饮/日,男性≤2 饮/日(1 饮＝350 毫升啤酒或 150 毫升葡萄酒或 30 毫升烈性白酒)。

(2)戒烟:有研究提示,吸烟是心脑血管疾病的主要危险期因素。吸烟者发生卒中的危险是不吸烟的 2～2.5 倍;冠心病发病率较不吸烟者增高 3.5 倍,病死率增高 6 倍;被动吸烟者冠心病死亡率增加 30%。而戒烟一年可使冠心病降低 50%,15 年后死于冠心病的危险等于不吸烟者。

(3)体育活动:理想的体重是体质指数维持在 18.5~24.9 千克/平方米,体重每增加 1%,心脏病和糖尿病危险分别增加 5% 和 10%。据统计资料显示,从事体力劳动者心血管疾病死亡率比脑力工作者低 40%;坚持体育锻炼者比不锻炼的人低 33%;中等体力劳动者比经常坐者低 17%。体力活动有助于增加高密度脂蛋白胆固醇水平,增加胰岛素敏感性,并加强葡萄糖代谢,降低低密度脂蛋白和三酰甘油水平。

规律的体育活动可降低血压、血糖,而减少糖尿病、骨质疏松、肥胖、忧郁症及乳腺或结肠肿瘤等慢性病发生。体力活动的目标是坚持中等程度的运动 30 分钟/日,每周 5 天以上。若想达到减肥目的,则延长运动时间至 60~90 分钟。老年患者可根据个人的体力做适当散步或打太极拳等活动,每天坚持运动 30 分钟。

2. 降压目标 老年高血压控制目标随年龄层次、靶器官损害、伴发病的病情等而有所不同。长期以来,高血压治疗阈值定义为≥140/90 毫米汞柱,目标血压为<140/90 毫米汞柱。日本近期 CASE-J 研究证实,收缩压<140 毫米汞柱者,心血管事件和死亡率较低,而收缩压>160 毫米汞柱的患者危险性显著增高。对于年龄>75 岁的老年人,收缩压>150 毫米汞柱时,心血管事件发生危险开始上升。为此,《日本高血压指南》建议,为预防高血压患者发生心血管事件,血压须维持在 140/80 毫米汞柱以下,可考虑老年患者<150 毫米汞柱。美国对老年单纯收缩期高血压治疗方法和目标,与推荐用于多数其他类型高血压的类似,其目标血压水平是<140/90 毫米汞柱。糖尿病及慢性肾脏疾病除外,因为这类患者被推荐的目标水平更低(≤130/80 毫米汞柱)。

2007 年"ESC/ESH 指南"推荐特殊的高血压人群(伴糖尿病、脑卒中、冠心病及肾功能不全者)。血压目标应为≤130/80 毫米汞柱,开始治疗的阈值为 130/85 毫米汞柱。对于代谢综合征具有高血压、糖脂代谢紊乱并存等特点,故对高危高血压患者血压更应降低。美国心脏学会建议,对于高危冠心病患者,血压应为<130/80 毫米汞柱;对于稳定性心绞痛者血压<130/80 毫米汞柱;对于急性冠脉综合征,不稳定性心绞痛,非 ST 段抬高心肌梗死及 ST 段抬高的心肌梗死患者,血压均应为<130/80 毫米汞柱;对于缺血性心力衰竭患者,血压应为<130/80 毫米汞柱,如患者能耐受,血压可以<120/80 毫米汞柱。

目前对于 DBP 是否应设"底线",其安全值尚在研讨中。2009 年欧洲高血压学会(ESH)年会,有专家披露 ESH 即将修订高血压控制指南,其中高危人群血压控制到最低限度 120/70 毫米汞柱的更新观点引人关注。

近年来关于血压控制的多项研究显示,对于高危人郡最佳血压水平的范围较窄,血压水平在心血管病(CVD)危险存在一种"丁型关系"。在 DBP<80 毫米汞柱且<SBP>140 毫米汞柱人群中,CVD 危险更高。INVEST 研究结果也反映在高危病人中,尤其是 DBP 水平与全国死亡、致命或非致命心肌梗死及卒中均显示"丁型关系"。DBP 下降达 82.7 毫米汞柱时,显著增加致命性和非致命性心肌梗死的危险。2010 年中国从血管专家孙宁玲、李舜伟教授共同研讨认为,高危患者的 DBP 不能太低(不能<70 毫米汞柱),过低会出现器官灌注不良的缺血状况。

3. 降压药物的选择 一种理想的抗高血压药物应具有多方面的特性。如有效的降血压效果,能保护靶器官,良好的耐受性,对合并症和所用药物有益,并且适用于老年人。常用降压药物的选择见(表 3-3)。

表3-3　常用降压药物的选择

药物	适应证	不良反应	禁忌证	用法举例
利尿剂	充血性心力衰竭，慢性心功能不全，收缩期高血压	水与电解质失调，代谢性障碍，如高脂血症、高尿酸症、葡萄糖耐量减低及胰岛素抵抗	痛风	氢氯噻嗪12.5～25毫克/日；吲达帕胺1.25～2.5毫克/日
β受体阻滞剂	冠心病、心绞痛、心肌梗死、快速心律失常	剂量过大：可致传导阻滞、低血压、心动过缓，其他：有高尿酸血症、糖耐量减低、忧郁、失眠	哮喘慢性阻塞性肺疾患心脏传导阻滞	比索洛尔2.5～5.0毫克/日；阿替洛尔25～50毫克/日；美托洛尔（倍他乐克）50～100毫克/日，分2次，口服；琥珀酸美托洛尔缓释片50～100毫克/日
血管紧张素转化酶抑制剂	心力衰竭，左心室功能不全，心肌梗死，慢性肾功能不全	咳嗽、皮疹、眩晕、血管性水肿、尿蛋白、胃肠道反应如恶心、腹痛，一过性肾功能改变	高钾血症	卡托普利（开博通）12.5～25毫克/日，每日3次，口服；依那普利1.25～10毫克/日；贝那普利（洛丁新）5～10毫克/日；培哚普利（雅思达）2～4毫克/日；福辛普利（蒙诺）10～40毫克/日；赖诺普利10～20毫克/日

药物	适应证	不良反应	禁忌证	用法举例
钙通道阻滞剂	老年患者心血管病、心绞痛、冠心病、收缩期高血压、本品对脂质代谢、糖代谢及钾代谢均无不良作用	因血管扩张可致头痛、面部潮红、踝部水肿、反射性心率增快		硝苯地平控释片(拜新同)30～60毫克/日;氨氯地平(洛活喜)2.5～10mg/日;非洛地平(波依定)5～10毫克/日;非洛地平缓释片2.5～5.0毫克/日;尼群地平10毫克/日,每日3次,口服;尼莫地平20～40mg/日,每日3次,口服
α受体阻滞剂	老年高血压伴前列腺增生或肾功能不全,对血脂代谢有益,不影响胰岛素敏感	主要为"首剂现象",表现严重低血压、眩晕、心悸等,以哌唑嗪较多见		多沙唑嗪(可多华)2～4mg/日;特拉唑嗪1～20毫克/日;哌唑嗪1～10毫克/日,每日2次,口服
血管紧张素Ⅱ受体阻滞剂	抗高血压、心力衰竭、肾功能不全、慢性肾脏疾病	头晕、皮诊、偏头痛、血管性水肿、肝功能异常		氯沙坦(科索亚)25～100毫克/日;厄贝沙坦(安博维)150～300毫克/日;替米沙坦(美卡素)40～80毫克/日;缬沙坦(代文)80～160毫克/日;坎地沙坦(必洛新)4～16毫克/日;奥美沙坦(傲坦)20～40毫克/日

注:用药举例中,除另有"服法"外,其余均"每日一次,口服"。

4. 联合用药 荟萃表明,两类药物单用时收缩压平均降低7～8.1毫米汞柱,舒张压平均降低4.1～4.6毫米汞柱。两类药联用时收缩压平均下降14.6毫米汞柱,舒张压平均下降8.6毫米汞柱,其结果是两类单药降幅之和。因此,联合用药治疗具有相加效应,而药物不良反应则少于两药治疗之和。若单药剂量加倍时,降压效应往往并不加倍。

(1)欧洲心脏病学会(ESC)/欧洲高血压学会(ESH)于2007年发表的"高血压指南更新版"强调:联合治疗是降压治疗方案中最重要的策略,而早期治疗对预防靶器官损害具有重要意义。药物联合的药理学原则:①选用两种不同降压机制、最好具有协同作用的药物,即1+1>2相加效益。②两药联合时其不良反应最好是可以互相抵消,或不良反应少于两药单独使用之和。③联合用药应采用小剂量组合,以减少不良反应。

"欧洲高血压指南"建议的联合用药方案(图3-1)有:

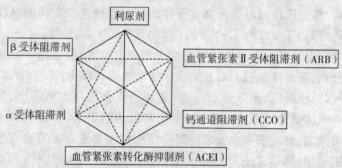

图 3-1 《欧洲 ESC/ESH 高血压指南》提供的联合用药方案的六边型搭配图

注:不同类降压药方可联合,图中实线为最合理的联合。有外框的药物系已有对照干预试验证明有益

①噻嗪类利尿剂＋β受体阻滞剂,推荐用于无并发症、无靶器官损伤的高血压患者。该组合的循证医学证据包括 STOP、MRC、ALLHAT 等研究。

②噻嗪类利尿剂＋血管紧张素Ⅱ受体阻滞剂,适用于单纯性收缩期高血压、高血压伴左心室肥厚、高血压并发心力衰竭等。循证医学依据有 Value、Life 研究。

③噻嗪类利尿剂＋血管紧张素转化酶抑制剂,适用于高血压合并心力衰竭者,不仅降压,且是心力衰竭的标准治疗方案。还适用于单纯性高血压患者及老年人高血压。

④噻嗪类＋钙通道阻滞剂(二氢吡啶类)。适于单纯收缩期高血压患者及老年人高血压。

⑤α受体阻滞剂＋β受体阻滞剂,适于急进型高血压。

⑥β受体阻滞剂＋血管紧张素转化酶抑制剂,适用于高血压合并心肌梗死及高血压合并心力衰竭。

⑦β受体阻滞剂＋钙通道阻滞剂(二氢吡啶类),适用于高血压合并冠心病。

⑧钙通道阻滞剂＋血管紧张素转化酶抑制剂,适用于高血压肾病、高血压伴冠心病及高血压伴动脉粥样硬化。支持的循证医学研究如 ELSA、PKEVENT、INSIGHT、SECURE 等。

⑨血管紧张素Ⅱ受体阻滞剂＋钙通道阻滞剂,适用于高血压性肾病、高血压伴冠心病及高血压伴动脉粥样硬化。

(2)中国《高血压防治指南》推荐的联合治疗方案指出,根据现有临床试验结果,支持以下类别降压药的组合:利尿剂和β受体阻滞剂;利尿剂和血管紧张素转化酶抑制剂或血管紧张素Ⅱ受体阻滞剂;钙通道阻滞剂和β受体阻滞剂;钙通道阻滞剂和血管紧张素Ⅱ受体阻滞剂;钙通道阻滞剂和利尿剂;α和β受体阻滞剂。必要时也可用其他组合,包括中枢作用剂,如α受体激动剂、咪达唑仑受体调节剂及血管紧张素转化酶抑制剂与血管紧张素Ⅱ受体阻滞剂。

(3)2006 年高血压治疗新趋势:更强调应在血压达标的基础上,选择优化治疗。高血压合并不同危险因素及疾病时的主导联合用药方案如下：①合并稳定性冠心病以 β 受体阻滞剂联合钙通道阻滞剂是较佳方案（Action 和 Camelot 研究）。②合并代谢综合征以血管紧张素Ⅱ受体阻滞剂联合钙通道阻滞剂方案，更有利于血压及代谢的改善。③合并心力衰竭以血管紧张素转化酶抑制剂或血管紧张素Ⅱ受体阻滞剂联合 β 受体阻滞剂及利尿剂，有利于对心力衰竭的控制。血压控制不良的心力衰竭患者，在常规抗心力衰竭基础上加用钙通道阻滞剂可降低血压，延缓心衰进展。④老年患者，钙通道阻滞剂联合利尿剂方案在协同降低血压，减少脑卒中发生的疗效较好，其循证医学证据有 VALVE、FEVER。

（4）美国国家联合委员会颁布的"指南"推荐的联合诊疗方案，曾得到美国医学会、美国心脏病学会和美国高血压学会等专业团体的认可："指南"将噻嗪类利尿剂作为大多数高血压患者的首选治疗药物（除非有特殊的使用禁忌证），是基于临床试验证实降压有效和减少心血管并发症，且花费低。当患者伴有某些并存疾病时，最好首选其他降压药物。

例如：①对于高血压和慢性肾脏病患者应使用血管紧张素转化酶抑制剂或血管紧张素Ⅱ受体阻滞剂。②对于心肌梗死或心力衰竭患者，首选 β 受体阻滞剂或血管紧张素转化酶抑制剂。③对于同时有高血压和良性前列腺肥大的老年患者，可采用 α_1 受体拮抗剂。④对于老年患者同时使用 β 受体阻滞剂作为初始治疗时，应仅限用于有强适应证者，如冠心病、心肌梗死、充血性心衰或某些心律失常的患者。⑤多数老年患者可很好耐受降压药物治疗，但起始剂量要低，并且逐渐增加剂量（如每 2～4 周），尤其对虚弱和相对活动不便的老年人及糖尿病患者，因为容易发生直立性低血压和摔跤的危险。

（5）2008 年美国心脏病学会年会发布了三大里程碑式的 ON-TARET、ACCOMLISH 和 HYVET 等研究结果，给高血压治疗新策略带来最新启示,即:①血管紧张素转化酶抑制剂和钙通道阻滞剂联合治疗是最合理有效的。反之血管紧张素转化酶抑制剂和血管紧张素Ⅱ受体阻滞剂的联合意义不大。②尽管良好地控制血压很重要,但高血压治疗的目标是靶器官的保护。③老年高血压不仅可以治疗,而且更值得去治疗。

5. 支持治疗老年人单纯收缩期高血压的证据与策略

(1)众多临床实验显示,老年人单纯收缩压的降压治疗,可使心血管受益。老年 SBP 研究(SHEP)对收缩压≥160 毫米汞柱/舒张压<90 毫米汞柱的患者,应用利尿药氯噻酮平均治疗 4.5 年,其结果与安慰剂相比,氯噻酮可显著降低脑卒中(-36%)、冠心病(-27%)、充血性心力衰竭(-55%)的发病率。两项大规模临床试验,采用钙通道阻滞剂类尼群地平治疗单纯性收缩压,其受益与 SHEP 研究工作发现相似。欧洲收缩期高血压研究和中国收缩期高血压研究显示,治疗可使充血性心力衰竭发病率分别降低 29%和 58%,脑卒中发病率分别下降 42%和 38%,冠心病发病率分别降低 30%和 6%。

一项纳入 8 个临床研究荟萃分析显示,降压治疗平均 3.8 年,总死亡率下降 13%,心血管病死亡率降低 18%,心血管病的所有并发病下降 26%,脑卒中下降 30%,冠心病事件下降 23%。研究纳入收缩压≥160 毫米汞柱、舒张压<95 毫米汞柱、年龄≥60 岁患者,并采用了多种药物治疗方案。

目前对于舒张压(DBP)最低安全值尚无统一意见。美国心脏学会 2007 年推荐 60 岁以上或合并糖尿病者,舒张压不宜低于 60 毫米汞柱。但在降压的同时,需要注意以下几点:有心肌缺血征的冠心病高危患者,血压下降须缓慢,并应监测心肌缺血是否恶化;对 80 岁以上的高龄冠心病患者,降低血压可有效预防卒中,但是否有减少冠脉事件的证据还不清楚,因此应当予以注意。

(2)欧洲收缩压临床试验显示,痴呆症的发病率在药物治疗组比安慰剂组低 50％。在一组檀香山-亚洲老年研究观察性资料显示,接受高血压治疗者比未接受治疗的高血压患者发生痴呆症和阿尔茨海默病的危险低,而治疗时间越长差异越大,研究中未发现认知功能恶化。

(3)抗高血压药物中的 β 受阻滞剂与利尿剂是 2006 年《英国 NICE 指南》的争论热点。Houston 指出噻嗪类利尿剂治疗期间血糖升高与所用利尿剂的剂量和服药时间有关,其对血糖的影响是持续性的。若长期使用可能会出现糖耐量减低并触发糖尿病。服用 β 受体阻滞剂及利尿剂的妇女引发糖尿病的危险增加 4 倍。ALLHAT 研究提示,与氨氯地平或赖诺普利比较,服用氯噻酮者新发糖尿病比例最高。合并 1 型糖尿病者服用利尿剂后病死率明显增加。出现蛋白尿的患者,服噻嗪类降压药病死率增加 4～10 倍。药物所致高血糖预示急性心肌梗死的发生,空腹血糖每增高 10％,心肌梗死危险增高 21.7％。噻嗪类利尿药可致患者糖类耐受性降低和糖尿病、低钾血症。对老年高血压伴糖尿病者在无特殊适应证时,不首选 β 受体阻滞剂。

6.难治性高血压的处理　难治性高血压系指高血压患者经过较长时间治疗,包括利尿药在内的 3 种抗高血压药联合仍不能控制血压＜140/90 毫米汞柱者,美国心脏学会(2008)将顽固性高血压定义为,同时服用了 3 种以上不同作用机制降压药,而血压仍在目标值以上,或至少需要 4 种降压药才使血压达标者;难治性老年收缩期高血压是指治疗前收缩压＞200 毫米汞柱,治疗后不能降至 170 毫米汞柱以下者;或治疗前收缩压在 160～200 毫米汞柱,而治疗后血压下降不大于 10 毫米汞柱,且不能降至 160毫米汞柱以下者。

难治性高血压的原因很多,在诊疗时首先必须排除假性难治性高血压、白大褂性高血压及继发性高血压等。后者在老年人中更多见。常见的继发性原因包括阻塞性睡眠呼吸暂停、肾脏器质性疾病、原发性醛固酮增多症、肾动脉狭窄。

在防治中应详细分析难治性高血压原因,针对病因进行处理。如选用合适的袖带正确测定血压,指导患者改善生活方式,高纤维低脂饮食、限盐限酒、增加体育锻炼、减轻体重。对可疑继发性高血压者进行临床检验鉴别诊断。药物联合常选血管紧张素转化酶抑制剂/血管紧张素Ⅱ受体抑制剂、钙通道阻滞剂与噻嗪类利尿剂三联组合方案。其降压效果及依从性较好。

第55届美国心脏病学 2006 年会,国际著名的高血压权威Kaplan 教授就难治性高血压治疗问题作了专题报告,指出:必须在诊所外测量血压,包括动态血压和家庭中自测血压。患者依从性差的原因,主要是医生没有充分跟患者交流、解释、督促和随访,患者在生活中的一些问题不重视,如吸烟问题、饮食中摄盐过多、肥胖、少运动等。此外,在治疗中与药物选择不当有关。Kaplan教授介绍 1 例中年男性患者其血压持续在 180/90 毫米汞柱,同时使用以下多种药物口服治疗:缬沙坦 160 毫克/日;奎那普利 40 毫克/日;美托洛尔 100 毫克,每日 2 次;拉贝洛尔 100 毫克,每日 2 次;可乐定 0.4 毫克,每日 2 次;呋塞米 80 毫克/日。教授分析指出:这些降压药的使用很不合理,首先血管紧张素转化酶抑制剂与血管紧张素Ⅱ受体阻滞剂联用不合理,仅需其中之一即可。由于血管紧张素转化酶抑制剂与循证医学证据相对更多,且价格低廉,因此保留了奎那普利;β受体与α受体阻滞剂联用也不合理,故剔除拉贝洛尔。根据他的经验,还剔除了可乐定,加用钙通道阻滞剂,氨氯地平和小剂量氢氯噻嗪,患者的血压即得到有效的控制。

7. 强化优化降压,对高龄高血压有益 半个世纪以来,对 80岁以上高血压的流行病学及临床研究提示,降压治疗虽可减少卒中危险,但会增加死亡率。因此,人们一直盼望着循证医学研究结果。

2007年,美国波斯顿大学医学中心发表了老年人单纯收缩压期高血压研究表明,收缩期高血压是心血管病和肾脏疾病的危险因素,大量资料支持用强化措施来处理收缩压。在多数老年患者中,导致收缩压上升的原因是动脉粥样硬化血管的弹性降低。2008年,美国心脏病学会第57届年会上发表了Hyvet研究。该研究证实,对80岁以上高龄高血压患者进行降压治疗,不但明显减少脑卒中,而且显著降低总死亡率大规模随机临床试验,为高龄高血压患者的治疗干预提供了重要的循证医学证据,具有里程碑意义。

HYVET研究系前瞻性、随机、双盲、安慰剂对照的临床试验。纳入3 845例收缩压(SBP)≥160毫米汞柱的高龄(80～105岁,平均83.6岁)高血压患者,随机分为治疗组和安慰剂组,主要观察终点为致死性或非致死性脑卒中。

治疗组采用吲达帕胺缓释片1.5毫克/日为基础药,(目标值为150/80毫米汞柱),高血压未达标,则加入培多普利2～4mg/d。平均随访1.8年。研究结果显示:治疗组平均血压降低15.0/6.1毫米汞柱,总死亡率降低20%($P=0.02$)脑卒降低30%($P=0.06$),致死性卒死中减少39%($P=0.05$),心衰减少64%($P<0.001$)而严重不良事件发生率显著低于安慰剂组。

HYVET试验结果证实了对高龄老年高血压患者进行降压治疗能够减少脑卒中,推翻了降压治疗会增加死亡率的说法。现经专家解读后一致认为,虽然该试验尚有某些局限性,但Hyvet试验仍是一项很优秀的临床研究,它为支持对80岁以上老年高血压患者进行降压治疗提供了循证证据,有选择地对高龄老年高血压患者进行适度降压有益。

PROGRESS和ADVANCE研究已证实,吲达帕胺可减少卒中再发,并为糖尿病高血压患者提供明确的临床益处。Hyvet研究结果则强化了吲达帕胺缓释片治疗老年高血压的重要地位。

它与 INDANA 荟萃分析中的大剂量利尿剂不同,Hyvet 研究使用的是小剂量吲达帕胺缓释片(1.5 毫克/日)。该药具有噻嗪类利尿药和类似钙拮抗剂舒张血管的双重作用,在 24 小时平稳降压的同时可挽救更多老年高血压患者的生命,并具有不影响血钾、血糖、尿酸及肌酐等代谢指标的优势,其结果已被 Hyvet 研究证实。并提示了老年高血压患者全因死亡率和脑卒中发生率的降低,可能与使用小剂量吲达帕胺缓释片为基础的降压治疗有关。

吲达帕胺缓释片和培哚普利是安全、有效、耐受性良好的降压组合。其固定剂量的复方制剂(百普乐)中,两药剂量分别为1.5毫克和 2 毫克,均低于两药单用时的常规剂量。该复方制剂降压效果肯定,不良反应少,有利于提高患者依从性,可在高龄高血压者中使用,吲达帕胺普通片的低血钾发生率高,对高龄高血压者使用时宜慎重。

高龄高血压患者心力衰竭患病率很高,特别是不可忽略舒张功能不全的心力衰竭。Hyvet 研究显示,吲达帕胺缓释片和培哚普利治疗,可使心力衰竭发生率降低 64%,应用该组合制剂及时治疗是预防心力衰竭的重要措施。

8. 在优化降压方案中寻求"降压达标"最佳药物组合 鉴于全球高血压发病率高达 31.3%,而各国高血压控制率较低,因此在 2006 年,"世界高血压联盟"呼吁"降压达标"是高血压治疗的关键,尽管降压药物很多,联用或组合方案不少,而循证医学证据不足,难以优化选择降压达标最佳药物。

2004 年以来,随着 VALUE ASCOT 等大型临床试验结果公布了以长效二氢吡啶类钙通道阻滞剂为基础,联合血管紧张素转化酶抑制剂或血管紧张素 Ⅱ 受体阻滞剂类降压治疗方案,其降压作用更强,不良反应更少,心血管保护效益更好,是唯一无绝对禁忌证的降压药,总体疗效很可能优于联用传统降压药物利尿剂和

β受体阻滞剂,其进展表明了降压治疗开始进入优化降压方案的时代。

2006年,英国国立健康研究所(NICE)和英国高血压学会(BHS)联合发布的《成人高血压防治指南》,将钙通道阻滞剂确定为联合降压治疗的基础用药之一;对于>55岁的中老年高血压患者,推荐将钙通道抑制剂作为一线治疗药物,长效二氢吡啶类钙通道阻滞剂可与血管紧张素转化酶抑制剂、血管紧张素Ⅱ受体阻滞剂、β受体阻滞剂或利尿剂等其他各类降压药物配伍使用,产生协同作用,因此可作为降压治疗方案的基础药物。

ADVANCE研究在优化降压达标治疗方案中选择更优,以长效钙通道阻滞剂为基础的联合降压治疗方案,特别是钙通道阻滞剂与血管紧张素转化酶抑制剂/血管紧张素Ⅱ受体阻滞剂联用,正在成为大多数专家认可的一种优化降压方案。ADVANCE研究是一项随机、双盲、多中心临床研究。日本专家优选了硝苯地平控释片和氨氯地平作为基础药物,以血管紧张素Ⅱ受体阻滞剂类缬沙坦为配伍进行临床研究,其目的是比较2种长效钙通道阻滞剂方案对亚洲原发性高血压患者的降压效果及治疗费用。科研纳入514例20~79岁的中、重度原发性高血压患者,随机分入硝苯地平控释片组(250例)或氨氯地平组(264例),接受为期16周的双盲治疗。

治疗分为4个阶段即最初4周内,两组分别单独使用常规剂量的硝苯地平控释片20毫克/日或氨氯地平2.5毫克/日,每日1次,口服;若血压未达标,则在随后4周中加用缬沙坦40毫克/日,口服;对仍未达标者,则将硝苯地平或氨氯地平剂量加倍,再治疗4周,如仍不能达标,要在最后4周中将缬沙坦加倍。

患者在任一阶段中达标,均要维持治疗至试验结束。

研究结果显示,硝苯地平控释片组的平均血压从基线时的159/99毫米汞柱降至128/80毫米汞柱;氨氯地平组从160/101

毫米汞柱降至 135/86 毫米汞柱,硝苯地平组和氨氯地平组的收缩压和舒张压均达标的比率分别为 61.2% 和 34.6%($P <$ 0.001)。两组患者出现的水肿、头痛、胃肠道不适等不良反应率均无明显的差异($P = 0.07$)。硝苯地平控释片组人均治疗费用显著低于氨氯地平。

结语:以长效二氢吡啶类钙通道阻滞剂为基础的降压治疗策略显示其优越性。ADVANCE 研究结果提示,不同的长效钙通道抑制剂疗效不尽相同,硝苯地平控释片与血管紧张素 II 受体阻滞剂联合方案优于氨氯地平与血管紧张素 II 受体阻滞剂合用,乃因前组方案使收缩压和舒张压降低的幅度更大,从而显著提高收缩压、舒张压及整体血压的达标率。两种方案的安全性相当;而硝苯地平控释片组临床费用较低。

9. 苯磺酸氨氯地平临床应用中国专家的建议 高血压是最常见的心脑血管危险因素,其发病机制从血流动力学来看,总外周血管阻力增高是最主要的共同特征。钙通道阻滞剂能有效降低外周血管阻力,已成为临床治疗中广泛运用的降压药物。根据药物核心分子结构和作用于 L 型钙通道不同的亚单位,可分为二氢吡啶类和非二氢吡啶类。二氢吡啶类钙通道阻滞剂降压作用起效迅速,降压疗效较强,一般能降低血压 10%~15%,剂量与疗效呈正相关,疗效的个体差异小,与其他类型降压药联合能明显增强降压作用。钙通道阻滞剂较少有禁忌证,对血脂、血糖等代谢无明显影响,服药依从性较好。对老年患者降压疗效较好,高钠摄入或非类激素类抗炎药不影响降压作用,对嗜酒患者有显著降压作用。可用于合并糖尿病、冠心病或外周血管病者,长期治疗时具有抗动脉粥样硬化作用等优势。

由中国高血压联盟、中国医师协会发起,有中国大陆、台湾和香港地区 40 多位临床心血管病学、脑血管病学、内分泌病学、肾脏病学、流行病学和药理学等专家,经过多次讨论,历时数月达成共识,用以推动建立适合我国高血压患者的优化降压治疗方案。
兹将专家共识建议摘要如下:

(1)二氢吡啶类钙通道阻滞剂药理机制和药代学特点:二氢吡啶类钙通道阻滞剂的作用机制主要是通过与血管平滑肌细胞膜 L 型钙通道 α_1 亚单位特异性结合,阻滞细胞外钙离子经电压依赖性 L 型钙通道进入血管平滑肌细胞内,减弱兴奋收缩耦联,从而降低阻力血管的收缩反应性。二氢吡啶类钙通道阻滞剂具有高度的血管选择性,不影响窦房结功能、房室传导和心肌收缩力。

根据药物作用持续时间,钙通道阻滞剂可分为短效和长效。长效钙通道阻滞剂包括长半衰期药物,如苯磺酸氨氯地平;脂溶性膜控型药物,如拉西地平和乐卡地平;缓释或控释剂,如非洛地平缓释片、硝苯地平控释片。

苯磺酸氨氯地平属于第三代二氢吡啶类钙通道阻滞剂。与第一代二氢吡啶类钙通道阻滞剂硝苯地平在分子结构上有两点显著差别,即氯离子取代了硝基,并在二氢吡啶环的侧链上有一个碱性氨基。苯磺酸氨氯地平的分子侧链带正电荷,与带负电荷的细胞膜结合。实验表明,清洗 6 小时后仍有 50% 以上苯磺酸氨氯地平与 L 型钙通道结合,所以能持久地发挥阻滞血管平滑肌细胞钙通道的作用。

苯磺酸氨氯地平具有水、脂双重溶解特性,其药代动力学特点:口服后缓慢吸收,6~12 小时达到血药高峰浓度;生物利用度较高(64%~90%),且不受进食影响;分布容积较大(21 升/千克);血浆半衰期长达 30~50 小时。本品在体内 90% 通过肝脏广泛代谢为无活性代谢物,10% 以原型药物经肾脏排泄,肾功能不全时勿需减少剂量。

该药每日服 5 毫克,连续给药 7~8 日后,吸收与消除达到动态平衡,血浆药物浓度处于稳定状态。连续给药 14 日,血药浓度仍保持在同一水平,体内无药物蓄积。血浆蛋白结合率约97.5%,血液透析及腹膜透析不影响本品的血液浓度。未发现该药与其他药物之间有相互作用的报道。

(2)临床降压特点:苯磺酸氨氯地平降压作用起效和缓,服药1~2周内逐渐起效,6~8周时降压作用最大,不产生明显反射性交感激活作用。本品降压作用平稳持久,降压效应谷峰比(T/P)达67%左右,且个体差异较小。即使漏服药,仍可维持谷效应时的降压作用,甚至长达48小时,T/P比值55%。

苯磺酸氨氯地平作用较强。TOMHS研究显示,本品降压幅度最大,收缩压平均下降14.1毫米汞柱,舒张压平均下降12.2毫米汞柱。在重度高血压患者研究中,该药显示强力降压疗效,收缩压平均下降29毫米汞柱,舒张压平均下降17毫米汞柱。不仅短期内降压作用较强,而且能长期持久地控制血压。据ALLHAT、VALVE、ASCOT等研究在长达4~6年随访中,以苯磺酸氨氯地平为基础的降压方案,无论降低诊室收缩压或舒张压,或血压控制达标率,均显著优于血管紧张素转化酶抑制剂类赖诺普利和血管紧张素Ⅱ受体阻滞剂类缬沙坦及β受体阻滞剂阿替洛尔为基础的降压诊疗方案。

苯磺酸氨氯地平能较有效地控制晨峰。能有效降低89%高血压患者的清晨血压。经8~12周治疗,比血管紧张素Ⅱ受体阻滞剂类缬沙坦可更显著降低晨峰。在降低清晨血压升高速率方面,也显著优于其他长效钙通道阻滞药。

苯磺酸氨氯地平能联合其他各种类降压药物,包括ACEI、ARB、β受体阻滞剂、噻嗪类利尿剂,甚至非二氢吡啶类CCB,进一步提高降压疗效和达标率。临床上本品与何种其他降压药物组成最佳联合治疗,取决于被治疗的高血压人群或合并症、并发症存在的情况。

苯磺酸氨氯地平上述这种强效、长效及平稳控制血压的特点,有利于阻止或减轻高血压心血管病变,以及动脉粥样硬化病变的发生与进展。本品有效控制血压晨峰的特点,有助于显著减少继发心脑血管并发症发生几率。

(3)靶器官保护作用:苯磺酸氨氯地平能有效遏制动脉粥样硬化早期病变的发生与进展。在 PREVENT 研究中发现,本品能使冠心病患者的颈总动脉内膜中层厚度平均减少 0.013 毫米,与安慰剂组对照有显著差异($P=0.007$)。

在 NORMALISE 研究中进一步揭示,在整个过程中收缩压控制在 120 毫米汞柱以下的患者,冠状动脉粥样斑块体积发生显著消退(-4.6 ± 2.6 立方毫米,$P<0.001$)。平稳、持久、高质量的降压作用,抗氧化,改善动脉内皮功能,抑制血管平滑肌细胞增殖与游走,可能是本品能有效阻遏动脉粥样硬化病变进展的主要机制。

逆转左心室肥厚作用:在 ELVERA 研究中,用苯磺酸氨氯地平经过 2 年治疗。左心室重量指数显著降低 21.8%,左心室舒张功能明显改善,并与赖诺普利组对比无显著差异。

改善动脉弹性作用:在 AVALON-AWC 及 ASCOT-CAFE 研究中,反映出以本品为基础治疗方案可改善动脉弹性,扩张外周微血管,从而能有效降低中心动脉收缩压。

肾脏保护作用:苯磺酸氨氯地平不仅能预防肾脏毒性药物(环孢素、两性霉素等)、造影剂和辐射引起的肾脏损害或急性肾衰竭,而且对长期高血压所致的肾脏缺血性损害具有保护作用,可延缓肾小球滤过率下降的速度。对于慢性肾脏病和蛋白尿为主的肾病患者在血管紧张素转化酶抑制剂或血管紧张素 Ⅱ 受体阻滞剂治疗基础上,联合本品能进一步减少尿蛋白量和延缓肾功能恶化。

(4)不良反应:由于苯磺酸氨氯地平起效和缓,作用平稳,反射性交感神经激活程度很低,因此总体上不良反应相对较少和较轻。常见不良反应是下肢水肿和轻度乏力。偶见过敏性皮疹和牙龈增生。本品对糖、脂、尿酸代谢和电解质均无影响。老年人和糖尿病、冠心病、肾功能不全患者均可安全使用。对心力衰竭患者,不增加心血管事件和死亡率。长期服药依从性和治疗持续性较高。

(5)循证证据:一系列前瞻性随机对照临床试验提供了丰富的苯磺酸氨氯地平降压治疗循证证据,主要包括 ALLHAT (2002),VALUE（2004）,CAMELOT（2004）,ASCOT-BPLA (2005)和 CASE-J(2006)。这些临床研究规模大,研究人群包括合并多种心血管危险因素或已有心脑血管并发症的高血压患者、冠心病患者、糖尿病患者等。

ALLHAT 研究结果显示苯磺酸氨氯地平长期治疗与传统降压药物一样可显著减少心肌梗死、脑卒中等心脑血管事件,脑卒中发生的危险比使用利尿剂时低7%。ALLHAT 研究结果还强化证实了本品的安全性,认为其对心脏是安全的。对不同的患者群(如冠心病、糖尿病、高龄老年人、不同种族),以及癌症、消化道出血,肾功能不全等也是安全的。

CAMELOT 试验显示,在已充分治疗的冠心病者中,观察比较本品与 ACEI 或安慰剂对复合心血管终点事件的影响。结果显示,本品能进一步改善病情,比安慰剂组显著减少心血管事件31(P＝0.003),CAMELOT 试验还显示本品联合阿托伐他汀治疗稳定性冠心病,对改善预后有协同作用。

ASCOT-BPLA 研究得出的重要结论:在合并多种心血管危险因素的高血压患者中,苯磺酸氨氯地平为基础的治疗方案在控制血压、影响心血管危险因素、因不良反应中止治疗和减少心脑血管病、总死亡和新发糖尿病上,全面、综合地优于阿替洛尔为基础的治疗方案,苯磺酸氨氯地平＋培哚普利是一种优化选择,同时,本研究将降压治疗策略推向优化联合治疗方向。

CASE-J 试验在高危高血压患者中头对头比较血管紧张素Ⅱ受体阻滞剂类坎地沙坦与本品降压治疗,对心脑血管病发生率和死亡率的影响,结果显示,苯磺酸氨氯地平组血压控制较好,心脑血管复合终点事件发生率无显著差异。荟萃分析证实,本品比其他类型降压药物更有效地减少高血压的 2 种最主要并发症心肌梗死和脑卒中。荟萃分析显示,本品预防脑卒中的作用比利尿剂/β受体阻滞剂强 14%($P=0.002$),比血管紧张素转化酶抑制剂强 18%($P=0.004$)。本品与血管紧张素Ⅱ受体阻滞剂直接对比的荟萃分析显示,本品预防脑卒中的优势达 16%($P=0.02$);荟萃分析显示,本品预防冠心病事件作用与利尿剂/β受体阻滞剂和 ACEI 相似,本品与 ARB 相比,预防心肌梗死具有 17%的优势($P=0.01$)。因此,在迄今所有头对头比较的试验中,以苯磺酸氨氯地平为基础的降压方案,在高血压治疗预防脑卒中和心肌梗死方面具有明显循证优势。苯磺酸氨氯地平平稳、持久、高质量的降压作用,良好的安全性和治疗持续性,以及有效阻遏动脉粥样硬化病变进展等综合优点,是其取得循证优势的主要原因。

(6)临床应用建议

①治疗对象。苯磺酸氨氯地平适用于所有高血压患者,无绝对禁忌证,对本品有变态反应或不能耐受治疗者除外。在老年期高血压、左心室肥厚、颈动脉或冠状粥样硬化、稳定性心绞痛、脑卒中病史、外周血管和代谢综合征患者中,本品可为优先选择的药物。

②治疗方法。初始治疗用 5 毫克/日,每日 1 次,口服,必要时于 2 周后将剂量递增到 10 毫克,维持剂量为 5~10 毫克/日,每日 1 次,口服。一般于早晨服用较宜,有利于控制整个 24 小时血压水平。如在晚间临睡前服用,有利于增强对血压晨峰的控制。

③治疗方案。血压升高达 2 级以上或心血管高危患者,初始就可采用联合治疗。苯磺酸氨氯地平与 β 受体阻滞剂联合适用

于病程相对较短的中青年交感活性亢进患者,合并冠心病心绞痛患者;苯磺酸氨氯地平与血管紧张素转化酶抑制剂或血管紧张素Ⅱ受体阻滞剂联合适宜于病程相对较长的老年患者;有多种心血管危险因素患者,合并糖尿病或代谢综合征患者。采用上述治疗方案血压仍未达标者,可以进一步联合小剂量噻嗪类利尿剂。经过3种药物充分剂量联合治疗仍未能有效控制血压者,应积极寻找原因,按照顽固性高血压处理。

④随访。初始治疗患者,一般应每2周或根据需要随访,调整治疗方案和处理不良反应;经过治疗血压控制达标患者,应维持治疗方案,可每4周或更长时间进行随访。不要随意停止治疗或频繁改变治疗方案,这是治疗是否有成效的关键!医师与患者之间保持经常性良好沟通,有利于提高服药的依从性和治疗的持续性,对血压控制达标很重要。

⑤不良反应处理。少数年轻女患者在初始治疗中可能出现头痛、面红、心动过速等不良反应,通常在继续治疗后症状可减轻或消失。部分患者可联合β受体阻滞剂治疗。下肢水肿一般发生在治疗4~8周后,可采用睡眠时抬高下肢,或联合血管紧张素转化酶抑制剂或血管紧张素Ⅱ受体阻滞剂治疗。对过敏性皮疹和牙龈增生需要停药。

10. 与降压药物配套的其他治疗措施

(1)降脂治疗:高血压常伴有血脂异常,从而可增加心脑血管病发生危险。ALLHAT 和 ASCOT 两项大样本随机临床试验评估了他汀类调脂药治疗高血压的效果。前者调脂治疗效果与降压常规治疗相似,后者表明调脂诊疗明显降低了血管事件。HPS研究(20 000 例患者大多数血管病,高血压占 41%)及 PROSPER(大多数为血管病,62%为高血压)也评估了调脂的疗效。这些试验的亚组分析表明,高血压或非高血压者调脂治疗对预防冠脉事件的效果是相似的。一级预防和二级预防分别使脑卒中危险下降 15％和 30％。我国完成的 CCSPS 研究表明,调脂治疗对中国冠心病二级预防是有益的。

降脂治疗目标首先是降低低密度脂蛋白胆固醇,以防治冠心病,而个体化治疗是基本措施。要遵循 2001～2004 年美国 NCEP ATPⅢ和 2007 年《中国成人血脂异常防治指南》,根据患者不同的危险分层,结合血脂水平进行全面评估,然后选择合适的调脂药物进行治疗,必要时可联合用药(应用两种作用机制不同的降脂药物)。用药强调有效、安全与长期治疗,直到达标。

(2)抗血小板治疗:对于有心脏事件既往史或心血管高危患者,抗血小板治疗可降低脑卒中和心肌梗死的危险。HOT 研究提示,小剂量阿司匹林可使已控制的高血压患者主要血管事件降低 15％,心肌梗死减少 36％;血清肌酐＞115 微摩/升的患者的心血管事件和心肌梗死显著减少。中国心脏研究-Ⅱ(CCS-2)随机治疗了 46 000 例急性心肌梗死患者,结果表明,氯吡格雷与阿司匹林合用较阿司匹林单用明显降低了一级终点事件。对高血压伴缺血性心血管病或心血管高危因素患者,血压控制后可给予小剂量阿司匹林。

(3)血糖控制:高于正常的空腹血糖值或糖化血红蛋白与心血管危险增高具有相关性。UKPDS 研究提示,强化血糖控制与常规血糖控制比较,虽对预防大血管事件不明显,但却明显减低微血管并发症。治疗糖尿病的理想目标是空腹血糖≤6.1 毫摩/升或糖化血红蛋白≤6.5％。

(六)世界卫生组织心血管疾病预防指南

2007 年 11 月,我国首次承办的国际第六届亚太高血压会议,世界卫生组织高级顾问 Mendis 博士介绍了世界卫生组织近期发布的《心血管疾病预防指南》。该指南分别针对心脑血管疾病的一级预防和二级预防的建议,并根据不同人群危险因素的差异,设计出 14 个疾病流行区域人群风险预测表。现摘选与中国有关内容。

1. 危险预测 应用年龄、性别、收缩压、血脂、血糖、吸烟等简易的参数制定出的心脑血管疾病 10 年风险预测表,旨在以危险因素为切入点指导心血管事件的预防。《指南》中适宜中国人群的心血管危险预测见图 3-2。

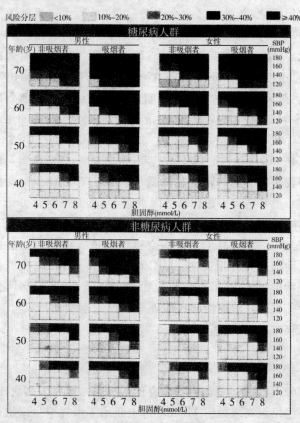

图 3-2 中国人群心血管危险预测

下述人群心血管危险极高,故无需进行危险分层来制定治疗决策。这些人群包括：

（1）明确心血管疾病，包括心绞痛、冠心病、心肌梗死、短暂性脑缺血发作（TIA）、脑血管疾病（CeVD）、外周血管疾病（PVD）、冠脉再血管化或颈动脉内膜切除术（CEA）后的患者。

（2）未确诊心血管疾病，但总胆固醇≥8毫摩/升或低密度脂蛋白胆固醇≥6毫摩/升或胆固醇/高密度脂蛋白胆固醇＞8毫摩/升患者。

（3）未确诊心血管疾病，但血压持续升高＞160～170/100～105毫米汞柱的患者。

（4）1型或2型糖尿病患者，无明显肾病或肾功能受损者。

（5）肾衰竭或肾功能受损者。

2. 一级预防

（1）生活方式干预

①戒烟。所有非吸烟者均应鼓励不吸烟，所有吸烟者强烈建议戒烟。建议停用其他烟草类产品。危险分层≥20%、劝导戒烟无效者，使用尼古丁替代治疗或去甲替林或安非他酮（丁氨苯丙酮）。

②膳食。减少总脂肪及饱和脂肪摄入量。总脂肪摄入量减至总热能的30%，饱和脂肪＜总热能的10%，尽量减少或不摄入反式脂肪酸，多数膳食脂肪应为多不饱和（≤10%总热能）或单不饱和脂肪（10%～15%总热能）。每日盐摄入量减少1/3，尽可能＜5克/日。每日摄入≥400克蔬菜/水果及全麦和豆类。

③运动。至少30分钟/日中强度运动如快走。

④控制体重。超重或肥胖者鼓励减重，包括减低饮食热能摄入和增加运动。

⑤限酒。每日饮酒超过3个单位（每单位等于10%酒精100毫升或40%酒精25毫升）者，应减少酒精摄入量。

（2）药物干预

①降压。血压≥160/100毫米汞柱或低于这一水平但存在靶器官损害者,应接受药物治疗及生活方式干预,以降低血压及心血管疾病危险。血压<160/100毫米汞柱,且无靶器官损害者,根据心血管危险分层采取相应治疗:危险<10%、血压持续≥140/90毫米汞柱者,应继续生活方式干预,每2~5年重复危险评估;危险介于10%~20%、血压持续≥140/90毫米汞柱者,应继续生活方式干预,每年重复危险评估;危险介于20%~30%、血压持续≥140/90毫米汞柱者,在指导下进行生活方式干预,4~6个月不能改善血压者,或危险≥30%、血压持续≥130/80毫米汞柱者,应考虑使用下述任一药物:噻嗪类利尿剂、血管紧张素转化酶抑制剂、钙通道阻滞剂或β受体阻滞剂,作为一线治疗。

②降血脂(他汀类)。总胆固醇≥8毫摩/升者,应采取低脂饮食,并使用他汀类药物降低心血管危险。其他患者根据心血管危险分层采取相应措施:危险<20%,建议低脂饮食;危险介于20%~30%,年龄>40岁、在低脂饮食基础上胆固醇持续升高>5.0毫摩/升和(或)低密度脂蛋白胆固醇>3.0毫摩/升者,应服用他汀类药;危险≥30%,建议低脂饮食+他汀类药治疗,使胆固醇降至<5.0毫摩/升(低密度脂蛋白胆固醇<3.0毫摩/升)或胆固醇降低25%(低密度脂蛋白胆固醇降低30%)。

③降血糖。在控制饮食基础上,空腹血糖持续>6毫摩/升者,应接受二甲双胍治疗。

④抗血小板。危险<10%:使用阿司匹林的危险大于获益,不应接受阿司匹林治疗;危险介于10%~20%:风险与获益相抵,不应使用阿司匹林;危险介于20%~30%:风险与获益的关系尚不清楚,可能不应使用阿司匹林;危险≥30%:推荐小剂量阿司匹林。

激素替代治疗,B族维生素、维生素C、维生素E和叶酸均不推荐用于心血管疾病的一级预防。一级预防中效价比最高的治疗是阿司匹林及初始降压治疗(小剂量噻嗪类药物),其次为强化降压及他汀类药治疗。在资源有限的情况下,所有高危患者在接受强化降压及他汀药前,可先采用阿司匹林及初始降压治疗。

3.二级预防 明确心血管疾病再发心血管事件的危险极高,此类患者不需危险评估来决定治疗策略。

(1)生活方式干预:强化生活方式干预应与药物治疗同时进行。①戒烟。强烈建议明确心血管和(或)脑血管疾病者在专业指导下戒烟,并停止使用其他形式的烟草产品;每日吸烟≥10支或明显尼古丁依赖者,应给予尼古丁替代治疗;不常规推荐使用抗抑郁药物;不吸烟者应尽量避免被动吸烟。②运动。所有主要冠心病事件的康复者应进行轻至中强度运动,并建议在监护下开始运动计划。③膳食。控制体重、限酒的建议同一级预防。

(2)药物干预

①降血压。所有确诊心血管疾病患者均考虑降压治疗,尤其是血压>140/90毫米汞柱者。首先进行生活方式干预(特别是酗酒者),若血压仍>140/90毫米汞柱,应采取药物治疗。不能使用β受体阻滞剂及血管紧张素转化酶抑制剂或疗效不佳者,噻嗪类利尿剂可能有助于降低血管事件的再发危险。适当的血压目标值为130/80~85毫米汞柱。既往有短暂性脑缺血发作或脑卒中的患者,目标值亦为<130/80~85毫米汞柱。

②降血脂。所有确诊心血管疾病的患者,推荐长期(甚至终生)服用他汀类药物,基线危险高者获益更多。所有的脑血管疾病(CeVD)患者推荐使用他汀类药物,尤其合并冠心病。血胆固醇水平的监测是必需的。理想的胆固醇目标值为<4.0毫摩/升(低密度脂蛋白胆固醇<2.0毫摩/升)或胆固醇下降25%(低密度脂蛋白胆固醇下降30%)。不推荐使用其他类降脂药物,无论是单用还是与他汀类药物联用。

③降血糖。对于 1 型或 2 型糖尿病患者,冠心病、脑血管疾病及周围血管疾病的二级预防非常重要。饮食控制下空腹血糖持续＞6 毫摩/升者,应接受二甲双胍和(或)胰岛素治疗。

④抗血小板。所有明确冠心病患者,如无禁忌证均应常规服用阿司匹林,建议早期开始并终生服用。脑缺血或梗死引起的短暂性脑缺血发作/脑卒中患者,如无禁忌证,应长期(终生)使用阿司匹林。

⑤心肌梗死后血管紧张素转化酶抑制剂的使用。心肌梗死后患者均推荐使用血管紧张素转化酶抑制剂,尽早开始并长期(终生)使用,左心室功能受损者获益更大。

⑥心肌梗死后 β 受体阻滞剂的使用。心肌梗死及冠心病合并左室功能不全致心力衰竭的患者,均推荐使用 β 受体阻滞剂。心肌梗死后至少使用 1～2 年,可终生服用,除非发生严重不良反应。β 受体阻滞剂可能对心绞痛患者有益,但缺乏有力证据。

⑦抗凝。既往有短暂性脑缺血发作/脑卒中的窦性心律者,不建议长期使用抗凝治疗。长期抗凝治疗推荐应用于房颤、低出血危险、可安全监测的患者。无条件监测或不能使用抗凝药者,应给予阿司匹林治疗。

(3)非药物干预

①冠脉再血管化治疗。可能为左主干或 3 支血管病变的中高危患者,在最佳药物治疗(阿司匹林、降血脂、血管紧张素转化抑制剂和 β 受体阻滞剂)基础上,可考虑冠脉搭桥术。已接受最佳药物治疗的顽固性心绞痛患者,为缓解症状可接受经皮血管腔内成形术。

②颈动脉内膜切除术(CEA)。既往短暂性脑缺血发作或非致残性脑卒中患者,如有严重同侧颈动脉狭窄(70％～99％),行颈动脉内膜切除术可降低卒中再发及死亡危险,中度狭窄(50％～

69％)者可能获益,但轻度狭窄不推荐行颈动脉内膜切除术。

基于目前证据,不推荐 1 类抗心律失常药物。钙通道阻滞剂、抗氧化维生素、叶酸和激素替代用于冠心病或脑血管疾病患者的二级预防。

(六)新近关于 80 岁以上老年患者的目标血压值的循证研究

2008 年公布的一项 HYVET 研究显示表明,收缩压为 140～159 毫米汞柱的老年患者,全因死亡率及心血管事件发生率有所增加。80 岁以上老年高血压患者 9％有明显的直立性低血压。低血压在已有心脑血管病史、坐位收缩压较高患者中容易发生,且死亡率相对较高。

随着新版欧洲及美国高血压指南相继出台,指南更新成了当前的学术焦点。与此同时,《中国高血压防治指南》也正在修订。2009 年 6 月,由中国高血压联盟主办的高血压及相关疾病中青年专家论坛在成都举办。为此,专家们纷纷献言献策,盛况空前。

专家建议:基于 2008 年一项老老年患者的降压 HYVET 研究结果,建议将 80 岁以上老年患者的目标血压定为＜150/90 毫米汞柱,如能耐受可进一步降低。

二、心绞痛

心绞痛是由于暂时性心肌缺血引起的以胸痛为主要特征的临床综合征,通常见于冠状动脉,至少一个主要分支管径直径狭窄≥50％的患者。当体力活动或精神应激时,冠状动脉血流不能满足心肌代谢的需要,导致心肌缺血而诱发心绞痛。休息或含服硝酸甘油可缓解。

（一）心绞痛分型

世界卫生组织的心绞痛分型为：①劳力型心绞痛（含初发、稳定和恶化劳动型心绞痛）。②自发型心绞痛，若有 ST 段抬高，称为变异性心绞痛。③混合型心绞痛。④梗死后心绞痛。从病情发展变化来看，又可分为稳定型心绞痛、不稳定型心绞痛和混合型心绞痛；其中不稳定心绞痛提示病情不稳定，较易发展为急性心肌梗死和猝死，包括初发和恶化劳力型心绞痛，以及自发型心绞痛。属重劳力型心绞痛的卧位型心绞痛和梗死后心绞痛也应属不稳定型心绞痛。混合型心绞痛的发作同时有心肌需氧增加和供氧减少两种因素参与。

（二）心绞痛病因与病理机制

1. 劳力型心绞痛　是一种氧需型心绞痛。

（1）稳定性劳力型心绞痛：常因体力活动或情绪激动诱发，导致心肌缺血、缺氧，其主要原因是冠状动脉粥样硬化狭窄，使血流量减少。发作时表现为胸骨后或心前区压迫感或呈现缩窄或烧灼感，可放射到颈颌部，左肩和左臂内侧，一般伴有心电图 ST-T 改变。当休息或含化硝酸甘油后，1～5 分钟内可缓解，疼痛发作的诱因、次数、程度、持续时间及缓解方式，一般在 3 个月以上大致不变。

冠脉造影常是同心性狭窄，其表面光整。心电图及负荷试验阳性，根据患者胸骨后或心前区疼痛性质，体检和心电图检查等可确诊。

（2）初发劳力型心绞痛：系指过去无心绞痛或心肌梗死病史，近 1 个月内，因心肌缺血所致心绞痛。表现类似稳定性劳动型心绞痛，但病情常不稳定，可于近期发生心肌梗死或猝死。

（3）恶化劳力型心绞痛：指在原来稳定型心绞痛基础上，频繁发作,程度加重,心绞痛持续时间长。可因轻度活动甚至在静息时诱发,口含硝酸甘油而症状不易缓解。其病机多为动脉粥样硬化程度急剧发展或血管因斑块破裂出血,或血小板聚积呈不完全性堵塞性血栓形成所致,或因动脉粥样硬化偏心性严重病变加重了血管腔狭窄。

(4)卧位性心绞痛:属重劳力型心绞痛,发作于平卧时,具有发作时必须坐起,甚至站立的特点。胸痛剧烈、持续时间长或伴血压降低,心电图显示 ST 段明显压低。该型在发作前均有较长时间的劳力型心绞痛史和心脏呈现不同程度扩大。存在左心功能不全征。

2. 自发型心绞痛　发生于静息状态,其病机主要是冠状动脉痉挛所致,可分为:

(1)变异型心绞痛:发生于静息状态,常在夜间、清晨或其他固定时间发作,有 50% 患者呈现短暂心律失常,如室性期前收缩或心动过速、室性心动过缓或传导阻滞,心电图示 ST 段暂时抬高。

(2)单纯性自发型心绞痛:发作特点似变异性心绞痛,心电图显示 ST 段压低,常表现为心内膜下缺血。

3. 混合型心绞痛　其特点是具有一临界劳动阈值,超过该劳力限度,即发生心绞痛(在此劳力限度内也可以发生)。本型是一种介于劳力型和自发型之间的心绞痛,其发作与冠状动脉固定性狭窄病变与痉挛有关。

4. 梗死后心绞痛　为急性心肌梗死后 1 个月内开始出现的反复发作心绞痛,乃因与梗死有关的冠脉发生再通或侧支循环形成,致使"不完全梗死",尚存活、但缺血的心肌可导致心绞痛。或在与梗死无关的其他冠状动脉也有严重狭窄病变,引起远离梗死部位的心肌缺血。所以,梗死后的心绞痛常易致梗死区扩展或近期出现再梗死。

（三）临床表现和辅助检查

1. 病史及体格检查　询问患者病史和家族病史，了解胸痛的部位、性质、持续时间、诱发因素及缓解方式等特点。稳定性心绞痛发作有心率增快、血压升高、焦虑出汗，有时可闻及第四心音，第三心音或奔马律或心尖收缩期杂音，第二心音逆分裂，偶闻双肺底啰音。

2. 基本实验室检查　为了解冠心病危险因素，应测空腹血糖、血脂，在冠脉造影前例行尿常规、肝肾功能、电解质检查。对胸痛较明显者，须查心肌肌钙蛋白、肌酸激酶及其同工酶，以与急性冠状动脉综合征相鉴别。

3. 心电图检查　所有胸痛者，应例行静息心电图检查，宜在胸痛发作时争取心电图检查，当症状缓解后应立即复查。静息在心电图正常不能排除冠心病心绞痛，但如有符合 ST-T 改变，特别是在胸痛发作时检查者，则支持心绞痛诊断。静息心电图无明显异常者，必须做负荷试验。

4. 超声心动图，核素心室造影　疑有慢性稳定性心绞痛者，①若有收缩期杂音，提示主动脉瓣狭窄、二尖瓣反流或肌厚型心肌病，应行超声心动图或核素心室造影检查。②对于有陈旧性心梗、病理性 Q 波及症状或体征提示心衰或复杂心律失常者，应评价其左室功能，可根据左室功能进行危险分层。③对心肌梗死病史或心电图异常 Q 波者，应评价左心室节段性室壁运动异常。无心肌梗死病史者，非缺血时常无异常，但缺血发作 30 分钟内可观察到局部收缩性室壁运动异常，可评估心肌缺血范围。

5. 负荷试验　对有症状者，各种负荷试验有助于慢性稳定性心绞痛的诊断及危险分层，但必须配备严密的监测及抢救设备。

（1）心电图运动试验。Ⅰ类适应证包括：对有心绞痛症状而怀疑为冠心病，可做运动静息心电图却无明显异常的患者进行诊断;确诊的稳定性冠心病患者心绞痛症状明显改变;确诊的稳定性冠心病患者危险分层。Ⅱ_a类适应证为血管重建治疗后,症状明显复发者。

(2)负荷超声心动图。核素负荷试验(心肌负荷显像):Ⅰ类适应证:一是静息心电图异常、左束支传导阻滞,ST 段>1 毫米,起搏心律、预激综合征等心电图运动试验难以精确评估者。二是心电图运动试验不能下结论,为冠状动脉疾病可能性较大者。Ⅱ_a类适应证:一是既往经皮冠脉介入或冠脉搭桥等血运重建患者症状复发,需了解缺血部位者;二是在有条件的情况下可替代心电图运动试验;三是非典型胸痛,而冠心病可能性较低者,可替代心电图运动试验;四是评价冠状动脉造影临界病变的功能严重程度;五是已行冠脉造影,计划行血运重建治疗,需了解心肌缺血部位者。

药物负荷试验包括双嘧达莫、腺苷或多巴酚丁胺的药物负荷试验,用于不能运动的患者。Ⅰ类、Ⅱ_a类适应证与运动负荷、超声心动图或核素负荷试验相同。

6. 有创性检查

(1)冠状动脉造影术:Ⅰ类适应证:一是严重稳定性心绞痛(加拿大心血管学会 CCS 分级 3 级或以上者),特别是药物治疗不能很好缓解症状者;二是无创方法评价为高危患者;三是心脏停搏存活者;四是严重室性心律失常者;五是血供重建患者早期中等或严重心绞痛复发;六是伴有慢性心衰或左室射血分数明显降低的心绞痛患者;七是无创评价属于中的高危的心绞痛患者,考虑行非心脏大手术时,尤其是血管手术时。Ⅱ_a类适应证:一是无创检查不能下结论或冠心病中的高危者不同,无创检查结论不一致;二是对预后有重要意义的部位经皮冠脉介入后再狭窄高危者;三是特殊职业人群必须确诊者,如飞行员、运动员等;四是怀疑冠状动脉痉挛需行激发试验者。

（2）血管内超声检查：不是一线检查方法，只用于特殊临床情况及科研目的。

（四）诊断和鉴别诊断

1.胸痛鉴别 消化系统疾病、胸壁疾病、肺部疾病、精神性疾病，可引起心肌需氧量增加的其他非心脏性疾病，以及非冠心病心脏性疾病等，可以出现胸痛，必须与冠心病心绞痛区别。冠状动脉造影无明显病变的胸痛需考虑冠状动脉痉挛、心脏 X 综合征或非心源性胸痛。

2.专家对诊断的述评 对稳定性心绞痛患者应根据临床表现，对负荷试验的反应，左心室功能及冠状动脉造影显示的病变情况进行危险度分层，以决定治疗方案。冠状动脉造影无疑仍是目前诊断冠心病的"金指标"和决定治疗策略的最重要手段，但不能将冠状动脉造影作为筛选冠心病的手段。

对于不典型的可疑稳定性心绞痛患者，运动负荷试验是非常有用的辅助诊断方法，并可用于危险分层及血管重建术后的复查。应严格掌握适应证和禁忌证。运动中严密监测症状、心电图、心率、血压。运动试验对不能运动的患者可行药物负荷试验。静息心电图 ST 段下降≥1 毫米、完全性左束支阻滞、预激综合征、室性期前收缩心律及正在服用地高辛等，会影响运动后对心电图的评估，可考虑负荷超声或核素负荷试验。

《指南》指出：多层 CT 或电子束 CT，平扫可检出冠状动脉钙化并进行积分评价钙化严重程度。人群研究显示：钙化与冠状动脉病变高危人群相关，但钙化与冠状动脉狭窄程度并不相关。因此，不推荐将冠状动脉钙化积分常规用于心绞痛的诊断评估。CT 造影可显示冠状动脉病变及形态的无创检查方法。现有研究表明：CT 造影有较高的阴性预测价值，若 CT 冠状动脉造影未见狭窄病变，一般可不进行有创检查。但 CT 造影对狭窄病变及程度的判断仍有一定限度,因此仅能作为参考。目前尚不能作为常规检查手段。

(五)心绞痛的治疗

药物治疗的主要目的是:预防心肌梗死和猝死;减轻症状和缺血发作,改善生活质量。在选择治疗药物时,应首先考虑预防心梗和死亡。此外,应积极处理危险因素。

1.改善预后的药物

(1)阿司匹林:随机对照研究证实,服用阿司匹林可降低心肌梗死、脑卒中或心血管性死亡危险。该药的主要不良反应为胃肠道出血或过敏,不耐受阿司匹林者,可改用氯吡格雷。

(2)氯吡格雷:主要用于支架置入后及有阿司匹林禁忌证患者。

(3)β受体阻滞剂:据荟萃分析显示,心肌梗死后患者长期接受β受体阻滞剂二级预防治疗,可降低相对死亡率24%。尚无明确证据表明,目前广泛使用的阿替洛尔能降低患者死亡率。具有内在拟交感活性的β受体阻滞剂(如吲哚洛尔、普拉洛尔、阿普洛尔、氧烯洛尔、醋丁洛尔等),对心脏保护作用差。推荐使用无内在拟交感活性的β受体阻滞剂,如比索洛尔、美托洛尔、阿替洛尔、纳多洛尔、普萘洛尔、索他洛尔、喷布洛尔等。

(4)调脂药物:他汀类药物,能有效降低总胆固醇和低密度脂蛋白胆固醇、减低心血管事件、延缓斑块进展、稳定斑块和抗炎等作用。在他汀类药治疗基础上,增加胆固醇吸收剂——依折麦布可增进降脂疗效;对高三酰甘油血症或低高密度脂蛋白血症的高危患者,可选用他汀类药物与贝特类药物(如非诺贝特——立平脂200毫克/日、口服)或烟酸联合。

(5)血管紧张素转化酶抑制剂:在稳定性心绞痛合并糖尿病、心衰或左心室收缩功能不全的高危患者中通用。所有冠心病患者均能获益。

(6)改善预后治疗建议

Ⅰ类建议:①无用药禁忌(如胃肠道活动性出血、阿司匹林过敏不耐受者)者,阿司匹林75毫克/日,口服。②所有冠心病稳定性心绞痛者,接受他汀类药物治疗。低密度脂蛋白胆固醇,目标值<2.60毫摩/升,可选阿托伐他汀10~20毫克/日,每日1次,口服。③所有合并糖尿病、心力衰竭、左心室收缩功能不全、高血压、心肌梗死后左室功能不全者使用血管紧张素转化酶抑制剂。④心肌梗死后稳定性心绞痛或心力衰竭患者,使用β受体阻滞剂,可选美托洛尔(25~50)毫克/日,分2次,口服。

Ⅱₐ类建议:①所有确诊冠状动脉疾病者使用血管紧张素转化酶抑制剂。②对于不能使用阿司匹林者,可使用氯吡格雷75毫克/日,每日1次,口服,作为替代治疗。③有明确冠状动脉疾病的极高危患者(年心血管死亡率>2%)接受强化他汀类药物治疗,低密度脂蛋白胆固醇目标值<2.07毫摩/升。

Ⅱᵦ类建议:糖尿病或代谢综合征合并低高密度脂蛋白和高三酰甘油血症者,接受贝特类——非诺贝特,如立平脂200毫克/粒,每日1次,口服;或烟酸类药50~100毫克/日,每日3次。

2.减轻症状,改善心肌缺血药物 主要药物有β受体阻滞剂、硝酸酯类药和钙拮抗剂3类。

(1)β受体阻滞剂:只要无禁忌证,β受体阻滞剂应作为稳定性心绞痛的初始治疗药。更倾向于选择性 β_1 受体阻滞剂(如比索洛尔2.5~10毫克/日,每日1次,口服;阿替洛尔12.5~50毫克/日,每日分2次,口服;美托洛尔(25~50)毫克/日,每日分2次,口服等)。严重性心动过速和高度房室传导阻滞、窦房结功能紊乱,明显的支气管痉挛或支气管哮喘症患者,禁用β受体阻滞剂。外周血管疾病及严重抑郁症是相对禁忌证。慢性肺心病者,可小心使用高度选择性 β_1 受体阻滞剂。无固定狭窄的冠状动脉痉挛造成的缺血(如变异性心绞痛),不宜使用β受体阻滞剂、而钙拮抗剂是首选药物。

(2)硝酸酯类:可口服缓释硝酸甘油片 2.6～6.5 毫克/次,每日 2 次,或口服其他缓释胶囊 40～50 毫克/次,每日 1 次,常与负性心率药物,如β受体阻滞剂或非二氢吡啶类钙拮抗剂联用治疗慢性稳定性心绞痛,联合用药的抗心绞痛作用优于单独使用药。也可在运动前 5 分钟舌下含用硝酸甘油 0.3～0.5 毫克,以减少或避免心绞痛发作。长效硝酸类不适用于慢性长期治疗。严重主动脉瓣狭窄或肥厚型梗阻性心肌病引起的心绞痛不宜用硝酸酯制剂。

(3)钙拮抗剂:对变异性心绞痛或以冠状动脉痉挛为主的心绞痛钙通道阻滞剂是一线药物。地尔硫草和维拉帕米能减慢房室传导,常用于伴有心房颤动或心房扑动的心绞痛患者,但这两种药物不可用于已有严重心动过缓、高度房室传导阻滞和病窦综合征患者。

长效钙通道抑制剂能减少心绞痛的发作。ACTION 试验结果显示,硝苯地平控释剂,虽没有显著降低一级疗效终点相对危险,但就其中多个单项终点而言,硝苯地平控释片组降低显著或有降低趋势。该研究亚组分析显示,合并高血压的冠心病患者(占 52%)中,一级终点相对危险下降 13%。长期应用长效钙通道阻滞剂的安全性在 ACTION、ALLHAT 及 ASCOT 研究中都得到证实。

(4)其他药物:有代谢性药物曲美他嗪和钾通道开放药尼可地尔等。

(5)减轻症状、改善缺血治疗建议

Ⅰ类建议:①使用短效硝酸甘油缓解和预防心绞痛、急性发作可用硝酸异山梨酯 5～20 毫克/次,每日 3 次或 6 小时 1 次,口服;或 5-单硝酸山梨醇 20 毫克/次,每日 2 次,口服。②使用β受体阻滞剂逐步增加至最大耐受剂量,所选剂型及给药次数应能 24 小时抗心肌缺血。③当不能耐受 β 受体阻滞剂或 β 受体阻滞剂作为初始治疗药物效果不满意时,可使用钙通道阻滞剂、长效硝酸酯类(如单硝酸山梨酯缓释片 30～60 毫克/次,每日 1 次,口服);或尼可地尔作为减轻症状的治疗药物。④当 β 受体阻滞剂作为初始治疗药物效果不满意时,联合使用长效二氢吡啶类钙通道阻滞剂或长效硝酸酯类。⑤合并高血压的冠心病者,可应用长效钙通道阻滞剂作为初始治疗药物。

Ⅱ_a类建议:使用长效钙通道阻滞剂单一治疗或联合 β 受体阻滞剂治疗效果不理想时,将长效钙通道阻滞剂换用或加用长效硝酸酯类或尼可地尔,使用硝酸酯应注意避免产生耐药性。

Ⅱ_b类建议:可以使用代谢类药物曲美他嗪作为辅助治疗,或作为传统治疗药物不能耐受时的替代治疗。

3. 专家对药物治疗的述评

(1)关于改善预后的治疗:大量循证医学证明,小剂量阿司匹林 75～150 毫克/日,口服,可降低慢性稳定性心绞痛患者的心肌梗死、脑卒中和心血管性死亡危险,无禁忌证者均应服用。β 受体阻滞剂可降低心肌梗死后患者死亡率,并可减轻心肌缺血。无禁忌证的心肌梗死后稳定性心绞痛者均应服用。他汀类药物调脂治疗是近年来冠心病治疗里程碑式的进展,可明显降低心血管事件和死亡。指南推荐所有冠心病患者均应服用,使低密度脂蛋白胆固醇水平降至 2.60 毫摩/升以下,对极高危患者(如合并糖尿病或急性冠脉综合征者),使低密度脂蛋白胆固醇降至 2.07 毫摩/升以下。

血管紧张素转化酶抑制剂在高血压、心力衰竭、心肌梗死、糖尿病等患者中降低血管事件的疗效已经大量临床实验所证实。HOPE 和 EVROPA 研究等显示,对无心力衰竭的高危患者和稳定性心绞痛者也可降低死亡、心肌梗死等主要终点事件。该指南推荐所有合并糖尿病、心力衰竭、左室功能不全者,均应使用血管紧张素转化酶抑制剂。血管紧张素转化酶抑制剂对冠心病患者的受益无风险阈值,所有冠心病患者,无论风险高低,均可受益。因此,该指南推荐所有明确冠心病患者均适用血管紧张素转化酶抑制剂。

(2)关于改善症状、减轻缺血药物治疗:β受体阻滞剂是慢性稳定性心绞痛患者改善心肌缺血最主要药物,应逐步增加到最大耐受剂量。当不耐受该药或疗效不满意时,可换用钙通道阻滞剂、长效硝酸酯类或尼可地尔。若单用β受体阻滞剂疗效不满意时,可加用长效二氢吡啶类钙通道阻滞剂或长效硝酸酯类;对于严重心绞痛者,必要时可考虑β受体阻滞剂,长效钙通道阻滞剂和长效硝酸酯 3 药联合,同时应严密观测血压。

(3)Action 临床试验分析:这是一项多中心安慰剂、对照、随机、双盲的临床试验,在 19 个国家 291 个研究中心,共纳 7 665 例慢性稳定性心绞痛患者。

该研究是迄今为止,在慢性稳定性心绞痛患者中进行的规模最大的抗心绞痛药物临床研究。

试验随机分为硝苯地平控释片(拜新同)组,或安慰剂组,平均治疗 4.9 年,随访完成率高达 97.1%。证实了钙通道阻滞剂的有效性和安全性,以及硝苯地平控释片有显著降低伴高血压冠心病患者一级终点事件等。

我国著名心血管专家高润霖院士指出:鉴于 Action 研究表明了硝苯地平控释片可减少血管重建,且亚组分析显示,对合并高血压的冠心病患者,可使一级终点事件相对危险下降。因此,指南建议可将长效钙通道阻滞剂作为合并高血压的冠心病患者缓解心绞痛并改善缺血的初始治疗药物,而不一定在其他药物治疗无效后使用或加用,也不是替代药物,此点与国外指南有所不同。指南的推荐,是对 Action 试验总体结果的充分肯定,极大提升了钙通道阻滞剂在慢性冠心病治疗的中心地位。指南的推荐,对规范慢性心绞痛的诊断、治疗和预防有着深远的意义。

(4)曲美他嗪的应用:国际著名心血管病及临床药物学专家 Graham Jakson 教授指出,代谢类药物曲美他嗪(万爽力)具有改善心绞痛和心肌缺血的作用,可作为减轻心肌缺血药物与其他相关药物联合或作为传统治疗药物不能耐受时的替代治疗。

心肌缺血时,循环中脂肪酸水平显著升高,使葡萄糖氧化受到抑制,伴乳酸堆积,酸中毒,可导致心脏收缩功能障碍及继发性心肌细胞损伤。曲美他嗪可通过部分抑制耗氧的脂肪酸氧化,阻止细胞内三磷酸腺苷水平下降,从而保证了离子泵的正常功能和透膜钠-钾的正常运转。维持细胞内环境的稳定,改善心肌缺血和心功能,缓解心绞痛。本品口服后吸收迅速,2小时内达血浆峰浓度,半衰期约6小时。

曲美他嗪用法用量:60毫克/日,每日分3次,口服。

Cochran 系统评价被认为是循证医学最高质量证据,2006 年对曲美他嗪治疗稳定性心绞痛的研究,作了系统评估,规划共计23项,纳入1 378例心绞痛患者,通过研究显示,同安慰剂组相比,曲美他嗪无论单用或与传统抗心绞痛药物合用,均有良好效果,很少有不良反应发生。研究表明,曲美他嗪可显著提高左心室射血分数,增强心脏收缩功能,对慢性心力衰竭的治疗,值得关注。

2006 年,欧洲心脏病学会《稳定性心绞痛指南》明确推荐:曲美他嗪应与血流动力学药物联合应用,如当后者不能耐受时,可作为替代疗法。目前,曲美他嗪适应证有慢性稳定性心绞痛、慢性心力衰竭、左心室功能不全、冠心病伴糖尿病、老年冠心病、缺血性心肌病等。此外,在血运重建中如经皮冠状动脉成形术(PTCA)、冠状动脉旁路移植术(CABG)等都得到国内外多项指南的推荐。

4. 血供重建治疗 对于慢性稳定性心绞痛患者,血供重建治疗主要包括经皮冠状动脉介入治疗和冠状动脉旁路移植术等。治疗的主要目的是改善预后和缓解症状,对血供重建方法选择要从这两个方面进行全面评价。

(1)据荟萃分析,冠状动脉旁路移植术(CABG)可改善中危至高危患者预后。如某些特定的冠脉病变解剖类型手术预后优于药物治疗,如左主干明显狭窄,3 支主要冠状动脉近段明显狭窄,包括左前降支(ALD)近段的 2 支主要冠状动脉明显狭窄。

冠脉介入治疗包括单纯球囊扩张、冠状动脉支架术、冠状动脉旋磨术、冠状动脉定向旋切术等。近年来,我国开展经皮冠状动脉介入(PCI)治疗患者的成功率有所提高,手术相关死亡危险为 0.3%～1.0%。对于低危稳定性心绞痛患者,包括强化降脂治疗在内的药物治疗在减少缺血事件方面与介入治疗同样有效。对于相对高危及多支血管病变稳定性心绞痛患者,介入治疗缓解症状更为显著,但生存率获益尚不明确。

应用药物洗脱支架(DES)显示了持续的优于裸金属支架(RMS)的治疗效果,降低了再狭窄风险及包括靶血管血供重建在内的主要不良心脏事件危险。

(2)血供重建禁忌证,①不包括左前降支近段狭窄的 1 支或 2 支血管病变患者,仅有轻微症状或无症状,未接受充分的药物治疗,或者无创检查未显示缺血或仅有小范围的缺血或存活心肌。②非左主干冠状动脉边缘狭窄(50%～70%),无创检查未显示缺血。③不严重的冠状动脉狭窄。④操作相关的并发症或死亡风险高(死亡率＞10%～15%),除非操作风险可被预期生存率的显著获益所平衡,或者如不进行操作患者的生活质量极差。

(3)血供重建改善稳定性心绞痛预后的治疗建议

Ⅰ类建议:①严重左主干或等同病变(即左前降支和回旋支开口/近段严重狭窄)行冠状动脉旁路移植术。②3 支主要血管近段严重狭窄行冠状动脉旁路移植术,特别是左室功能异常或功能检查出现较早或广范的可逆性缺血。③包括左前降支近段高度狭窄的1～2支血管病变且无创检查提示可逆性缺血者,行冠状动脉旁路移植术。④左室功能受损且无创检查提示有存活心肌的严重冠心病患者,行冠状动脉旁路移植术。

Ⅱ类建议:①无左前降支近段严重狭窄的1～2支血管病变,心脏性猝死或持续性室性心动过速存活患者行冠状动脉旁路移植术。②糖尿病患者3支血管严重病变且功能检查提示可逆性缺血者,行冠状动脉旁路移植术。③功能检查提示可逆性缺血,且有证据表明在日常活动中频繁发作缺血事件的患者,行介入治疗或冠状动脉旁路移植术。

(4)血供重建改善稳定性心绞痛患者症状的治疗建议

Ⅰ类建议:药物治疗不能控制症状的中、重度心绞痛患者,若潜在获益大于手术风险:①技术上适合手术血供重建的多支血管病变者,行冠状动脉旁路移植术。②技术上适合经皮血供重建的单支血管病变者,行介入治疗。③技术上适合经皮血供重建的无高危冠状动脉解剖情况的多支血管病变者,行介入治疗。

Ⅱa类建议:①药物治疗不能满意控制症状的轻、中度心绞痛患者,若潜在获益大于手术风险:一是技术上适合经皮血供重建的单支血管病变者,行介入治疗;二是技术上适合手术血供重建的多支血管病变者,行冠状动脉旁路移植术;三是技术上适合经皮血供重建的多支血管病变者,行介入治疗。②药物治疗不能满意控制症状的中、重度心绞痛患者,若潜在获益大于手术风险,技术上适合手术重建的单支血管病变者,行冠状动脉旁路移植术。

Ⅱb类建议:药物治疗不能满意控制症状的轻、中度心绞痛获益大于手术风险者,技术上适合手术血供重建的单支血管病变者,行冠状动脉旁路移植术。

(5)专家对血供重建治疗的述评:根据现有循证医学证据,

《指南》指出,严重左主干或等同病变,3支主要血管近端严重狭窄,包括左前降支近端高度狭窄的1~2支血管病变,且伴有可逆性心肌缺血及左室功能受损而伴有存活心肌的严重冠心病患者,行冠脉搭桥术可改善预后(减少死亡及心肌梗死)。糖尿病合并3支血管严重狭窄,无左前降支近端严重狭窄的单支、双支病变性猝死或持续性室性心动过速复苏存活者,日常活动中频繁发作缺血事件者,血管重建可能改善预后。对其他类型的病变只是为减轻症状或心肌缺血。

因此,对这些患者血管重建应该用药物治疗不能控制症状者,若其潜在获益大于手术风险,可根据病变特点选择冠状动脉旁路移植术或介入治疗。

当前,国内在慢性稳定性冠心病的血供重建治疗方面也存在不少误区。例如:对轻度或临界狭窄病变,不做任何功能检查,不论是否有缺血,一律置入支架;对多支复杂病变中的严重狭窄介入治疗不成功时,仅处理轻度病变,而遗留功能意义更重要的严重病变,也不建议患者行冠状动脉旁路移植术;对于更适宜冠状动脉旁路移植术的患者过度应用支架治疗等。

近年来,我国介入治疗发展较快,2006年估计已超过10万例。今后一段时间内重点应放在规范介入治疗这项技术上,规范适应证选择,规范手术前后的处理。

5.顽固性心绞痛的非药物治疗　对于药物治疗难以奏效又不适宜血供重建术的难治性慢性稳定性心绞痛,可试用外科激光血供重建术,增强型体外反搏或脊髓电刺激。

6.特殊诊疗考虑

(1)无症状冠心病:诊断依据是有心肌梗死病史,血供重建病史或心电图缺血证据,冠状动脉造影异常或负荷试验异常而无相应症状。本指南不支持将动态心电图、负荷心肌灌注显像、多层CT作为无症状患者的常规筛查试验。

对无症状冠心病患者使用无创方法进行诊断与危险分层的建议同慢性稳定性心绞痛。对确诊的无症状冠心病患者应使用药物治疗以预防心肌梗死或死亡,并治疗相关危险因素,其治疗建议同慢性稳定性心绞痛。

(2)心脏 X 综合征:又称为微血管性心绞痛,是稳定性心绞痛的一个特殊类型,患者表现劳力诱发心绞痛,有客观缺血证据或运动试验阳性,但选择性冠状动脉造影正常,且可除外冠状动脉痉挛。

(3)心脏 X 综合征改善症状药物治疗建议

Ⅰ类建议:①使用硝酸酯类、β受体阻滞剂和钙通道阻滞剂单一治疗或联合治疗。②合并高脂血症患者使用他汀类药物治疗。③合并高血压、糖尿病的患者使用血管紧张素转化酶抑制剂治疗。

Ⅱa类建议:使用其他抗心绞痛药物,包括尼可地尔(Nicorandil)和代谢类药物曲美他嗪。

Ⅱb类建议:①心绞痛持续而使用Ⅰ类药物无效时,可试用氨茶碱。②心绞痛持续而使用Ⅰ类药物无效时,可试用抗抑郁药物。

7. 心血管疾病危险因素处理

美国心脏病学/美国心脏学会于 2007 年底联合颁布了《慢性心绞痛诊疗指南》(更新版),其中有关降低心血管疾病危险因素的主要建议,现予以介绍。

(1)戒烟:坚决戒烟并要避免被动性吸烟。

(2)运动:建议每周至少有 5 天,每天做 30～60 分钟体力活动,如散步、做广播操、打太极拳或快步行走,并逐渐增加日常活动,如从事家务、园艺等,近期患病者宜在医疗监护下活动。

(3)控制体重:定期评估体质指数(BMI)及腰围。鼓励患者通过平衡运动与饮食摄入,使其体重维持在 18.5～24.9 千克/平方米,若女性腰围≥89厘米,男性腰围≥102厘米时,建议改变生活方式,并相应地考虑代谢综合征的治疗。

(4)降血压:首先控制体重,增加运动量,限制酒精摄入,限制钠盐摄入,多食新鲜蔬菜、水果,低脂饮食;维持血压<140/90毫米汞柱,糖尿病或慢性肾病患者血压<138/80毫米汞柱;高血压及冠心病患者可用β受体阻滞剂或血管紧张素转化酶抑制剂、钙通道阻滞剂等降压药使血压达标。

(5)降血脂:药物控制血脂,首先对空腹血脂水平进行评估。①如基线低密度脂蛋白胆固醇≥2.59毫摩/升,除生活方式干预外应开始药物治疗,对于中-高危患者,降脂治疗强度应足以使低密度脂蛋白胆固醇水平降低30%～40%。②低密度脂蛋白胆固醇应<2.59毫摩/升。③可考虑将低密度脂蛋白胆固醇降至<1.81毫摩/升或应用大剂量他汀类药物治疗。④开始治疗后如低密度脂蛋白胆固醇仍≥2.59毫摩/升,应强化降脂。⑤如基线低密度脂蛋白胆固醇介于1.81～2.59毫摩/升,可考虑将其降至1.81毫摩/升以下。⑥如三酰甘油介于2.26～5.63毫摩/升,非高密度脂蛋白胆固醇应降至3.36毫摩/升以下,也可考虑进一步降至2.59毫摩/升以下。⑦降低非高密度脂蛋白胆固醇的治疗药物选择包括烟酸或贝特类药物,应在降低低密度脂蛋白胆固醇治疗后启用。⑧如总胆固醇≥12.95毫摩/升,建议给予贝特类药或烟酸治疗,以降低总胆固醇水平,从而降低胰腺炎危险,且这些药物应在降低低密度脂蛋白胆固醇治疗之前启用,并尽可能使非高密度脂蛋白胆固醇<3.36毫摩/升。

(6)控制糖尿病:对糖尿病的控制应包括生活方式干预和药物干预,使糖化血红蛋白水平接近正常(6.5%ADVANCE),应启动并坚持运动、控制体重、血压及降血脂等,以去除危险因素。

(7)抗血小板/抗凝药:所有患者应常规服用阿司匹林75～162毫克/日,除非具有禁忌证。华法林联合阿司匹林或氯吡格雷可能导致出血危险,应密切监控。

(8)肾素-血管紧张素-醛固酮系统阻滞剂:①所有左室射血分数≤40%,以及患高血压、糖尿病或慢性肾病的患者,均应常规服用血管紧张素转化酶抑制剂,除非具有禁忌证。②所有非低危患者(低危定义为心血管危险因素已获得良好控制和已行血供重建的左室射血分数正常者)均应常规服用血管紧张素转化酶抑制剂,除非具有禁忌证。③心血管危险因素已获良好控制和已行血供重建,左室射血分数轻度降低或正常的低危患者,可考虑应用血管紧张素转化酶抑制剂。④对于高血压具有血管紧张素转化酶抑制剂治疗适应证,但不能耐受、心力衰竭或心肌梗死后左室射血分数≤40%的患者,建议服用血管紧张素Ⅱ受体阻滞剂。⑤由于左室收缩功能障碍导致心力衰竭的患者,可考虑联合应用血管紧张素Ⅱ受体阻滞剂与血管紧张素转化酶抑制剂。⑥心肌梗死后无严重肾功能不全或高钾血症的糖尿病或心力衰竭患者,在接受血管紧张素转化酶抑制剂和β受体阻滞剂治疗后,左室射血分数≤40%,建议应用醛固酮拮抗剂。

(9)β受体阻滞剂:所有心肌梗死、急性冠脉综合征、左室功能障碍伴或不伴心力衰竭症状的患者,开始并持续应用β受体阻滞剂可获益,除非具有禁忌证。

(10)流感疫苗:所有心血管疾病患者建议每年注射流感疫苗。

(11)螯合疗法:对于慢性心绞痛或动脉硬化性心血管疾病患者,不建议螯合疗法(静脉输注乙二胺甲乙酸或乙二胺四乙酸),因其可具有导致低钙血症的潜在危险。

8. 新型抗心绞痛药物——雷诺嗪

据美国 Timmis 等报道,冠心病患者无论是否合并糖尿病,一种新型抗心绞痛药物——雷诺嗪可以安全有效地控制心绞痛,并有效地控制糖尿病患者的血糖。

雷诺嗪是一种新型不影响血流动力学的抗心绞痛和抗心肌

缺血的合成药物。研究者通过 CARISA 试验,纳入 825 例患者,其中 189 例合并糖尿病,所有患者在服用阿替洛尔 50 毫克/日、地尔硫䓬 180 毫克/日,口服或氨氯地平 5 毫克/日的基础上,等比例随机分为安慰剂组、雷诺嗪 750 毫克,每日 2 次,口服和雷诺嗪 1 000 毫克,每日 2 次,口服等 3 组。在治疗 12 周后测定运动耐量、心绞痛发作频率、硝酸甘油消耗量、糖化血红蛋白和血脂水平。患者完成随机试验后,建议开放延伸试验,每 3 个月评估 1 次。

雷诺嗪在是否合并糖尿病的患者中,均可以改善运动耐量、减少硝酸甘油使用量和心绞痛发作频率,组间不良事件发生率相似。经 12 个月治疗,糖尿病患者的血糖和血脂无变化。与安慰剂组相比较,服用雷诺嗪 750 毫克和 100 毫克两组,可分别使糖化血红蛋白降低 $0.48\% \pm 0.16\%$($P=0.008$)和 $0.70\% \pm 0.18\%$($P=0.0002$),长期治疗期间,糖化血红蛋白仍保持不变。

9. 新药"伊伐布雷定"在心力衰竭领域闪亮登场

2010 年,国际《柳叶刀》杂志发表了欧洲心脏病学会 2010 年会公布的研究结果,首次证实单纯降低心率对心力衰竭患者有益。这是第一次在前瞻性、随机对照和双盲的大样本研究中证明了新药"伊伐布雷定"降低心率可以改善心力衰竭预后的重要观点,可称为具有里程碑的意义,将为今后在心力衰竭,甚至各种心血管病中进一步观察和评估,以降低心率为靶目标的临床治疗奠定基础。

伊伐布雷定是在包括 β 受体阻滞剂在内的标准心力衰竭治疗基础上加用的,即在标准治疗后心率仍>70 次/分的患者中加用该药。旨在研究伊伐布雷定是否抑制窦房结电流和在心率>70 次/分的患者中是否有益。

研究中,平均随访 23 个月的结果显示,伊伐布雷定使心血管死亡或心力衰竭住院数量显著减少 18%($P<0.0001$)。它还与导致住院或死亡的心力衰竭事件下降 26% 相关。

研究证实了伊伐布雷定的应用,可以降低慢性心力衰竭终点事件的发生率,改善患者的预后,其前景被看好。

10.关注硝酸酯的规范化应用

2010年,第二十一届长城国际心脏病学会议发布《硝酸酯在心血管疾病中规范化应用的专家共识》,为我国广大临床医师合理、规范化应用硝酸酯类药物,提供了重要有用的平台。下述几个方面值得大家关注。

(1)关注硝酸酯类药物的耐药性:当前药理学研究认为,硝酸酯类药物耐药与巯基耗竭、肾素-血管紧张素-醛固酮系统反向调节、一氧化氮灭活等有关。耐药性常表现为症状显示需不断增加药物剂量,才能维持原治疗效果。近年研究发现,耐药性产生后,不仅药物疗效不佳,还可加重硝酸酯对心肌的潜在损伤(胞浆内有害的过氧亚硝酸阴离子堆积、巯基耗竭,影响平滑肌舒张功能,从而可能导致心肌损害,影响心肌供血等)。

为防止耐药性产生,"专家共识"强调每天应维持至少8小时的"无硝酸酯期",也就是长期使用硝酸酯必须采用偏心给药(偏时给药),使血浆内药物浓度处于"低硝酸酯间期"或"零硝酸酯间期"。千万注意避免早晨使用长效制剂、傍晚加用短效制剂,因可加剧耐药性的产生。在临床治疗中,可采用间歇给药、偏时给药或必要时给药等方式。

当给药间期出现心绞痛发作时,可于舌下含服硝酸甘油,由于硝酸甘油的半衰期很短,对耐药性没有明显影响;也可使用钙通道阻滞剂(如硫氮䓬酮),预防硝酸酯给药期间心绞痛发作;对频繁发作心绞痛者,更应该对其冠状动脉进行评估,必要时行冠脉血供重建。

(2)关注有没有心绞痛症状,是否无需硝酸酯治疗:目前国内外所有冠心病治疗指南均将硝酸酯列为缓解心绞痛症状的药物,并无确切证据表明该类药物可以改善患者的预后。因此,很多医生片面认为,只要患者没有心绞痛症状,即可停用硝酸酯。然而研究显示,在无心绞痛症状的稳定型冠心病患者中,有40%～50%存在无痛性(隐匿性)心肌缺血,常见于老年、糖尿病或一般情况较差的患者。队列研究显示,存在无痛性心肌缺血客观证据的患者,虽然没有胸痛症状,心血管终点事件的发生仍显著高于无缺血发作的患者。

因此,对于确诊的冠心病患者(即使进行了血供重建),在没有充分证据显示患者不存在发作性心肌缺血的情况下,均有理由继续采用硝酸酯长期治疗,即使者没有胸痛症状。

(3)关注硝酸酯可缓解心力衰竭症状:对于存在不同程度肺淤血的心力衰竭患者,硝酸酯可通过扩张容量血管,减少静脉回流,可以降低心脏前负荷,降低肺毛细血管嵌顿压,从而减轻左心衰引起的呼吸困难症状。临床上多采用口服给药,以作为肾素-血管紧张素系统阻断剂和β受体阻滞剂治疗的补充。

对于瓣膜病引起的心力衰竭(尤其是二尖瓣狭窄),硝酸酯可减轻患者呼吸困难症状。但无证据显示可改善心力衰竭患者的预后。

(4)关注单硝酸异山梨酯静脉使用的问题:5-单硝酸异山梨酯半衰期为4～5小时,静脉持续给药时血药浓度需20～24小时才能达稳态。因此,静脉给药的最初20～24小时血药浓度是一个持续升高的过程。由于5-单硝酸异山梨酯缓释制剂60毫克,口服30分钟后即可起效,使得静脉给药的必要性大大降低。

(5)关注单硝酸异山梨酯与二硝酸异山梨酯的区别:一些医生错误地认为,二硝酸异山梨酯口服吸收速度快、起效快、药物浓度高,而单硝酸异山梨酯半衰期长、起效缓慢。

事实上是由于二硝酸异山梨酯的肝脏首过效应明显,口服生物利用度仅20%～30%,反复给药的生物利用度为30%～40%。通常单次给药以二硝酸异山梨酯10毫克口服,仅2～4毫克吸收后转化为单硝酸酯发挥作用。与单硝酸异山梨酯 20～60 毫克（几乎 100％吸收入血发挥作用）直接口服的单次给药剂量相比，两种药物之间（在目前推荐的给药剂量下）抗心绞痛疗效的差异显而易见。

（6）关注安全使用硝酸酯类药物：首先对患者明确诊断，确认心绞痛是由冠心病心肌缺血所致，方可给予硝酸酯类药物。

硝酸酯的禁忌证：主要包括低血压、早期心肌梗死伴严重低血压及心动过速、急性循环衰竭、梗阻性肥厚型心肌病、缩窄性心包炎、心脏压塞、青光眼、脑出血或头颅外伤等。

硝酸酯类药物不良反应：包括低血压/心率反射性加快、头痛、面色潮红等，以短效硝酸酯类药更为明显。应嘱患者坐位或半卧位以尽可能减轻不良反应，特别对老年瘦小患者更应关注其血压变化。

在药物合用时，对中老年男性患者应排除正在使用西地那非药物的可能性，否则 24 小时内不能应用硝酸酯类药，以避免引起严重低血压，甚至危及生命。

11. 发挥抗心绞痛中药制剂——麝香保心丸优势

麝香保心丸是在中医学治疗"胸痹、心痛"的宋代名方"苏合香丸"的基础上开发而成，设计目的为缓解心绞痛发作和减少心绞痛再发，其缓解症状疗效与硝酸酯类药物无显著差异。平板运动负荷心电图试验显示，麝香保心丸能有效延长冠心病心绞痛患者运动时间，缩短运动结束至心电图恢复正常时间。

一项荟萃分析显示，麝香保心丸能有效缓解心绞痛和减少再发，减少硝酸酯使用量；复旦大学附属华山医院的队列观察研究显示：在常规治疗基础上加用麝香保心丸治疗 1 年，能有效减少冠心病患者心绞痛事件的发生。

相对于硝酸酯类药物，麝香保心丸在缓解心绞痛及减少再发方面，具有如下特点：

（1）禁忌证及不良反应少：据"国家药品不良反应监测中心"报告显示，麝香保心丸不良反应少，除孕妇外无其他特别禁忌。在患者对硝酸酯类药物禁忌、担心出现低血压或不能耐受硝酸酯类药不良反应时，可使用麝香保心丸以缓解心绞痛或预防再发，也可用于诊断尚未完全明确的"胸闷胸痛"的治疗，或运动量增加前预防心绞痛。

（2）不产生耐药：麝香保心丸抗心绞痛机制不同于硝酸酯，应用至今未见耐药现象，因该药可有效调节血管张力，保护血管，适合长期使用。在临床中可与硝酸酯类药交替使用，以减少硝酸酯类药用量而达到同样的抗心绞痛疗效，或用于"低硝酸酯间期"，可防止由于失去硝酸酯保护而发作心绞痛。

（3）可能改善冠心病预后：多项基础研究显示，麝香保心丸由于具有对血管的多方面保护作用和促进治疗性血管新生的作用，长期使用可能对改善冠心病远期预后有益。

随着对中药制剂基础和临床研究的日益深入，中西药物取长补短，必将开创冠心病治疗的新局面。

12. 心绞痛治疗全新选择——K_{ATP} 通道开放药尼可地尔 (Nicorandil)

尼可地尔（商品名为"喜格迈"Sigmart）是一类全新的抗心绞痛药物，属于 K_{ATP} 通道开放等，具有独特的双重作用机制。

（1）三磷酸腺苷敏感的 K_{ATP} 通道开放作用：开放血管平滑肌上的 K_{ATP} 通道可有效扩张微小冠状动脉，增加缺血区血氧供应，并减轻后负荷；开放心肌线粒体膜上的 K_{ATP} 通道可模拟缺血预适应，减少缺血对心肌的损伤。

（2）类硝酸酯作用：尼可地尔（Nicorandil）除具有硝酸酯的一氧化氮 No 途径外，还可直接激活环磷酸鸟苷环化酶而发挥类硝酸酯作用，有效扩张大冠状动脉和容量血管，减轻前负荷。

有研究对 8 349 例使用尼可地尔患者的疗效分析发现，尼可地尔对各类型心绞痛均有效,总有效率达71.8％。中国Ⅲ期临床研究显示,尼可地尔5毫克,每日3次,口服,减少心绞痛发作次数显著优于单硝酸异山梨醇酯。临床研究证实,尼可地尔对"冠状动脉造影正常"的微血管性心绞痛(心脏X综合征)的疗效较好,乃因尼可地尔的K_{ATP}通道开放作用可显著扩张微小冠状动脉,改善微循环。由于冠状动脉微循环中缺乏使硝酸酯转化为一氧化氮所需的特异性代谢酶,硝酸酯不能扩张$200\mu m$以下的微小冠状动脉。据Maseri等报道,硝酸酯仅对50％的心脏X综合征有效。

尼可地尔不仅可缓解各种类型心绞痛(包括变异性心绞痛)症状,还可显著减少心血管事件,改善预后。尼可地尔的心脏保护作用、安全性等通过下述著名的大型研究得到证实。

发表在《柳叶刀》杂志上的IDNA研究表明,尼可地尔显著减少稳定性心绞痛者的冠心病死亡、非致死性心肌梗死或心源性胸痛导致的非计划入院等主要终点事件相对风险下降17％($P=0.014$)和所有心血管事件发生相对风险下降14％($P=0.027$)。

发表于《循环》杂志上的JCAD研究提示,尼可地尔可使冠心病患者全因死亡、充血性心衰分别显著下降35％($P=0.007$)和33％($P=0.014$)。基于上述研究,中国、欧洲、日本的治疗指南,均推荐尼可地尔用于控制心绞痛症状。欧洲心脏科学会指南指出,尼可地尔具有心脏保护特性。《日本心肌梗死后二级预防指南》将尼可地尔作为可改善预后的药物推荐。

有研究对14 324例使用尼可地尔者进行临床观察发现,本品具有良好的安全性,不良反应总发生率为4.6％。头痛发生率仅为3.6％,且95％为轻、中度,远低于硝酸酯的头痛发生率和严重程度。此外,尼可地尔无耐药性,无须偏心给药,可24小时防治心绞痛发生。

总之,尼可地尔不仅能有效控制心绞痛症状,且有保护心脏作用及改善患者预后,是临床上治疗心绞痛的全新选择。

三、心房颤动

心房颤动,简称房颤,在心律失常中较常见,仅次于期前收缩,临床上以持续性房颤较阵发性房颤为多。房颤发病率约为心房扑动的 20 倍。据美国华盛顿大学 Richard L·Page 报道,2001年美国约有 320 万房颤患者,随着年岁增长房颤患病率也在增长。在 50 岁人群中发病率为 1%,60 岁人群为 3.8%,80 岁老年人可达 9%。据我国专家评估,目前中国的房颤患者大约 500 万人,患病率为 0.77%。

(一)心房颤动的病因

心房颤动主要见于器质性心脏病患者,其中以风湿性心脏病、二尖瓣狭窄为多见,冠心病、心肌病及高血压病患者也不少。可继发于心肌炎、心包炎及心脏外科手术患者。其他的易感原因如甲状腺功能亢进、摄入过量酒精和肺部感染、肺栓塞等阻塞性睡眠呼吸暂停也可导致房颤。有人曾报道,迷走神经和交感神经均可参与引致阵发性房颤(神经源性房颤)作为家族群发的形式。"孤立性"房颤(即不伴有心脏病或其他原因)也较常见。尤其是阵发性房颤患者,其中 45% 没有基础心脏疾病。

(二)心房颤动的病理生理学

房颤和房扑的发病机制是密切相关的,甚至是相同的。其病理机制有几种学说。

1. 环行运动学说 Lawis 等早年发现,位于心房上部与下腔静脉入口区的环行心肌组织,内有一处不应期异常延长的心肌,即局部阻滞区。该区组织起初对从某一方向传来的冲动不起反应(单向性阻滞),故冲动只能沿另外一个方向传导。当冲动激动了环行途径内的其他部分组织后,从另一方向传来的这块当初尚处于不应期的组织已恢复应激性,故可让冲动通过。如果先除极的那些组织在此时已恢复应激能力,那么冲动在通过这块不应期延长的组织后,又可第二次激动那些组织。冲动如此连续不断地在环行组织内传导,即造成周而复始的环行运动。

2. 多发性折返学说　系指心房颤动或扑动是由一个冲动(窦性或房性)产生大量"子波"折返所引起,是因心房肌应激性不一致,在心房内许多部分存在局灶性折返所致。在心房肌的"易激期"中一个提早的冲动,即能引起多发性折返现象。如果心房各部分的折返能规则地进行,便引起"房扑",如心房各部分的折返很不规则时,即造成"房颤"。

3. 单元冲动形成学说　该学说认为,在心房内某一异位节律点以较高的频率反复发生冲动,可引起房扑或房颤。如发生的冲动规则,频率在 $250 \sim 350$ 次/分,且每次以相同的途径和速度传布整个心房,即成为房扑。如冲动频率和速度更快且不规则,加上因冲动过快且在传布过程中,遇到心肌尚处在不应期使传布途径和速度经常变异时则产生房颤。

4. 多源性冲动形成学说　该学说认为,房扑、房颤可因心房内多个异位节律点同时发生冲动,这些冲动在心房内互相干扰、互相竞争所致。

5. 局灶激动学说　尽管以上学说较多,但都不能满意地解释房颤、房扑的形成机制。随着房颤治疗策略的进展,近年通过深入的基础理论的研究,提出了"局灶激动学说"的新机制。新学说认为,人类心脏入心大静脉内有"肌袖"组织,肌袖内含有起搏细胞,后者可自发产生电活动,这些电活动以高达数百次/分的频率传入心房,即驱动心房电活动,在某些特定情况下诱发房颤。近期发现心房特殊组织结构可能是房颤起源和维持发生的关键部位,这些部位高发心房复杂碎裂电位。这个发现为消融术式的改进提供了新思路;局灶激动学说的新论证为房颤介入导管消融治疗打下了坚实的理论基础。

(三)房颤诊断要点

1.临床表现 有心悸、气急、胸闷,阵发性发作或心室率快速时感头晕或晕厥,可伴有心绞痛。

2.体征 一般心率为 100~160 次/分,心律极不规则,脉搏呈快慢不等,强弱不一,并出现缺脉。心音轻重快慢不一致,有时第二心音消失。

3.心电图 窦性 P 波消失,代以大小不等、间距不规则、形态不整齐的颤动波(f 波),f 波频率为 350~600 次/分,室率极不规则,QRS 波呈室上性,其波群形态可因心室内差异性传导而改变。房室传导功能正常,且未经诊疗的房颤其室率常在 120 次/分左右。

4.超声检查 可评价心脏瓣膜功能、心腔大小、右心室峰值压,以及发现心肌肥厚和心包疾病。

5.其他检查 必要时可做甲状腺功能的血清学检验及其他相关检验。

(四)房颤的治疗策略

2006 年,美国心脏病学会、美国心脏学会和欧洲心脏病学会联合发布了新版"房颤指南",是当前防治房颤的新进展。

房颤的治疗策略包括心率控制(以药物治疗为主)、预防血栓栓塞,以及转复心律(以药物与直流电转复),但控制心室率是基本措施。

1.治疗房颤首先控制心室率优于控制节律 近年来 Testa 等对采用心率控制方案及节律控制方案治疗初发或复发房颤患者

的效果作了荟萃分析,并与用抗心律失常的药物进行节律控制治疗进行对比。研究者对 5 项随机对照分析研究:即房颤药理学干预、房颤的治疗策略、雷米普利心脏保护作用评估、心律干预的房颤随防,以及 HOT CAFE 研究等 5 项。共纳入年龄平均>60 岁的 5 239 例初发或复发的房颤患者,与节律控制治疗组相比,结果显示:心室率控制治疗组全因死亡和血栓栓塞性脑卒中的联合终点危险事件明显降低($P=0.03$),死亡和血栓栓塞性脑卒中的独立发病危险有降低趋势($P=0.09$)。研究者总结认为:房颤的治疗控制心室率方案优于节律控制,作为初始治疗可改善预后。

2. 抗血栓防卒中是房颤治疗的基石　脑卒中是导致房颤患者致残、致死的最主要的独立危险,其发生率占 $10\%\sim20\%$。在临床中无论是采取室率控制或是节律控制,对于所有房颤(阵发性、持续性或永久性),都应首先根据脑卒中的危险分层进行抗凝治疗,有多种方案供选择。

(1)脑卒中危险分层和抗凝:①脑卒中高危因素包括既往有血栓栓塞史(脑卒中、短暂脑缺血发作和其他部位栓塞病史)及风心病二尖瓣狭窄和瓣膜置换术后。②中度危险因素包括年龄 75 岁以上高血压、心力衰竭、左室功能受损或糖尿病等。③未证实的危险因素包括年龄为 65~74 岁、女性、冠心病和甲状腺毒症。

有任何一种高危因素或≥2 种中度危险因素的房颤患者,应选择华法林药物;有 1 种中度危险因素或≥1 种未证实的危险因素的患者,可选择阿司匹林 75~325 毫克/日或华法林药物,并维持其国际化标准比值(2.0~3.0);对于没有脑卒中危险因素的房颤患者,推荐用阿司匹林 75~325 毫克/日,口服;房扑的血栓栓塞预防策略与房颤相同。

(2)专家对阵发性房颤危险分层新解共识:2008 年,在第十届中国南方国际心血管病学术会议上,专家们对阵发性房颤危险分层新解共识认为,可根据患者年龄、是否合并高血压病、是否有脑血栓病史等因素进行评估。将阵发性房颤患者区分为高、中、低3级，推荐高危患者服用华法林，中危患者可选用华法林或阿司匹林，低危患者可应用阿司匹林进行预防。

（3）美国抗栓溶栓指南：2008年美国胸科医师学会，基于大量循证医学证据的更新，颁布了第八版抗栓和溶栓指南。

①包括阵发性房颤在内的患者，若既往有缺血性卒中、短暂性脑缺血发作或全身性栓塞史，建议长期口服维生素K拮抗药，如华法林。

②包括阵发性房颤在内的患者，若具备≥2项卒中危险因素（年龄≥75岁、高血压、糖尿病、中-重度左室收缩功能不全或不伴心衰），建议长期服华法林。若只有一项危险因素，建议长期抗栓治疗，可口服华法林或阿司匹林75～325毫克/日。

③年龄≤75岁且不伴卒中危险因素的房颤患者，建议长期口服阿司匹林75～325毫克/日。

④房扑的抗凝策略与房颤相同。

⑤房颤伴二尖瓣狭窄者，建议长期服用华法林。

⑥对房颤合并心脏瓣膜修复者，建议长期口服华法林抗凝治疗，特定的修复体应有相应的抗凝强度。

⑦房颤持续48小时以上或时间未知，欲接受药物或心脏电复律治疗者，建议复律前口服华法林抗凝治疗3周以上，并在维持窦性心律后继续抗凝治疗4周以上。

⑧房颤持续48小时以上或时间未知，欲接受药物或心脏电复律治疗者，也建议立即静脉给予普通肝素，使活化部分凝血活酶时间达到60秒（50～70秒）；或给予低分子量肝素做皮下注射，或在进行复律或经食管超声心动图检查之前，至少口服华法林5天，使国际准化比值达到2.0～3.0。如果超声心动图没发现血栓，心脏复律成功且能维持窦性心律，建议继续抗凝治疗4周以上。如发现血栓，则延迟复律并继续抗凝，建议再次复律前重复超声心动图检查。

⑨房颤持续小于48小时者,建议复律前无需长期抗凝。如患者对抗凝无禁忌证,建议当即给予静脉肝素或低分子量肝素。

(4)冠心病抗栓治疗一二级预防:美国《ACCP-8指南》提高了冠心病抗栓治疗的地位,强调应与控制血压、血脂、血糖等具有同等的重要性,突出了氯吡格雷抗栓价值,并推出"三联抗栓"治疗新观念。

①氯吡格雷奠定了ST段抬高的急性冠脉综合征的应用地位。对于ST段抬高急性冠脉综合征患者,不论其是否接受过溶栓治疗,如年龄≤75岁应给予氯吡格雷首次负荷量300毫克,口服;年龄>75岁者,首剂为75毫克,随后每日75毫克/日,口服,持续2~4周,出院后继续用药至1年。

该建议的证据主要源于两项大规模临床试验,即CIARTT和COMMT研究:前者研究入选3 491例年龄<75岁的急性冠脉综合征患者,先予氯吡格雷负荷剂量300毫克,后予75毫克/日维持量,口服,结果显示一级复合终点事件(包括死亡、再发心肌梗死及造影显示相关的冠脉闭塞)的发生率下降了36%($P<0.001$);尽管联合使用了溶栓药物、阿司匹林或肝素,出血危险并无明显增加。

后者试验研究(一项前瞻性随机双盲研究)纳入了45 852例急性心肌梗死患者,其中半数接受再灌注治疗,以安慰组为对照,试验组口服氯吡格雷75毫克/日,两组均接受阿司匹林治疗。结果显示一级复合终点事件下降9%($P=0.002$),死亡率下降7%($P=0.003$),两组发生严重出血危险无显著差异。

②氯吡格雷可使稳定性冠心病患者获益。对于存在急性心肌梗死风险的稳定性冠心病高危者,建议长期应用氯吡格雷联合阿司匹林。对于可能发生心血管事件的高危冠心病患者,也可从氯吡格雷联合阿司匹林的治疗中获益。

CHARISMA研究纳入12 153例心血管疾病患者(包括冠心病、脑血管疾病和有症状的周围血管病),其亚组结果分析显示:

与阿司匹林单药相比,氯吡格雷联合阿司匹林可使一级复合终点事件的发生有所降低(6.9%对 7.9%　$P=0.046$);另一亚组分析显示:9 478 例心肌梗死、缺血性脑卒中或有症状的周围血管病患者,在平均随访 27.6 个月后,联合治疗组较单用阿司匹林组复合终点事件明显减少($P=0.01$),但同时也增加了中度出血风险(2.0%对 1.3%　$P=0.004$)。

③氯吡格雷在冠心病一级预防作用。不推荐在阿司匹林基础上常规应用氯吡格雷作为所有冠心病患者的一级预防措施;对于发生心血管事件的中危至高危的冠心病并对阿司匹林过敏的患者,建议单独使用氯吡格雷。该建议的证据主要源于CHARISMA试验结果。研究对 15 603 例心血管病或多重危险因素的患者,平均随访 28 个月未发现在阿司匹林基础上加用氯吡格雷能减少一级复合终点事件。

④治疗新观点,三联抗栓疗法(即华法林、阿斯匹林及氯吡格雷)。对于支架置入术同时存在华法林应用强适应证的患者,如合并房颤、机械瓣置换术后或其他适应证需长期口服华法林者,建议应用三联抗栓治疗;置入裸金属支架者建议应用氯吡格雷 4 周,置入药物洗脱支架者应用氯吡格雷 1 年。

目前,三联抗栓药物治疗方面仅有观察性研究,缺乏随机对照试验。当患者有明确的华法林治疗指征时,应密切监测患者的国际标准化比值,达到较低的国际标准化比值治疗范围即可,同时联用最低有效剂量的阿司匹林。对合并胃炎、消化道溃疡、有出血危险或既往出血的患者,应考虑给予质子泵抑制剂。对于进行经皮冠脉介入术并考虑置入支架者,可置入裸金属支架,以减少三联抗栓治疗时间(氯吡格雷常规应用 4 周,尔后可仅使用阿司匹林和华法林)。

(5)新抗凝、抗栓物的进展:据 ACTIVE 研究显示,华法林降低房颤脑卒中发生风险的效果优于阿司匹林或阿司匹林＋氯吡格雷。华法林在治疗深静脉血栓及预防肺栓塞和脑卒中方面的作用,目前还无法替代。但华法林本身的药代动力学和作用特点,而使其治疗窗狭小,需高频率动态监测,并潜在出血风险等弊端。

2007 年,美国食品药品监督管理局(FDA)正式批准华法林敏感度基因检测试盒上市,可有效识别对药物敏感者,避免用药过量,同时可使药物迅速达到国际化标准比值 2.0~3.0。

3. 房颤治疗应个体化 对于已持续数周的房颤,初始治疗为抗凝和控制心室率,其长期目标是恢复窦性心率。当控制心室率不能缓解症状时,则节律控制即成为治疗的目标;对于年龄<70岁而无基础心脏病的复发性房颤患者,节律控制是首选方案,此时可先试用药物转复,若药物无效时则采用射频消融疗法。

射频消融的适应证是心房没有明显扩大,而药物治疗及电复律不能转复的房颤患者。对于有高血压和心脏病的老年持续房颤患者,首先应控制心室率以改善临床症状。对于 65 岁以上的持续性房颤合并冠心病、无充血性心衰、抗心律失常又无禁忌证或不适宜转复者,应采用室率控制治疗策略。对于 65 岁以下有明显心悸等症状、合并持续房颤或孤立性房颤患者,应采用节律控制治疗策略。

4. 房颤治疗药物的选择 无论采取室率控制或节律控制都要选用抗心律失常药物。据美国心脏学会/美国心脏病学会/欧洲心脏病学会 2006 年指南:β受体阻滞药和非二氢吡啶钙通道阻滞剂——地尔硫草、维拉帕米是控制心室率的有效药物。地高辛能有效控制静息时的心室率,可用于心力衰竭、左室功能不全和静息生活方式的房颤患者,但不推荐洋地黄类药物单独用于阵发性房颤的心室率控制。当其他药物无效时或有禁忌证时,静脉应用胺碘酮有助于心室率的控制。心室率控制的目标是静息时为60~80 次/分,轻度活动不超过 100 次/分,中等度活动时为 90~115 次/分。有必要通过次极量、极量运动或 24 小时动态心电图记录评价心率。在活动中有症状的房颤患者需要评价运动时心率,并进行调整药物。

第三章 心血管系统疾病

临床上常根据患者的一般情况,是否有心力衰竭或其他合并症及药物的特点来选药。研究表明,控制心率应用最多的抗心律失常药物,依次有β受体阻滞剂(24%)、钙通道阻滞剂占17%,地高辛(16%),两药联用约有30%以上。

(1)β受体阻滞剂:对心绞痛、冠心病、心肌梗死、高血压、房颤的疗效肯定。根据其药物对 β_1 或 β_2 具有相对不同的选择作用可分为两种类型,即选择性 β_1 受体阻滞剂和非选择性 β_1 或 β_2 受体阻滞剂。前者又可称为高选择性 β_1 受体阻滞剂,可以避免许多因阻断 β_2 受体所致哮喘发作,外周血管缺血,以及掩盖低血糖症状等不良反应。选择性 β_1 受体阻滞剂在常规剂量范围内,主要阻断 β_1 受体,若其剂量过大时,对 β_1 受体的选择性即因过度阻断 β_2 受体而减弱,因此在临床应用药物时,须注意该药的依赖性。

高选择性 β_1 受体阻滞剂,如美托洛尔(倍他乐克)、比索洛尔、阿替洛尔等,对高血压、冠心病有改善血流动力学紊乱、减慢心率、降低心肌耗氧量、保护心肌缺血等作用,同时可提高室颤阈值、延缓动脉粥样硬化过程,降低斑块破裂危险,以及改善左室肥厚等效益。

琥珀酸美托洛尔缓释片系1980年首先在欧美上市,2005年始在我国应用于临床治疗。该新药克服了(原)美托洛尔(倍他乐克)平片的动力学中某些不足,缓释片除采用琥珀酸盐替代了平片的酒石酸盐外,还延缓了药物的溶解速度,从而具备了20小时持续药物恒速释放系统及3~4小时清除半衰期,提高了疗效和安全性。因此,每日服药1次即可维持24小时平稳均衡的血药浓度和持续理想的β受体阻滞作用。

(2)非二氢吡啶类钙通道阻滞剂:以地尔硫䓬为代表。美国心脏学会/美国心脏病学会及欧洲心脏病学会2006年房颤指南指出,钙通道阻滞剂是惟一被证明能够改善生活质量和运动耐量的房颤治疗药物,其中口服地尔硫䓬和β受体阻滞剂用于控制房颤心室率均为Ⅰ类推荐适应证。地尔硫䓬属于苯噻氮䓬类钙离子通道阻滞剂,通过抑制钙离子向房室结细胞及血管平滑肌细胞内流,产生延长房室结不应期,抑制房室结传导及扩张血管的作用,被广泛用于房颤、室上性心律失常、心绞痛、高血压等心血管疾病治疗。该药由肝脏代谢,经胆汁和肾脏排泄,单次静脉推注(1 分钟静注 10 毫克)时的半衰期为 1.9 小时,静脉滴注 5～6 小时血药浓度达稳态。

地尔硫䓬起效迅速,一般在 30 分钟内即可使心率降至 100 次/分以下,对于应激或运动时心室率的控制优于地高辛,特别适宜于初发房颤的心室率控制。对于有阻塞性肺病或支气管哮喘的患者,选用钙通道阻滞剂较选用 β 受体阻滞剂如普萘洛尔和艾司洛尔更为合理。

美国一项多中心研究表明,地尔硫䓬 1 次静脉给药后 95％的患者心室率最少下降 20％,其作用高峰在给药后 2～7 分钟,作用持续 1～3 小时。Demircan 等的研究结果显示,静脉注射地尔硫䓬较静脉注射美托洛尔控制心室率起效更早、疗效更显著。本品对合并哮喘和慢性阻塞性肺部疾病房颤患者为控制心室率的首选用药。地尔硫䓬有扩张冠状动脉的作用,对于房颤伴快速心室率合并心肌缺血者,可使心肌缺血得到改善。

地尔硫䓬不良反应的发生率较低,主要包括低血压、缓慢性心律失常。症状性低血压可用多巴胺升压、症状性缓慢心律失常可静脉注射阿托品或异丙肾上腺素。地尔硫䓬禁用于失代偿性心力衰竭。

(3)地高辛对房颤心率控制:与 β 受体阻滞剂和钙通道阻滞剂相比,地高辛控制心率作用起效慢,一般在 60～120 分钟起效,仅对静息时的心室率控制有效,而对运动时的心室率控制较差。因此,它常作为心率控制的辅助用药,尤其适用于活动量较小、伴有心衰的老年患者,但常需要联用 β 受体阻滞剂或钙通道阻滞剂,可有效控制静息以及活动状态下的心室率,但应注意调整剂量以避免心动过缓发生。

(4)控制心率和心律的药物:见表 3-4、表 3-5。

表 3-4　控制心率和心律的药物 *

药物(分类)	目的	常用剂量	不良反应	注意事项和禁忌证
美托洛尔(Ⅱ)	心率控制（部分患者心律控制）	50～200 毫克/日,分次口服或应用缓释剂型	低血压,心脏传导阻滞,窦性心动过缓,哮喘,充血性心力衰竭	—
普萘洛尔(Ⅱ)	心率控制（部分患者心律控制）	80～240 毫克/日,分次口服或应用缓释剂型	低血压,心脏传导阻滞,窦性心动过缓,哮喘,充血性心力衰竭	—
地尔硫草(Ⅳ)	心率控制	120～360 毫克/日,分次口服或应用缓释剂型	低血压,心脏传导阻滞,充血性心力衰竭	—
维拉帕米(Ⅳ)	心率控制	120～360 毫克/日,分次口服或应用缓释剂型	低血压,心脏传导阻滞,充血性心力衰竭,与地高辛有相互作用	—
地高辛	心率控制	0.125～0.375 毫克/日	洋地黄类药物的毒性作用,心脏传导阻滞,窦性心动过缓	—
奎尼丁(IA)	心律控制	600～1500 毫克/日,分次口服	尖端扭转性室速,胃肠道不适,房室结传导增强	QT 间期延长者,左室壁厚度≥1.4厘米者应避免应用
普鲁卡因酰胺(IA)	心律控制	1000～4000 毫克/日,分次口服	尖端扭转性室速,狼疮样反应,胃肠道症状	QT 间期延长者,左室壁厚度≥1.4厘米者应避免应用

续表

药物(分类)	目的	常用剂量	不良反应	注意事项和禁忌证
丙吡胺 (ⅠA)	心律控制	400～750 毫克/ 日,分次口服	尖端扭转性室 速,充血性心力 衰竭,青光眼, 尿潴留,口干	QT 间期延长者, 左室壁厚度≥ 1.4厘米者应避 免应用
氟卡尼 (ⅠC)	心律控制	200～300 毫克/ 日,分次口服	室性心动过速, 充血性心力衰 竭,房室传导增 强(转为房扑)	缺血性或器质性 心脏病患者禁用
心律平 (ⅠC)	心律控制	450～900 毫克/ 日,分次口服	室性心动过速, 充血性心力衰 竭,房室传导增 强(转为房扑)	缺血性或器质性 心脏病患者禁用
索他洛 尔(Ⅲ)	心律控制	240～320 毫克/ 日,分次口服	尖端扭转性室 速,充血性心力 衰竭,心动过 缓、阻塞性或支 气管痉挛性肺 疾病急性加重	QT 间期延长者, 左室壁厚度≥ 1.4厘米者应避 免应用
多非利 特(Ⅲ)	心律控制	500 ～ 1000 微 克/日,分次口服	尖端扭转性 室速	QT 间期延长者, 左室壁厚度≥ 1.4厘米者应避 免应用

＊表中的内容改编自 Fuster 等

应用的是 Vaughn Williams 分类方法,地高辛没有该系统相应的分类

表 3-5　根据基础心脏疾病选择抗心律失常药物*

基础心脏疾病	心率控制	心律控制		
		一线用药	二线用药	三线用药
轻微或没有心脏病	β受体阻滞药或钙通道阻滞药	氟卡尼、普罗帕酮、索他洛尔	胺碘酮、多非利特	丙吡胺、普鲁卡因胺、奎尼丁（或者非药物治疗）
肾上腺素能房颤，轻微或没有心脏病	β受体阻滞药	β受体阻滞药、索他洛尔	胺碘酮、多非利特	
心力衰竭	如果能耐受，应用β受体阻滞药、地高辛	胺碘酮、多非利特	—	—
冠状动脉疾病	β受体阻滞药	索他洛尔	胺碘酮、多非利特	丙吡胺、普鲁卡因胺，奎尼丁
高血压并左心室肥厚，但室壁厚度<1.4厘米	β受体阻滞药或钙通道阻滞药	氟卡尼、普罗帕酮	胺碘酮、多非利特、索他洛尔	丙吡胺、普鲁卡因胺、奎尼丁
高血压并左心室肥厚，但室壁厚度≥1.4厘米	β受体阻滞药或钙通道阻滞药	胺碘酮	—	—

*LVH 指左心室肥厚。本表内容改编自 Fuster 等

β肾上腺素能受体阻滞药包括美托洛尔和普萘洛尔；钙通道阻滞药包括地尔硫䓬和维拉帕米

5. 控制节律

（1）控制节律的方法：控制节律的内涵是转复房颤与维持窦性心律两个步骤，其方法为应用控制节律药物和电复律。在急性冠脉综合征合并房颤的治疗策略中，对于血流动力学稳定的患

者,如果药物控制心室率不满意,或虽达到目标心率,但患者症状仍明显,也可考虑复律治疗。复律方法包括药物复律和电复律,首先以复律药物治疗为主。

当前,用于房颤复律药物有胺碘酮、普罗帕酮、氟卡胺、多非利特、伊布利特、索他洛尔、双异丙吡胺、奎尼丁及普鲁卡因胺等。其中以胺碘酮和普罗帕酮应用较多,氟卡胺与奎尼丁应用较少,多非利特和伊布利特在国内尚未上市。上述药物除伊布利特外,均可用于维持窦性心律。索他洛尔、双异丙吡胺、普鲁卡因胺也可用于维持窦性心律,但不可以用来转复窦律。

(2)警惕复律药物的毒副作用

①新型Ⅲ类抗心律失常药物。如多非利特和伊布利特等,尽管 AFETRM 试验结果显示心律控制与室率控制效果相当,临床应用提高了转复成功率,但其致恶性心律失常作用限制了该类药物的应用。

②普罗帕酮。它可有效转复新近发生的房颤,对持续房颤、房扑、器质性心脏病疗效较差。应避免用于器质性心脏病、心力衰竭、慢性阻塞性肺疾病。

③奎尼丁。它可有效转复新近发生的房颤,但不良反应较多,包括扭转性室速、恶心、腹泻等。

④胺碘酮。治疗房颤最常用,具有抗交感和钙通道阻滞作用,可转复房颤,维持窦性心律,延缓房室传导及有效控制心室率。器质性心脏病和心衰患者也可应用该药,然而本品起效较慢,对多器官均有毒性作用,因而应用有限。

⑤索他洛尔。维持窦性节律作用欠佳,有致心动过缓、疲乏、支气管痉挛和呼吸困难等不良作用。尖端扭转性室速发生率为 2.4%,多发生于初始治疗第一周,女性患者中常见,应慎用。

(3)直流电复律:体外直流电复律是目前较为常用的控制节律方法。对于无禁忌证的血流动力学患者,应即时予以同步直流电复律,如果失败还可经导管行心内电击复律。研究显示,电击可使90%房颤患者恢复窦性心律,复律后需长期服药不仅不良反应较大,且疗效随时间延长逐渐减低。1年后仅有30%患者维持窦律。对于电复律未成功者,应立即控制心室率。如果患者心室率不快或心室率已控制较好,但仍有循环衰竭表现时,应作全面临床评估后,即时采取相应的治疗措施。

(4)射频消融治疗:经导管射频消融术在当前房颤治疗领域中取得较大的进展。国际房颤防治指南强调:关于节律的控制,药物仍是一线治疗,射频消融为二线治疗。在射频消融的适应证中,以阵发性房颤的疗效更好。病例占国内房颤消融治疗总例数的80%左右,持续性和永久性房颤经导管消融比例逐年增加。

此外,对治疗合并器质性心脏疾病的慢性房颤,我国也进行了初步尝试。对于脑卒中高危房颤患者,在抗栓治疗基础上可考虑导管消融治疗,对于有症状的孤立性房颤患者,消融房室结并置入永久起搏器——心律转复除颤器,虽然明显改善症状,但长期的右心室起搏可能带来不良影响。特别是不恰当放电是心律转复除颤器存在的主要问题,不恰当放电不仅降低心律转复除颤器置入者的生活质量,甚至威胁其生命。房颤是导致心律转复除颤器不恰当放电的最主要原因,医生应更多关注心律转复除颤器置入者程序编制和起搏功能等,同时加强药物治疗,并对患者的用药情况进行及时调整。

6. 中医中药治疗 中成药参松养心胶囊抗心律失常循证医学临床试验圆满结题。该药是由南京医科大学附一院、首都医科大学附属朝阳医院、中国医学科学院阜外心血管医院、天津中医药学院附属一院等全国36家三甲医院共同参与的大规模、前瞻性、多中心、随机、双盲与西药对照的研究,纳入1 476例患者,其目的是对参松养心胶囊治疗室性期间收缩、慢性心律失常、阵发性房颤的疗效和安全性进行临床评价,为临床用药提供有力的证据。

结果显示:参松养心胶囊具有多离子通道阻滞作用。治疗器质性室性期前收缩有效率为 67.5%,显著优于慢心律(52.8% P<0.05);治疗冠心病合并室早和高血压左室肥厚合并室早,均有良好疗效;治疗阵发性房颤的疗效与普罗帕酮相当;治疗窦性心动过缓、病窦综合征、快慢综合征等,其疗效确切,无心脏不良反应,长期用药安全可靠。这是我国中药抗心律失常高级别的循证医学研究,为我国中医药临床研究起到了积极示范作用。

参松养心胶囊治疗阵发性房颤的临床试验:本试验采取多中心随机、双盲临床研究方法,试验以目前治疗阵发性房颤公认有效的西药普罗帕酮为对照,评价参松养心胶囊治疗阵发性房颤的有效性和安全性。该实验于 2007 年 9 月启动至 2008 年 9 月观察结束,共完成 349 例。

结果显示:①参松养心胶囊与普罗帕酮治疗阵发性房颤均有明显疗效,两者疗效相当。②参松养心胶囊组的安全性优于普罗帕酮组及普罗帕酮联合参松养心胶囊组。③普罗帕酮联合参松养心胶囊其疗效未见增加,有待于进一步扩大样本量研究。

参松养心胶囊中药组成成分:人参、麦门冬、山茱萸、丹参、炒酸枣仁、桑寄生、赤芍、土鳖虫、甘松、黄连、南五味子、龙骨。

药理毒理学试验:临床前试验表明,本品可使 $CaCl_2$ 所致的小鼠心律失常发生率降低,使乌头碱所致的大鼠心律失常持续时间缩短,使哇巴因所致的豚鼠室早、室速及室颤时哇巴因的用量增加;在大鼠心肌缺血再灌注损伤模型上,本品可减轻心律失常的程度,使血清肌酸激酶、乳酸脱氢酶水平及丙二醛含量降低,使血清超氧化歧化酶活性和心肌组织 Na^+-ATP 酶活性增加;本品可使麻醉犬动脉血压、冠脉阻力及心肌耗氧量降低;使大鼠体外血栓长度缩短,血栓重量减轻。

中医功能主治:益气养阴,活血通络,清心安神。用于治疗气阴两虚、心络瘀阻引起的冠心病室性期前收缩,症见心悸不安,气短乏力,动则加剧,胸部闷痛,失眠多梦,盗汗等。

用法用量:每粒 0.4 克,每次 2～4 粒,每日 3 次,口服。

7. 伊布利特　治疗房颤新药——伊布利特,于 1996 年经美国 FDA 批准在欧美国家上市。10 年后(2008 年 8 月)方在各国上市应用于临床,其疗效优异,安全,顺应性好,使用方便。

伊布利特是转复房扑与房颤的“神枪手”,作为 Ⅲ 类抗心律失常药物,1996 年在美国上市,2008 年在中国上市,该药体内分布迅速,清除半衰期长,静脉注射后无须维持给剂,且药理作用较少受到其他因素影响。该药虽属于钾通道阻滞剂,但能轻度激活钠和钙通道,这有别于其他多通道阻滞药的抑制作用,可明显减少药物在终止房扑和房颤时意外引发窦性停搏的危险。此外,本品对心房肌的作用强度是心室肌的 10 倍以上,这使其在终止快速房性心律失常方面具有独特优势。目前,国际相关《指南》均推荐,伊布利特是治疗发病 7 天内或 7 天后房颤与房扑的一线药物。

病例举例:2008 年北京奥运会期间,西班牙志愿者安东尼“突发心慌 2 小时”急诊入院。患者心电图示,房颤伴快速心室率 150 次/分,血压 110/70 毫米汞柱,给予毛花苷丙(西地兰)0.4 毫克静脉缓推无效,静脉推注普罗帕酮 75 毫克后仍无效,再次静脉推注胺碘酮 150 毫克,仍为房颤律,药物仅能暂时减慢心室率。最后,当缓慢静脉注射伊布利特 0.6 毫克 6 分钟,患者房颤被终止并转为窦性心律,停药 1 小时后未复发。患者要求出院继续回到奥运赛场工作,随访期间未见房颤复发。

国内外大量病例证实,伊布利特转复房扑的有效率高达 40％～90％,转复房颤的有效率略低,除转复成功率高外,本品还有 3 个显著特点。

(1)给药方法简便:每支药物为 10 毫升(含伊布利特 1 毫克),应用时稀释为 20 毫升,在 10 分钟内缓慢静脉推注。当需要重复给药时,应间隔 10 分钟,且每次伊布利特的最大剂量为 2 毫克。

(2)转复迅速:通常在给药 5～20 分钟(<30 分钟)内有效转复房扑与房颤。

(3)转复安全:出现需要治疗的并发症十分少见。

虽然伊布利特在国内上市时间较短,但目前该药的临床应用日渐广泛。

伊布利特适应证:①转复 90 天内发生的房扑与房颤。②转复围手术期发生的房扑与房颤。③作为电转复房扑与房颤的辅助药物,提高成功率。④在介入治疗时(包括起搏器置入及房颤导管消融),常需要紧急转复房扑与房颤,伊布利特治疗时无需禁食及麻醉科医师的配合,应用十分便捷。

8. 血管紧张素受体拮抗剂在房颤治疗中的地位和展望 研究显示 14% 的房颤由高血压引起,与不合并高血压的房颤患者相比,高血压增加房颤者卒中风险达 83%。

(1)阻断肾素-血管紧张素-醛固酮系统:目前,有越来越多的循环证据支持了非抗心律失常药物具有抗心律失常作用。近期发表的一项涉及 11 项随机对照试验,入选 56 308 例患者的荟萃分析结果显示,肾素-血管紧张素-醛固酮系统阻断药物血管紧张素转化酶抑制剂和血管紧张素受体拮抗剂,可使房颤总体风险下降 28%,长期持续性房颤患者接受血管紧张素受体拮抗剂类药物中的伊贝沙坦(安博维)联合胺碘酮治疗后,窦性节律得以有效维持,与胺碘酮单药治疗相比,随访 2 个月时的房颤复发率明显降低(15.21% 对 36.84%)。

(2)血管紧张素受体拮抗剂在房颤治疗中的地位:临床研究进一步证实了早期降压治疗能带来更大临床获益,即尽早使用肾素-血管紧张素-醛固酮系统阻断药能阻止高血压患者左心室肥厚的发展,延迟或减轻左心房增大,减少房颤发生,进而降低卒中发生。

ACTIVE-1 研究入选患者经多种降压药物治疗后血压得以控制,在此基础上加用伊贝沙坦后,不仅血压水平进一步降低而且心脑血管事件风险也显著下降 13%～14%,支持了早期强化降压带来更多益处的理念,也为伊贝沙坦的心脑保护作用提供了重要证据。该研究还首次证实了伊贝沙坦可有效降低房颤患者心力衰竭风险达 14%,为降低房颤心脑血管事件总体风险带来了新启示。

氯吡格雷和伊贝沙坦预防房颤心血管事件的 ACTIVE-1 研究,是第一项评估血管紧张素受体拮抗剂对高血压合并房颤患者心脑血管预后影响的大规模临床研究,为确立以伊贝沙坦为代表的血管紧张素受体拮抗剂在房颤综合防治中的地位提供了重要证据。ACTIVE-1 研究入选 9 024 例高血压病房颤患者,并随机予以伊贝沙坦或安慰剂治疗。结果表明,在 9 016 例血压获得控制的房颤患者中,与安慰剂相比,伊贝沙坦减少卒中、心肌梗死或心血管死亡主要复合终点事件的疗效无显著差异。然而,伊贝沙坦能显著降低心力衰竭住院风险 14%($P=0.0018$),降低卒中、短暂性脑缺血发作和非中枢神经系统栓塞复合终点风险 13%($P=0.024$);降低心脑血管事件复发风险 11%($P=0.016$);减少因心血管病住院次数($P=0.003$)及天数($P<0.001$);患者对伊贝沙坦耐受良好,与安慰剂相似。

(3)血管紧张素受体拮抗剂治疗房颤对心脑保护应用展望:未来房颤防治策略重在多途径与全方位管理。首先是心率控制,无重构性心脏病患者可选用安全有效的抗心律失常药。节律控制不佳者可进行左房消融治疗;重构性心脏病者可服用血管紧张素受体拮抗剂、他汀类、多不饱和脂肪酸及新型抗凝药同时进行节律控制,效果不佳可接受左房消融。

研究表明,患者在充分抗凝/抗血小板治疗和血压控制良好的基础上,加用伊贝沙坦仍能显著降低心脑血管事件风险,提示了多途径、全方位综合管理才是房颤防治的优化策略。高血压患者尽早使用肾素-血管紧张素-醛固酮系统药物降压,干预心房重构过程,更有效预防房颤发生,可以用于房颤的一级和二级预防。研究进一步验证了伊贝沙坦不仅具有强效降压作用,而且还是当前惟一被证实能显著降低高血压合并房颤患者心脑血管事件风险的药物,是治疗此类患者选择的一线药物。

四、心脏性猝死

(一)心脏性猝死(SCD)的定义

自然发生、出乎意外突然死亡,谓之猝死。凡原发于心脏的病因或病机,在症状发作后 1～2 小时内(或无症状)死亡称为心脏性猝死。世界卫生组织关于心脏性猝死的定义是在发病后 6 小时内死亡。

猝死是一个严重的临床问题。早年,著名学者 Lown B. 曾指出,该问题比肿瘤更重要,如能控制肿瘤,则延寿 3 年;如冠心病被控制,可延寿 8 年。

1982 年,Hinkle 和 Thaler 曾区分心律失常性猝死和非心律失常性猝死。前者为患者突然发病,脉搏停止早于循环停止;而后者认为系循环衰竭死亡,指脉搏停跳之前循环衰竭。心源性猝死定义,普遍认为,是预料之外的循环骤停,由心律失常所致,常在发生症状 1 小时内死亡。

(二)流行病学

由北京阜外医院及全国 31 家医院参加的一项科研项目采用人群监测法,于 2005～2006 年在北京市、广州市、新疆、山西省等地,分别选取 20.8 万、14.9 万城市居民及 16.2 万农民,监测总人群达 67.8 万人。总死亡人数为 2 983 人,其中心脏猝死人数 284人,心脏猝死率为 41.84 人/10 万人。若以全国 13 亿人口推算,我国猝死的总人数为 54.4 万/年。此次调查还显示,我国猝死发生率男性高于女性,分别为 44.6 人/10 万人口和 39.0/10 万人口。

该项目还在全国 31 家医院入选了 1 073 例心脏猝死的高危患者,所有患者均推荐置入心律转复除颤器(ICD)治疗:其中 144例置入,929 例未能置入作为对照,平均随访 10.4 个月。结果显示,置入组死亡 3 例(2.1%),未置入心律转复除颤器组死亡 82 例(8.8%)。

(三)病因和分类

1. 心脏性猝死的病因　冠状动脉粥样硬化是心脏性猝死最主要的病因。冠心病及其并发症在心源性猝死中占 80%,心肌病占 10%~15%,其他心血管病占 5%~10%,其外因为过劳、情绪激动、饱餐酗酒、过度吸烟、寒冷等;内因有严重心功能不全、进行性心绞痛、严重低血钾、低镁血症等。

据陈灏珠院士统计国内资料,在心脏性猝死中,冠心病占41.7%~61.7%,风心病 17.8%~19.1%,心肌病 5.9%~6.2%,肺心病 3.1%~5.9%,先心病 1.0%~4.4%;心肌炎<3.1%,梅毒性心血管病<2.4%,其他为 1%~3%。

2. 心脏病猝死的国际病因分类

(1)Hinkle-Thaler 分类:①心律失常性猝死,可分为意识和脉搏丧失前,无循环障碍;意识和脉搏丧失之前,有轻度非致死性心衰或有致死性心力衰竭等 3 种情况。②循环衰竭猝死又可分为主要由外周循环衰竭;或以心肌泵衰竭为主;或为不能分类的猝死等 3 种。

（2）Greene 分类：心律失常性猝死可分为为非心律失常性猝死及非心脏性猝死两种。

（3）尉挺分类：①心电衰竭引起的猝死（含室颤）。②电-机械分离（即心脏有持续的电节律活动，但无有效的功能）及心室停止搏动。③动力衰竭，中枢性者有心肌动力衰竭及心脏压塞，周围性者有大动脉破裂及大块肺栓塞。

（4）Lown 分类：①心电衰竭性猝死，主要是冠心病。②机械衰竭性猝死，常见于心肌梗死。心电衰竭性猝死与机械衰竭性猝死的区别见表 3-6。

表 3-6 心电衰竭性心脏性猝死与机械衰竭性心脏性猝死的鉴别

鉴别要点	冠心病	心肌梗死
病因	心电衰竭	机械型衰竭
先兆	无先兆	有先兆
室颤特点	反复发作	短暂发作
发作至死亡时间	数秒钟	数分钟至数小时
监护中室早	室性期前收缩严重	有室性期前收缩
心肌酶谱	无变化	呈系列变化
急性冠脉闭塞	无冠脉闭塞	有急性冠脉闭塞
心脏性猝死发生率	80%	20%
随诊复发率	>30%	<5%

（四）心脏性猝死的病理机制

1. 心脏性猝死病理生理学 任何累及心脏的疾病最终都可通过各种机制发生终末期心律失常而导致猝死。特别是在发达国家的白种人中。猝死最常见的病因是冠状动脉粥样硬化（占80%）。冠脉硬化致猝死的机制是心肌急性缺血或陈旧性心肌梗死产生心律失常。心脏破裂所致心脏压塞及大面积心肌坏死导致急性心力衰竭-无脉性电活动或室颤。心脏性猝死的其他病因包括浸润性疾病（心肌炎和心肌病）、心肌肥厚、心包膜疾病和心力衰竭等。各种心脏结构的异常加上某些因素与功能性改变,可影响心肌心电的稳定性而诱发心律失常。

(1)致死性室性心动过速:慢性冠心病常见区域供血不足,从而有局部心肌代谢或电解质改变。当应激时心肌需氧量剧增,而冠脉供血不足,以致发生心律失常或室颤。慢性冠心病可因冠脉内皮细胞损害和斑块破裂导致血小板激活与聚集产生血栓,且可发生一系列生化改变,影响到血管运动调节则发生室颤。

急性心肌缺血时,可立即引致心肌电活动-机械功能和代谢功能异常。在心肌细胞的分子水平上,急性缺血导致细胞膜完整性丧失,从而促使 K^+ 外流和 Ca^{2+} 内流而致酸中毒。静息跨膜电位下降,动作电位时间缩短及自律性增高。快速多形室性心动过速和室颤是缺血早期的特征性心律失常,可致心脏性猝死,乃因传导速度不同步及缺血心肌存在绝对不应期,而易引起折返所致。

冠脉栓塞后儿茶酚胺释放增多,则使心肌自律性异常而触发室性心动过速导致室颤。当心肌长期缺血可致心电不稳,若同时存在如下情况时,可导致心电异常,即一是既往有过损伤而愈合的心肌。二是慢性心肌肥厚。三是低钾血症。四是如果加上急性缺血的触发,即产生心电不稳定从而发生室颤。

(2)慢性心律失常和心室停搏:主要是由于窦房结和房室结无正常功能时,其下级的自律性组织不能代之起搏。常见于严重心脏病、心内膜下希氏束纤维化弥漫性变、缺氧、酸中毒、休克、肾衰竭、外伤和低温等全身情况,可导致细胞外 K^+ 浓度升高,希氏束细胞部分除极,4 相自动除极的坡度下降(自律性受抑制),最终可致自律性丧失。此型的心律失常由于自主细胞功能受抑制,有别于急性缺血时区域性病损,自律细胞功能受抑时,对超速抑制特别敏感,因而在短阵心动过速后,即发生长时间心室停搏。后者可致高钾和酸中毒,使自主性进一步受抑即发生房颤或心脏停搏。

(3)电-机械分离:即心肌有持续电节律活动,但无有效机械功能(在猝死中占 30%),常继发于心脏静脉回流的突然中断,如大面积肺栓塞、大出血和心脏压塞。也可为原发性,即无明显的机械原因而发生电-机的不耦联。常为严重心脏病的终末表现,但也见于急性心肌缺血或长时期心脏骤停的电击治疗后。

(4)自立神经系与心律失常:交感神经兴奋易引起致命的心律失常。而迷走神经兴奋时对交感性刺激诱发致死性心律具有预防保护效应。如急性心肌梗死能引起局部心脏交感与副交感神经去神经化,而对儿茶酚胺超敏,并伴有动作电位时间与不应期的缩短不同步,易引发心律失常。预防缺血能保存急性冠脉阻塞早期交感与副交感神经传出纤维的活性,而减少致命性心律失常发生。

(5)特发性室颤:心脏离子通道或调节蛋白的基因突变所致的一组与猝死有关的遗传性心律失常疾病,包括长 Q-T 综合征、Brugada 综合征与儿茶酚胺源性多形室性心动过速等。

①长 Q-T 综合征。系容易产生室性心律失常(特别是尖端扭转型室速)、晕厥、猝死的一组综合征,表现 Q-T 延长、T 异常。根据病因可分为先天遗传性和获得性(多为应激引起)两种。该征隐匿凶险,发生室颤或心脏性猝死发生率较高。1994 年发现该病是因 11 对染色体基因突变所致。其病因多样,常见应用抗心律失常药物后,使动作电位延长,其病因如基础心脏病、电解质紊乱。如普鲁卡因胺、丙吡胺、美西律、恩卡尼、胺碘酮、索他洛尔等心血管药物及抗精神药和抗组胺等药物。

上述各类病因及高龄、女性患者易致 Q-T 间期延长,并发尖端扭转型室速或室颤。

②Brugada 综合征。于 1992 年西班牙 Bru P. 和 Bru J. 两兄弟在特发性室颤中发现,心电图特征为右胸导联($V_1 \sim V_3$)ST 段升高,伴有或不伴有右束支传导阻滞患者,常发生晕厥或心脏性猝死。1996 年日本 MiqaEiKi 将此独特电生理征称为 Brugada 综合征。目前认为该病系常染色体显性遗传病,是编码 Na 通道 α

亚单位的 SCNSA 基因突变所致。Bragada 综合征是一个可致心脏性猝死的独立临床病症，其恶性心律失常是持续性多形性心室过速或室颤，而无尖端扭转现象，也无 Q-T 延长。室速均由短联律间期室性期前收缩诱发，故此被认为室速系心室内功能性折返所致。

心律失常主要在休息或睡眠时发作，未发作者 3 年内发生心脏性猝死风险高达 30%。

③平卧综合征 WPW/S。1930 年由 Wolff. Parkinson 和 White 首先报道。其特点是窦性心律时，心电图显示较短的 P-R 间期和宽大的 QRS，常合并阵发性心动过速，即后来命名的"预激综合征"的经典形式。该症原发室速和室颤都少见，多与合并的心脏病有关。平卧综合征发生心脏性猝死绝大多数是因为患者发生房颤时传导快达 250 毫秒以下，房颤冲动经由房室旁路下传，可引起极快的心室率，甚至室颤。

（6）儿茶酚胺源性多形室性心动过速：1995 年由 Leenhardt 等对此作了深入描述，其心律失常的临床特征是易发生猝死和易在活动及静脉注射儿茶酚胺类药物下反复诱发，心电图表现为多源性室速，常呈典型的双向性。由于儿茶酚胺源性多形性室速易诱发室颤危险，对确立这种患者的诊断时，应通过 24 小时动态心电图做长期心电图监测。根据儿茶酚胺源性多形性室速表型在受累家庭中的分布情况，可推出其常染色体显性遗传的特征。目前已查明 RyR2 是儿茶酚胺源性多形性室速患者常染色体显性遗传的基因。

Lown B. 指出，猝死多因室颤所致。易发室颤的心肌已存在心电不稳定性，神经活动增高可改变已有的心电不稳定性，使阈值降低促发室颤；精神紧张、激动，可因儿茶酚胺诱发过盛使心肌纤维扭曲破裂，产生心肌"电暴"致室颤而猝死。Eliotrs 研究给狗注射异丙肾上腺素结果显示，由于儿茶酚胺功能诱发过盛所致 Q-T 间期延长症候群，会加速室性心动过速的易损期。美国 Nebraska 大学医学中心通过临床研究显示，情绪激动或应用儿茶酚胺可即刻发生肌原纤维损伤,尔后"异常收缩带"崩解,急性坏死灶产生心肌"电暴"猝死。

当心脏性猝死发作时,心电图描记,有75%～80%患者有室颤,而持续性室颤仅有2%。缓慢性心律失常多见于重症心力衰竭,主要因窦房结、房室结或希氏束的慢性炎症纤维化或瘢痕形成,使其正常功能受到损害,患者直接病因诱发心脏性猝死的机制见表3-7。

表3-7　直接病因诱发心脏性猝死的机制一览表

直接病因	基础病因	机制
1.急性心肌缺血	伴或不伴冠状动脉粥样硬化 非硬化性冠脉病	室颤 心动过缓
2.浸润性疾病	炎症(心肌炎、心肌病) 瘢痕形成(陈旧性心肌梗死、 心肌病、结节病)	室颤 慢性心律失常(不常见)*
3.心脏肥厚	肥厚型心肌病 主动脉瓣狭窄、高血压	室颤 慢性心律失常(不常见)*
4.心脏扩大、充血性心力衰竭	扩张型心肌病 慢性心肌缺血、高血压 主动脉瓣关闭不全、二尖瓣关闭不全	室颤 慢性心律失常(不常见)*
5.心脏填塞	心肌梗死破裂、主动脉破裂	无脉性电活动
6.血流中断	肺栓塞 二尖瓣窄、左心房黏液瘤	无脉性电活动 室颤
7.广泛心肌缺氧	严重缺血性心脏病	压力反射刺激伴慢性心律失常
8.急性心力衰竭	主动脉狭窄、肺栓塞 大面积心肌梗死 乳头肌腱索断裂或瓣叶破裂	室性快速性心律失常 无脉性电活动 室颤
9.血管迷走神经性预激综合征	神经肌肉疾病附加传导束	压力反射刺激伴心动过缓 房颤→室颤
10.Q-T间期延长	先天性及获得性	室颤(尖端扭曲型室颤)
11.室室传导阻滞	房室结瘢痕形成、炎症、肿瘤	心动过缓→室颤

　　* 尤其存在累及传导系统的浸润反应

2. 心脏性猝死的病理组织学　冠状动脉粥样硬化是心脏性猝死常见的基础结构异常,心脏性猝死存活者中 40%～86% 发现有冠心病,心脏性猝死患者中 75% 具有 2 支以上冠脉狭窄＞75%;15%～64% 具有冠脉血栓栓塞。左室肥厚容易发生心脏性猝死。如果既往有心肌梗死史则危险更大。急性心肌梗死发生猝死患者,有房室结动脉狭窄者占 50%。少数患者的梗死病灶,直接累及房室结、房室束及其分支。心脏传导系统纤维化常见。急性炎症(心肌炎)和浸润性病变(如淀粉样变、硬皮病、血色病)均可损害房室结/房室束导致房室传导阻滞。近年注意到心神经疾病可能是心脏性猝死致病因素,包括冠脉病变可致缺血性损伤和病毒所致心脏神经损害,均可导致自主神经不稳定及心律失常。

一些学者通过尸检显示,因动脉硬化所致心脏性猝死者有 50%～60% 提示冠脉血栓形成。另有 20%～30% 陈旧性心肌梗死者,有 10%～15% 累及冠脉 1～3 支狭窄(≥75% 管腔断面),陈旧性心肌梗死在老年伴糖尿病患者中比例更高。

Perper 早年研究 171 例心脏性猝死者,显示 61% 有 3～4 支冠脉主干支狭窄超过管腔的 75%,75% 患者有 1 支冠脉狭窄＞90%,冠心病可因广泛冠状动脉硬化,常致慢性心肌缺血。Baroldi 分析心脏性猝死 208 例认为,冠脉粥样硬化损害程度与心脏性猝死相关,但在病理形态上仅见 15% 发生血栓。心肌灶性缺血是心脏性猝死的一个重要病理学改变。心肌坏死和纤维化瘢痕可因心肌灶性缺血或各种心肌损伤,如心肌炎、心肌病、心肌内小动脉微栓栓塞,或微血栓形成,可使灶性血管闭塞造成局部心肌灌注不足。Lisa 的 117 例心脏性猝死中有 50% 心肌炎改变,而患者猝死前无症状。Bissanon 病理解剖 151 例缺血性心脏病中,91 例有心肌瘢痕。心肌脂肪浸润性病变,可见弥漫性和虎斑状脂肪变,心肌纤维呈颗粒状或小滴状脂肪浸润,心外膜下和心肌纤维间的脂肪组织增生,最后心肌松软变性,心脏功能减退而致心脏性猝死。

日本学者解剖 20 例猝死者显示,有 4 例冠不全,6 例异常窦房结动脉呈纤维化症,6 例原发性心肌瘤与慢性心肌炎,3 例严重心律失常。急性冠不全常在动脉硬化的基础上,因自主神经功能紊乱,促使冠脉发生痉挛或血小板凝结和血栓形成,可致心肌缺血而发生心脏性猝死。

3. 心脏性猝死的其他非动脉硬化性冠脉病因

(1)如自发性冠脉夹层。在中青年冠脉夹层占 0.5%,多累及左前降支 90%。

(2)冠状小动脉:供应窦房结和房室结小动脉狭窄与心脏性猝死有关,一般为先天性发育不良。其他心肌内小动脉发育不良与儿茶酚胺诱发的心脏性猝死、肥厚性心肌病、镰状细胞病和二尖瓣脱垂有关。大多数小血管病的心脏性猝死累及心脏传导系统,室间隔内的血管增厚与心脏性猝死有关。

(3)心肌病:与心脏性猝死有关的两种常见心肌病是肥厚型心肌病和导致心律失常性右室心肌病(约占心脏性猝死 5% 以下),常是运动猝死者的病因。50% 病例为家族性的,主要为常染色体显性遗传,外显率不一,多数病例死亡时的年龄<40 岁,其病理学包括右室扩大,右室壁因纤维化或脂肪浸润而局部变薄,左室瘢痕形成常在心外膜组织下。

(4)心肌炎:病毒感染后继发的淋巴细胞浸润,是常见于儿童和青少年的病因。巨细胞心肌炎是特别具有侵袭性的一种心肌炎症。以伴有大量巨细胞慢性炎症,伴或不伴有瘢痕形成的心肌坏死为特征。

(5)遗传倾向:美国西雅图一项超过 500 例对照研究中发现,冠心病或心脏性猝死家族史是心脏性猝死的独立危险因素。巴黎前瞻性研究对 7 000 多名男性随访了 23 年发现,父母心脏性猝死史为独立危险因素。这种家族聚集现象可能与环境或遗传因素,或两者的互相作用有关。该研究中有 3 点提示遗传起作用。一是心脏性猝死危险与心肌梗死、家族危险性的增加共分离。二是父母和研究对象与心脏性猝死年龄存在正相关,即父母和研究对象在差不多同样的年岁死于同样原因。三是在父母有心脏性猝死史的小亚组中,后代心脏性猝死的相对危险为 9.4 倍,而父母一方有心脏性猝死时,后代心脏性猝死的相对危险为 0.8 倍。

荷兰阿姆斯特丹医学研究中心 Dekker 等的病例对照研究显示,家族猝死史是急性心肌梗死患者发生心脏性猝死的重要危险因素。

该研究首次纳入 ST 段抬高心肌梗死患者,其中 330 例原发室颤后存活者为病例组,372 例未发生室颤者为对照组,入院时心电图显示病例组累积 ST 段变化值显著高于对照组,ST 段每变动 10 毫米,室颤发生的比值比为 1.59。病例组的家族心脏性猝死发生率也显著高于对照组(43.1% 对 25.1% OR=2.72),校正 ST 段变化因素后,家族史仍是急性心肌梗死发生室颤的显著危险因素(OR=3.30)。

可见,心电图累积 ST 段变化和家族心源性猝死史是 ST 段抬高心肌梗死患者发生原发性室颤的主要预测因素。

(五)心脏性猝死的临床表现过程

1. 前驱期　多数患者在心脏性猝死前数天或数周或数月有心绞痛、气急、心悸、易疲乏及一些非特异性主诉。有资料显示,50% 心脏性猝死患者在一个月前曾求诊过,但主诉不一定与心脏有关。院外发生者有 28% 患者有心绞痛或气喘加重。

2. 发病期　典型表现包括长时间心绞痛或心肌梗死后的胸痛、心悸、气急、眩晕。事前无先兆者有 95% 为心源性冠脉病变。从心脏性猝死连续心电图记录中可见患者在死亡前数分钟或数小时内,有心电活动,其中有率快、室性期前收缩的恶性升级多见,如先有一阵持续或非持续性室速而致室颤,神志多为清醒,部分患者出现循环衰竭。

3. 心脏停搏 依次呈现心音消失、脉搏不清楚或摸不到、血压测不出、意识突然丧失，短阵抽搐多发于心脏停搏后 10 秒内，伴眼球偏斜，呼吸断续呈叹息样以后即停，心搏停止后 20～60 秒昏迷，瞳孔散大。

（六）心脏性猝死的诊断

1. 常规的检查诊断

（1）详细的病史询问：可提供室性心律失常的诊断线索，如是否有心悸、晕厥，是否有器质性心脏病的某些症状，如胸痛、呼吸困难。同时详细了解药物史，特别要了解患者有无心脏性猝死家族病史。

（2）常规做静息 12 导联心电图：除观察 Q-T 综合征、Brugada 综合征，以及导致心律失常性右室心肌病等特征性心电图改变外，还应注意有无电解质异常、器质性心脏病、心脏除极异常（如 QRS 时限增宽）等。必要时可做运动试验及动态心电图。

（3）综合分析：对于心脏性猝死患者，应根据发病前后一系列临床表现过程，结合患者病史及家族史，寻找有关线索进行分析，特别是从有过心电图记录的资料中，搜索重要证据。对于不明原因的心脏性猝死者，必须进行尸检。如尸检也无阳性发现时，应疑似为离子通道病，Q-T 综合征或 Brugada 综合征或儿茶酚胺源性多形性室速或室颤，建议进行针对心脏通道突变的基因学检查。

2. 心脏猝死的预测因子 对心脏猝死的危险性进行准确的预测是防止其发生的有效措施。许多研究都提出了有价值的预测方法和指标。兹摘要如下：

（1）缺血：心肌缺血是冠心病患者心脏性猝死的主要原因。ALTLAS 研究中 171 例尸检表明，心脏性猝死中急性冠脉疾病最多（54％），心力衰竭次之（32％），无冠脉疾病的患者罕见。而继续心肌缺血的无复流现象者与心血管事件密切相关。Abbo 等发现,无复流患者心血管事件较高,病死率为 15%,再梗死率为 31%。为评价无复流者的临床预后,Morishima 等随访 5 年提出,与经 PCI 介入治疗的冠脉前向血流恢复正常者相比,无复流患者心脏破裂、心衰、恶性心律失常和心脏死亡增加、射血分数值减少。

(2)左室收缩功能:通过超声心动图或放射性核素左室显影测定左室射血分数(LVEF)是急性心肌梗死(AMI)后心脏性猝死的重要预测因子。心肌负荷静息灌注显相的多变量分析也显示心脏性猝死存活者广泛的瘢痕组织和严重的左室射血分数(LVEF)下降是致命性室性心律失常的惟一预测因子,但此结论尚有争议。鉴于预测值阳性率低,单独的收缩功能对判定心肌梗死后患者心律失常的高危性不够等,作者建议将其与其他的预测指标联合应用,其预测价值及准确性将会大大增加。

(3)心电学指标

①心率变异性(HRV):其下降同自主神经功能失衡相联系,常为交感活动占优势。多种研究显示心率变异性下降是扩张型心肌病、心肌梗死和缺血性心肌病死亡的有力预测因子。但单独的心率变异性阳性预测价值有限(30%),且应用时患者必须为窦性心律。同时还有来自室早、呼吸周期和身体活动的干扰。

②T 波电交替(TWA):指 T 波形态、极性在心电描记轮廓中的改变,提示复极的不均一性。许多实验研究提示,T 波电交替在预测心脏性猝死上类似甚至优于其他非浸入性标志物。平均心电描记图可以看到体表心电图看不到的 TWA-微伏 T 波电交替(MTWA)。它是心律失常易损期的标志物。近来一项前瞻性研究提示,MTWA 对 NYHA Ⅱ级的心衰患者心律失常事件的发生有良好的预测价值。并发现扩张型非缺血性心肌病患者室性心动过速与 T 波电交替有密切联系。预测心肌梗死后的猝死,MTWA 的敏感性为 92%、特异性为 61%、阳性预测值为 7%、阴性预测值为 99%。较高的敏感性和阴性预测值提示 MTWA 可

用于心肌梗死后患者心脏性猝死的筛查。

可见，T波电交替，特别是微伏 T 波电交替（MTWA）的分析，是评估致命性心律失常危险性的新途径。但很多研究评估 T 波电交替阳性预测价值时仅包括了高危患者，并且尚不知这些结果是否可用于大规模人群。如低到中度致命性心律失常危险者，遂需进一步研究 T 波电交替的预测能力。

③窦性心律震荡（HRT）：是指具有代偿间歇的室性异位搏动后其窦性节律出现心率加速，随后又减慢的现象称为 HRT。窦性心律震荡异常是心肌梗死后心脏性猝死的一个独立危险因素，且不受心功能、β 受体阻滞剂、室性期前收缩多少的影响。经历经皮冠状动脉介入治疗的心肌梗死患者若获得成功的再灌注，则窦性心律震荡提高。

在心肌梗死患者低危组中，几乎总存在着正常 HRT 现象，而缺乏此现象者，死亡的危险明显增加。

由于窦性心律震荡受到心率、联律间期、代偿间期、异位起搏位置等诸多因素影响，可直接影响其测量结果，且对预测致死性心律失常的价值有限，对肥厚型心肌病者预后无预测价值。因此，需与其他预测指标联合以提高其敏感性、特异性、阳性率。

④QT 离散度（QTd）及 QT 间期动态变化。QT 离散度是心肌梗死患者的独立危险因子。QT 离散度增加对长 QT 间期综合征和肥厚型心肌病患者严重室性心律失常的预测有重要意义，但对慢性心衰和一般左室肥厚患者室性心律失常的发生则无预测价值。

GREP1 研究中应用 24 小时动态心电图评估了 265 例患者心肌梗死后 9～14 天 QT 间期的动态变化，研究表明，与射血分数（EF）、窦性心律震荡和晚电位相比，白天 QT/RR 的升高是心脏性猝死最有力的预测因子（RR=6.07）。

综上所述，心电学指标是预测心脏性猝死的重要因子，且近年发展很快，但单一指标的预测价值有限，若与较早发现的同类预测指标，如持续性室性心动过速、晚电位、QRS 间期延长、特发性 J 波等联合应用,或与其他非同类预测指标联合,其预测准确性可望大大提高。

(4)血清指标

①C 反应蛋白(CRP):为识别普通人群心脏性猝死危险性指标。基态 CRP 反应蛋白水平同心脏性猝死危险性明显性相关。CRP 反应蛋白基态水平在高四分位数人群中心脏性猝死危险性为低四分位数人群的 2.78 倍,说明炎症标志物可能在识别心脏性猝死发生前无明确冠心病的高危患者中十分有用;并且即使心脏性猝死尸检中无宏观死因发现者,常可见到小面积心肌纤维化和炎症存在。这提示,当 C 反应蛋白与其他心脏危险因子结合时,可提高表面健康个体心脏性猝死危险的预测水平。

②利钠肽:一项纳入 521 例心肌梗死者的研究显示,随访(43±13)个月时,3.1% 发生心脏性猝死。单变量分析表明,心房利钠肽(ANP)、N-末端心房利钠肽、脑利钠肽(BNP)高水平和射血分数(EF)低者可预测心脏性猝死,其中脑利钠肽的升高为最强的预测因子,而在另一项研究中发现,3 年内在 293 例左室射血分数(LVEF)≤35% 的患者中发生 44 例心脏性猝死(占 49%)。单变量危险因素为脑利钠肽、N-末端心房利钠肽、左室射血分数、N-末端脑利钠肽、系统血压、内皮素和 NYHA 心功能分级;多变量分析显示,脑利钠肽水平是惟一的心脏性猝死独立预测因子,其截点为脑利钠肽<2.11(130 皮克/毫升)。并且,高脑利钠肽结合 QTc 延长(>440 毫秒),可预测慢性心衰患者心脏性猝死。

③组织型纤溶酶原激活物(t-PA):经研究发现,只有亚急性期的组织型纤溶酶原激活物浓度为心脏事件的预测因子,并进一步发现组织型纤溶酶原激活物浓度的升高是独立于其他危险因素的心脏事件的预测因子。

近 10 多年以来,心脏性猝死的预测因子研究有较大进展,对心脏性猝死危险性准确的预测有重要的预防意义,尚可辅助诊断及评估预后等效益,但其特异性、敏感性和准确性尚不适应当前临床上的要求,有待于进一步研发。

(七)心律失常的处理与心脏性猝死防治

1.急救处理 心脏骤停的抢救程序如下:

(1)现场第一目击者首先应呼叫专业急救队伍,随之即开始心肺复苏。

(2)如果在院外有自动体外除颤器,立即做1次盲目除颤。

(3)如果用除颤器最大能量除颤后,室性心律失常仍复发,再次复律前首先静脉给予抗心律失常药物,常选择胺碘酮。

(4)心肺复苏应按照美国心脏学会等(美国心脏学会/国际复苏联络委员会)颁布的心肺复苏指南进行,例如,对于既无反应又无呼吸的患者,应给予2次人工呼吸后立即开始按压;应增加每分钟压胸次数,缩短心肺复苏期间压胸的间隔时间;胸外用力按压,每分钟100次,以胸廓彻底回弹,压胸间隔时间减到最小;在救治无脉搏心脏性猝死者,应在心律检查期间先行5个循环的心肺复苏(或2分钟)。

急救人员进行电击后不是立即检查心律,而是立即压胸行心肺复苏,5个循环的心肺复苏(或2分钟)之后再检查心律;治疗室颤或无脉搏室性心动过速时应仅做1次电击,而不是连续3次电击,然后立即心肺复苏。

2.室性心动过速的处理原则

(1)如果宽QRS心动过速的机制未明,应按室性心动过速进行处理。

(2)任何室速,只要发作时出现血流动力学严重障碍,即应及时给予直流电复律治疗。

(3)对于血流动力学稳定的室速可根据临床情况进行具体选择。

①如果考虑急性心肌炎缺血相关的室速,可以静脉给予β受体

阻滞药或利多卡因，并尽早行冠脉造影检查或冠脉血供重建治疗。

②病因不明的室速，可静脉给予胺碘酮、普鲁卡因胺、索他洛尔或 ajmaline 等抗心律失常药物。

③如果宽 QRS 心动过速的机制未明，禁用钙通道阻滞药，如维拉帕米或硫氮䓬酮。

④先天性除极异常或获得性长 QT 综合征患者，室速发作时的处理见后文。

⑤对于多形性室速发作的"风暴"现象（定义为 24 小时内发作≥2 次），首选静脉应用 β 受体阻滞药，次选静脉给予胺碘酮和 β 受体阻滞药联用；如仍无效，则需联用起搏器或导管消融等治疗。

3. 冠心病患者室性心律失常的处理与心脏性猝死的预防
它可以归纳为：一个重要前提，两种辅助治疗措施和三个置入式心脏复律除颤器治疗的适应证。"一个重要前提"是指必须积极处理心功能不全和充分纠正心肌缺血。室性心律失常是起源于心室异常快速节律，通常导致心脏性猝死。循证医学证实，β 受体阻滞剂能够有效减少室性期前收缩、室性心律失常及心脏性猝死的发生，并且较为安全，即使对于心力衰竭患者亦然。因此，β 受体阻滞药应作为抗心律失常药物治疗的基石。

"指南"建议：对于与急性心肌缺血有直接关系的室颤，需要在冠脉血供重建术 3 个月后再考虑置入心脏复律除颤器的必要性；对于急性心肌梗死患者，至少需要在发病 40 天后方考虑置入式心脏复律除颤器。冠心病的治疗，首先应以药物为主，如抗心律失常药物治疗无效或置入置入式心脏复律除颤器后室性心律失常仍频繁发作时，可考虑两种辅助治疗措施——导管消融和外科手术。"指南"指出，应仔细分析冠心病室速心电图特征，必要时可行电生理检查，以期发现其中一部分与心肌缺血或瘢痕无关的室速，例如右室流出道室速或束支折返性室速，这两类室速均可通过导管消融得到根治。

近年来,"指南"特别强调以下 3 类高危人群是心脏复律除颤器治疗的强适应证:①有心肌梗死病史,左室射血分数≤40%,同时伴有血流动力学不稳定的持续性室速。②急性心肌梗死后至少 40 天,左室射血分数<30%~40%(特别是伴有临床心功能不全症状的患者)。③无法接受血运重建治疗的心脏骤停幸存者。此外,对于血流动力学稳定的单形性心肌梗死后室速和有症状的非持续性室速也可考虑心脏复律除颤器治疗,但首先应进行抗心律失常药物治疗,特别是 β 受体阻滞剂、胺碘酮或索他洛尔(应避免应用 Ic 类抗心律失常药物),前者还可选择导管消融治疗。

4. 抗心律失常药物的选择及其他药物应用　抗心律失常药物中目前用于室性心律失常治疗和心脏性猝死预防的抗心律失常药物有多种,"指南"根据不同的临床情况给出如下选择建议:

(1)尚不具备心脏复律除颤器指征的室速患者,β 受体阻滞药是惟一的一线药物,只有当该药的剂量已达靶剂量或最大耐受量仍然无效时,方可考虑应用胺碘酮或索他洛尔。

(2)已经置入心脏复律除颤器,但室性心律失常频繁发作并导致心脏复律除颤器频繁放电的患者。此种情况下可供选择的方案有两种,其一是索他洛尔,其二是胺碘酮和 β 受体阻滞药联用;后者特别适用于合并严重左室功能障碍的患者。

(3)已经置入除颤器的患者,有频繁的伴有快速心室反应的房颤发作,并因此导致除颤器的不适当识别与放电,首选药是 β 受体阻滞剂或钙通道阻滞剂。如果这两类药物无效、无法耐受、或存在禁忌证,可考虑应用胺碘酮。

其他有关药物:对低血钾或低血镁时应注意及时补充钾离子、镁离子。对于伴有左室功能障碍的患者,充分应用具有逆转左室重构作用的药物,例如血管紧张素转化酶抑制剂、血管紧张素Ⅱ受体拮抗剂,以及醛固酮拮抗剂等。这些药物可通过逆转左室不良重构从而减少心脏性猝死的发生。此外,抗栓/抗血小板药物对于左室功能障碍也有降低心脏性猝死作用。调脂类药物对防治心脑血管粥样硬化和预防心脏性猝死均有益。

5. 心肌病并发室性心律失常处理与心脏性猝死预防 "指南"建议,无论是肥厚型心肌病,还是扩张型心肌病。只要有持续性室速或室颤发作即是置入除颤器的指征。然而在合并非持续性室速的情况下,二者的处理都不同,肥厚型心肌病合并非持续性室性心动过速是置入除颤器的指征,而扩张型心肌病合并非持续性室性心动过速是否必须置入除颤器,尚有争议。对于无室性心律失常发作的心肌病者,如存在猝死的高危因素建议置入心脏复律除颤器。对于扩张型心肌病而言,严重的左室功能障碍(左室射血分数≤30%~35%)和难于解释的晕厥,也是除颤器置入的指征。对于肥厚型心肌病而言,与猝死相关的高危因素除包括前述的心脏骤停史、自发的持续性室性心动过速和自发的非持续性室性心动过速外,还包括早发猝死家族史、无法解释的晕厥、左室室壁厚度≥30毫米,以及运动时异常的血压反应等。如果患者无法或不能接受除颤器治疗,可考虑胺碘酮是主要治疗药物,还可选择β受体阻滞药和维拉帕米。致心律失常性右室心肌病是近年颇受重视的一种心肌病,有报道,发生心脏性猝死的运动员中有25%罹患该病。

"指南"建议,记录到室颤或持续性室性心动过速的心律失常性右室心肌病患者是置入除颤器的Ⅰ类指标,然而合并非持续性室性心动过速的心律失常性右室心肌病患者是否需要置入除颤器则无明确建议。如果临床未记录到室性心律失常发作,但合并下列高危因素之一者也建议置入除颤器:①病变心肌较广泛,特别是已累及左室者。②有心脏性猝死家族史。③晕厥原因不明,且不能排除室性心动过速或室颤者。药物治疗可供选择的有胺碘酮和索他洛尔。导管消融治疗可控制一部分患者的室性心动过速发作,但不能预防心脏性猝死,仅能作为一种辅助治疗措施。

6. 心力衰竭时的室性心律失常处理与心脏性猝死预防 "指南"就心力衰竭时的室性心律失常的处理重点介绍了下述具有共性的问题：

（1）急性心力衰竭或心力衰竭恶化并发室性心动过速的处理：提倡尽早进行电复律以促进血流动力学的恢复，建议静脉应用胺碘酮。在心力衰竭恶化时出现的多形性室速，当心力衰竭得到纠正后会自行消失。

（2）关于单纯心脏再同步化（CRT）治疗的指征："指南"的建议是：对于纽约心功能分级（NYHA）Ⅲ～Ⅳ级、左室射血分数≤35%且存在明确心室失同步（QRS 时限≥160 毫秒；或 QRS 时限≥120毫秒，同时合并左室失同步的证据）的重度心力衰竭患者，亦可考虑单独进行单纯心脏再同步化治疗（Ⅱa 类建议）。除颤器联合双室起搏在长期随访中证明能改善心力衰竭患者（纽约心功能分级 NYHA Ⅲ～Ⅳ级）的生存率及减轻症状。双室起搏可改善心室收缩异常的左室收缩协调性。心肌再同步化治疗已被证明能改善血流动力学、增加射血分数、增强活动耐力、改善生活质量。

（3）关于非持续性室速的处理原则："指南"建议，对于无症状的非持续性室性心动过速可以不予处理，而对有症状的非持续性室性心动过速首选胺碘酮治疗。

7. 发生于结构正常的室性心律失常处理与心脏性猝死的预防

主要包括特发性室速和遗传性心律失常综合征，后者又包括长 QT 综合征、Brugada 综合征、短 QT 综合征、儿茶酚胺性多形性室速等。特发性室速主要起源于右室流出道和左室 Parkinje 传导系统（又称左室分支型室速），临床上较常见。"指南"建议特发性室速的首选治疗仍是抗心律失常药物，对于心室流出道室速可以选用 β 受体阻滞剂或钙通道阻滞剂，也有研究显示 Ic 类药物对右室流出道室速有效，对于左室分支型室速可选钙通道阻滞剂。如治疗无效可行导管消融术治疗。

8.遗传性心律失常综合征　虽然少见,但可致心脏性猝死。对已确诊患该病者,首先做危险分层据以决定是否进行置入式心脏复律除颤器治疗。置入心脏复律除颤器用于有心脏骤停史者的二级预防是必要的(Ⅰ类适应证),但用于无心脏骤停史者属于高危患者。"指南"指出具备下列情况的遗传性心律失常症候群者系高危患者:①长 QT 综合征患者的校正 QT 间期＞500 毫秒;②V$_{1\sim3}$导联出现自发性 ST 段抬高的 Brugada 综合征者;③运动试验可诱发多形性室速的发作。具有心脏骤停家族史并不是高危患者的必要条件。

在药物治疗方面,对长 QT 综合征和多形性室速 β 受体阻滞药是一线用药,对于 Brugada 综合征可用异丙肾上腺素和奎尼丁治疗,对其产生的室性心律失常"风暴"可能有效。需要强调的是如果抗心律失常药物治疗过程中,患者仍有晕厥,自发性室速或自发的 Brugada 综合征心电图特征出现时,应建议置入心脏复律除颤器。此外,调整生活方式特别避免剧烈运动和突发性强声音刺激(如闹钟声),对长 QT 间期综合证和多形性室速患者至关重要。

9.与室性心律失常的心脏性猝死(SCD)相关的特殊人群
主要介绍老年人与运动员两类人群。

(1)老年患者室性心律失常(VA)的处理原则与年轻患者相同,但在使用心律失常药物(AAD)时,应根据这些药物在老年人的药代动力学进行调整。对因其他疾病预期寿命＜1 年的老年VA 者,不推荐 ICD 治疗。

(2)运动员发生 SCD 的主要病因包括肥厚型心肌病(36％)、冠状动脉解剖异常(19％)及室性心律失常性右室心肌病(ARVC)等。"指南"建议,除病史和体检外,应作心电图(ECG)检查后,再对其中 ECG 异常、或有 SCD 家庭史者,进行超声心动图检查。对有晕厥/近似晕厥发作或在运动过程中室性早搏增加的运动员应进行全面评价。

10. 穿戴式除颤器（WCD） 它是征服猝死的又一把"利剑"。1980 年首例埋藏式心律转复除颤器置入人体，1999 年美国 FDA 批准自动体外除颤装置用于临床，2002 年美国 FDA 又批准了穿戴式除颤器投入临床应用，为人类征服心脏性猝死又多了一把"利剑"。

（1）穿戴式除颤器的结构：1998 年，德国学者 Auricchio 发明了穿戴式除颤器，该装置是将自动除颤器的各项设备及部件装备在一件可穿戴的背心上。猝死极高危者在猝死可能发生的活动期穿上该背心。在发生致死性室性心律失常并被穿戴式除颤器准确诊断后，穿戴式除颤器能及时自动地发放高能量除颤脉冲，使患者在事件发生后 1 分钟内得到救治。

穿戴式除颤器主要由感知电极及除颤器主机组成。感知与除颤电极装备在多条宽带编织成的可穿背心上，相当于心脏转复除颤器的感知与除颤电极导管部分，包括 3 个非黏附性除颤电极片及 4 个感知电极片，除颤器主机包括除颤器主机及患者控制器，两者通过一条宽带跨在患者的腰部（图 3-3）。

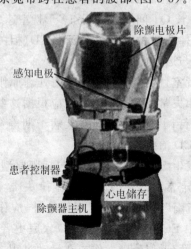

图 3-3　穿戴式除颤器

（2）穿戴式除颤器的功能

①穿戴式除颤器识别室速与室颤：WCD 识别室性心动过速与心室颤动的方法与心脏转复除颤器几乎相同，由于穿戴式除颤器不存在心脏转复除颤器的分层治疗，只需设定其对室速（室颤）的诊断频率即可（选择范围为 120～250 次/分）。

穿戴式除颤器在根据心率及持续时间判断室速的同时，还要与各种室上性心动过速进行鉴别。穿戴式除颤器可利用心动过速的突发性与窦性心动过速鉴别，并用 QRS 波的形态学标准，不断将心动过速发生后的 QRS 波与静息，心律时的模板 QRS 波形态进行比较，观察两者是否匹配，并作出进一步判断。

②穿戴式除颤器治疗室速（室颤）：一是除颤脉冲能量：第二代穿戴式除颤器的除颤脉冲为双相截距波，治疗成功率高，而除颤的脉冲能量较低（75～150J）。二是患者的意识测试：确定患者发生室速后，穿戴式除颤器系统并不立即发放高能量除颤脉冲，而要通过视觉、触觉、听觉刺激对患者进行 30 秒钟的意识测试。若穿戴式除颤器在此期间内未接到任何反应，表明旁边无目击者，且患者意识水平很低，便会立即进行治疗。三是高能量除颤电击，发放除颤脉冲治疗程度启动后，除颤电极背部的气囊立即被自动充气，使除颤电极片与患者皮肤接触更紧密，同时使除颤电极内自动释放出导电凝胶，以减少皮肤除颤系统的阻抗，降低烧伤等不良反应的发生率。穿戴式除颤器随后发放同步性双相除颤脉冲，即感知 QRS 波后 60 毫秒内发放除颤脉冲。四是穿戴式除颤器装置首次发放电除颤的成功率高达 98%，当首次治疗无效时，穿戴式除颤器会启动第二次放电治疗，反复除颤电击治疗的总次数为 5 次。

（3）穿戴式除颤器的应用：所有置入式心脏转复除颤器置入适应证均可作为穿戴式除颤器应用的适应证。换言之，对于所有适合心脏转复除颤器置入而不愿置入者，或室速的病因短期内可逆转、无能力接受心脏转复除颤器的置入、生存期太短、存在其他原因暂时不能置入心脏转复除颤器的患者，均适于应用穿戴式除颤器治疗。

穿戴式除颤器可应用于急性心肌梗死或冠心病冠脉旁路移植术后、严重心力衰竭、等待心脏移植的患者，以及病毒性、化学性、代谢性等原因导致的急性严重的心肌病患者。

（4）穿戴式除颤器的评价

①WCD 穿戴舒适，应用简便且无创，可协助患者恢复正常生活。

②无需目击者，穿戴式除颤器可自行除颤，且除颤脉冲发放前会对患者进行意识测试，使误诊误治率降至最低（<0.3%）。

③WCD 显著提高院外猝死救治的成功率。一般公共场所的救治成功率仅为 6.4%，充分应用穿戴式除颤器后可上升至 75%。

④WCD 的治疗率及疗效水平正在迅速提高。美国应用穿戴式除颤器的患者人数不断增多，仅 2008 年已超过 2 万人次。

⑤基于穿戴式除颤器技术具有治疗成功率高、误放电率低等优势，已成为医患双方愿意选择的治疗方式之一。置入式心脏转复除颤器（ICD）、自动体外除颤器（AED）及穿戴式除颤器（WCD）这 3 种自动除颤技术具有各自的特点、工作方式及适应证，它们三位一体，共同构建了一个强大、完整的心脏猝死的一、二级预防体系，在临床实践中日益发挥出重要作用。

11. 自动体外除颤器 （AED）早在 1979 年，自动体外除颤器就开始在美国医院应用，1990 年美国西雅图 Leonard 教授提出在公共场所应用自动体外除颤器技术的概念。1996 年 AED 专家组发表"关于公众电除颤"的倡议，建议使用 AED 的人员应扩大至非医务人员。同年，美国国会与美国心脏学会共同立法，2000 年形成法律条款，2002 年美国批准家庭型自动体外除颤器生产与使用。尔后,世界各国逐步推荐应用自动体外除颤器。

中国的研制于 2004 年启动,比西方国家滞后 5～10 年。目前,我国正在进行将科研成果转化为市场产品,预计不久国产自动体外除颤器将正式投入使用。

2007 年北京大学人民医院率先配备了国内首台自动体外除颤器,2008 年北京市人民政府一次性购进 400 台自动体外除颤器。

(1)自动体外除颤器的装置与操作:AED 由除颤主机、除颤电极片及导线、可充电电池三部分组成,可充电池装配在除颤主机中。

自动体外除颤器的操作:①发现猝死者倒地,越早被目击者发现,救治成功率越高。②尽快取到自动体外除颤器:当放置 AED 的箱子打开时都设有报警笛声,可引起周围更多人的关注与帮助。③贴放除颤电极片:操作者在患者左侧,按自动体外除颤器提示的方法暴露前胸并贴好除颤电极片。

(2)功能与疗效

功能:①自动迅速诊断:打开 AED 将除颤器电极片贴好后,AED 能在 5～15 秒钟(平均 10 秒)迅速诊断患者心律,一旦确诊室速、室颤,AED 会自动发放视听两种警报进行提示。②自动迅速治疗:AED 发放室速、室颤报警的同时,会自动充电,并有语言和演示屏幕指导现场操作。10 秒钟充电完毕后,AED 将自动发放电击除颤。③自动同步语言提示:AED 自动诊断与治疗的整个过程约需 20 秒钟,同步均有清晰的语言提示,防止操作人员因经验不足而操作失误。

疗效:AED 救治心脏性猝死时,室颤自动诊断的敏感性为 100%,特异性>95%,首次电除颤有效率为 96%。从启动 AED 到首次发放电击除颤治疗的时间平均 21 秒,大大提高了猝死者获得抢救的时效性和生存率。

美国实施公共除颤计划后，由室颤和无脉性室速所致心脏骤停患者的生存率达49%，相当于全美猝死救治者平均生存率的10倍。当AED项目开展得好，院外猝死者出现3分钟内就能获得AED除颤和心肺复苏时，生存率高达74%。

（3）猝死高危患者中多种治疗方法的比较：心脏复律除颤器、自动体外除颤器及穿戴式除颤器都是自动除颤装置，组成了防治猝死的方阵，三者各具优势，适用于不同情况的猝死高危者（表3-8）

表3-8　三种自动除颤方式的比较

穿戴式除颤器（WCD）	心脏复律除颤器（ICD）	自动体外除颤器（AED）
不需目击者介入性干预	不需目击者介入性干预	需目击者协助治疗
无创	需外科手术及电生理检查	无需外科手术
无药物治疗的不良反应	需经外科手术更换电极导线	
住院费用较低	患者发生感染时需要移出装置可能会延误治疗	

五、急性冠状动脉综合征

（一）概述

1. 定义

（1）急性冠状动脉综合征（Acunary coronavy syndrome，ACS）是以冠状动脉粥样硬化斑块破裂或侵蚀，继发完全或不完全闭塞性血栓形成为病理基础的一组临床综合征，是常见致死性疾病之一。

急性冠状动脉综合征是指冠心病中急性发病的临床类型，包括ST段抬高型心肌梗死、非ST段抬高型心肌梗死和不稳定型心绞痛（UA）。近年又将前者称为ST段抬高型急性冠状动脉综合征（STE-ACS），约占1/4（包括小部分变异型心绞痛），后两者合称为非ST段抬高型急性冠状动脉综合征（NSTE-ACS），约占3/4。它们主要涵盖了以往分类中的Q波型急性心肌梗死、非Q波型急性心脏梗化和不稳定型心绞痛。

(2)全球心肌梗死定义:2007年欧洲心脏病学会(ESC)、美国心脏病学会(ACC)、美国心脏学会(AHA)和世界心脏联盟(WHF)联合颁布《全球心肌梗死统一定义》认为,当临床上具有心肌缺血相一致的心肌坏死证据时,应被称为"心肌梗死"。满足以下任何一项标准均可诊断为心肌梗死:

①心脏生化标志物—肌钙蛋白(cTn)水平升高或降低,至少一个检测值超过参考值上限(URL)99百分位值,同时至少伴有下述心肌缺血证据之一,如心肌缺血的临床症状;心电图提示新发缺血改变,新发ST-T改变或新发左束支传导阻滞(LBBB);心电图提示病理性Q波形成;影像学证据提示新发局部室壁运动异常或存活心肌丢失(变薄、无收缩)。

②突发心源性死亡(包括心脏停搏)。通常伴有心肌缺血的症状,伴随新发ST段抬高或新发左束支传导阻滞,或经冠脉造影或尸检证实的新发血栓证据,但死亡发生在获取血标本或心脏标志物升高之前。

③基线心脏生化标志物(cTn)水平正常者接受经皮冠脉介入治疗(PCI)后,如心脏标志物水平升高超过参考值上限99%位值时,则提示围手术期心肌坏死;心脏标志物水平超过参考值上限99%的3倍,被定义为经皮冠脉介入治疗相关的心肌梗死。

④基线心脏生化标志物水平正常者接受冠脉搭桥术(CABG)后,如心脏标志物水平升高超过参考值上限99%,则提示围手术期心肌坏死。与冠脉搭桥术相关的心肌梗死的定义为心脏标志物水平超过参考值上限99%的5倍,同时合并下述一项:如新发病理性Q波;新发左束支传导阻滞;冠脉造影证实,新发桥血管或冠状动脉闭塞;新出现的存活心肌丢失的影像学证据。

⑤病理发现急性心肌梗死。

(3)陈旧性心肌梗死定义:符合以下任何一项标准均可诊断

为陈旧性心肌梗死：①新出现的病理性 Q 波（伴或不伴症状）。②影像学证据显示局部存活心肌丢失（变薄、无收缩），缺乏非缺血性原因。③病理发现已经愈合或正在愈合的心肌梗死。

2. 急性冠状动脉综合征的病理生理学基础　急性冠状动脉综合征有共同的病理生理学基础，即在冠状动脉粥样硬化的基础上，粥样斑块松动、裂纹或破裂，使斑块内高度致血栓形成的物质暴露于血液中，引起血小板在受损表面黏附、活化、聚集，形成血栓，导致病变血管完全性或非完全性闭塞。冠脉病变的严重程度，主要取决于斑块的稳定性，而与斑块的大小无直接关系。不稳定斑块其脂质核较大，纤维帽较薄，含大量的巨噬细胞和 T 淋巴细胞，血管平滑肌细胞含量较少。不稳定型心绞痛和非 ST 段抬高型心肌梗死的特征是心肌供氧和需氧之间平衡失调。目前发现其最常见病因是心肌血流灌注减少，乃由粥样硬化斑块破裂发生的非阻塞性血栓导致冠脉狭窄所为。血小板聚集和破裂斑块碎片导致的微血管栓塞，使许多患者的心肌标志物释放。其他原因包括动力性阻塞（冠脉痉挛或收缩）、进行性机械性阻塞、炎症或感染、继发性 UA 即心肌耗氧量增加或氧输送障碍的情况（包括贫血、感染、甲亢、心律失常、血黏滞、低血压）等几种病因互相关联。

ST 段抬高型心肌梗死的病理生理学主要是由于冠状动脉管腔急性完全性闭塞，血供完全停止，导致所供区域心室壁心肌透壁性坏死。临床上表现为典型的 ST 段抬高型心肌梗死，即传统的 Q 波型心肌梗死。其病理生理特征是因心肌丧失收缩功能所产生的左心室收缩功能降低、血流动力学异常和左心室重构（心肌梗死发生后，左室腔大小、形态和厚度发生变化，总称为心室重构）所致。

3. 急性冠状动脉综合征的危险分层　急性冠状动脉综合征是冠心病病程中的严重事件，往往导致大面积心肌梗死，甚至猝死。不同患者临床表现不尽相同，由于不同的发病机制造成不同类型急性冠状动脉综合征的近、远期预后有较大的差别。应针对患者不同的风险采取相应防治对策,这就需要进行危险分层。来自临床研究和专业学会的危险分层方法基本思路一致,可供参考。在应用时宜结合具体病例、动态评估、选择合适的诊断和治疗方案,才能最大限度地改善患者的预后。

对于急性冠状动脉综合征的危险评估要遵循以下原则:首先是明确诊断,依次进行分类和危险分层,最终确定治疗方案。

(1)美国心脏病学会/美国心脏学会将具有以下临床或心电图情况中的 1 条作为高危非 ST 段抬高型急性冠状动脉综合征患者的评判标准:①缺血症状在 48 小时内恶化。②长时间进行性静息性胸痛(>20 分钟)。③低血压、新出现杂音或杂音突然变化、心力衰竭、心动过缓或心动过速、年龄>75 岁。④心电图改变,静息性心绞痛伴一过性 ST 段改变(>0.05 毫伏),新出现的束支传导阻滞,持续性室性心动过速。⑤心肌标志物 TnI、TnT 明显增高(>0.1 纳克/毫升)。

(2)中度危险为无高度危险特征,但具备下列中的一条:①既往心肌梗死、周围或脑血管疾病或冠脉搭桥、既往使用阿司匹林。②长时间(>20 分钟)静息性胸痛已缓解,或过去 2 周内新发 CCS 分级Ⅲ级或Ⅳ级心绞痛,但无长时间(>20 分钟)静息性胸痛,并有高度或中度冠状动脉疾病可能有夜间心绞痛。③年龄>70 岁。④心电图改变,T 波倒置>0.2 毫伏,病理性 Q 波或多个导联静息 ST 段压低<0.1 毫伏。⑤肌钙蛋白Ⅰ或心脏肌钙蛋白 T 轻度升高(即<0.1 纳克/毫升但>0.01 纳克/毫升)。

(3)低度危险性为无上述高度、中度危险特征,但有下列特征:①心绞痛的频率、程度和持续时间延长,诱发胸痛阈值降低,2 周至 2 个月内新发心绞痛。②胸痛期间心电图正常或无变化。③心脏标志物正常。

(4)近年来,在结合上述指标的基础上将更为敏感和特异的心肌生化标志物用于危险分层,其中最具代表性的是心肌特异性肌钙蛋白、C 反应蛋白、高敏 C 反应蛋白、脑利钠肽(BNP)和纤维蛋白原。

ST 段抬高型心肌梗死的患者具有以下任何 1 项者,可被确定为高危患者:①年龄＞70 岁。②前壁心肌梗死。③多部位心肌梗死(指 2 个部位以上)。④伴有血流动力学不稳定,如低血压、窦性心动过速、严重室性心律失常、快速心房颤动、肺水肿或心源性休克等。⑤左、右束支传导阻滞源于急性心肌梗死。⑥既往有心肌梗死病史。⑦合并糖尿病和未控制的高血压。

4. 心肌标志物的评价 通过检测坏死心肌细胞释放入血中的蛋白物质,如肌红蛋白、心脏肌钙蛋白 T(cTnT)和肌钙蛋白 I(cTnl)、肌酸激酶(CK)、乳酸脱氢酶(LDH)等可以识别心肌细胞的坏死。但引起这些标志物水平升高的原因众多,故当心脏生化标志物升高而没有缺血的临床证据时,应寻找其他可能导致心肌坏死的病因(表 3-9)。

表 3-9　心脏生化标志物升高的非缺血性心脏病原因

心脏挫伤,或由手术、消融、起搏等引起的心脏损伤
急性和慢性充血性心力衰竭
主动脉夹层分离
主动脉瓣膜疾病
肥厚型心肌病
快速或缓慢性心律失常,或房室传导阻滞
心尖球形综合征(Apical ballooning syndrome)
伴心肌损伤的横纹肌溶解症
肺栓塞、严重肺动脉高压
肾衰竭
急性神经系统疾病,包括脑卒中或蛛网膜下隙出血
浸润性疾病,如淀粉样变性、血色病、肉状瘤病、硬皮病
炎症性疾病,如心肌炎、心肌扩张性疾病、心内膜炎、心包炎
药物毒性或毒素
危重患者,尤其是呼吸衰竭或脓毒症患者
烧伤,特别是烧伤＞30%体表面积者
过度劳累

因为肌钙蛋白Ⅰ或心脏肌钙蛋白Ｔ几乎完全具有心肌组织特异性并具有高度敏感性,因此是评价心肌坏死的首选标志物。即使心肌组织发生微小区域的坏死也能检测到心脏生化标志物的升高。心脏生化标志物的升高对于诊断急性心肌梗死至关重要,应在初诊及6～9小时后重复测定,如初期心脏生化标志物检测阴性而临床又高度怀疑急性心肌梗死时,应在12～24小时后再次检测。心肌梗死患者心脏生化标志物水平升高可在发作后持续7～14天。

没有条件检测心脏生化标志物时,肌酸激酶同功酶(CK-MB)为最佳替换指标。同样,为了明确心肌梗死的诊断,应在初诊及6～9小时后重复检测肌酸激酶同功酶,以动态观察其变化的幅度。由于肌酸激酶广泛分布于骨骼肌,缺乏特异性,因此不推荐用于诊断心肌梗死。传统上,肌酸激酶同功酶用来检测再发心肌梗死。然而,新近数据表明心脏生化标志物也能提供相似的信息。心肌梗死患者再发心肌梗死症状时,应在发作当时及3～6小时后重复检测心脏标志物。重复检测标志物水平较之前升高20％以上时,可定义为再发心肌梗死。

(二)不稳定型心绞痛和非ST段抬高型心肌梗死

1.病理机制 不稳定型心绞痛包括了除稳定型劳力性心绞痛以外的初发型、恶化型劳力性心绞痛和各型自发性心绞痛。它是在粥样硬化病变基础上发生冠脉内膜下出血、斑块破裂、破损处血小板与纤维蛋白凝集成血栓、冠脉痉挛及远端小血管栓塞引起的急性或亚急性心肌供血减少所致。它是急性冠状动脉综合征中的常见类型。若不稳定心绞痛伴有血清心肌坏死标志物明显升高时,可确立非ST段抬高型心肌梗死的诊断。

冠状动脉粥样硬化斑块的慢性进展,可使冠状动脉严重狭窄或完全闭塞。当冠脉发生严重阻塞时间较长,累计心肌缺血＞20

分钟,组织学上有心肌坏死,血清心肌坏死标志物异常升高,心电图呈持续性心肌缺血改变而无 ST 段抬高和病理性 Q 波出现,临床上即可诊断为非 ST 段抬高型心肌梗死或非 Q 波型心肌梗死。非 ST 段抬高型心肌梗死虽然心肌坏死面积不大,但心肌缺血范围已不小,因此病变仍属高危。

心肌细胞在较短时间就演变为坏死(通常在 20 分钟,有些动物模型甚至更短)。心肌细胞完全坏死需要 2~4 小时,甚至更长时间,这取决于缺血区域的侧支循环、冠脉闭塞的持续性、心肌细胞对缺血的敏感性,以及心肌氧供和个体需求差异。根据心肌梗死面积可分为局灶坏死、小面积(小于左室心肌的 10%)、中面积(左室心肌 10%~30%)和大面积(大于左室心肌的 30%)坏死。

心肌梗死在病理上可分为急性期、愈合期和陈旧期。急性期心肌梗死特征是可见多形核白细胞,即当缺血至细胞死亡时间仅6 小时;愈合期仅有单核细胞和成纤维细胞,未见多核白细胞;陈旧期梗死表现为没有细胞浸润的瘢痕组织。从急性期过渡到陈旧期至少需要 5~6 周时间。再灌注会产生具有收缩带的肌细胞,使大量红细胞外渗,从而改变坏死区的宏观和微观结构。根据临床病理及其他特征,心肌梗死时间可分为进展期(<6 小时)、急性期(6 小时至 7 天)、愈合期(7~28 天)和陈旧期(≥29 天)。

需要强调的是,临床和心电图记录的心肌梗死分期与实际病理学分期不一定相符。例如,心电图显示 ST-T 变化,心脏标志物升高时往往提示新近发生的心肌梗死,但病理分期可能已处于愈合期。

2. 临床表现

(1)缺血性胸痛史:疼痛通常在胸骨后或左胸部,可向左上臂、下颌部、背部或肩部放散。有时疼痛部位不典型,可在上腹部、颈项等部位。疼痛呈剧烈的压榨性或紧迫、烧灼感,常持续 20分钟以上,有时伴有呼吸困难、大汗、恶心、呕吐或眩晕等。女性常见不典型胸痛,老年人更多地表现为呼吸困难。应注意非典型疼痛部位、无痛性心肌梗死。

(2)不稳定型心绞痛的临床表现具有以下3个特征之一:①静息时或夜间发生心绞痛常持续20分钟以上。②新近发生的心绞痛(病程在2个月内)且程度较严重。③近期心绞痛逐渐加重(包括发作的频度、持续时间、严重程度和疼痛放射到新的部位)。发作时可有出汗、皮肤苍白湿冷、恶心、呕吐、心动过速、呼吸困难、出现第三或第四心音等。而原来可以缓解心绞痛的措施此时变得无效或不完全有效。

不稳定型心绞痛中约20%发生非ST段抬高型心肌梗死,需通过血肌钙蛋白和心肌酶检查来判定。不稳定型心绞痛和非ST段抬高型心肌梗死中很少有严重的左心室功能不全所致的低血压(心源性休克)。

3.实验室检查和辅助检查

(1)心电图检查:迅速评价初始18导联心电图,应在10分钟内完成。不稳定型心绞痛发作时心电图有一过性ST段偏移或T波倒置;如心电图变化持续12个小时以上,则提示发生非ST段抬高型心肌梗死。非ST段抬高型心肌梗死时不出现病理性Q波,但有持续性ST段压低$\geqslant$0.1毫伏(aVR导联,有时还有V_1导联则ST段抬高),或伴对称性T波倒置,相应导联的R波电压进行性降低,ST段和T波的这种改变常持续存在。

(2)心脏标志物检查:不稳定型心绞痛发病时,心脏标志物一般无异常增高;非ST段抬高型心肌梗死时,血肌酸激酶同工酶或肌钙蛋白常有明显升高。肌钙蛋白T或I及C反应蛋白升高是协助诊断和提示预后较差的指标。

(3)其他:需施行各种介入性治疗时,可先行选择性冠状动脉造影术,必要时做血管内超声或血管镜检查,以明确病变情况。

4.诊断与鉴别诊断 对于年龄$\geqslant$40岁以上的人群中若有高

血压、高脂血症或糖尿病史的患者,主诉有符合上述临床表现的心绞痛时,应考虑急性冠状动脉综合征。但是,须先与急性心包炎、急性肺动脉栓塞、主动脉夹层分离,并与心脏以外的疾病,如急性胸膜炎、自发性气胸、带状疱疹等引起的胸痛区别开来。同时还应通过 ECK、X 线和心脏标志物等一系列检测。必要时可选 CT 或磁共振主动脉断层显像等,以资鉴别判定为不稳定性心绞痛、非 ST 段抬高型心肌梗死、或是 ST 段抬高型心肌梗死。

5. 预后 约有 30%的不稳定型心绞痛患者在发病 3 个月内发生心肌梗死,而猝死较少见,其近期死亡率低于非 ST 段抬高型心肌梗死或 ST 段抬高型心肌梗死。但不稳定型心绞痛或非 ST 段抬高型心肌梗死的远期死亡率和非致死性事件的发生率高于 ST 段抬高型心肌梗死,这可能与其冠状动脉病变更严重有关。

6. 防治 冠状动脉粥样硬化斑块可由稳定转变为不稳定,继而破裂导致血栓形成。非 ST 段抬高型心肌梗死为血栓不完全堵塞动脉或微栓塞所致,因此抗栓治疗非常重要。不稳定型心绞痛或非 ST 段抬高型心肌梗死的治疗目标包括抗栓、抗凝、抗心肌缺血、稳定斑块或介入治疗,并进行长期的二级预防。而溶栓治疗不宜用于不稳定型心绞痛或非 ST 段抬高型心肌梗死。

(1)抗栓治疗:抗栓治疗可预防冠状动脉内进一步的血栓形成,促进内源性纤溶活性溶解血栓和减少冠脉狭窄程度,从而可减少事件风险和预防冠状动脉完全阻塞的进程。抗栓治疗中以抗血小板聚集治疗最有效。目前主要有 3 种抗血小板药物:

①环氧化酶抑制剂。阿司匹林是通过抑制环氧化酶发挥抗血小板聚集作用,可降低急性冠状动脉综合征患者的心肌梗死发生率和死亡率达 70%。开始负荷剂量为 160~325 毫克/日,随后按 75~100 毫克/日,长期服用。

②二磷酸腺苷(ADP)受体拮抗剂。氯吡格雷和噻氯匹定能拮抗血小板二磷酸腺苷受体,从而抑制血小板聚集。氯吡格雷起效快、安全性好,可用于对阿司匹林禁忌者,其起始剂量为300毫克,以后75毫克/日,口服维持,对于非ST段抬高型心肌梗死的急性冠状动脉综合征患者不论是否做介入治疗,可用阿司匹林加氯吡格雷常规治疗,应联合使用12个月。对于放置支架的患者的治疗时间应更长,噻氯匹定起效较慢、不良反应较多,现已少用。

③血小板膜糖蛋白Ⅱb/Ⅲa(GPⅡb/Ⅲa)受体拮抗剂:激活的血小板膜糖蛋白Ⅱb/Ⅲa受体与纤维蛋白原结合,形成在激活血小板之间的桥梁,导致血小板血栓形成。阿昔单抗体是直接抑制血小板膜糖蛋白Ⅱb/Ⅲa受体的单克隆抗体,在血小板激活起重要作用的情况下,特别是患者进行介入治疗时,该药多能有效地与血小板表面的血小板膜糖蛋白Ⅱb/Ⅲa受体结合,从而抑制血小板的聚集;一般使用方法是先静脉注射冲击量0.25毫克/千克,然后每小时10微克/千克体重静脉滴注12~24小时。合成的该类药物还有替罗非班和依替巴肽。以上3种血小板膜糖蛋白GPⅡb/Ⅲa受体拮抗剂,静脉制剂适用于急性冠状动脉综合征患者急诊介入治疗(首选阿昔单抗,因目前其安全性证据最多),可明显降低急性和亚急性血栓的发生率,如果在介入治疗前6小时内开始用该类药品,疗效更好。若未行介入治疗,血小板膜糖蛋白Ⅱb/Ⅲa受体拮抗药可用于高危患者,尤其是心脏标志物升高或尽管接受合适的药物治疗,症状仍持续存在或两者兼而有之的患者。血小板膜糖蛋白Ⅱb/Ⅲa受体拮抗药应持续应用24~36小时,静脉滴注结束之前进行血管造影。不推荐常规联合应用血小板膜糖蛋白Ⅱb/Ⅲa受体拮抗药和溶栓药。

(2)抗凝治疗:常用抗凝药物包括普通肝素、低分子肝素、磺达肝癸钠和比伐卢定。需紧急介入治疗者,应立即开始使用普通肝素或低分子肝素或比伐卢定。对于选择保守治疗且出血风险高的患者,应优先选择磺达肝癸钠。

①肝素和低分子肝素。肝素的推荐剂量是先给予 80 单位/千克,静脉注射,然后每小时以 18 单位/千克体重的速度静脉滴注维持,治疗过程中需注意开始用药或调整剂量后 6 小时测定部分激活凝血酶时间,根据凝血酶时间调整肝素用量,使凝血酶时间控制在 45～70 秒。但是,肝素对富含血小板的血栓作用较小,且肝素的作用可由于肝素结合血浆蛋白而受影响。未口服阿司匹林的患者停用肝素后可能使胸痛加重,与停用肝素后引起继发性凝血酶活性增加有关。因此,肝素以逐渐停用为宜。

低分子肝素比普通肝素具有更合理的抗 Ⅹa 因子及 Ⅱa 因子活性的作用,可以皮下注射,不需要实验室监测。临床观察表明,低分子肝素较普通肝素有疗效肯定、使用方便的优点。使用低分子肝素的参考剂量:依诺肝素 40 毫克,那曲肝素 0.4 毫升或达肝素 5 000～7 500 国际单位,皮下注射,每 12 小时 1 次,通常在急性期用 5～6 天。

磺达肝癸钠是 Ⅹa 因子抑制剂,最近研究表明在降低非 ST 段抬高型-急性冠状动脉综合征的缺血事件中其效果和低分子肝素相当,且出血并发症明显减少、安全性较好,但不能单独用于介入治疗中。

②直接凝血酶抑制药。比伐卢定及水蛭素能够选择性地与凝血酶结合,并将其灭活。在临床上多用于肝素诱导血小板减少性紫癜的抗凝治疗。ACUITY 试验是一项国际多中心、大规模随机、双盲对照试验,共纳入非 ST 段抬高型心肌梗死-急性冠状动脉综合征患者 13 800 例,比较比伐卢定和依诺肝素、普通肝素,以及血小板膜糖蛋白 Ⅱb/Ⅲa 受体拮抗药对 30 天一级终点死亡、心肌梗死、出血的影响。结果显示:比伐卢定对 30 天一级终点的影响优于普通肝素＋血小板膜糖蛋白 Ⅱb/Ⅲa 受体拮抗剂组,适用

于高危、老年及肾功能不全者,出血并发症未见增加。

(3)有关溶栓治疗不宜用于不稳定型心绞痛或非 ST 段抬高型心肌梗死的证据:抗栓治疗包括抗血小板聚集、抗凝治疗及溶栓治疗等。溶栓治疗的目的在于 ST 段抬高心肌梗死早期(6～12小时内)溶解血栓,对于非 ST 段抬高急性冠状动脉综合征不主张做溶栓治疗。一方面是由于后者多为非完全性阻塞性冠状动脉病变,而且血栓成分多为以血小板为主的血栓,溶栓治疗无必要,效果也不好;另一方面,溶栓药物具有潜在的促凝作用,有时反而引起血栓发展,并发重要脏器的出血。

溶栓对高龄患者易发生出血事件,20 世纪 90 年代的研究倾向于老年患者溶栓弊大于利。据 FTT 研究显示:＞75.8 岁的高龄组溶栓后卒中发生率增加,溶栓后 35 天以内大出血事件(危及生命和需要输血)发生率随年龄增长而上升。GUSTU-1 研究发现,即使血管造影证实溶栓成功,＞75 岁的高龄患者死亡风险仍是≤75 岁患者的 4 倍,而且心源性休克、再梗死、心力衰竭、房室传导阻滞及房性心律失常等不良后果也明显增多,其中伴发出血性卒中的老年患者,其预后更差。

(4)抗心肌缺血治疗

①硝酸酯类药物。硝酸甘油为短效硝酸酯类,对持续性心绞痛患者,首先予舌下含服 0.3～0.6 毫克,继以静脉滴注,开始5～10 微克/分钟,每 5～10 分钟增加 5～10 微克,直至症状缓解或平均血压降低 10％,但收缩压不低于 90 毫米汞柱。目前推荐静脉应用硝酸甘油的患者症状消失 24 小时后,即改用口服制剂或应用皮肤贴剂。药物耐受现象可能在持续静脉应用硝酸甘油24～48 小时出现。在长期使用此类药物治疗中应逐渐减量,直至停用。

②镇痛药。如硝酸酯类药不能使疼痛迅速缓解,应立即给予吗啡 10 毫克稀释成 10 毫升,每次 2～3 毫升,静脉注射。哌替啶

50～100毫克,肌内注射,必要时1～2小时后再注射1次,以后每4～6小时可重复应用,须注意呼吸功能的抑制。给予吗啡后如出现低血压,可仰卧或静脉滴注生理盐水来维持血压,很少需要用升压药。如出现呼吸抑制时应给予纳洛酮0.4～0.8毫克。有使用吗啡禁忌证(低血压和既往过敏史)者,可选用哌替啶替代。疼痛较轻者可用罂粟碱30～60毫克,肌内注射或口服。

③β受体阻滞剂。β受体阻滞药对不稳定型心绞痛和非ST段抬高型心肌梗死患者有减少心肌缺血发作和心肌梗死发展的作用。其使用方案如下:一是首先排除有心力衰竭、低血压(收缩压低于90毫米汞柱)、心动过缓(心率低于60次/分)、或有房室传导阻滞(P-R间期＞0.24秒)的患者。二是给予美托洛尔,每次5毫克静脉推注,共3次。三是每次推注后观察2～5分钟,如果心率低于60次/分或收缩压低于100毫米汞柱时则停止给药,静脉注射美托洛尔的总量为15毫克。四是如血流动力学稳定,末次静脉注射后15分钟,开始改为口服给药,每6小时50毫克,持续2天,以后渐增为100毫克,每日2次。作用极短的β受体阻滞剂艾司洛尔,每分钟静脉注射50～250微克/千克体重,安全有效,甚至可用于左心功能减退的患者,药物作用在停药后20分钟内消失,可使用于有β受体阻滞剂相对禁忌证,而又希望减慢心率的患者。β受体阻滞剂的剂量应调整到患者安静时心率为50～60次/分。

④血管紧张素转化酶抑制剂。血管紧张素转化酶抑制剂是治疗急性心肌梗死的常用药物,其抗动脉粥样硬化的作用机制包括降低血压,减少血管平滑肌细胞增生、肥厚、迁移,增加细胞凋亡,保护内弹力板;减少炎性细胞的浸润,由于改善血管的舒张而稳定脂质斑块;改善内皮功能,稳定纤溶系统。同时能抑制肾素-血管紧张素-醛固酮系统,改善心室重构及心脏功能,减少心律失常等。因此,如无禁忌证,所有不稳定型心绞痛和非ST段抬高型

心肌梗死患者都可选用血管紧张素转化酶抑制剂。

⑤调脂治疗。他汀类降脂药物可以稳定斑块,改善内皮细胞功能,专家建议早期应用他汀类药,使低密度脂蛋白胆固醇水平降至<2.072毫摩/升。可选用的他汀类药物有辛伐他汀20~40毫克/日,普伐他汀10~40毫克/日,氟伐他汀40~80毫克/日,阿托伐他汀10~80毫克/日,瑞舒伐他汀10~20毫克/日。

(5)血供重建治疗

①经皮冠脉介入术(PCI)。不稳定型心绞痛或非ST段抬高型心肌梗死的高危患者,尤其是血流动力学不稳定、心脏标志物显著升高、顽固性或反复发作心绞痛伴动态ST段改变、有心力衰竭或危及生命的心律失常者,应早期行血管造影术和经皮冠状动脉介入术(PCI)治疗(如可能应在入院72小时内)。PCI治疗能改善预后,尤其是同时应用血小板膜糖蛋白Ⅱb/Ⅲa受体拮抗药时。对中危患者及有持续性心肌缺血证据患者,也有早期做血管造影指征,可识别致病的病变、评估其病变的范围和左心室功能。对低危患者不进行常规的介入性检查。

②冠脉旁路移植术(CABG)。对经积极药物治疗而症状控制不满意及高危患者(包括持续ST段压低、心肌标志物升高等),应尽早(在72小时内)进行冠脉造影,根据下列情况选择治疗措施:一是严重左冠脉主干病变(狭窄>50%),最危及生命,应及时外科手术治疗。二是有多支血管病变,且有左心室功能不全(左心室射血分数<50%)或伴有糖尿病者,应进行冠脉旁路移植术。三是有二支血管病变合并左前降支近段严重狭窄和左心室功能不全(左心室射血分数<50%)或无创性检查显示心肌缺血的患者,建议施行冠脉旁路移植术。四是对经皮冠脉介入术效果不佳或强化药物治疗后仍有缺血的患者,建议行冠脉旁路移植术。五是弥漫性冠状动脉远端病变的患者,不适合行经皮冠脉介入术或冠脉旁路移植术。

(三)ST 段抬高型心肌梗死(STEMI)

心肌梗死 MI 是在冠状动脉粥样硬化病变基础上,发生冠状动脉血供急剧减少或中断,使相应的心肌严重持久地急性缺血所致的部分心肌急性坏死。临床表现为胸痛,急性循环功能障碍,反映心肌急性缺血、损伤和坏死一系列特征性心电图演变,以及血清心肌酶和心肌结构蛋白的变化。心肌梗死的原因常是在冠脉病变的基础上继发血栓形成所致。

1.发病概况

我国现患心肌梗死患者约 200 万人,每年新发 50 万人,其中以北京、天津两地最多,城市多于农村,男性多于女性。男性患者的高峰年龄为 51～60 岁,女性则为 61～70 岁,随年龄增长男女比例差别逐渐缩小。60%～89%患者伴有高血压,近半数既往有心绞痛。吸烟、肥胖、糖尿病和缺少体力活动者易患病。

2.病理解剖、组织学

当冠状动脉管腔急性完全闭塞,血供即完全停止,导致所供区域心室壁心肌透壁性坏死,临床上表现为典型的 ST 段抬高型心肌梗死,即传统的 Q 波型心肌梗死。在冠脉闭塞后 20～30 分钟,受其供血的心肌即有少数坏死,1～2 小时后绝大部分心肌呈凝固性坏死,心肌间质则充血、水肿,伴多量炎症性细胞浸润。以后,坏死的心肌纤维逐渐溶解而形成肌溶灶,随后渐有肉芽组织形成,坏死组织在 1～2 周后开始吸收并逐渐纤维化,在 6～8 周后进入慢性期形成瘢痕而愈合,成为陈旧性或愈合性心肌梗死。瘢痕大者可逐渐向外凸出而形成室壁膨胀瘤。梗死附近的心肌血供随侧支循环的建立而逐渐恢复。病变可波及心包而出现反应性心包炎,波及心内膜则引起附壁血栓形成。在心腔内压力作用下,坏死的心壁可破裂(心脏破裂),破裂可发生在心室游离壁、乳头肌或心室间隔处。

在病理学上,心肌梗死可分为透壁性和非透壁性(或心内膜下),前者坏死累及心室壁全层,多由冠状动脉持续闭塞所致;后者坏死仅累及心内膜下或心室壁内,未达心外膜,多是冠状动脉短暂闭塞而持续开通的结果。不规则片状非透壁心肌梗死多见于 ST 段抬高型心肌梗死在未形成透壁心肌梗死前,早期再灌注(溶栓或经皮冠脉介入术治疗)成功的患者。

尸解资料表明,急性心肌梗死患者 75% 以上有 1 支以上的冠状动脉严重狭窄;1/3～1/2 所有 3 支冠状动脉均存在狭窄。ST 段抬高型心肌梗死发生后数小时的冠脉造影显示,90% 以上的心肌梗死相关动脉发生完全闭塞。少数急性心肌梗死患者冠状动脉正常,可能为血管腔内血栓的自溶。血小板一过性聚集造成闭塞或严重的持续性冠状动脉痉挛的发作使冠状动脉血流减少所致。左冠状动脉前降支闭塞多见,可引起左室前壁、心尖部、下侧壁、前间隔和前内乳头肌梗死;左冠脉回旋支闭塞可致左室高侧壁、膈面及左心房梗死,并可累及房室结;右冠脉闭塞可致左室膈面、后间隔及右心室梗死,并可累及窦房结和房室结。右心室及左、右心房梗死少见。左冠脉主干闭塞则引起左心室广泛梗死。

心肌梗死时冠脉内血栓既有白血栓(富含血小板),又有红血栓(富含纤维蛋白和红细胞)。ST 段抬高型心肌梗死的闭塞性血栓是白、红血栓的混合物,从堵塞处向近端延伸部分为红血栓。

3. 临床表现

(1)诱因与先兆:①春、冬季发病较多,与气候寒冷、气温变化大有关。常在安静睡眠时发病,以清晨 6 时至午间 12 时发病最多。②约有 1/2 的患者能查明诱因,如剧烈运动、创伤、情绪激动、精神紧张、饱餐、急性失血、感染性休克。③半数以上患者在发病前数日有乏力、胸部不适、活动时心悸、气急、烦躁、心绞痛等前驱症状,其中以新发心绞痛或原有心绞痛加重为最突出。④疼痛时伴有恶心、呕吐、大汗和心动过速或伴严重心律失常、血压波动等,应警惕近期发生心肌梗死的可能。发现先兆应及时积极治疗。

(2)症状:随梗死病灶大小、部位、发展速度和原来心脏功能情况呈轻重不等。

①心绞痛。常发生在安静或睡眠时,疼痛程度较重、范围较广,持续时间长达数小时或数天,休息或含用硝酸甘油药物多不能缓解,患者烦躁恐惧、出大汗、有濒死之感。但有部分患者疼痛性质及部位常不典型,易被误认为牙病、骨关节痛或急腹症。有的老年患者一开始即表现为休克或心力衰竭。

②全身症状。主要是发热伴心动过速、白细胞增高和血沉增快等,由坏死物质吸收所引起,常在疼痛发生后 24～48 小时出现,程度与梗死范围呈正相关。体温一般在 38 ℃左右,很少超过 39℃,持续 1 周左右。

③胃肠道症状。有 1/3 疼痛患者在发病早期伴恶心呕吐和上腹部疼痛,与迷走神经受坏死心肌刺激和心排血量降低、组织灌注不足等有关。

④心律失常。心律失常见于 75%～95%的患者,在起病后24 小时内最多见。各种心律失常中以室性心律失常为最多,如室性期前收缩频发(每分钟 5 次以上),成对出现,心电图表现为多源性或 T 波落在前一个心搏的易损期时,常预示即将发生室性心动过速或心室颤动。冠状动脉再灌注后可出现加速性室性自主心律与室性心动过速,多数历时短暂,自行消失。室上性心律失常则较少,阵发性房颤比房扑和室上性心动过速更多见,多发生在心力衰竭患者中。窦性心动过速的发生率为 30%～40%,发病初期出现的窦性心动过速多为暂时性,持续性窦性心动过速是梗死面积大、心排血量降低或左心功能不全的反应。各种房室传导阻滞和束支传导阻滞较多见,严重者可发生完全性房室传导阻滞。发生完全性左束支传导阻滞时心肌梗死的心电图表现可被

掩盖。前壁心肌梗死易发生室性心律失常。下壁（膈面）心肌梗死易发生房室传导阻滞，其阻滞部位多在房室束以上，但预后较好。前壁心肌梗死发生房室传导阻滞时，往往是多束支同时发生传导阻滞的结果，其阻滞部位在房室束以下，且常伴有休克或心力衰竭，预后较差。

⑤低血压和休克。疼痛期血压下降常见，可持续数周后再上升，但常不能恢复到以往的水平，未必是休克。如疼痛缓解而收缩压低于 80 毫米汞柱，患者烦躁、面色苍白、皮肤湿冷、脉细而快、大汗淋漓、尿量减少（＜20 毫升/小时）、神志迟钝，甚至昏厥者，则为休克表现。休克多在起病后数小时至 1 周内发生，见于 20％的患者，主要属心源性休克，为心肌广泛（40％以上）坏死、心排血量急剧下降所致。神经反射引起的周围血管扩张为次要因素，一些患者还有血容量不足的因素参与。严重休克可在数小时内致死，一般持续数小时至数天，可反复出现。

⑥心力衰竭。主要是急性左心衰竭，可在起病最初数日内发生或在疼痛、休克好转阶段出现，为梗死后心脏舒缩力显著减弱或不协调所致，其发生率为 20％～48％。患者表现呼吸困难、发绀、咳嗽、烦躁，严重者可发生肺水肿或进而发生右心衰竭，表现有颈静脉怒张、肝肿痛和水肿等。右心室心肌梗死者，一开始即可出现右心衰竭。

发生于急性心肌梗死时的心力衰竭称为泵衰竭，根据临床上有无心衰及其程度，常按 Killip 分级法分为：Ⅰ级为左心衰竭代偿阶段，无心力衰竭征象，肺部无啰音，但肺楔压可升高；Ⅱ级为轻至中度左心衰竭，肺部啰音范围小于肺野的 50％，可出现第三心音奔马律、持续性窦性心动过速、有肺淤血的 X 线表现；Ⅲ级为重度心力衰竭、急性肺水肿、肺罗音的范围大于两肺野的 50％；Ⅳ级为心源性休克，血压＜90 毫米汞柱，少尿、皮肤湿冷、发绀、呼吸及脉搏增快。

急性心肌梗死时,重度左心室衰竭或肺水肿与心源性休克同样是左心室排血功能障碍所致。在血流动力学上,肺水肿是以左室舒张末期压及左房压与肺楔压的增高为主,而在休克时则心排血量和动脉压的降低更为突出,心排血指数比左心室衰竭时更低。因此,心源性休克较左心室衰竭更严重。此两者可以不同程度合并存在,是泵衰竭的最严重阶段。

4. 并发症

急性心肌梗死的临床表现、病程和预后在很大程度上取决于有无并发症及其严重程度。

(1)心律失常、心力衰竭和休克:它是急性心肌梗死的三大并发症,也是急性心肌梗死的主要症状,详见临床表现。

(2)心脏破裂:包括左心室游离壁破裂和室间隔破裂。前者常发生在急性心肌梗死后2周内,造成心包积血引起急性心脏压塞而猝死;若心包内渗血缓慢,可有胸痛和右心衰竭的表现。超声心动图呈心肌扩张。室间隔破裂常发生在急性心肌梗死第一周内,在胸骨左缘3～4肋间出现粗糙的全收缩期杂音,常伴有震颤。可致心力衰竭和休克。

(3)乳头肌功能不全或断裂:发生率达50%,二尖瓣乳头肌因缺血、坏死等使收缩功能发生障碍,造成不同程度的脱垂或关闭不全。心尖区出现收缩中、晚期喀喇音和吹风样收缩期杂音。第一心音可不减弱,可引起心力衰竭。乳头肌断裂极少见,多发生在二尖瓣后内乳头肌,故在下壁心肌梗死中较常见。后内乳头肌大多是部分断裂,可致严重二尖瓣反流伴有明显的心力衰竭;少数完全断裂者可发生急性二尖瓣大量反流,造成严重性肺水肿,约1/3患者迅速死亡。

(4)心室壁瘤:多累及左心室心尖部,发生率为5%～20%。为在心室腔内压力影响下,梗死部的心室壁向外膨出而形成,见于心肌梗死范围较大的患者,常于起病数周后才被发现。查体可见左心界扩大,心前出现心搏动范围较广泛或心尖抬举样搏动,可有收缩期杂音。心电图除了有心肌梗死的异常 Q 波外,约 2/3 的患者同时伴有持续性 ST 段弓背向上抬高。X 线、记波摄影、左心室造影和二维超声心动图等,可见局部心缘突出、搏动减弱或有反常搏动,有时还可见室壁瘤内附壁血栓。患者可出现顽固性充血性心力衰竭,以及复发性难治的致命性心律失常。

(5)栓塞性并发症:主要是左心室附壁血栓形成在急性心肌梗死患者中较多见,常发生在梗死后 1 周内。

(6)炎症性并发症:早期心包炎发生于心肌梗死后 1～4 天内,发生率为 10%;后期心包炎的发病率为 1%～3%,于心肌梗死后数日至数周内出现。

5. 实验室和辅助检查

(1)心电图检查:标准 12 导联心电图的系列观察(必要时 18 导联)是临床诊断的重要依据。

特征性改变:①宽而深的 Q 波(病理性 Q 波)。②ST 段抬高呈弓背向上型。③T 波倒置,往往宽而深,两支对称;在背向梗死区的导联上则出现相反的改变,即 R 波增高,ST 段压低,T 波直立并增高。

动态性改变:①起病数小时内尚无异常,或出现异常高大、两支不对称的 T 波。②数小时后,ST 段明显抬高,弓背向上与直立的 T 波连接,形成单向曲线。数小时到 2 天内出现病理性 Q 波(又称 Q 波型心肌梗死),同时 R 波减低,为急性期改变。Q 波在 3～4 天内稳定不变,以后 70%～80% 永久存在。③如不进行治疗干预,ST 段抬高持续数日至 2 周左右,逐渐恢复到基线水平。T 波则变为平坦或倒置,是为亚急性期改变。④数周至数月后,T 波呈 V 形倒置,两支对称,波谷尖锐,为慢性期改变,T 波倒置可永久存在,也可能在数月或数年内逐渐恢复。合并束传导阻滞尤其左束支传导阻滞时,在原来部位再次发生急性心肌梗死时,心电图表现多不典型，不一定能反映急性心肌梗死表现。

微型的和多发局灶型心肌梗死的心电图，既不出现 Q 波，也始终无 ST 段抬高，但有心肌坏死的血清标志物升高，属于非 ST 段抬高型心肌梗死的范畴。

定位和定范围：ST 段抬高型心肌梗死的定位和定位范围可根据出现特征改变的导联数来判断。

（2）心脏标志物测定

①血清酶学的检查。急性心肌梗死发病后血清酶活性随时相应变化。肌酸磷酸激酶（CK 或 CPK）在起病 6 小时内增高，24 小时内达高峰，3～4 天恢复正常。肌酸激酶同工酶（CK-MB）诊断急性心肌梗死的敏感性和特异性均较高，分别达 100％和 99％，在起病后 4 小时内增高，16～24 小时达高峰，3～4 日恢复正常。静脉内溶栓治疗时，肌酸激酶及肌酸激酶同工酶可作为阻塞的冠状动脉再通的指标之一。冠状动脉再通，心肌血流再灌注时，坏死心肌内积聚的酶被再灌注血流"冲刷"，迅速进入血液循环，从而使酶峰值距发病时间提早出现，酶峰活性水平高于阻塞冠状动脉未再通者。用血清肌酸激酶同工酶活性水平增高和峰值前移来判断静脉溶栓治疗后冠状动脉再通，约有 95％的敏感性和 88％的特异性。

②心肌损伤标志物测定。心肌坏死后心肌内含有的一些蛋白质类物质，主要包括肌钙蛋白和肌红蛋白，都会从心肌组织内释放出来，并出现在外周循环血液中，可作为心肌损伤标志物。

肌钙蛋白（Tn）是肌肉组织收缩的调节蛋白，心肌肌钙蛋白（cTn）与骨骼肌中的肌钙蛋白在分子结构和免疫学上是不相同的，是心肌所独有，具有很高的特异性。心肌钙蛋白（cTn）共有 cTnT、cTnl、$cTnC_3$ 3 个亚单位。

心肌标志物在健康人血清中浓度一般小于 0.06ng/L。在急性心肌梗死后 3～4 小时开始升高，2～5 天达峰值，持续 10～14

天,其动态变化过程与心肌梗死时间、梗死范围大小、溶栓治疗及其灌注情况有密切关系。由于血清心肌标志物 cTnT 的高度敏感性和良好重复性,它对早期和晚期急性心肌梗死,以及不稳定型心绞痛患者的灶性心肌坏死均具有很高的诊断价值。

肌钙蛋白 I(cTnI)也是一种对心肌损伤和坏死具有高度特异性的血清学指标,其正常值上限为 3.1 纳克/升,在急性心肌梗死后 4~6 小时或更早期即可升高,24 小时后达到峰值,约 1 周后降至正常。

肌红蛋白在急性心肌梗死发病后 2~3 小时内即已升高,12 小时内达峰值,24~28 小时内恢复正常,由于其出现时间均较心肌标志物和肌酸激酶同工酶早,故它是目前最早诊断急性心肌梗死的生化指标。但是肌红蛋白广泛存在于心肌和骨骼肌中,两者在免疫学也是相同的,且又主要经肾脏代谢清除,因而与血清学指标相似,也存在特异性较差的问题,如慢性肾功能不全、骨骼肌损伤时肌红蛋白水平均会增高。此时应予以鉴别。

(3)放射性核素心肌显影:利用坏死心肌细胞中的钙离子能结合放射性锝焦磷酸盐或坏死肌细胞的肌凝蛋白可与其特异性抗体结合的特点,静脉注射 ^{99m}Tc 焦磷酸盐或 ^{111}In-抗肌凝蛋白单克隆抗体进行"热点"显像;利用坏死心肌血供断绝和瘢痕组织中无血管,以致 ^{201}Tl 或 ^{99m}Tc-MIBI 不能进入细胞的特点,静脉注射这些放射性核素进行"冷点"显像;均可显示心肌梗死的部位和范围。前者主要用于急性期,后者用于慢性期。用门电路 γ 闪烁显像法进行放射性核素心腔造影,可观察心室壁的运动和左心室的射血分数,有助于判断心室功能,判断梗死后造成的室壁运动失调和室壁瘤。

(4)超声心动图检查:根据超声心动图所见的室壁运动异常可对心肌缺血区域做出判断。在评价有胸痛而无特征性心电图变化时,超声心动图有助于除外主动脉夹层。对心肌梗死患者做床旁超声心动图对发现机械性并发症很有价值,如评估心脏功能、乳头肌功能不全、室壁瘤和间隙穿孔等。

(5)选择性冠状动脉造影:需施行各种介入性治疗时,可先行选择性冠状动脉造影术,明确病变情况,制定治疗方案。

6. 诊断和鉴别诊断

世界卫生组织的急性心肌梗死诊断标准:依据典型的临床表现、特征性的心电图、血清心肌坏死标志物水平动态改变,3 项中具备 2 项,特别是后 2 项者,即可确诊。但是,无症状或症状不典型或心电图不典型的患者诊断较困难。凡年老患者突然休克、严重心律失常、心力衰竭、上腹部胀痛或呕吐等表现而原因未明者,或原有高血压而血压突然降低且无原因可寻者,都应考虑急性心肌梗死的可能。此外,有较重而持久的胸闷或胸痛者,即使心电图无特征性改变,也应考虑本病的可能,都宜先按急性心肌梗死处理,并在短期内反复进行心电图观察和血清肌钙蛋白或心肌酶等测定,以确定诊断。当存在左束支传导阻滞图形时,心肌梗死的心电图诊断较有困难,因它与 ST 段抬高型心肌梗死的心电图变化相类似,此时,与 QRS 波同向的 ST 段抬高和至少 2 个胸导联 ST 段抬高>5 毫米,强烈提示心肌梗死。一般来说,有疑似症状并新出现的左束支传导阻滞应按 ST 段抬高型心肌梗死来治疗。无病理性 Q 波的心内膜下心肌梗死和小的透壁性或非透壁性或微型心肌梗死,鉴别诊断参见前文"不稳定型心绞痛和非 ST 段抬高型心肌梗死"的内容。血清肌钙蛋白和心肌酶测定的诊断价值更大。

7. 预后

ST 段抬高型心肌梗死的预后与梗死范围大小、侧支循环产生的情况、有无其他疾病并存及治疗是否及时有关。其总死亡率为 30%,住院死亡率为 10%,发生严重心律失常、休克或心力衰竭者病死率尤高,其中休克患者死亡率可高达 80%。死亡多在第一周内,尤其是在数小时内。出院前或出院 6 周内进行负荷心电图检查,运动耐量好且无心律异常者预后良好,否则预后不良。

8. 防治策略

院前急救很重要,流行病学调查发现,急性心肌梗死死亡患者中 50％在发病后 1 小时内于院外猝死,死因主要是致命的心律失常。显然,急性心肌梗死患者从发病至治疗存在时间延误,因此急性心肌梗死院前急救非常重要。对疑似发病患者应立即采行以下急救措施:①就地休息,停止任何活动。②立即舌下含服硝酸甘油片 0.6 毫克,每 5 分钟可重复使用。若含服硝酸甘油 3 片仍无效时即应拨打 120 急救电话。③立即通知急救中心派出配备有专业医护人员、急救药品和除颤器等设备的救护车送至有治疗条件的心血管病院进行救治。

急性心肌梗死患者被送达医院急诊室后,医师应迅速做出诊断并尽早给予再灌注治疗。力争在 10～20 分完成病史采集、临床检查和记录分析一份 18 导联的心电图以明确诊断。对 ST 段抬高的急性心肌梗死患者,应在 30 分钟内收住冠心病监护病房(ICU)开始溶栓,或在 90 分钟内开始行急诊冠状动脉血管成形术(PTCA)治疗。在典型临床表现和心电图 ST 段抬高已能确诊为急性心肌梗死时,绝不能因等待血清心肌标志物检查结果而延误再灌注治疗的时间。

(1)一般治疗

①监测。对患者持续进行心电图、血压和血氧饱和度的监测,及时发现和处理心律失常、血流动力学异常和低氧血症。

②绝对卧床休息。对血流动力学稳定且无并发症的急性心肌梗死患者,一般卧床休息 1～3 日,可降低心肌耗氧量,减少心肌损害。对病情不稳定及高危患者卧床时间应适当延长。日常生活由护理人员帮助进行。每日对患者下肢施行按摩及被动活动 1～2 次,7 天后患者可在床上起坐,在有人帮助下下床排便,2

周后逐渐离床站立或室内缓步走动。进食易消化食物,不宜过饱,保持大便通畅,如便秘3日者可用缓泻药。

③吸氧。初起无并发症时可间断吸氧,若有心力衰竭、肺水肿多伴有严重低氧血症,则需面罩加压给氧或气管插管并机械通氧。

④镇痛。若心动过缓或下壁心肌梗死者,给予具有抗胆碱样作用的哌替啶(度冷丁)50～100毫克,肌注;其他可给吗啡5～10毫克,肌注。必要时间隔4小时重复1次,胸痛剧烈者可静脉注射吗啡3毫克,必要时每5分钟重复1次,总量不超过15毫克,吗啡有增强迷走神经张力作用,如有恶心、呕吐、低血压和呼吸抑制等不良反应,可每隔3分钟静脉注射纳洛酮0.4毫克(最多3次)拮抗。

(2)再灌注治疗:及早灌通闭塞的冠脉,使心肌得到再灌注,以挽救濒死的心肌或缩小心肌梗死的范围,并可有效地解除疼痛。2007年,美国心脏病学会/美国心脏病协会联合发布"ST段抬高心肌梗死诊疗指南"中关于再灌注治疗1类建议:ST段抬高型心肌梗死患者就诊于可行介入治疗的医院时,应在就诊前90分钟内行直接介入治疗(证据水平A);ST段抬高型心肌梗死患者就诊于不具备介入治疗能力的医院,且不能在90分钟内转入介入治疗中心实施介入治疗时,应在入院30分钟内接受溶栓治疗,除非具有禁忌证(证据水平B)。

①溶栓治疗

适应证:2个或2个以上相邻导联ST段抬高(胸导联≥0.2毫伏,肢导联≥0.1毫伏),或提示急性心肌梗死病史伴左束支传导阻滞(影响ST段分析),起始时间<12小时,年龄<75岁。年龄>75岁或发病时间12～24小时的患者是否溶栓治疗,根据个体情况而定。

禁忌证:既往任何时间发生过出血性脑卒中,1年内发生过缺血性脑卒中或脑血管性事件；颅内肿瘤；近期 2～4 周活动性内脏出血（月经除外）；可疑主动脉夹层瘤；入院时严重且未控制的高血压（＞180/100 毫米汞柱）或慢性严重高血压病史；目前正在使用治疗剂量的抗凝药（国际标准化比率 2～3）；已知有出血倾向；近期 2～4 周有创伤史，包括头部外伤、创伤性心肺复苏或较长时间（＞10 分钟）心肺复苏；近期（＜3 周内）有外科大手术；近期（＜2 周）在不能压迫部位的血管穿刺；曾使用链激酶（尤其 5 日至 2 年使用者）或对其过敏者，不能重复使用链激酶；活动性消化性溃疡。

用法：溶栓前准备，包括检查血常规、血小板计数和出凝血时间，即刻嚼服阿司匹林 300 毫克，以后每日 300 毫克，3 日后改服 100 毫克/日，长期服用。

给药方法：a. 尿激酶建议剂量为 150 万单位左右，于 30 分钟内静脉滴注，配合肝素皮下注射 7 500～10 000 单位，每 12 小时 1 次，或低分子量肝素皮下注射，每日 2 次；b. 链激酶或重组链激酶，建议 150 万单位于 1 小时内，静脉滴注，配合肝素皮下注射 7 500～10 000 单位，每 12 小时 1 次，或低分子量肝素皮下注射，每日 2 次；c. 重组组织性纤溶酶原激活剂，首次静脉注射 8 毫克，继之在 90 分钟内静脉滴注 42 毫克。给药前静脉注射肝素 5 000 单位，继之以 1 000 单位/小时的速率，静脉滴注。以凝血酶时间（APTT）结果调整肝素给药量，使凝血酶时间维持在 60～80 秒。

再通指标：直接指标为冠脉造影观察血管再通情况，依据 TIMI 分类达到 Ⅱ、Ⅲ 级者表明再通（梗死冠状动脉无前后血流为 0 级，血流仅能通过闭塞处为 Ⅰ 级，梗死远端血管床部分显影为 Ⅱ 级，显影正常为 Ⅲ 级）。

间接指标为：a. 心电图抬高的 ST 段溶栓后 2 小时内，在任何一个 0.5 小时间期内迅速下降≥50%；b. 胸痛在溶栓后 2 小时内消失；c. 溶栓后 2 小时内出现再灌注心律失常；d. 血清肌酸激酶和肌酸激酶同工酶峰值提前在发病 14 小时以内。具备上述 2 项或以上者考虑再通,但 b、c 项组合,不能考虑为再通。

注意点:溶栓开始的时间越早,疗效越好;注意出血倾向的监测,凝血酶原时间较正常对照值延长 15 秒有引起出血的可能,纤维蛋白原血浆浓度降至 1 000 毫克/升以下时,有出血危险。如有严重出血,可用抗纤溶药物,新鲜血和纤维蛋白原。

②直接经皮冠状动脉成形术(PTCA)

是指急性心肌梗死的患者未经溶栓治疗直接进行冠状动脉血管成形术,既往称经皮冠状动脉成形术(PTCA)。这是被公认为首选的最安全有效的恢复心肌再灌注的疗法。

适应证:急性 ST 段抬高/Q 波心肌梗死,或新出现左束支传导阻滞的急性心肌梗死并发心源性休克患者,年龄<75 岁;急性心肌梗死发病在 36 小时内,并且血供重建术可在休克发生 18 小时内完成者,应首选梗死相关动脉的直接介入治疗,适宜再灌注治疗而有溶栓治疗的禁忌证者,也可选择直接 PTCA。

注意点:急性心肌梗死急性期不应对非梗死相关动脉行选择性冠状动脉血管成形术;发病 12 小时以上或已接受溶栓治疗且已无心肌缺血证据者,不应进行冠状动脉血管成形术。

③补救性冠状动脉血管成形术。溶栓治疗后仍有明显胸痛,ST 段抬高无明显著回落,临床提示未再通者,应尽快进行急诊冠状动脉造影。若 TIMI 分类血流 0～4 级,应立即行补救性冠状动脉血管成形术,使梗死相关动脉再通,挽救缺血但仍存活的心肌,从而改善心功能。

(3)药物治疗

①硝酸酯类药物。常用的硝酸酯类药物包括硝酸甘油、硝酸异山梨酯。急性心肌梗死早期通常给予硝酸甘油静脉滴注,其用法同不稳定性心绞痛。对于下壁伴右心室梗死者应慎用或不用。硝酸甘油的禁忌证为严重心动过缓或心动过快、低血压等不良反应。

②抗血小板治疗。首选阿司匹林,急性期用 150～300 毫克/日,以快速抑制血小板聚集;3 日后用 50～150 毫克/日小剂量维持治疗。

2007 年,美国心脏病学会/美国心脏协会"STEMI 诊疗指南"Ⅰ类建议:无论是否接受溶栓再灌注治疗,均需在阿司匹林基础上联合氯吡格雷治疗,每日 75 毫克(证据水平 A),氯吡格雷至少应用 14 天。拟行冠脉搭桥术者应于术前至少 5～7 天停用氯吡格雷,除非紧急血运重建的益处超过出血的风险(证据水平 B)。Ⅱa 建议:75 岁以下的溶栓治疗患者或未接受再灌注者,应口服氯吡格雷负荷量 300 毫克。ST 段抬高型心肌梗死患者应长期(如1 年)接受氯吡格雷 75 毫克/日治疗(证据水平 C)。

③抗凝剂Ⅱa 类。建议未行再灌注治疗的 ST 段抬高型心肌梗死患者,应接受抗凝治疗(非 UFH 方案),疗程不超过 8 天(证据水平 B)。比较简单的抗凝策略包括低分子量肝素和戊糖(证据水平 CB),具体剂量方案同溶栓治疗。

④β 受体阻滞剂。该药对减少心肌耗氧量、改善缺血区的氧供需失衡、缩小心肌梗死面积、降低急性期病死率疗效肯定,再无禁忌证时宜及早常规应用。在前壁急性心肌梗死伴剧烈胸痛或高血压者,可用美托洛尔静脉推注 5 毫克/次,间隔 5 分钟后可再给予 1～2 次,继以口服量维持。

⑤血管紧张素转化酶抑制剂。主要作用是通过影响心肌重塑、减轻心室过度扩张而减少充血性心力衰竭的发生率和病死率。在无禁忌证时,溶栓治疗后血压稳定即可开始使用血管紧张素转化酶抑制剂,其剂量和时限视患者情况而定。急性心肌梗死早期使用血管紧张素转化酶抑制剂应从低剂量开始逐渐增加。对 4～6 周后无并发症和无左心室功能障碍的急性心肌梗死患者,可停服血管紧张转化酶抑制剂。

(4)并发症治疗

①心律失常、心力衰竭、休克,参阅相关部分。

②急性二尖瓣关闭不全行瓣膜置换术。

③心脏破裂行外科手术。

④右心室梗死和功能不全的处置。急性下壁心肌梗死中近一半有右心室梗死，其病死率大增。下壁心肌梗死时出现低血压、无肺部啰音、伴颈静脉充盈或吸氧时颈静脉充盈（Kussmaul征）是右心室梗死的典型三联征。主要处理原则是维持右心室前负荷，应避免使用硝酸酯和利尿药，积极扩容治疗。如补液达 1～2 立升后血压仍不回升，应静脉滴注正性肌力药——多巴胺。在合并高度房室传导阻滞，对阿托品无反应时，应予临时起搏以增加心排血量。右心室梗死时也可出现左心功能不全引起的心源性休克，处理同左心室梗死时的心源性休克。

（四）冠状动脉粥样硬化性心脏病二级预防

冠心病的二级预防可减少动脉粥样硬化的危险因素，延缓和逆转冠状动脉病变的进展，防止斑块不稳定所致的急性冠脉事件，从而降低心血管疾病的致残率、病死率。

1. 戒烟　目标：彻底戒烟，避免被动吸烟。

2. 降血压　目标：<140/90 毫米汞柱，糖尿病和慢性肾病患者<130/80 毫米汞柱。

3. 降血酯　目标：低密度脂蛋白胆固醇<2.59 毫摩/升（如三酰甘油≥2.26 毫摩/升），非高密度脂蛋白胆固醇应<3.37 毫摩/升。

4. 运动　目标：每次 30 分钟，每周 7 天（至少 5 天）运动。

5. 控制体重　目标：体重指数介于 18.5～24.9 千克体重/平方米；腰围：男性<102 厘米，女性<89 厘米。

6. 控制糖尿病　目标：糖化血红蛋白<7%。

7. 肾素-血管紧张素-醛固酮系统抑制药的应用

（1）血管紧张素转化酶抑制药（ACEI）：除非具有禁忌证，所有左室射血分数≤40%，以及患高血压、糖尿病或慢性肾病的 ST 段抬高心肌梗死患者,应开始并持续应用血管紧张素转化酶抑制药(I/A);除非具有禁忌证,非低危(低危定义为左室射血分数正常、心血管危险因素控制良好、已接受血供重建)患者,应开始并持续应用血管紧张素转化酶抑制药(I/B);低危患者可考虑应用血管紧张素转化酶抑制药(Ⅱₐ B)。

(2)血管紧张素受体拮抗药(ARB):左室射血分数≤40%的心梗患者或心衰患者不能耐受血管紧张素转化酶抑制药时,应使用血管紧张素受体拮抗药(I/A);高血压者不耐受血管紧张素转化酶抑制药时,使用血管紧张素受体拮抗药可获益(I/B);收缩障碍性心衰可考虑联合应用血管紧张素转化酶抑制药和血管紧张素受体拮抗药(Ⅱ_b/B)。

(3)醛固酮拮抗药:左室射血分数≤40%,心肌梗死后无明显肾功能不全或高钾血症者,已接受治疗剂量的血管紧张素转化酶抑制药和β受体阻滞药。同时伴有糖尿病或心力衰竭,建议应用醛固酮拮抗药(I/A)。

8.β受体阻滞药 除非有禁忌证,心肌梗死、急性冠脉综合征伴或不伴心力衰竭症状的左室功能不全患者,开始并持续应用β受体阻滞药可获益(I/A)。

9.流感疫苗接种 心血管疾病患者应每年接种流感疫苗(I/B)。

六、老龄心脏传导障碍与缓慢性心律失常

(一)定义与病因

老龄心脏传导障碍系指心脏老化促使其传导系统退行性改变,导致窦房结冲动从心房到心室发生障碍,使冲动部分或全部

不能通过，同时老年体内业已存在的心血管疾病对传导系统的影响而诱发或加重传导障碍致心律失常。

病因有心脏老化所致传导系统退行性变；基础疾病有如冠心病、心肌缺血、心肌炎、心肌病、肺心病、心力衰竭、内分泌病、电解质紊乱、迷失神经张力增高及药物过量或中毒等。均可导致心律失常。

（二）病理机制

1. 心脏老化

是指心脏随年龄增长出现一系列形态结构与功能代谢变化，是全身衰老进程的退行性变，两者相伴而生，心脏老化虽进展缓慢，但呈进行性加重。

（1）心脏增重：在 60 岁后每年增加 1.0 克，直到 90 岁后重量逐渐减轻。心脏重量增加是心肌细胞体积增大的结果，且上述变化引起的室间隔增厚较游离壁更明显。同时，毛细血管供血相对不足可引起心肌细胞缺血改变，使心肌收缩性和顺应性下降，加重心肌纤维化。

（2）心肌纤维化：老年人心脏心肌间质的退行性改变表现为纤维化。即心肌胶原的合成和分泌增多，使间质胶原过度增生，明显的心肌纤维化将使心肌僵硬度升高，舒张功能下降。

（3）淀粉样变：60 岁后显著升高，80 岁以上的发生率可达 80％以上。主要病变部位为左心室（97％）、右心室（94％）、左心房（93％）、左心室（70％）、右心房（34％）。

（4）瓣膜改变：退行性变主要发生于二尖瓣和主动脉瓣，表现为瓣叶增厚和瓣环钙化，可造成瓣膜狭窄或关闭不全。

（5）传导系统改变：老年心脏的窦房结发生纤维化，心外膜下脂肪可浸入窦房结内，造成起搏细胞数量减少，窦房结体积缩小，呈一定程度的萎缩。上述改变使窦性心率随增龄而减慢，最终发生老年退行性病态窦房结综合征。此外,老年人的房室结和浦肯野系统的退行性变也表现为纤维化和脂肪浸润,但前者较后者更严重。

(6)心脏纤维支架的退行性变:心脏纤维支架是指围绕在心室底部、房室瓣和主动脉瓣口周围的一套致密的组织形成的复合支架。纤维支架将心房与心室之间的心电生理和机械活动分隔和绝缘,并对瓣膜起固定等作用。因其供血差、承受压力大,更易发生硬化和钙化,进而引起老年退行性心律失常。

(7)心电生理功能下降及紊乱:①自结性:窦房结纤维脂肪化和起搏 P 细胞数量减少至一定程度,即引起窦房结性心率减慢,甚至导致窦性停搏和病态窦房结综合征,同时低位节律点的自律性也明显下降;②传导性:心电活动的传导性有不同程度的下降使心脏传导阻滞发生率较年轻人升高 2～3 倍,严重者可发生窦房阻滞、房室阻滞,房内、房间、室内、室间阻滞;③兴奋性:心肌组织的不应期延长,使心脏兴奋性下降,同时已存在退行性改变的心房和心室肌的兴奋性会增强,进而引发心律失常;④EKG:心电生理改变包括 P 波振幅降低、频率减慢,PR 间期延长,进而出现传导阻滞,QT 间期延长,QRS 波振幅下降、时限增宽、切迹增多,T 波低平或电轴左偏等。

2. 发病机制 由两大机制引发,一是如上所述是由增龄引起的系列退行性生理改变。二是由各种基础疾病因素引起的病理改变所致。两种机制可单独致病,也可相互作用混合致病。由体内存在的心血管疾病引发的心律失常称为病理性心律失常。老年病理性心律失常更常见,与中年人相比,老年室性心律失常、室上心律失常和各种传导阻滞的发生率均显著升高,分别为 90% 对 55%、93% 对 76% 和 41% 对 18%。可见,老年病理性心律失常多以伴发的疾病为主要致病因素,同时混合退行性变因素。

此外,进入老年后新发的心律失常属于老年病理性心律失常,但也包括那些中青年,甚至儿童时期就已存在,因未能根治而延续到老年期,如儿童期就确诊的长 QT 综合征,可以持续存在至老年。

(三)临床诊断要点

(1)老年患者常罹患的一种或多种心血管疾病可成为心律失常发生的基础和诱因,或使原来心律失常加重。若病种多,程度重,则心律失常更复杂且程度更严重。

(2)病理性与退行性两种机制共存。

(3)70～80 岁以上高龄患者因全身脏器老化过程,还可导致一个或多个器官功能障碍,甚至衰竭,大大提高了诊疗难度。

(4)多种心律失常共存:多数患者同时并发几种心律失常,如房性和室性心律失常共存,房性心律失常与房室阻滞共存。而不同患者常以对血流动力学影响较大的某种心律失常为主。此外,自律性、折返性、触发性的多种发生机制常可能共存,快速性与慢性心律失常也可能共存,给药物治疗造成困难。

(5)症状轻重悬殊:老年患者实际存在的心律失常较患者的主诉与临床症状更为严重。这与老年患者耐受性强,反应迟钝,日常活动性少有关。因此,不少老年性心律失常在体验中才被发现,或经动态心电图检查后才明确其心律失常十分严重。

(6)容易被误诊、漏诊:老年患者常患有中枢神经系统疾病,而使心律失常相关症状常被掩盖,甚至易被误诊。例如,病态窦房结综合征的早期常伴乏力、头晕、嗜睡和记忆力下降,易被误诊为神经官能症;有谵妄,短暂意识丧失者易被误诊为一过性脑缺血、小卒中等。

(四)诊断与治疗策略

1. 诊断来自病因学,有效的治疗依靠确切的诊断老年病理性心律失常的治疗包括治本(对病因)和治标(对症状)两个方面,而前者更重要。

药物治疗以对病因为主。如原有的心血管疾病病理因素常是老年病理性的心律失常发生或加重的直接因素,故有效地对因治疗十分关键。如对于心衰和心肌缺血并发的心律失常,只有在基础疾病缓解后才能得以有效控制。

2.常见典型的老年退行性心律失常

(1)Lev病系:Lev 于 1964 年最早描述报道而得名,又称为特殊传导系统退行性病。临床特征为:①不明原因的双束支或三分支阻滞。②病程迁延缓慢。③不伴其他明显的心血管疾病(可伴轻度高血压)。④尸检可见心脏纤维支架的硬化、钙化甚至骨化。⑤相隔数年可进展为二度或三度房室传导阻滞。

(2)老年特发性房颤:2006 年发表的国际指南将特发性房颤定义为:年龄<60 岁,体检与超声心动图未见明显的心血管系统异常。这种不明原因的房颤可诊断为"特发性",一旦患病者年龄>60 岁仍无明确病因时,则应归为老年特发性房颤,也属于老年退行性心律失常。

老年退行性心律失常尚无有效治疗药物,因其病情迁延,心率缓慢但血流动力学改变不明显。若症状加重而影响血流动力学时,急性期可选用增加心率的阿托品、异丙肾上腺素、麻黄碱,以及中药附子汤、生脉饮等药物。多数患者在慢性期必要时可考虑置入心脏起搏器。

3.老年病理性缓慢性心律失常

(1)窦性心动过缓:窦性心律低于 60 次/分,此时心率通常在45~59 次/分,低于 40 次/分者甚少见。窦性心动过缓者伴有心律失常,此时心脏起搏点位于窦房结的尾部。在老年人常提示窦房结退行性变,或伴有自主神经功能紊乱,代谢低下或电解质的影响或心房或窦房结疾患,可有头晕、胸闷症状。

（2）窦房结传导阻滞：即窦房结的冲动不能使心房除极。由于窦房结周围组织的传导功能低下，窦性冲动到达心房的时间延长或传导中断。按传导障碍程度可分为Ⅰ～Ⅲ度，心电图可帮助诊断。老年人常见病因为内在传导系统退行性变、缺血、地高辛中毒和Ⅰa类抗心律失常药物、（如奎尼丁、普鲁卡因胺、安博律定）中毒等。

治疗应针对病因和基本心脏疾病，迷走神经张力亢进者可选用阿托品、麻黄碱。药物治疗无效者可考虑置入永久性心脏起搏器。

（3）房室传导阻滞：是指部分或全部阻断从心房或窦房结向房室结和心室的冲动传导。在心电图中常将房室传导分为两大类：不完全性房室传导阻滞和完全性房室传导阻滞。后者又可分为Ⅰ度、Ⅱ度和Ⅲ度（高度）3种。

①Ⅰ度房室传导阻滞。主要表现为激动时间延长（P-R间期＞0.21秒），每个P波后继有正常形态的QRS波。Ⅰ度房室传导阻滞时，阻滞部分常位于希氏束的近端（多数在房室结内），罕见位于希氏束者。

②Ⅱ度房室传导阻滞。主要表现为心室漏搏。Ⅱ度房室传导阻滞有文氏现象。在1889年首先描述，至1924年Mobitz将它分为两大类型，即莫氏Ⅰ型和莫氏Ⅱ型。Ⅰ型较常见，又称文氏现象。心电图表现为窦性P波，P-P间隔规则。P-R间期表现有两种。Ⅰ型P-R递增伴有心室漏搏：P-R间期逐渐延长，R-R间隔相应逐渐缩短，直到P波后无QRS出现，然后P-R间期又恢复为最短，如此周而复始，形成5∶1、4∶3、3∶2等房室阻滞。其QRS时间绝大多数正常。Ⅱ型P-R固定伴有心室漏搏：P-R间期正常或延长，可见每隔一定数目的P波后，出现一个或多个QRS脱落。根据脱落程度的不同，可有7∶6、6∶5、5∶4、4∶3、3∶2、2∶1、3∶1、4∶1及5∶1等。其中3∶1到5∶1房室阻滞是连续

有 2 个或以上的心房激动不能传到心室,是严重的Ⅱ度房室阻滞。其 QRS 时间可增宽(0.12 秒以上),乃因房室阻滞伴有室内阻滞或两侧束支同时存在不等程度的阻滞。

心室率缓慢,P-R 间隔多不规则,长的 R-R 间隔往往为短的 R-R 间隔的倍数。仅在少数严重的Ⅱ度房室阻滞(如 2:1、3:1 或 4:1)的 R-R 间隔可以规则。但当心室率极慢时,多伴有结性逸搏。

③Ⅲ度房室传导阻滞。也称完全性房室传导阻滞。其临床特点是所有的心房冲动均因房室传导阻滞而不能到达心室。此时阻滞部位以下的频率相对最快的起搏点将发生逸搏性冲动来控制心室,形成完全性房室分离的特点,即心房由窦房结控制,心室由阻滞部分以下的异位节律点控制。阻滞可发生在房室系统的任何部位,即可发生在房室结、希氏束或左右束支内。药物中毒(如洋地黄)或迷走神经张力亢进引起的房室传导阻滞,阻滞区常位于房室结;而器质性病变所致者,阻滞部位常在希氏束或双侧束支。心电图窦性 P 波,其频率为 70～80 次/分,P-R 间隔一般规则,P 波与 QRS 波全无固定关系。P 波可出现在 QRS 前、后或与其重叠。心房率远较心室率快;QRS 的频率慢而规则,每分钟在 20～60 次。QRS 形态视节律点的位置而异。若节律点来自房室束分支以上,则 QRS 为室上型,若节律点在分支以内,则 QRS 增宽,畸形。

但 QRS 的异常也可能是由于原来存在的束支传导阻滞所引起;如为房颤或房扑,则无 P 波而代之颤动波或扑动波,此时Ⅲ度房室阻滞特点为 QRS 的频率呈缓慢而规则;当室性异位节律点有改变,或同时伴心室内另一节律点的期前收缩时,心室率可不规则;Ⅲ度房室阻滞可由双侧束支完全阻滞所引起,心率为 40 次/分以下,QRS 宽而形态改变,之前常有完全性右或左束支阻滞存在,以上几点对鉴别诊断有帮助。

房室传导阻滞的治疗:药物治疗的主要作用为加速房室传导,建立频率较快的心室起搏点,以及消除抑制房室传导的因素;一般选用增强心肌自律性或加速传导的药物,如拟交感神经药(异丙肾上腺素等)和迷走神经抑制药(阿托品等)。阿托品适用于房室结内传导阻滞,但对希氏浦肯野系统阻滞无效。异丙肾上腺素一般用于治疗或预防心脑缺氧综合征;碳酸氢钠或乳酸钠可用于完全性房室传导阻滞的心脑缺氧综合征频繁发作伴缺氧、酸中毒时。肾上腺皮质激素适用于急性心肌炎、急性心肌梗死或心脏手术损伤所致高度或Ⅲ度房室传导阻滞;永久人工心脏起搏器,适用于Ⅱ度Ⅱ型及Ⅲ度房室传导阻滞患者。

(4)病态窦房结综合征:包括窦房结自律功能(或)窦房传导功能的病变。可表现为心动缓慢,或心动过速-心动过缓交替出现,也可同时合并房室结功能异常。

病因:①多数患者无明确病因可查,可能与窦房结退行性病变有关;部分系心肌炎或缺血性病变所致。②少数由心脏手术损伤,结缔组织疾病或家属性疾病引起。

临床表现:①自发的、长时间的窦性心动过缓。窦性心率在24小时中多数时间<50次/分;窦性心率低于<40次/分,持续1分钟以上。②窦房传导阻滞。③窦性停搏(停顿时间持续2秒以上)。④有窦性心动过缓和阵发性室上性快速心律失常交替(快慢综合征);后者包括阵发性房颤或房扑,或房性、交界区性心动过速。在恢复窦性心律前可出现较长的间歇。⑤可合并有交界区起搏功能障碍,称为"双结病变"。⑥可发生栓塞病变。⑦严重心动过缓,长间歇可发生不同程度的脑缺血表现,如眩晕、晕厥、阿-斯综合征及最终死亡。具备以上1～4条中的1条可诊断。

辅助检查:①阿托品试验。快速静脉注射阿托品0.02毫克/千克体重,以后1、2、3、5、10、15、20分钟分别描记心电图。注射后窦性心率不能≥90次/分者,符合病态窦房结综合征诊断。

②电生理检查。包括心内或食管调搏。

诊断主要依赖心电图及临床表现,以上辅助检查并非诊断本综合征所必需。

治疗:①视心率、节律及病情程度予相应治疗。②避免剧烈运动及高空作业。③禁用抑制窦房结功能的药物,如 β 受体阻滞药、钙通道阻滞药及抗心律失常药物。④对有黑矇、眩晕、晕厥或心动过速-心动过缓表现的患者需安置永久起搏器。⑤DDI 方式起搏可能对推迟或预防房颤的发生有益。有心动过速者于安装起搏器后可用抗心律失常的药物治疗。⑥电生理检查有窦房结传导时间或窦房结恢复时间延长者,如临床无症状,不是起搏治疗的指征。⑦中医药治疗,可适用温补方剂。采用温通心阳,温运脾阳,温补肾阳法则,方选保元汤、右归饮、麻黄附子细辛汤、二仙汤等加减,据文献报道有一定疗效。

七、慢性心功能不全

(一)定义和病因

1. 定义 慢性心功能不全亦称慢性心力衰竭。美国心脏协会(AHA)对该病的定义为一种复杂的临床表现,是各种心脏结构或功能疾病损伤心室充盈和(或)射血能力的结果。

心力衰竭收缩功能障碍的主要指标是左室射血分数下降(通常小于 40%);而舒张功能障碍的患者左室射血分数相对正常,一般心脏无明显扩大并有一项或多项心室充盈指标的受损。

2. 基础病因 先天性或获得性心肌、瓣膜、心包或大血管、冠脉结构异常,导致血流动力功能不全是慢性心功能不全的基础病因。

成人慢性心力衰竭的病因主要是冠心病、高血压、瓣膜病和扩张型心肌病,其他较常见的病因有心肌炎、肾炎和先天性心脏病。较少见的病因有心包疾病、甲状腺功能亢进与甲状腺功能减退、贫血、动静脉瘘、心脏肿瘤、结缔组织疾病、高原病及内分泌病等。在以上病因中 90% 为冠心病和高血压。

(二)发病机制

1. 原发性心肌收缩力受损　如心肌梗死,心肌炎症、变性或坏死及心肌病等,可使心肌收缩力减弱而导致心力衰竭。

2. 心室压力负荷(后负荷)过重　肺及体循环高压、左右心室流出道狭窄、主动脉或肺动脉瓣狭窄等均能使心室收缩阻力增加高、后负荷加重,引起继发性心肌舒缩功能减弱而导致心力衰竭。

3. 心室的容量负荷(前负荷)过重　瓣膜关闭不全、心内或大血管间左至右分流等,使心室舒张期容量增加,前负荷加重,也可引起继发性心肌收缩力减弱和心力衰竭。

4. 高动力性循环状态　主要发生于贫血、体循环动静脉瘘、甲状腺功能亢进、脚气性心脏病等,由于周围血管阻力降低,心排血量增多,也能引起心室容量负荷增加,导致心力衰竭。

5. 心室前负荷不足　二尖瓣狭窄、心脏压塞和限制型心肌病等,引起心室充盈受限,体、肺循环充血。

(三)病理生理学

1. 代偿机制　在心力衰竭的发生和发展过程中,可出现一系列代偿过程,在一定程度上可能对心力衰竭的血流动力学有益,但长期过度代偿反而有害,其中以神经体液和受体的调节最为显著。当心肌收缩力减弱时,为保证正常的心排血量,机体通过以下机制进行代偿:

(1)Frank-Starling 机制:心功能不全时回心血量增多,心脏的前负荷增加,心室舒张末期容积增加,舒张末压力也增高,心房压、肺静脉压也相应增高。心腔扩大拉长了心肌纤维,在一定范围内可使心肌收缩加强,增加心搏量可起到代偿作用。临床上常用心室舒张末期压(即充盈压)来表示心室前负荷,用心室功能曲线(图 3-4)来表示。心室前负荷与心搏量的关系,对左心室而言,舒张末期压在 15～18 毫米汞柱时,心搏量达峰值。前负荷不足或过度,均可导致心搏量减少。心功能不全时,心功能曲线向右下移位,心搏量随前负荷的增加明显减小。

正常左心室的心搏量或心排血量随其前负荷(左心室舒张末压或容量)的增加而增加,直至储备耗竭。心衰时左心室功能曲线受抑制而向右下移位。使用正性肌力药或降低后负荷,可增强心肌收缩力,使左心室功能曲线向左上移位。

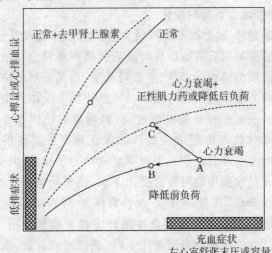

图 3-4　左心室收缩功能曲线

图中 A 点代表心衰患者左心室在高的舒张末压或容量的情况下,心排血量低下。如降低前负荷(利尿药或静脉扩张药)可使 A 点移至 B 点,充血症状可有所改善,但心排血量并不增加,甚至下降。如给予正性肌力药或降低后负荷,可使 A 点移至 C 点,充血与低排症状均有改善。

(2)心肌肥厚:当心脏后负荷增高时,心肌肥厚是主要代偿机制,心肌肥厚是以心肌纤维增多为主,而心肌细胞不增加。细胞核及作为供给能源的物质线粒体也增大和增多,但程度和速度比不上心肌纤维的增多。心肌从整体上显得能源不足,继续发展终致心肌细胞坏死。

心肌肥厚使心肌收缩力增强,以克服后负荷阻力,使心排血量在相当长时间内维持正常。患者可无心力衰竭症状,但并不意味着心功能正常。心肌肥厚者,心肌顺应性差,舒缓功能降低,心室舒张末压升高,客观上已存在心功能障碍。

(3)神经激素系统的变化

①交感神经-肾上腺系统激活。心搏量的降低或低血压通过动脉压力感受器引起的减压反射激活交感神经肾上腺系统,使肾上腺儿茶酚胺分泌增多,可产生下列改变:一是心率增快,在一定限度内可使心肌收缩力相应增强。二是心肌 β 受体兴奋,心肌收缩性增强。三是全身外周血管收缩,静脉收缩使回心血量增多,选择性小动脉收缩则起维持血压并保证重要脏器血供的作用。通过上述改变可部分代偿心力衰竭血流动力学异常,但交感神经张力持续及过度的增高可致 β 受体下调,使 β 受体介导的腺甘酸环化酶活性降低,并激活肾素-血管紧张素-醛固酮系统。β 受体功能及密度的改变在心衰的负性循环中具有重要作用。四是肾交感神经活性增高所致肾灌注压下降,刺激肾素释放,激活肾素-血管紧张素系统。五是兴奋 α 和 β 受体,促心肌生长。血浆去甲肾上腺素水平增高程度反映交感神经-肾上腺素系统激活程度。

②肾素-血管紧张素-醛固酮系统激活。肾素-血管紧张素-醛固酮系统的激活是心力衰竭中另一个重要神经体液调节过程。

心力衰竭时肾血流灌注降低及肾小球旁器中 β_1 交感受体的刺激可能是肾素-血管紧张素-醛固酮系统激活的主要机制。近年研究表明,肾素-血管紧张素-醛固酮系统被激活后,血管紧张素Ⅱ及相应增加的醛固酮使心肌、血管平滑肌、血管内皮细胞等发生一系列变化,称为细胞和组织的重构。

在心肌中血管紧张素Ⅱ通过各种途径使新的收缩蛋白合成增加;细胞外的醛固酮刺激成纤维细胞转变为胶原纤维,促使心肌间质纤维化。在血管中使平滑肌细胞增生,管腔变窄,同时降低血管内皮细胞分泌一氧化氮的能力,使血管舒张受影响。这些不利因素的长期作用,对慢性心力衰竭患者可导致心力衰竭的恶化,促进死亡。

③其他。体液因子和细胞因子改变,如血管加压素、利钠肽类、缓激肽及炎性细胞因子等,对心力衰竭或心功能不全都有一定代偿或调节效益。

2. 心脏重构 指在心脏损伤和(或)在血流动力学的应激反应时,心肌及其间质为适应增加的心脏负荷,细胞结构、功能、数量及遗传表现等方面发生了适应性、增生性的变化;由于分子和基因表达的变化,导致心脏的大小、形态和功能发生改变。它是引起心力衰竭进行性的病理生理基础。

心脏重构主要包括结构重构和电重构。前者表现为心肌细胞肥大、胶原沉积和由于组织坏死和(或)凋亡而发生的心肌细胞减少,常表现为心室体积增大和心室形态的变化。后者主要包括离子通道的改变、缝隙连接分布的改变和连接蛋白分布的不均一性等,导致静息膜电位和动作电位时程度改变,引起心肌电的不均一性,以致心律失常。

(四)临床表现与诊断要点

心力衰竭的主要临床表现是"充血",其次是周围组织灌注不足。按心力衰竭开始发生于心脏哪一侧和充血主要表现的部位，可将其分为左侧心力衰竭、右侧心力衰竭和全心衰竭。

1. 左侧心力衰竭　心力衰竭开始或主要发生在左侧心脏并以肺充血为主(乃肺静脉回流受阻)称为左侧心力衰竭。左心室衰竭多见于高血压性心脏病、冠心病、主动脉瓣病变和二尖瓣关闭不全，也见于急性肾小球肾炎和风湿性心脏炎。二尖瓣狭窄时，左心房压力明显增高，也有肺充血表现，但非左心室衰竭引起，故称为左心房衰竭。

(1)症状：呼吸困难是左侧心衰最主要症状。肺充血时肺组织水肿，气道阻力增加，肺泡弹性降低。因而呼吸困难、且浅而快。表现有下列不同形式：

①劳力性呼吸困难。初始仅在登楼、上坡或平地快走时出现呼吸急促，随着肺充血程度加重，发展到更轻活动，甚至休息时也出现呼吸困难。

②端坐呼吸。平卧时极度呼吸困难而必须采取高枕、半卧位或坐位，最严重者即使端坐床边，两腿下垂，上身向前，双手紧握床边，仍不能缓解严重的呼吸困难。

③阵发性夜间呼吸困难。又称心源性哮喘，是左心室衰竭早期的典型表现。呼吸困难可连续数夜，每夜发作或间断发作。典型发作多在熟睡1~2小时后，可因气闷、气急而惊醒，被迫坐起，常伴阵咳、哮鸣性呼吸音，或吐泡沫样痰。发作较轻者采取坐位后10余分钟至1小时左右，呼吸困难自动消退后能平卧入睡。严重患者呼吸困难可持续发作，阵咳不止，咳粉红色泡沫状痰，甚至发展成急性肺水肿。

④陈-施呼吸(Cheynt-Stokes respiration)。见于严重心力衰竭患者，其预后不良。呼吸有节律地由暂停逐渐增快、加深，再逐渐减慢、变浅，直到再停，约1分钟后呼吸再起，如此周而复始。

（2）体征

①左心室增大。心尖冲动向左下移位，心率增快，心尖区舒张期奔马律，肺动脉瓣区第二心音亢进，其中舒张期奔马律最具诊断价值。当患者心率增快或左侧卧位并做深呼气时更易听到。左室扩大可导致相对性二尖瓣关闭不全，产生心尖区收缩期杂音。

②交替脉。脉搏强弱交替出现。

③肺部啰音。肺底部湿啰音，分布部位可随体位而变化，有时伴哮鸣音，肺水肿时可听到广泛性粗糙湿啰音。

④胸腔积液。左心衰者中有 25％检查见胸腔积液。胸腔积液可局限于肺叶间，也可呈单侧或双侧胸腔积液。胸腔积液蛋白含量高，心力衰竭好转后消退。

⑤X 线检查。可见整个肺野透亮度减低，肺门影增宽及肺纹增粗等肺淤血表现。长期肺淤血时，可见肺野密度增高、大小不等的点状阴影（为含铁血黄素沉着）。急性肺水肿患者，可见浓雾状阴影自肺门伸向周围肺野，呈扇状，但肺尖、肺底及肺野外围多保持原有清晰状态。

2. 右侧心力衰竭　开始或主要发生于右侧心脏，并以肝、肾等器官和周围静脉淤血为主的称为右侧心力衰竭。多继发于左侧心力衰竭。出现右心衰竭后，由于右心室排血量减少，肺充血现象常有所减轻，呼吸困难也有所好转。单纯右侧心力衰竭多由急、慢性肺心病或某些先天性心脏病引起。

（1）症状：主要有慢性持续性淤血引起的肝胆、肠胃、肾脏等脏器功能改变所致。如长期食欲缺乏、恶心、呕吐或黄疸、尿量减少、夜尿多、尿蛋白或肾功能减退，长期肝淤血可致心源性肝硬化。

（2）体征

①以右心室增大为主者可伴有心前区抬举性搏动。心率快，

部分患者可在胸骨左缘相当于右心室处听到舒张早期奔马律。右心室明显扩大可致功能性三尖瓣关闭不全,产生三尖瓣区收缩期杂音,吸氧时杂音增强。

②静脉充盈。颈外静脉充盈为右心衰竭的早期表现。半卧位或坐位时在锁骨上方可见到颈外静脉充盈,当颈外静脉充盈最高点距离胸骨角水平10厘米以上,常表示静脉压增高,以右侧较明显。严重右心衰竭静脉压明显升高时,手背静脉及其他表浅静脉也充盈,合并三尖瓣关锁不全时,并可见到静脉搏动。

③肝大和压痛。出现较早,大多发生于皮下水肿之前。肝大在剑突下较肋缘下明显,质软、具充实饱满感,边缘摸不清,叩诊剑突下有浊音区,有压痛。压迫肝脏(或剑下浊音区)时可见颈静脉充盈加剧(即肝颈静脉反流征)。右心衰竭加重时肝脏可急性淤血,肝小叶中央细胞坏死导致肝脏急剧增大,可伴有右上腹剧痛和压痛,黄疸。长期慢性右心衰竭引起心源性肝硬化时,常伴黄疸、腹水及慢性肝功能损害。

④下垂性水肿。水肿最早出现在身体的下垂部,起床活动者以脚、踝内侧和胫前较明显;仰卧者骶部水肿;侧卧者卧侧肢体水肿显著。病情严重者可发展到全身水肿、胸腔积液和腹水。

⑤心包积液。常于超声心动图或尸检时发现

⑥发绀。长期右心衰竭患者大多面部发绀。

⑦晚期患者有明显营养不良、消瘦或恶病质。

3. 全心衰竭 为左、右心力衰竭临床表现的综合。此时,右心衰竭的表现常比左心衰竭者显著,而左心衰竭肺充血的临床表现反而可因右心衰竭的发生有所减轻。

4. 心功能的判定和分级

(1)NYHA 心功能分级:是美国纽约心脏病学会(NYHA)根据患者自觉症状将心功能分为 4 级。

Ⅰ级:体力活动不受限,一般体力活动不引起过度的乏力、心悸、气急和心绞痛。

Ⅱ级：轻度体力活动受限，静息时无不适，但低于日常活动量即致乏力、心悸、气促或心绞痛。

Ⅲ：体力活动明显受限，静息时无不适，但低于日常活动量即致乏力、心悸、气促或心绞痛。

Ⅳ级：不能进行任何体力活动，休息时可有心力衰竭或心绞痛，任何体力活动都加重不适。

（2）6分钟步行试验：在特定情况下，测量在规定时间内步行的距离。虽然患者在6分钟内步行的距离可能受到医师或主观能动性的影响，但此方法安全、简单、易行，已在临床应用。

（3）液体潴留及其严重程度判断：液体潴留的判断对决定是否需要利尿药治疗十分重要，短时间内体重增加是液体潴留的可靠指标，故体重测量是有效的判断方法。

5. 实验室及辅助检查

（1）右心衰患者血清胆红素和丙氨酸氨基转移酶（ALT）可增高，少数人可高达1 000单位/升以上。若心力衰竭改善，肝大和黄疸消退，丙氨酸氨基转移酶在2周内可恢复正常。

（2）血尿素氮也可增高，可有轻度氮质血症。

（3）可有轻度蛋白尿，少量透明或颗粒管型和少量红细胞。

（4）心室功能异常或症状性心衰时，血浆脑利钠肽大于100皮克/毫升。急诊测定血浆脑利纳肽水平有助于心肺疾病的鉴别诊断，阴性时基本不考虑心源性呼吸困难（预测价值约98％）。

在心力衰竭时，氨基末端脑利钠肽（NTpro BNP）前体浓度大约是血浆脑利钠肽的4倍。氨基末端脑钠肽前体水平与心力衰竭的严重程度相关。氨基末端脑钠肽前体低于300皮克/毫升，排除急性心力衰竭的可能（预测价值约98％）；氨基末端脑钠肽前体为300～1 800皮克/毫升，急性心力衰竭可能性较低；氨基末端脑钠肽前体大于1 800皮克/毫升，急性心力衰竭可能性高。除急性充血性心力衰竭外,氨基末端脑钠肽前体水平还受其他因素影响,如急性冠脉综合征、肺栓塞、脑卒中、房颤、重症肺炎、肾功能不全的患者,其水平均可升高。

(5)心电图检查,心力衰竭时并无特异性的心电图表现,但常见心室肥大、心肌劳损、心室内传导阻滞、期前收缩等。

(6)超声心动图检查,可测量心腔大小和心脏功能及心脏瓣膜的结构和功能。正常左室射血分数＞50%。左室舒张功能不全时,E峰下降、A峰升高;E/A比值下降;E/A＜1.2。

(7)静脉压测定,肘静脉压超过14厘米水柱(cmH$_2$O)或压迫肝脏0.5～1分钟后,上升1～2厘米水柱以上的,提示有右侧心力衰竭。

(8)其他辅助检测,在必要时可考虑,如二维超声心动图联合多普勒血流检查、组织多普勒超声、心肌核素血清扫描、磁共振成像等。

(五)慢性心力衰竭防治策略

1.治疗策略选择 美国心脏病学会(ACC)和美国心脏病协会(AHA)2005年修订的慢性心力衰竭诊断与治疗指南。指南在沿用纽约心功能分级的基础上,将病程分为4期。A期:有发生心力衰竭的高危因素,但无器质性心脏病,也无心力衰竭症状;B期:有器质性心脏病,但无心力衰竭症状;C期:有器质性心脏病,既往或目前有心力衰竭症状;D期:需要特殊干预治疗的难治性心力衰竭。单纯针对心功能的治疗是在早年以洋地黄和利尿药为基础上的治疗模式中的一种治疗方法,其目的在于改善症状。这对心力衰竭的治疗来说固然重要,但从治疗策略来说,未涉及治疗中最根本的问题:①如何预防心力衰竭的发生。②如何减少临床事件的发生,如减少因心力衰竭症状复发或加重而住院的次数。③如何降低死亡率,而对心力衰竭的病程分期则是目前选择治疗的基础。现在选择以分期为基础选择治疗策略，将针对心力衰竭的不同病因和危险因素，强调预防心衰发生。对已发生心衰者，在改善症状治疗基础上则强调减少事件，降低死亡率。

2. 心力衰竭病因和诱因的防治

(1)去除病因：如甲状腺功能亢进、高血压、风湿热、亚急性感染性心内膜炎等。对心瓣膜病、先天性心血管病及室壁瘤，应在心衰控制后争取手术治疗。

(2)防治诱因：如控制感染，治疗心律失常，特别是房颤伴快速心室率，纠正贫血及电解质紊乱，防治风湿活动，控制高血压及糖尿病等。

(3)改善生活方式：卧床休息，以半卧位最佳。重症者可双腿下垂以减少静脉回流。戒烟、戒酒、减肥、低盐低脂饮食。注意避免应用非甾体抗炎药如引哚美辛、Ⅰ类抗心律失常药及大多数的钙拮抗剂等。

3. 利尿剂的应用

(1)噻嗪类和氯噻酮：常用的药有氢氯噻嗪 25 毫克，每日 2～3 次，口服，最大剂量 100 毫克/日；环戊噻嗪 0.25 毫克，每日 2～3 次，口服；氯噻酮 50 毫克，每日 1～2 次，口服。使用期间需补充钾盐。糖尿病和痛风患者忌用。

(2)潴钾利尿剂：常用的有螺内酯 20～40 毫克，每日 3～4 次，口服；氨苯蝶啶 50～100 毫克，每日 3 次，口服；阿米洛利 5～10 毫克，每日 1～2 次，口服。单独使用时利尿作用较弱，并可使血钾升高，常与噻嗪类或襻利尿药合用。

(3)襻利尿剂：为强力利尿剂，最适用于急性左心衰竭和肺水肿患者，也可用于其他利尿药无效的严重慢性心力衰竭者。常用的有呋塞米(遗尿)，起始量 20 毫克/日，逐渐增加剂量，分 2～3 次，口服；也可用依他尼酸(利尿酸)25～50 毫克，口服，或布美他尼(丁尿胺)0.5～1.0毫克,加入25%葡萄糖注射液20毫升,缓慢静脉注射;也可依他尼酸25～50毫克,每日2次,口服。这类利尿药作用较强,尤其在静脉应用时需注意避免造成水和电解质紊乱。

利尿药通常从小剂量开始,逐渐加量,直至尿量增加,使体重每日减轻0.5～1.0千克。其中氢氯噻嗪适用于轻度体液潴留、肾功能正常的心力衰竭患者,如有显著体液潴留,特别是当有肾功损害时,宜选呋塞米。一旦病情控制,如肺部啰音消失、水肿消退,即可以最小剂量长期维持,一般需无限期使用。期间根据体重、水潴留变化,随时调整剂量。

对于出现利尿药抵抗时(常伴心力衰竭恶化),可用以下方法:①静脉给予利尿药如呋塞米1～5毫克/小时,持续静脉滴注。②两种或2种以上利尿药联合应用。③应用增加肾血流的药物,如短期应用小剂量的多巴胺和多巴酚丁胺2～5微克/千克体重·分钟,静脉滴注。④避免使用非甾体抗炎药物,如吲哚美辛。

4. 正性肌力药物——洋地黄类制剂的应用

(1)作用机制:洋地黄制剂可抑制心肌细胞膜 Na^+/K^+-ATP酶,促使钙(Ca^{2+})与钠(Na^+)交换,增强心肌收缩力。对心力衰竭患者,其正性肌力作用一方面使心肌氧耗增高,另一方面又使心搏量增加,心室容积缩小,室壁应力降低,同时心率明显减慢。其综合结果是心肌总耗氧量降低,心肌工作效率提高。治疗剂量的洋地黄类药物抑制迷走神经传入神经的ATP酶,反射性降低交感张力、减慢心率、控制房颤的心室率、改善心室充盈、减少肺淤血、增加肾血流量、减少抗利尿激素。治疗量的洋地黄可抑制心脏传导系统,对房室交界区的抑制最为明显。该作用受血清钾浓度、心肌病理和自主神经影响。中毒剂量时可提高心房、房室交界区及心室的自律性。当血钾过低时,更易发生各种快速性心律失常。

（2）适应证：①室上性快速性心律失常（心房颤动、心房扑动及室上性心动过速），尤其是伴有或引起心力衰竭者。②充血性心力衰竭心功能Ⅱ～Ⅳ级者。③有心脏扩大而无心力衰竭者，在进行外科手术之前或在妊娠期及分娩前应用洋地黄，有助于预防心力衰竭。

（3）禁忌证：①洋地黄类药物过敏者。②预激综合征伴心房颤动、心房扑动或室上性心动过速，而 QRS 波增宽者。③窦房阻滞、二度Ⅱ型及二度Ⅱ型以上房室传导阻滞，无永久起搏器保护患者。④室性心动过速者。⑤与抑制窦房结或房室结功能的药物（如胺碘酮、β受体阻滞药）合用时，须慎用。⑥无心房颤动或心衰的肥厚型梗阻性心肌病者。⑦单纯二尖瓣狭窄伴窦性心律而无右心衰。

（4）几种特殊情况的洋地黄应用：①急性心肌梗死伴心力衰竭患者慎用洋地黄（特别是 24 小时内），应用指征为伴有快速室上性心律失常者。②肺源性心脏病时，洋地黄疗效不佳，且因缺氧而易致洋地黄中毒。因此，仅在呼吸衰竭好转后，若心力衰竭仍明显时，可谨慎用小剂量洋地黄。③有风湿热、感染性心肌炎、胶原性疾病、甲状腺功能亢进、贫血及其他全身性疾病伴有心力衰竭时，洋地黄的疗效常不显著，且易发生中毒。

（5）洋地黄制剂的用法

①负荷量加维持量：第一日给予负荷量，以后每日用维持量（表3-10）。适用于急性心力衰竭或需尽快控制的心房颤动伴快速心室率的患者。一般应用毛花苷 C（西地兰），第一次剂量宜用负荷量的 1/3，注意估计作用高峰时间心力衰竭是否控制，若未控制可再给予相同剂量，直至心力衰竭基本控制或已达负荷量或已出现毒性症状；第二日起用维持量，一般用地高辛 0.125 毫克/次，每日 1～2 次。

表 3-10　常用洋地黄的体内过程特点

分类	药品	给药途径	奏效时间	高峰期	半衰期	作用完全消失	主要消除途径	负荷量(毫克)	每日维持量(毫克)	剂型
速效	毒毛花苷K	静注	5~15分	1~2小时	31小时	2~5天	肾、少量肠	0.25~0.5毫克	—	注射剂0.25毫克
速效	毛花苷C	静注	10~30分	1~2小时	33时	小3~6天	肾	1~1.2毫克	—	注射剂0.4毫克
中效	地高辛	口服	1~2小时	3~6小时	36时	小5~7天	肾	0.75~1.5毫克	0.25毫克	片剂0.25毫克
慢效	洋地黄毒苷	口服	2~4小时	8~12小时	5~7天	14~21天	肝	0.7~1.0毫克	0.05~0.1毫克	片剂0.1毫克

②目前多采用自开始即用固定的维持量给药法,地高辛0.125~0.25毫克/日,口服;对于70岁以上老年人、低体重或肾功能受损的患者,地高辛宜用小剂量(0.125毫克),每日1次或隔日1次,口服,并应随访检测地高辛血清浓度以调整剂量。维持量的应用及维持多久,随病情而异,其剂量个体差异大,须结合心脏功能改善表现和有无洋地黄中毒反应来调整。

心电图有助于判断洋地黄过量或不足。房颤或房扑伴心室率超过100次/分时,提示洋地黄量不足;而室律规则且增快如房室交界处心动过速,或心室律规则但减慢如房室交界心律,或有多形性室性期前收缩呈二联律者,则提示洋地黄中毒;静息时心率60~70分,日常活动后不超过90次/分者,常表示维持量适当。窦性心律不能很好地反映洋地黄的用量,如肺心病、急性心肌炎、甲状腺功能亢进等病变本身可引起窦性心动过速,故不能作为洋地黄不足的依据。

(6)洋地黄中毒:临床表现为①胃肠道反应,如恶心、呕吐、腹泻、腹等。②心律失常,在服药过程中心率突然转变,如心率突然减慢或加速,或由不规律变为规律等,是诊断洋地黄中毒的重要依据。而最具特征性心律失常为多形室性期前收缩呈二联律,尤其是发生在房颤的基础上;房颤伴完全性房室传导阻滞;非阵发性交界性心动过速;房颤频发房室交界逸搏或短阵交界性心律;房性心动过速伴房室传导阻滞;快速性心律失常同时伴有传导阻滞是洋地黄中毒的特征性表现。③中枢神经及视觉症状,如视物模糊、黄视或绿视、头痛、忧郁、眩晕等,十分少见。

洋地黄中毒的诊断主要根据药物剂量,有无诱因(如低钾、心肌损害和肾功能不全),以及中毒的临床表现;放射免疫测定洋地黄血清浓度,其正常参考值为地高辛浓度<2微克/升(洋地黄毒苷浓度<3微克/升)。血清地高辛浓度低于治疗水平0.5微克/升,提示患者没有规律地服药或药物吸收有问题;血清地高辛浓度在治疗水平0.5~2微克/升无指导治疗的意义,血清浓度>2微克/升,仅提示有洋地黄中毒的可能,应结合临床及心电图综合分析。

中毒处理:①应立即停药。轻度毒性反应如胃肠道、神经系统和视觉症状、Ⅰ度房室传导阻滞、窦性心动过缓和偶发室早等,停药后均可自行缓解。②对于低血钾诱发的心律失常,除补钾盐外,应停用排钾利尿药。对快速心律失常者,如血钾浓度低时可用静脉补钾,如血钾正常则可使用苯妥英钠或利多卡因。电复律因易致室颤一般禁用。③阿托品静脉注射常用于洋地黄中毒引起的Ⅱ~Ⅲ度的窦房或房室传导阻滞。如心室率缓慢,宜施行临时心室起搏。④异丙肾上腺素在洋地黄中毒时易诱发室性心率失常,因而不适于治疗洋地黄中毒所致缓慢心律失常。⑤洋地黄特异抗体地高辛Fab(DIFAB)抗体片段每瓶40mg,能结合0.6mg地高辛,对洋地黄中毒所致各种心律失常有特效,其作用迅速可靠,偶有加重心力衰竭的不良反应。

5.其他正性肌力药物的应用

(1)β肾上腺素能激动药:如多巴胺和多巴酚丁胺,是常用的静脉β受体激动药,前者小剂量激动多巴胺受体,中等剂量激动β_1和β_2受体,分别扩张肾血管使尿量增多与增强心肌收缩,扩张外周血管,能显著改善心力衰竭患者的血流动力学异常。后者的致心动过速效应较轻,且无或仅有轻微血管扩张作用。两者均需静脉给药,常规剂量2～10微克/千克体重·分钟,对低心排血量,高充盈压和低血压的急、慢性心力衰竭者,均有显著疗效。连续滴注超过72小时,可出现耐药性。大量临床试验表明,上述药物短期用于急性心力衰竭时具有增加心肌收缩力作用。但长期使用可增加死亡率,可能与发生心律失常有关。

(2)磷酸二酯酶抑制药:如氨力农、米力农。(amrinone milrinone)由于磷酸二酯酶抑制药可增加心脏收缩功能,有利于β受体阻滞药引入,而β受体阻滞药可预防磷酸二酯酶抑制药所致心律失常作用。

对慢性心力衰竭患者不主张长期或间歇静脉滴注此类正性肌力药。对心脏手术后心肌抑制所致的急性收缩性心力衰竭、难治性心衰及心脏移植前的终末期心力衰竭患者,可以考虑短期支持应用3～5天。氨力农每日最大量不超过10毫克/千克体重。米力农其增加心肌收缩力的作用比氨力农强10～20倍,作用时间短,不良反应较少。每日最大量不超过12.5～75微克/千克体重·分钟,前10分钟,50微克/千克体重,以后为0.375～0.75微克/千克体重·分钟,静脉滴注4小时,每日最大量不超过1.33毫克/千克体重。

6.血管紧张素转化酶抑制剂(ACEI)

通过抑制血管紧张素Ⅰ至血管紧张素Ⅱ的转化酶活性,不仅干扰肾素-血管紧张素-醛固酮系统,且增加激肽活性及增加激肽介导的前列腺素。不论是有轻、中或重度症状的患者,该抑制药均可显示出益处。

ACEI 治疗慢性心力衰竭的临床试验研究至少有 30 多项，其结果几乎完全一致。例如，北斯堪的那维亚依那普利生存协作研究观察 253 例心功能Ⅳ级严重心力衰竭患者，依那普利治疗 6 个月使总死亡率下降 40%（$P＝0.002$）。左室功能异常治疗研究入选 2 569 例轻、中度心力衰竭者（大多数心功能为Ⅱ～Ⅲ级），平均随访 41 个月，依那普利治疗使总死亡率下降 16%（$P＝0.0036$）。Garg 等汇总分析 32 项随机临床试验，共 7 105 例患者，其中 3 870 例接受各种血管紧张素转化酶抑制药治疗，3 235 例接受安慰剂治疗。结果显示，血管紧张素转化酶抑制药组总死亡率降低 23%（$P＜0.001$）。死亡或心力衰竭恶化住院的合计发生率降低 35%（$P＜0.001$）。进一步分析显示该药短期治疗即有效，长期治疗仍然有效，且其效益与患者的年岁、性别、是否服用利尿药、阿司匹林或 β 受体阻滞药等无关。

（1）血管紧张素转化酶抑制药的适应证：①所有左室收缩功能不良（左心射血分数＜40%）所致心力衰竭的患者，除非有禁忌证或不能耐受治疗。②无症状性心功能不全者亦应使用，可预防或延缓发生心力衰竭。伴有体液潴留者应与利尿药合用；如无体液潴留时也可单独应用。③血管紧张素转化酶抑制药可与 β 受体阻滞药和（或）地高辛合用。④适用于慢性心力衰竭（轻、中重度）者的长期治疗，不能用于抢救急性心力衰竭或难治性心力衰竭正在静脉用药者，只有长期治疗才有可能降低病死率。需要注意的是血管紧张素转化酶抑制药的疗效在数周或数月才出现，即使症状未改善，仍可降低疾病进展的危险性。

（2）不良反应及禁忌证：不良反应包括咳嗽、低血压、高钾血症、肾功能恶化和血管性水肿。绝对禁忌证为妊娠妇女、双侧肾动脉狭窄及有血管性水肿病史者等。

（3）血管紧张素转化酶抑制药应用方法：治疗前应注意利尿

药是否已维持在适合剂量,因体液潴留可减弱血管紧张素转化酶抑制药的疗效,而容量不足又可加剧药物的不良反应。

血管紧张素转化酶抑制药应用的基本原则是:①起始剂量和递增法:首先宜从小剂量开始,如能耐受则逐渐增加剂量,一般每隔3～7天倍增1次。有低血压史、低钠血症、糖尿病、氮质血症及服用保钾利尿药者,递增速度宜慢。

②目标剂量和最大耐受量:根据临床试验结果,在治疗中推荐大剂量血管紧张素转化酶抑制药靶剂量或最大耐受量不以患者治疗反应来决定,只要患者能耐受,可一直增加到最大耐受量。

③维持应用:一旦达到合适的剂量,应长期维持应用(表3-11)。

表3-11 常用血管紧张素转化酶抑制药的参考剂量

药物	起始剂量	目标剂量
卡托普利	6.25毫克/次,3次/日	50毫克/次,3次/日
依那普利	2.5毫克/次,1次/日	10毫克/次,2次/日
培哚普利	2毫克/次,1次/日	4～8毫克/次,1次/日
雷米普利	1.25～2.5毫克/次,1次/日	10毫克/次,1次/日
贝那普利	2.5毫克/次,1次/日	5～10毫克/次,2次/日
福辛普利	10毫克/次,1次/日	40毫克/次,1次/日
西那普利	0.5毫克/次,1次/日	1～2.5毫克/次,1次/日
赖诺普利	2.5毫克/次,1次/日	20～40毫克/次,1次/日

④目前已有证据证明,不同类型血管紧张素转化酶抑制药的效果对心力衰竭患者的症状、临床表现、死亡率或疾病进展的作用无明显差别。各种血管紧张素转化酶抑制药药理学的差别如组织选择性、ACEI结合部位、短效或长效等,对临床影响不大,因此在临床实践中,各种血管紧张素转化酶抑制药均可应用。

7. 血管紧张素受体拮抗剂(ARB)

血管紧张素受体拮抗药可阻断经血管紧张素转化酶抑制药和非血管紧张素转化酶抑制药途径产生的血管紧张素Ⅱ和血管紧张素受体结合。因此,理论上此类药物对血管紧张素Ⅱ不良作用的阻断比血管紧张素转化酶抑制药更直接、更完全。应用ARB后血清血管紧张素Ⅱ水平上升与血管紧张素Ⅱ受体结合加强,可能发挥有利的效应。血管紧张素受体拮抗药对缓激肽的代谢无影响,因此不能通过提高血清缓激肽浓度发挥可能对心力衰竭有利的作用,但也不会产生可能与之有关的咳嗽不良反应。其他不良反应,如低血压、高血钾及肾功能恶化等与血管紧张素转化酶抑制药相似。

通过试验提示,缬沙坦组的总死亡率与安慰剂组相同,但死亡和病残联合终点事件发生率显著降低(-13%,$P=0.009$)。在坎地沙坦降低心力衰竭死亡率、病残率研究中,那些不能耐受血管紧张素转化酶抑制药的心力衰竭患者,在接受坎地沙坦治疗33.7个月后,主要终点事件(心血管死亡或心力衰竭住院)的发生率比安慰剂组降低23%($P=0.0004$)。因此,缬沙坦和坎地沙坦有益于不能耐受血管紧张素转化酶抑制药治疗的慢性心力衰竭患者。试验还显示,在左室收缩功能异常的慢性心力衰竭患者中,血管紧张素受体拮抗药和血管紧张素转化酶抑制药合用有可能进一步减少心血管事件。

适应证及应用方法:①不耐受血管紧张素转化酶抑制药治疗的有症状的慢性心力衰竭患者,推荐用血管紧张素受体拮抗药来代替。②血管紧张素受体拮抗药用于心力衰竭时的起始剂量、上调和维持治疗方案与血管紧张素转化酶抑制药相似(表3-12)。

表3-12　目前可提供的血管紧张素转化酶抑制药的参考剂量

药物(已证明对降低心力衰竭死亡率/发病有效)	剂量(毫克/日)
坎地沙坦	4～32
缬沙坦	40～320
奥美沙坦	10～40
厄贝沙坦	150～300
替米沙坦	40～80
氯沙坦	25～100

8. β受体阻滞剂

通过上调β受体,阻断去甲肾上腺素与β受体结合,延缓心力衰竭的发展。除非有禁忌证或不能耐受,所有慢性心力衰竭按NYHA分级为心功能Ⅱ、Ⅲ级患者,左心室射血分数<40%,病情稳定者,均必须应用β受体阻滞药。NYHA心功能分级为Ⅳ级患者,需待病情稳定(4日内未静脉用药,已无液体潴留并体重恒定)后,在严密监护下应用。

β受体阻滞药治疗慢性心力衰竭的循证医学证据,CIBIS-Ⅱ入选2 647例缺血性或非缺血性心肌病伴有中、重度心力衰竭、NYHA心功能分级偏重患者,给予比索洛尔10毫克/日,口服并随访16个月,总死亡率降低34%($P<0.0004$),总住院率降低20%($P=0.0006$),其中猝死显著降低44%($P=0.001$);MERIT-HF研究纳入3 991例缺血性或非缺血性心肌病、NYHAⅡ~Ⅳ级患者,每日1次,琥珀酸美托洛尔缓释片平均剂量159毫克/日,口服,平均随访18月,结果显示:总死亡率显著降低34%($P=0.006$)而提前1.5年结束试验,其中心血管死亡率降低38%($P=0.000\ 03$)。CORPERNICUS研究纳入2 289例休息或轻微活动时有心力衰竭症状,左心室射血分数<25%(平均19.8%)的重度心衰患者,平均随访10.4个月,给予卡维地洛25毫克,每日2次,口服。结果显示,安慰剂组年死亡率19.7%,卡维地洛组显著降低死亡率35%($P=0.0014$)。

上述3个大型临床研究共纳入9 000例心力衰竭患者,包括轻、中、重度缺血与非缺血的慢性充血性心力衰竭、NYHA分级Ⅱ~Ⅳ级、左心室射血分数<35%~40%,研究证实了β受体阻滞药可显著降低总死亡率(34%~35%)和猝死率(41%~45%),并明显改善预后。

2010年10月β受体阻滞剂研讨会在北京举行,来自意大利米兰专家Grassi教授对欧洲高血压学会(ESH)指南及β受体阻滞剂在高血压治疗中的重要地位,作了精彩报告,国内外专家一致认为:从最新欧洲高血压指南来说,β受体阻滞有不可替代的心脏保护作用。

应用禁忌证:支气管痉挛性疾病、心动过缓(心率<60次/分)、Ⅱ度及以上房室传导阻滞(除非已安装起搏器)、有明显体液潴留、需大量利尿药者,暂时不能应用。

应用方法:应在血管紧张素转化酶抑制药和利尿药基础上加用β受体阻滞药。起始治疗前患者已无明显体液潴留,体重恒定。然后从极小剂量开始(美托洛尔12.5毫克/日,比索洛尔1.25毫克/日,口服;卡维地洛3.125毫克,2次/日,口服),每2~4周剂量加倍。达最大耐受量或目标剂量(美托洛尔150~200毫克/日,口服;比索洛尔10毫克/日,口服;卡维地洛50毫克/日,口服)。在应用初时对心功能有抑制作用,可伴有轻度左心室射血分数一过性降低,但长期应用(>3个月时)则可改善心功能,升高左心室射血分数。长效β受体阻滞药可将收缩性心力衰竭总死亡率降低31%~39%。

9. 醛固酮拮抗剂

醛固酮能促进心肌重塑,特别是心肌纤维化,从而促进心力衰竭的进展。心衰患者短期应用血管紧张素转化酶抑制药可快速降低血醛固酮水平,但长期应用作用微弱,会产生"醛固酮逃逸现象"。大规模临床试验表明,重度心力衰竭患者在常规治疗基础上加用醛固酮拮抗药(螺内酯)能显著降低总死亡率和因心力衰竭住院率。因此NYHA心功能Ⅳ级心力衰竭患者,可考虑应用小剂量的螺内酯20毫克/日。但不主张用大剂量。

适应证:①在已经使用血管紧张素转化酶抑制药、β受体阻滞药和利尿药的严重心力衰竭患者(心功能Ⅲ~Ⅳ级)中,加用醛固酮受体拮抗药能提高生存率和降低病残率。②在已经使用血管紧张素转化酶抑制药和β受体阻滞药的心肌梗死后心力衰竭患者中,加用醛固酮受体拮抗药能提高生存率和降低病残率。

10. 血管扩张药的应用

(1)指征:①顽固性心力衰竭。②急性心肌梗死伴泵衰竭。③急性心肌梗死伴急性二尖瓣关闭不全。④急性二尖瓣关闭不全或主动脉关闭不全伴心力衰竭。

(2)分类:见表 3-13

表 3-13　血管扩张药的分类

血管扩张药	扩张小动脉为主	扩张静脉为主	同时扩张动、静脉
直接松弛血管平滑肌		硝酸异山梨酯(舌下或口服) 硝酸甘油(舌下) 单硝酸异山梨酯	硝普钠 硝酸甘油(静脉用药)
α受体阻滞剂	酚妥拉明 乌拉地尔		三甲唑嗪 哌唑嗪
钙拮抗剂	拉西地平 氨氯地平 非洛地平缓释片		
血管紧张素转化酶抑制剂			卡托普利 依那普利 贝那普利

(3)选择:①左心室充盈压显著增高,心排血量不变或轻度下降,表现为肺淤血者,给予静脉扩张剂。常用硝酸异山梨酯,舌下含化 2.5～5 毫克/次,每 2～3 小时 1 次,或口服 10～20 毫克/次,每 4～6 小时 1 次。亦可用硝酸甘油贴敷片外用,每 6 小时 1 次或临睡前贴敷。②左心室充盈压轻度增高,心排血量下降者,给予动脉扩张药。常用者有肼屈嗪 25 毫克,每日3～4次,口服,长期应用时,宜与硝酸异山梨酯联合用药。③左心室充盈压增高,心排血量下降者,同时给予静脉和动脉扩张剂,也可用兼有扩张动脉和静脉作用的药物。④钙拮抗剂治疗心力衰竭疗效缺乏依据,不宜应用。⑤血管紧张素转化酶抑制剂近年已成为心力衰竭治

疗的常规用药,还具有扩张血管的作用。

11. 他汀类药治疗慢性心力衰竭的探索和思考

多年来,医学家们为挖掘他汀类药物,对降低心力衰竭风险及死亡率的更多获益,做了不懈的努力。如 2006 年 JAMA 发表的他汀类药治疗慢性心力衰竭死亡和再住院风险研究,共纳入 24 598 例符合降血脂治疗的心力衰竭患者,其中 12 648 例心力衰竭后使用他汀类药,11 950 例未使用他汀类药,平均随访 2.4 年后,研究结果显示:与未使用他汀类药治疗者对比,他汀类药治疗使心力衰竭患者死亡风险降低 24%,住院风险降低 21%($P<$ 0.001)。2007 年,欧洲卒中学会 Vrtovec 报告一项前期研究结果表明,慢性心力衰竭患者服用他汀类药可降低心脏猝死发生率。该研究共纳入 110 例充血性心力衰竭Ⅲ级且左心室射血分数< 30%的慢性心力衰竭患者,随机服用阿托伐他汀 10 毫克/日或安慰剂,随访 12 个月后发现,阿托伐他汀组全因死亡率为 16%,安慰剂组为 36%($P=0.017$)。两组心性猝死发生率分别为 5%和 22%($P=0.012$)。Vrtovec 认为,他汀类药对心力衰竭的有益作用是独立于降血脂以外的,可能与其抗炎作用及改善心电不稳定有关。随后,有 CORONA、GISSI-HF 研究等大型临床试验及其他研究探索,将进一步给予人们启迪。

12. 分期结合分级的综合治疗策略范例

A 期:可称为心力衰竭前期。预防心衰的发生是这一阶段的主要治疗策略。积极有效地控制高血压、糖尿病及高脂血症。根据美国 JNCT 的方案,治疗高血压可使高血压患者心力衰竭的患病率降低 50%。对合并肾脏损害的高血压病或糖尿病患者,应选择或合用血管紧张素转化酶抑制剂。对动脉粥样硬化而无高血压史的患者,HOPE 试验证明,它能降低新发生心力衰竭的危险性。在部分患者中早期应用血管紧张素受体拮抗剂或 β 受体阻滞剂是合理的。

B期:患者有心脏结构的改变但无心衰症状,大部分为心肌梗死后患者,血管紧张素转化酶抑制剂加β受体阻滞剂是这一阶段的标准治疗。如果不能耐受血管紧张素转化酶抑制剂可换用血管紧张素受体拮抗药。试验证明,缬沙坦对心肌梗死后合并左心室功能障碍者具有与血管紧张素转化酶抑制剂相似的益处。血管紧张素转化酶抑制剂可阻止或延缓心梗后左心室重构。对无症状的左心功能不全、左心室射血分数<0.35患者循证医学证明,β受体阻滞药可降低死亡率。试验对心肌梗死后伴左室收缩功能障碍者,在使用血管紧张素转化酶抑制剂时加用卡维地洛,使总死亡的危险下降23%。对非缺血性心肌病如扩张型心肌病的B期患者,血管紧张素转化酶抑制剂加用β受体阻滞剂目前常用。对伴有猝死高危性,特别是左心室射血分数<0.35的患者做预防性置入心律转复除颤器,可减少心脏猝死而降低总死亡率,已被美国心脏病协会/美国心脏病学会列入心律转复除颤器置入的Ⅱa类适应证。

C期:其治疗策略包括①同B期治疗即血管紧张素转化酶抑制剂加β受体阻滞剂。②对血管紧张素转化酶抑制剂已用到目标剂量或较大耐受量,仍不能控制症状或不能耐受血管紧张素转化酶抑制剂者,加用或换用血管紧张素受体拮抗药。Val-HeFT和CHARM试验证实了加用或换用缬沙坦或坎地沙坦的益处。③醛固酮拮抗药,用于中、重度心衰,但对肾功严重损害者或血钾偏高者应慎用。④亚硝酸异山梨醇酯与肼苯哒嗪的复方制剂近年经临床试验证明,在以循证医学为基础的药物治疗基础上,加上该复方制剂可降低美国黑种人与心力衰竭相关死亡危险43%。⑤利尿药和洋地黄用于改善症状。⑥限制饮食中的钠盐摄入。⑦对伴有心脏收缩不同步者,如QRS宽度≥120毫秒者,采用单纯心脏再同步化治疗(CRT)。⑧对左心室射血分数<0.35者,置入心律转复除颤器。

C 期：患者一般年龄较大，不少患者合并慢性肾功不全、贫血、营养不良或其他系统疾病。对治疗策略的选择应在控制心力衰竭症状的基础上，首先使用血管紧张素转化酶抑制药和 β 受体阻滞药，并尽可能逐步增加剂量使其达到目标剂量或耐受的较大剂量。此后，再根据情况考虑加用其他药物或器械治疗。在治疗过程中同时要考虑患者的全身情况，合并症及肝肾功能等。

D 期：患者住院次数明显增加，1 年死亡率在 70% 以上，仅少数患者能活过 2 年，对于 D 期心衰患者更着重于容量控制，以及预后评估和临终关怀。基本药物治疗同 C 期。将会更频繁地静脉内使用血管扩张药或正性肌力药物，增加利尿剂的剂量以改善难于控制的心率症状。心脏移植是该期有效的治疗手段。对不能进行心脏移植者，左心辅助装置可能延长患者的存活日期。

13. 对各种类型心力衰竭的治疗选择

(1)急性肺水肿的治疗

①体位：取坐位、两腿下垂。

②皮下或肌内注射：吗啡 10 毫克；对伴有支气管痉挛而不能用吗啡者，可用哌替啶 50 毫克，肌内注射。对肺水肿晚期、昏迷、休克、严重肺部疾患和呼吸道抑制者禁用。

③舌下含服：硝酸甘油 0.5 毫克或硝酸异山梨醇酯 5 毫克。

④利尿药：呋塞米 20～40 毫克，静脉注射，对利尿药抵抗患者可给予 5～20 毫克/小时，或依他尼酸 50～100 毫克或布美地尼 0.5～1 毫克，静脉注射。注意血钾。

⑤给氧：使氧气通过 20%～30% 乙醇后再吸入，必要时可用二甲基硅油消泡剂气雾剂吸入。

⑥正性肌力药：用毛花苷 C 0.4 毫克或毒毛花苷 K 0.25 毫克，静脉注射。30 分钟后可重复给药。对二尖瓣狭窄患者，除伴

心率快的房颤者外,疗效不理想。也可应用米力农、多巴酚丁胺和多巴胺。后两种更适用于心力衰竭伴明显低血压或低肾脏灌注。

⑦血管扩张药:可用硝普钠(从 5~10 微克/分钟开始)或酚妥拉明(从 0.1 毫克/分开始)或硝酸甘油(从 5~10 微克/分开始)做静脉滴注,并在严密观察下,每隔 5~15 分钟逐渐增加剂量。有条件时,宜做血流动力学监测。亦可静脉滴注硝酸异山梨醇酯 30~100 微克/分。

⑧其他辅助措施,如四肢止血带轮流结扎、三肢体止血带结扎,每 5 分钟换一肢体,平均每肢体结扎 15 分钟,放松 5 分钟;纠正代谢性酸中毒。

⑨极严重肺水肿当神志不清、休克者可做气管切开或做气管内插管,间歇或持续正压呼吸。

⑩对药物治疗无效患者,可行主动脉内囊反搏。

(2)急性心肌梗死并心力衰竭的治疗原则:见表 3-14。

表 3-14　急性心肌梗死合并心力衰竭治疗一览表

病　情	治　疗
左心衰竭	
收缩压≥100mmHg	降低后负荷,降低前负荷
(13.3 千帕)	
肺静脉淤血表现	多巴酚丁胺
左心衰竭＋休克	
严重低血压	去甲肾上腺素或多巴胺,主气囊反搏
低血压不严重	多巴胺或多巴酚丁胺
血压稳定后	多巴酚丁胺＋血管扩张剂
右心室梗死	
静脉压升高	增加右心室充盈压(补液)＋多巴酚丁胺
右心室舒张压升高	血管扩张剂,主动脉内囊反搏
肺楔嵌压升高	利尿药应忌用

（3）顽固性心力衰竭的治疗原则：症状持续且对各种治疗反应差的充血性心力衰竭称为顽固性或难治性心力衰竭，其治疗包括重新评估既往的诊断和治疗。

应采用综合措施，减轻心脏负荷和增强心肌收缩力。①绝对卧床休息。②严格控制钠摄入量，每日在 200～500 毫克以下，每日饮水量在 1 000 毫升以下，对有稀释性低血钠时尤为重要。③对于顽固性全身性水肿，需联合应用作用部位不同的噻嗪类剂、襻利尿药和潴钾利尿剂，剂量亦须加大。④血管扩张药，如硝酸甘油或硝普钠可通过静脉用药。⑤正性肌力药物，如多巴胺、多巴酚丁胺或米力农等，亦可通过静脉给药，一旦病情稳定，应当采用口服药物改善症状。⑥高渗腹膜透析适于顽固性水肿患者。⑦外科治疗如心肌梗死并发室壁瘤及顽固性心力衰竭时，切除室壁瘤同时做冠脉旁路手术，可控制心力衰竭，但手术死亡率高。

（4）老年人心力衰竭治疗要点：①地高辛剂量应小于中年人，一般可用 0.125 毫克，每日 1 次或隔日 1 次，口服。②利尿药宜用呋塞米比较安全。老年人易引起肾功能不良，氯化钾静脉给药需慎用。③血管扩张药中硝酸异山梨醇酯和哌唑嗪从小剂量开始，缓慢逐增是比较安全的，病情紧急时可以用硝普钠，但需注意避免血压降低过大。

14. 新药"伊代布雷定"在心力衰竭领域闪亮登场，前景看好

2010 年国际《Lancet》杂志发表了欧洲心脏病学会 2010 年会（ESC—2010）公布的 SHIF 研究结果，首次证实了一个重要的观点，即降低心率可以改善心力衰竭的预后。这是第一次在前瞻性、随机对照和双盲的大样本研究中，证实了这种关系。这就为今后在心力衰竭，甚至各种心血管病中进一步观察和评估以降低心率为方向标的临床研究奠定了基础。

按照 SHIFT 研究的设计，伊代布雷定是在包括 β 受体阻滞剂在内的标准心衰治疗基础上加用的，即在标准治疗后心率仍＞

70 次/分的患者其中加用该药,旨在研究伊代布雷定是否抑制窦房 L 电流和在心率＞70 次/分的患者中是否有益。平均随访 23 个月的结果显示:伊代布雷定使心血管死亡率、心力衰竭住院数量(研究的终点)显著减少达 18％(P＜0.0001)。还可使住院或死亡的心率事件下降 26％。

SHIFT 研究证实新药伊代布雷定的应用可以降低慢性心力衰竭终点事件发生,改善患者予后,其前景看好。

八、慢性肺源性心脏病

慢性肺源性心脏病是指由肺组织、胸廓或肺动脉系统病变引起的肺循环阻力增加,因而发生肺动脉高压,导致右心室增大,伴或不伴有心力衰竭的一类疾病。分为急性、慢性两类。

(一)流行病学

肺心病在我国是常见病,平均患病率为 0.48％,病死率为 15％左右。本病占住院心脏病构成比为 38.5％～46％。我国北方及中部地区 15 岁以上人口患病率为 3％,估计全国有 2 500 万人患此病,约有 30％为非吸烟人群,与国外有明显的差别,而且以农村妇女多见。个体易感因素、遗传、气道高反应性、环境因素、职业粉尘和化学物质、空气污染等均与肺心病的发病相关。肺心病多见于老年人,是原发于重症胸、肺、肺血管基础疾病的晚期并发症,约有 81.8％患者由慢性气管炎、哮喘并发肺气肿发展而来。

(二)病因

1. 支气管、肺为主　包括慢性阻塞性肺疾病、支气管哮喘、支气管扩张等气道疾病,其中 80％～90％为慢性阻塞性肺疾病。

2. 肺间质或肺泡为主　如特发性肺间质纤维化、结节病、慢性纤维空洞性肺结核、放射性肺炎、尘肺及结缔组织疾病所致肺部病变。

3.神经肌肉及胸壁疾病 如重症肌无力、多发性神经炎、胸膜粘连、类风湿关节炎等造成的胸廓或脊柱畸形等疾病,可导致通气不足缺氧。

4.通气驱动失常 如肥胖-低通气综合征、睡眠呼吸暂停低通气综合征、原发性肺泡通气不足可导致低氧血症。

5.以肺血管病为主 如反复肺动脉栓塞、广泛结节性动脉炎、SLE引起的肺血管病变。

6.特发性疾病 如原发性肺动脉高压、各种肺血管病变导致低氧血症,以及肺动脉高压,并最终导致慢性肺心病。

（三）发病机制

1.呼吸功能改变 由于上述支气管及肺泡病理改变出现阻塞性通气功能障碍,因肺部疾病或胸部活动受限制的通气不畅,使肺活量、残气量和肺总量降低,进而发展出现换气功能失常,导致低氧血症和高碳酸血症。

2.血流动力学改变 主要改变左右心及肺动脉。表现为右心室收缩压升高和肺动脉高压。低氧作用于肺血管平滑肌膜上的离子通道,引起钙内流增加和钾通道活性阻抑;刺激血管内皮细胞,使内皮衍生收缩因子如内皮素-1合成增加,而内皮衍生的舒张因子如一氧化氮和降钙素产生和释放减少;某些血管活性物质,如血栓素 A_2、血管紧张素 II、血小板激活因子及肿瘤坏死因子等形成和释放均促使肺血管收缩。加上二氧化碳潴留使血中 H^- 浓度增高,均可加重肺动脉高压。

缺氧又使肺血管内皮生长释放因子分泌增加,使血管平滑肌增殖;成纤维细胞分泌的转化生长因子 β 表达增加,使肺动脉外膜成纤维细胞增殖,这种肺血管结构重建使肺血管顺应性下降,管腔变窄,血管阻力增加。缺氧引起的代偿性红细胞增加,血容量增加,血液黏稠度和循环阻力增高。慢性炎症使肺血管重构、肺血管数量减少,肺微动脉中原位血栓形成,均加重了肺动脉高压。

3. 心脏负荷增加、心肌功能抑制 肺心病由于心肌缺氧张力减低、红细胞增多和肺血管分流,使左、右心室尤其是右心室负荷增加,右心室扩大,右室排血不完全,最后产生右心衰竭。

一般认为肺心病是右心室受累的心脏病,但肺心病也有左心室损害。尸检证明,肺心病有左心室肥大者占 61.1% ～90.0%。缺氧、高碳酸血症、肺部感染对心肌的损害,心排血量的增加及支气管肺血管分流的形成,对左心室负荷的增加,以及老年人合并冠心病,均可使心脏功能受损加重。

4. 多脏器损害 肺心病引起多脏器衰竭与低灌注、感染所致休克,炎症介质的释放,抗原抗体复合物形成,激活补体、释放出 C_3 等活性物质,使中性粒细胞黏附于复合体,释放出氧自由基而引起血管内皮严重损害,肺毛细血管内皮细胞受损使血中微聚物及血管壁活性物质难以清除,从而自左心室排出而引起全身脏器损害,最后导致多脏器衰竭。

(四)临床表现

进展缓慢,可分为代偿与失代偿两阶段。

1. 功能代偿期 有慢性咳嗽、咳痰或哮喘病史。逐步出现乏力、呼吸困难。体检见明显肺气肿,表现有桶状胸、肺部叩诊呈过度清音、肝浊音上界下降,心浊音界缩小或消失。听诊呼吸音低,可有干、湿啰音,心音轻,有时只能在剑突下听到。肺动脉第二音亢进,剑突下有明显心脏搏动,是病变累及心脏的主要表现。颈静脉可有轻度怒张,但静脉压并不明显升高。

2.功能失代偿期　缺氧气和二氧化碳潴留可导致呼吸或心力衰竭,以及多脏器功能损害。

(1)呼吸衰竭:多见于急性呼吸系感染后,主要表现发绀、心悸和胸闷。病变进一步发展时发生低氧血症,可出现各种精神神经障碍症状,即所谓肺性脑病。

(2)心力衰竭:多发生在急性呼吸道感染之后,以右心衰竭为主,可出现各种心律失常,伴有呼吸衰竭,临床表现为呼吸急促、发绀、颈静脉怒张、肝大、肝颈静脉反流征阳性、水肿、心率快、心音低、三尖瓣区杂音和奔马律等。

(3)多脏器功能损害:包括肝、肾功能不全或衰竭,上消化道出血,弥散性血管内凝血,水与电解质、酸碱平衡紊乱,肾上腺皮质功能减退,以及感染性或心源性休克等。

(五)辅助检查

1.肺功能检查　时间肺活量、最大通气量下降,残气量增加等。肺功能检查在肺功能衰竭期不宜检测,当症状缓解时可检测。

2.血气分析　可有动脉血氧饱和度低于正常、二氧化碳分压升高。

3. X 线检查

(1)肺脏基础疾病的表现。

(2)桶状胸,肋间隙增宽、横膈下移、肺透光度增高,心脏呈垂悬位。

(3)肺动脉高压表现,右下肺动脉横径≥15 毫米,与支气管横径之比值≥1.07,肺动脉段突出高度≥7 毫米(右前斜位 45°)。

(4)右心扩大。

4.心电图检查　右心室肥大表现具有较高的特异性,但其敏感度较差,有一定易变性。

心电图诊断右心房及心室肥大的标准：

(1)在Ⅱ、Ⅲ、aVF、V_1、V_2导联P波电压达到0.25mV。

(2)Ⅰ导联R波电压达到0.2mV。

(3)A＋R－PL＝0.7毫伏(Butler心电图诊断标准：A为V_1或V_2导联R或R'波最大振幅，R为Ⅰ或V_6导联S波最大振幅，PL为V_1最小的S波或者Ⅰ或V_6最小的r波振幅)。用此标准评估肺动脉高压时，其敏感性可高达89％。

5.超声心动图 常表现为右心房和右心室增大，左心室内径正常或缩小，室间隔增厚。右心室压力过高引起的室间隔活动异常具有特征性。如果心脏超声发现心包积液，右房扩大，纵隔移位，通常提示预后较差。由于慢性右心室压力负荷过重及左心室充盈不足，二尖瓣收缩期脱垂及室间隔运动异常相当常见。

6.磁共振成像 可提供最好的右心室图像，被作为测定右心室肥大的金标准。

(六)诊断和鉴别诊断

凡是具有慢性广泛性肺、胸部疾病患者，一旦发现有肺动脉高压、右心室增大而同时排除了引起右心增大的其他心脏疾病可能时，即可诊断肺心病。肺动脉高压和右心室增大是肺心病早期确诊的关键。

在进行诊断时，需与下述疾病相鉴别：

(1)冠状动脉粥样硬化性心脏病：冠心病与肺心病均多见于老年人，且均有心脏扩大、心律失常及心力衰竭。少数肺心病患者的心电图可出现Q波，但无典型心绞痛或心肌梗死的表现，其酷似心肌梗死的心电图多发生于急性发作期严重右心衰竭时，随病情好转，酷似心肌梗死的图形可很快消失。

(2)风湿性心瓣膜病：肺心病与右房室瓣关闭不全与风心病的右房室瓣病变易混淆，可依据病史及临床表现结合X线、心电图、超声心动图及血气分析等鉴别。

（3）原发性心肌病、缩窄性心包炎等：可通过病史、X线、心电图及超声心动图检查等鉴别。

（七）治疗

1. 缓解期治疗

这是防止肺心病发展的关键。改变生活方式，如戒烟、呼吸肌功能锻炼、增强机体免疫功能。提高机体免疫力药物，如核酸酪素口服液 10 毫升/次，每日 3 次，口服，36 个月为 1 个疗程。该药系麻疹减毒疫苗的培养液，或选用气管炎疫苗皮下注射或卡介苗素注射液肌内注射。

2. 急性期治疗

（1）控制呼吸道感染：极为重要，宜选用对致病菌敏感或兼顾革兰阳性和阴性的抗菌药物。全身用药的同时，可结合雾化吸入或气管内滴注药物。

（2）改善呼吸功能，抢救呼吸衰竭

①通畅呼吸道。缓解支气管痉挛可用茶碱、β肾上腺素受体兴奋药和抗胆碱药物。若无效可适当应用糖皮质激素。可选药物氨茶碱、喘康定、舒喘宁、异丙托溴胺或沐舒坦，雾化吸入。可选用氯化铵合剂、溴已新稀释痰液。

②持续低浓度（＜35％）给氧。

③呼吸兴奋剂，能增加通气量、促进二氧化碳排出。可选用尼可刹米、洛贝林等。

④呼吸衰竭经上述治疗无改善时，可应用呼吸机通气。必要时做气管切开或行气管内插管并用呼吸机抢救。

（3）控制心力衰竭：通过控制感染和改善呼吸功能后，一般心衰可得以改善。否则可应用如下药。

①利尿剂。采用小剂量、间歇、交替使用原则，以免痰液黏稠

和血液浓缩。

②正性肌力药物。选用作用快、排泻快的洋地黄药物,如毛花苷 C 或毒毛花苷 K,小剂量(正常剂量 1/2)和短时间应用。因肺心病患者肝肾功能差,药物剂量宜小。

③血管扩张剂。有减轻心脏的前后负荷,还可扩张肺血管,降低肺动脉压等作用。但仅限于使用以上治疗无效的顽固性心力衰竭患者。应注意避免低血压。

④应用糖皮质激素。在有效控制感染的情况下,短期大剂量应用糖皮质激素,对抢救早期呼吸衰竭和心力衰竭的重症患者有一定效果,通常用氢化可的松 100~300 毫克或地塞米松 10~20 毫克,加入 5% 葡萄糖溶液 500 毫升中,每日 1 剂静脉滴注;病情好转停后 2~3 天即停用。如有胃肠道出血,该药的使用要十分慎重。

(4)中医药治疗:肺心病急性发作期表现为本虚标实,病情多变,治疗应按急则治标,标本兼治的原则。中西医结合治疗是一种很好的治疗途径。

3.肺心病联合治疗研究进展及新药已上市

欧洲 Compass 是一系列评价口服药物联合治疗肺心病作用的研究。对药物剂量、用药时机、安全性和疗效进行系统评估。为联合治疗方案的制定提供依据。其中 Compass-1 是观察已使用"波生坦"12 周的患者,加用西地那非(25 毫克)。后经急性血流动力学变化的多中心开放性研究,其结果显示,加用西地那非60 分钟后,45 例患者肺血管阻力和总肺阻力均有明显下降(15.2% 和 13.3%)。此改变是基于患者平均肺动脉压和心排血量改善的结果,同时提示此两药可以安全联用。德国海结堡大学 Gruenig 教授指出,在波生坦的基础上联用西地那非,可显著改善患者血液动力学指标。但需注乙西地那非不能随乙减量,以免病情恶化。全球多中心的 EARLY 研究是一项专为 WHO 功能分级Ⅱ级的肺动脉高压（PAH）设计的双盲对照的研究，纳入185例患者，经"波生坦"治疗24周结果显示，可使肺血管阻力（PVR）显著降低22.6%，并使临床恶化风险降低达77.0%。专家强调只有早期诊断及早期干予，才能改善患者长期予后。

一种口服的鸟苷酸环化酶激动剂，在小样本试验中改善了中、重度肺高压患者的心肺血流动力学参数，专家评估是一个很有潜力的治疗药物。

前列环素作为重度肺高压的一线治疗药，其疗效肯定，Remodulin—曲前列素钠作为新型前列环素类药物，除了皮下注射用药外，静脉内注射途径药物已获FDA批准。

九、原发性高血压病与高尿酸血症

（一）流行病学

高尿酸血症是原发性高血压常见的代谢紊乱现象。据临床统计资料显示，高尿酸血症在无并发症的原发性高血压患者中，占25%～30%，在服用利尿药的患者中占50%，在恶性高血压患者中的比例可高达75%以上。

（二）发病机制

1.体内尿酸积累过多

血尿酸的来源有三，一是由体内合成；二是核酸分解；三是食物的嘌呤分解。

尿酸生成后约有2/3经肾脏排泄，其余1/3经胃肠道排泄，其中部分被细菌分解为尿素及尿囊素。尿酸生成增多及尿酸排泄减少，都可导致高尿酸血症而致心血管疾病。

继发性高尿酸血症，其病因多见于血液病中的化疗、放疗，以及各种肾脏疾病、高血压性肾病的晚期、肾衰竭致使尿酸滞留机体内。此外,当乳酸或酮酸浓度高时,肾小管对尿酸的排泌受到抑制,而排泄出体外少而致高尿酸血症。

2. 高尿酸血症对心血管的损害　尿酸与高血压相关性流行病学人群队列研究显示:尿酸的直接作用可使血管平滑肌增殖、内皮功能障碍、一氧化氮的生成减少、溶解尿酸的促炎症反应,肾素-血管紧张素系统的局部激活,以及胰岛素抵抗。高尿酸血症和慢性肾功能障碍,是严重的胰岛素抵抗的标志,会增加高血压的危险。

3. 降低尿酸的基础实验　高尿酸血症是代谢综合征的一个发病因子。黄嘌呤氧化酶抑制药,如别嘌醇、羟嘌呤醇均能抑制黄嘌呤氧化酶活性,阻止次黄嘌呤和黄嘌呤代谢为尿酸,从而减少尿酸生成。因此,在临床上有将别嘌醇用于治疗原发性和继发性高尿酸血症,以及慢性痛风和多种心血管疾病。

4. 尿酸水平与高血压的发生存在因果关系　2006年国际研究如 ABIC、CARDIA 及 NAS 研究等,公布了几项与高血压相关性的流行病学研究结果,包括不同种族、不同性别、不同年龄的队列研究。这些研究均提示,尿酸水平和高血压的发生之间存在因果关系。

总之,从动物实验到人体研究,都证实了黄嘌呤氧化酶抑制药在心血管疾病的一些作用。黄嘌呤氧化酶抑制药作为降尿酸药物将广泛应用于心血管疾病,其安全性已得到认可。

(三)治疗策略

1. 改善生活方式及饮食习惯　包括控制食物热能、减肥、戒烟、限酒,适当或力所能及的体育活动;低盐、低脂饮食,多吃蔬菜、水果,动物蛋白以鸡蛋、牛奶补入;禁食嘌呤极高及高嘌呤的食物,如动物的肝、肾、胰、脑脊髓等内脏及凤尾鱼、沙丁鱼和虾、蟹等海鲜,尚有肥肉、火腿及贝类等。

2. 降压药物的选择和应用

以血管紧张素Ⅱ受体阻滞剂（ARB）中的氯沙坦为基础的降血压治疗，可提供降压以外的心、脑、肾等脏器的良好作用。已有基础研究证实，氯沙坦代谢产物的前体，可以抑制尿酸的重吸收，从而改善高尿酸血症。因此，氯沙坦是 ARB 类降压药物中唯一被证实能降低血尿酸水平的理想抗高血压药物。

据 LHFE 与 RENAL 研究证实氯沙坦可促使心室肥厚消退、改善心力衰竭的血流动力学、减少肾病的微量白蛋白、改善胰岛素抵抗等。

对于多数伴有高血压的 1 型糖尿病和非糖尿病慢性肾脏病变患者来说，氯沙坦减少蛋白尿的最佳量大约为 100 毫克/日，口服。

氯沙坦及其特异性代谢还可通过抑制血小板集聚和抗炎症效应，减少动脉粥样硬化和血栓形成。

3. 降压药物的联合使用策略

(1)2004 年英国高血压学会高血压治疗指南（BHS Guide-lines）新提出一个关于降压药物联合使用"ABCD"治疗原则。

在"ABCD"治疗原则中，A 为血管紧张素转化酶抑制药和血管紧张素Ⅱ受体拮抗剂；B 为 β 受体阻滞剂；C 为钙通道阻滞剂；D 为利尿剂（噻嗪类）。A 或 B 因能抑制肾素血管紧张素系统，更适用于年龄较轻的患者；C 或 D 因为不抑制肾素血管紧张素系统，对年龄较大的患者可作为首选药物，而能被更有效地应用。该指南由于简便易行而受到广泛欢迎。

指南分 4 个步骤进行，55 岁以下的患者首选 A 或 B 治疗，55 岁以上的患者首选 C 或 D 治疗；依次两者可接受 A 或 B 联用 C 或 D，或 C＋D 治疗。对顽固性高血压，加用 α 受体阻滞药、安体舒通或其他利尿药可能更有效。但需指出的是，与其他联合治疗相比，包括 B 和 D 的联合治疗可能导致糖尿病，糖尿病的高危人群（如肥胖、有糖尿病家族史等）有引发糖尿病的危险，因此糖尿病高危的高血压患者应避免 B 和 D 联合应用(图 3-5)。

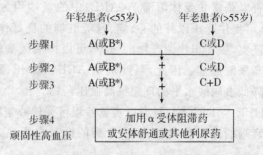

年轻患者(<55岁)　　　　年老患者(>55岁)

步骤1　　A(或B*)　　　　　　C或D

步骤2　　A(或B*)　　+　　　C或D

步骤3　　A(或B*)　　+　　　C+D

步骤4　　　加用α受体阻滞药
顽固性高血压　或安体舒通或其他利尿药

图 3-5　降压药物联合应用原则

A:ACEI/ARB;B:β受体阻滞剂;C:钙通道阻滞剂;D:利尿剂(噻嗪类)
＊与其他联合治疗相比,包括 B 和 D 的联合治疗可能导致新发糖尿病

在 LIFE 研究中,同时合用的药物有 CCB、血管扩张剂、强心苷、α受体阻滞剂、利尿剂及降脂药物。同时比较了氯沙坦 A+B+C 与 B+D+C 这两大类联合用药的效果,结果显示,氯沙坦联合 D+C 的效果优于 B+D+C,在减少脑卒中发生、更好的左室恢复和减少房颤和新发糖尿病的发生更具优势。

(2)英国 Williams 教授提出几点在降压治疗中需注意的问题:①血压的控制可降低脑卒中发生危险,这是最关键的获益。②许多高血压患者并不能达到最佳的血压控制水平,这是亟待解决的问题。③对上述这部分患者而言,首先要使用最佳的降压药物,使血压控制得更好,这就需要一个好的联合用药方案。LIFE 研究显示,氯沙坦联合利尿药治疗,或在需要时加用 CCB(氯沙坦＋C＋D)就是一个很好的联合用药方案,可以进一步减少脑卒中发生。④此外,也不应忽视他汀类药物治疗,对心血管高危人群而言,他汀类药物可以减少脑卒中发生,且无论低密度脂蛋白胆固醇水平如何,患者都能从他汀类药降脂治疗中受益。⑤阿司匹林在高血压中作为二级预防的地位已确定,但作为高血压患者脑卒中的一级预防药物尚缺乏足够的证据。高血压患者若具有高危的心血管因素，推荐使用阿司匹林。

4. 抗高尿酸血症的治疗　黄嘌呤氧化抑制剂（OXI）如别嘌呤醇、羟嘌呤醇均能抑制黄嘌呤氧化酶活性，阻止次黄嘌呤和黄嘌呤代谢为尿酸，从而减少尿酸生成，因此临床上将嘌呤醇用于治疗原发性和继发性尿酸血症，可选用：

（1）别嘌醇　300～600 毫克/日，分 3 次服，维持量 100～300 毫克/日。

（2）硫嘌呤醇　开始量 300～600 毫克/日，分 3 次服，血尿酸正常后，减量为 100～200 毫克/日。

（3）羧苯磺胺　0.5 克/次，每日 2 次，口服。

5. 别嘌醇对心血管疾病治疗的展望　近年有许多研究证实了别嘌醇对于心血管疾病具有诸多的益处，如黄嘌呤氧化酶抑制剂（XOI）对血管内皮功能、对治疗心力衰竭、心肌梗死、缺血性损伤、高血压等有益，兹简介如下：

例如，Patetsions 等在切除的颈动脉内膜动脉粥样硬化斑块中，明确了有胆固醇和黄嘌呤氧化酶的存在，在斑块中尿酸浓度升高了 5～6 倍，提示黄嘌呤氧化酶活性增强。黄嘌呤氧化酶可能对血脂异常者内皮功能失常也起作用。Farquharson 等研究显示，别嘌醇能改善心力衰竭患者血管内皮功能，同时降低氧化应激标志物丙二醛。研究还表明，高尿酸血症的心力衰竭患者发生心血管事件的风险较之血尿酸浓度正常的心衰患者更高，其住院率和病死率也明显高于血尿酸浓度正常的心力衰竭患者。而Struthers 等研究证实，长期服用大剂量别嘌醇可将高尿酸血症的心力衰竭患者的住院率和病死率降至正常患者的水平，说明了别嘌醇能显著改善心力衰竭患者心功能及预后。Ukai 等对狗的心衰模型研究显示，别嘌醇能增加衰竭心脏对多巴酚丁胺及运动的收缩反应性，而对正常心脏无影响。

Mellin 等对比了心肌梗死后大鼠短期和长期应用别嘌醇的疗效,研究显示,短期和长期治疗均能增加心排血量而不影响动脉血压,但只有长期治疗才能够降低左室舒张末期压力和左室松弛常数;长期治疗降低左室舒张末期和收缩末期内径,而短期治疗仅降低收缩末期内径;长期治疗明显降低左室重量和胶原密度。

动物实验中,别嘌醇能减轻心肌的缺血再灌注损伤。临床研究表明,在主动脉冠状动脉旁路移植手术中,别嘌醇可减少缺血再灌注引起的心肌损伤,并使术后正性肌力药的使用需求量减少3倍。Kinugasa 等对大鼠离体心脏灌流研究表明,别嘌醇通过抑制氧化应激,减少心肌的缺血再灌注损伤,而不是通过嘌呤补救途径再合成降解的三磷腺苷。

总而言之,从以上基础实验到临床实验研究已证实了黄嘌呤氧化酶抑制剂在心血管疾病中一些作用,但其确切机制还未完全阐明,仍有许多问题尚待解决。而 XOI 作为降低尿酸药物广泛应用于临床,其安全性已得到认可。相信随着研究进一步深入发展,可为黄嘌呤氧化酶抑制剂应用于心血管疾病提供较全面的理论和循证医学证据。

十、高脂血症与高脂蛋白血症

(一)定义

高脂血症是指血浆中胆固醇超过 5.2 毫摩/升或三酰甘油浓度超过1.7毫摩/升,并排除继发原因即称为高脂血症。由于血浆脂质多与载脂蛋白结合成脂蛋白形成,故高脂血症必然伴有高脂蛋白血症。高脂血症是动脉粥样硬化的三大因素之一。目前认为低密度脂蛋白增高及高密度脂蛋白降低,是冠状动脉粥样硬化性心脏病的独立危险因素。

（二）高脂蛋白血症分型

1. 根据 1970 年世界卫生组织分为 6 型　见表 3-15。

表 3-15　高脂蛋白血症分型（WHO 1970 年）

类型	血浆 4 ℃时过夜处理	TC	TG	CM	VLDL	LDL	易发疾病	临床所见
Ⅰ	奶油上层、下层清	↑→	↑↑	↑↑	→	↓→	胰腺炎	罕见
Ⅱa	透明	↑↑	→	→	→	↑↑	冠心病	常见
Ⅱb	透明	↑↑	↑	→	↑	↑	冠心病	常见
Ⅲ	奶油上层、下层混浊	↑↑	↑↑	↑	↑	↓	冠心病	少见
Ⅳ	混浊	↑→	↑↑	→	↑↑	→	冠心病	常见
Ⅴ	奶油上层、下层混浊	↑	↑↑	↑↑	↑	↓→	胰腺炎	

注：TC、TG 等，见书后附录所示。

2. 高脂血症简易分型　见表 3-16。

表 3-16　高脂血症简易分型

分型	血脂变化		与高脂蛋白血症分型关系
	TC	TG	
高胆固醇血症	↑↑		Ⅱa
高三酰甘油血症		↑↑	Ⅳ、Ⅰ
混合型高脂血症	↑↑	↑↑	Ⅱb、Ⅲ、Ⅴ

（三）预防与治疗策略

1. 合理的饮食治疗

（1）高胆固醇血症（Ⅱa 型），宜用低胆固醇、低饱和脂肪酸的饮食。

（2）外源性高 TG 血症和混合性高脂血症（Ⅰ、Ⅴ 型）宜用低脂肪饮食。Ⅰ 型应限制脂肪在 10～20 克/日，Ⅴ 型者每日摄入脂肪 20～40 克、忌酒、限制糖类和胆固醇（300 毫克/日）。

（3）内源性高 TG 症和混合性高脂血症（Ⅳ 型、Ⅱa 型、Ⅲ 型、Ⅴ

型),宜重点限制糖类和总热能,忌酒和限制胆固醇(300 毫克/日)。

2. 调脂治疗药物分类 调脂药物很多,目前可归纳为六大类,即胆酸螯合剂类、烟酸及其衍生物类、苯氧芳酸类、鱼油制剂类、他汀类及其他降脂药。

(1)胆酸螯合剂(胆酸隔置剂)类:可阻止胆酸和胆固醇从肠道吸收,经转化后并随粪便排泄,从而减少肝细胞内游离胆固醇含量。它通过肝细胞的自身调节机制,反馈性上调肝细胞表面低密度脂蛋白受体表达,使肝细胞膜表面的低密度脂蛋白受体数目增多、活性增强,因而加速血浆低密度脂蛋白分解代谢,使血浆胆固醇和低密度脂蛋白胆固醇浓度降低。该类药物对三酰甘油无降低作用甚或稍有升高,故仅适用于单纯高胆固醇血症,或与其他降脂药合用治疗混合型高脂血症。

①考来烯胺(Cholestyramine)。又名消胆胺,每次 4~5 克,每日 3 次,口服,总量 24 克/日。本品可使胆固醇降低 15%~20%,但对三酰甘油无作用。

考来烯胺常见不良反应如恶心、厌食、便秘,剂量大可致脂肪痢。

②考来替泊(Colestipol)。又名降胆宁,常用剂量为每次 10~20 克,每日 1~2 次,用考来替泊 30 克/日加烟酸 3~12 克/日,可使总胆固醇、三酰甘油、低密度脂蛋白胆固醇分别降低 26%、22%与 43%,高密度脂蛋白胆固醇升高 37%。降脂疗效和不良反应基本上和考来烯胺相似。

(2)烟酸及其衍生物类:烟酸类的降脂作用可能与抑制脂肪组织中的脂解和减少肝脏中极低密度脂蛋白合成和分泌有关。烟酸能抑制脂肪组织中以环化腺苷酸介导激活的激素敏感酶的活性,使脂肪组织中的脂解作用减缓,造成血浆中游离脂肪酸浓度下降,肝脏合成极低密度脂蛋白减少。烟酸还能在辅酶 A 的作用下与甘氨酸合成烟尿酸,从而阻碍肝细胞利用辅酶 A 合成胆固醇。此外,烟酸还有促进脂蛋白脂酶的活性,加速脂蛋白中三酰甘油的水解,因而其降三酰甘油的作用强于其降胆固醇的作用。同时还具有升高高密度脂蛋白胆固醇的作用。该类药物可用于除纯合子型家族性高胆固醇血症及除Ⅰ型以外的任何类型的高脂血症。

①烟酸。初始每次剂量烟酸 0.125 克,每日 2 次,口服,逐渐增加剂量(在 2 个月内)至 1 克,每日 4 次,并加用降胆宁每次 10 克,每日 3 次,口服。坚持 2.5 年治疗结果显示,低密度脂蛋白胆固醇降低 32%、高密度脂蛋白胆固醇升高 43%。并可防止冠状动脉粥样硬化。常见不良反应为面红、皮肤瘙痒、胃部不适,多见于开始服药初 1~2 周内,以后逐渐减轻或消失。少见不良反应有高尿酸血症、急性痛风或皮疹。重症反应为偶见消化性溃疡或肝功能损害、黄疸,需即时停药。

②烟酸肌醇酯。降脂作用不明显,目前已很少应用。

③阿西莫司。又名乐脂平、氧甲吡嗪。本品是一种新合成的烟酸衍生物,口服吸收迅速,服药后 2 小时达高峰,半衰期为 2 小时,降脂作用机制与烟酸相同,肝脏代谢后以原型从尿中排泄,可使胆固醇降低 25%,三酰甘油降低 50%,高密度脂蛋白升高 20%。药物不良反应与烟酸相同,但发生率较低。常用剂量为每次 0.25 克,每日 3 次,口服。

(3)苯氧芳酸类或称为贝特类:可以降低空腹三酰甘油水平,减少餐后三酰甘油峰值浓度。适应证为高三酰甘油血症或以三酰甘油升高为主的混合型高脂血症。

贝特类药物口服后易被肠道吸收,给药 1~2 小时血药浓度达高峰,半衰期从 12~24 小时不等,大部分经肝脏代谢转化,通过肾脏排出。

①氯贝特(ceofibrate)。又名安妥明、冠心平、心血安。早年应用于高脂血症,可使血脂降低 30%~40%,用药 1 月后胆固醇才开始减少。尚具有抗凝作用,减少血小板的黏附性。剂量每次 0.25~0.5 克,每日 3 次,口服。

②非诺贝特(fenofibrate)。又名"立平脂"(普通型),进口药名"立平之"系非诺贝特的一种新型微粒化胶囊,具有较高生物利用度。用于治疗成人饮食控制疗法不理想的高胆固醇血症或高三酰甘油血症。每日200毫克/粒,口服。不良反应为胃肠不适、皮肤过敏、肌肉疼痛或一过性丙氨酸氨基转移酶升高。禁用于肝、肾功能损伤者。

③吉非贝齐(Genfibrozil)。又名诺衡、康利脂。口服吸收迅速,服后1～2小时血药浓度达峰,半衰期为1.5小时。肝脏代谢后经尿及大便排出。

④苯扎贝特(bezafibrate)。又名必降脂、阿贝他。每次0.2克,每日3次,口服;缓释剂又名脂康平,0.4克/日,口服。显著降低三酰甘油后,能够减慢局限性冠状动脉粥样硬化进程,并降低心肌梗死后存活患者冠心病发生。不良反应为消化道症状,偶见肌病,长期服药时应监测肝、肾功能。

(4)鱼油制剂类:深海鱼油是一种纯天然产品,含70%以上 ω-3 脂肪酸,可降低三酰甘油30%和升高高密度脂蛋白胆固醇,对胆固醇和低密度脂蛋白胆固醇无影响。主要适用于高三酰甘油患者。

(5)三羟基三甲基戊二酰辅酶A还原酶抑制剂:又名他汀类降脂药,是当今临床应用最为广泛的降脂药物。由于其疗效肯定、作用确切、毒副作用少,深受青睐。

2001～2002年,我国科学家运用航天生物技术研制的"天曲益脂康片"(富硒他汀)问市,其主要成分是洛伐他汀和其他天然他汀与硒的有机复合体。

①洛伐他汀(Lovastatin)。商品名有美降之、罗华宁、洛特、洛之特等,常用剂量为10～80毫克/日,每晚顿服。能延缓动脉粥样硬化病变进展。常用剂量为10～80毫克/日,每晚顿服。患者有17%发生1项以上的临床不良反应,包括腹痛、腹泻、便秘、肌肉痉挛、乏力、皮疹和视物模糊。15%有1项以上临床生化检

验异常,如肝功能异常、肌酸激酶升高。

国产降脂药血脂康,系中药红曲(monasous)精炼而成调脂胶囊,其主要成分包括洛伐他汀和其他12种他汀类同系物,是一种天然复合他汀。它具有综合的调脂作用,不但可降低胆固醇、低密度脂蛋白胆固醇及三酰甘油,还可升高高密度脂蛋白胆固醇。血脂康规格0.3克/粒。常用量1.2克/日,每日2次,口服。

②辛伐他汀(Simvastatin)。商品名为舒降之、苏之泽之浩、理舒达等。不良反应有便秘、腹痛、腹胀、消化不良及恶心等。

本品于1988年上市,是由洛伐他汀衍生物的一种半合成化合物。口服后吸收完全,对肝脏有高度选择性,从胆汁排泄,代谢产物60%从大便排泄,13%从尿排出。

③普伐他汀(Pravastatin)。商品名有普拉固、美百乐镇。抑制胆固醇的合成而降脂。不良反应可见轻度丙氨酸氨基转移酶升高、皮疹、肌痛、头痛、恶心、呕吐、腹泻等。常用剂量为10～40毫克/日,每晚顿服。

④氟伐他汀(Fluvastatin)。又名来适可,为人工合成的降脂药物。抑制内源性胆固醇的合成,降低肝细胞内胆固醇含量,刺激低密脂蛋白受体的合成,提高低密度脂蛋白微粒的摄取,降低血浆胆固醇浓度的作用。胆固醇吸收迅速、完全(98%),1小时即可达血浆峰值,半衰期为(2.3±0.9)小时。轻中度肾功能不全的患者,不必调整剂量,但严重肾功损害者禁止使用。氟伐他汀不良反应通常较轻且短暂。

⑤阿托伐他汀(Atorvastatin)。又名立普妥、阿乐。降脂效果稳定,逆转斑块,可以减少心血管事件发生。主要经肝代谢后肝汁排泄,无明显肝肠循环,仅2%由肾排泄。

⑥瑞舒伐他汀(Rosuvastatin)。又名可定,于2006年4月在中国上市。有强效降低低密度脂蛋白胆固醇、升高高密度脂蛋白胆固醇效益。服该药患者住院死亡率显著较低,安全性值得信赖。是目

前唯一被证实可使动脉粥样硬化斑块消退的他汀类药物。

(6)其他类调脂药物：包括弹性酶、普罗布考、泛硫乙胺、月见草等，其降脂作用机制均不明确，疗效尚须论证。

近年新研制的依折麦布其译名有依泽麦布、依泽替米布、依西咪贝、依抑麦布等，是一种全新选择性胆固醇吸收抑制剂，具有独特的作用机制，可与他汀类药物联合，弥补"他汀6规则"的局限性，有助于更多的高危和极高危老年冠心病患者的血脂达标。

人体内的胆固醇主要来源于肠道吸收及肝脏合成。肠道内吸收的胆固醇的1/3来源于食物，2/3来源于胆汁。单纯通过饮食调节控制胆固醇吸收效果不佳，而且患者的依从性较差。能同时阻断人体对饮食和肠肝循环胆固醇的吸收的药物则降低血中胆固醇水平。

(7)依折麦布（Ezetimibie）是一种全新选择性胆固醇吸收抑制剂。本品具有这种独特的作用机制，它通过作用于胆固醇转运蛋白抑制全部肠道内的54%胆固醇吸收，阻断胆固醇的外源吸收途径。它口服后被迅速吸收，抑制食物和胆汁中的胆固醇跨小肠壁转运，有效地阻止胆固醇和植物固醇的吸收。

而他汀类药物则特异性作用于胆固醇合成的内源性途径，通过抑制细胞内胆固醇合成早期阶段的限速酶，造成细胞内游离胆固醇减少，反馈性上调细胞表面低密度脂蛋白受体的表达，因而使细胞低密度脂蛋白受体数目增多及活性增强，加速了循环血液中极低密度脂蛋白残粒或中等密度脂蛋白和低密脂蛋白的清除。但他汀类药物不能控制外源性途径吸收食物和胆汁中的胆固醇。

他汀类药物与依折麦布联合应用，则可分别从胆固醇的内、外源性途径对血脂水平进行调节，以达到最佳的调脂效果。依折麦布常规剂量为10毫克/日。

3.药物调脂的首要目标是降低低密度脂蛋白胆固醇（LDL-C）　2001年美国将降低低密度脂蛋白胆固醇视为降脂的首要目

标(表3-17)。

表 3-17　美国药物降脂治疗的血脂标准

危险分类	降低 LDL-C 治疗目标	
	毫摩/升	毫克/分升
冠心病及冠心病等同危险*	2.6	100
有多项(2项以上)危险因素	3.4	130
有 0～1 项危险因素	4.1	160

注:* 冠心病等同危险:糖尿病、外周动脉粥样硬化病变、10 年内患冠心病危险＞20％

表 3-18　更新推荐的 LDL-C 治疗起始值及目标值

危险分层	LDL-C(毫克/分升)		
	目标值	生活方式改变开始	药物治疗开始
高危:冠心病及冠心病等危症(10 年危险性＞20％)	＜100(推荐＜70)*	≥100	≥100(＜100 可考虑药物治疗)
中高危:≥2 个危险因素(10 年危险性 10％～20％)	＜130(推荐＜100)	≥130	≥130(100～129 可考虑药物治疗)
中危:≥2 个危险因素(10 年危险性＜10％)	＜130	≥130	＞160
低危:0～1 个危险因素	＜160	≥160	≥190(160～189 可考虑药物治疗)

注:* 极高危:急性冠状动脉综合征、冠心病合并糖尿病

2004 年美国更新 ATP-Ⅲ推荐的低密度脂蛋白胆固醇(LDL-C)治疗起始值及目标值(表 3-8),在支持将低密度脂蛋白胆固醇降至<2.6 毫摩/升(100 毫克/分升)的同时,推荐对于极高危险患者进行强化降脂,即将低密度脂蛋白胆固醇降至<1.8 毫摩/升(70 毫克/分升),以使更多的冠心病及其高危患者受益。

ATP-Ⅲ依据患者的心血管病危险程度,分为高危(其中包括极高危)、中等高危、中等危险和低危人群。高危患者指已知冠心病或脑血管疾病、糖尿病或 2 个以上心血管疾病危险因素(10 年冠心病危险>20%);极高危者指已知冠心病且存在多重危险因素,包括糖尿病、代谢综合征、急性冠脉综合征或严重的控制不力的危险因素,中等危险患者系指有 2 个以上冠心病危险因素(10 年内冠心病危险为 10%~20%)。绝大多数专家认为,高危和中等高危患者,应考虑积极强化降脂。美国 NCEP 专家推荐:极高危者低密度脂蛋白胆固醇应至少降低 30%~40%,直降到<70 毫克/分升。

《中国成人血脂异常防治指南》系由中华医学会心血管病学分会、糖尿病学分会、内分泌学分会和国家卫生部心血管病血脂异常防治委员会共同制定,并已在《中华心血管病杂志》2007 年正式发表,这是我国成人调脂领域中具有指导意义的文件。

《指南》主要包括血脂水平分层方案、血脂异常危险分层标准、调脂治疗中低密度脂蛋白胆固醇起始值和达标值(表 3-19、表 3-20、表 3-21)。

表 3-19 血脂水平分层标准

血脂项目毫摩/升(毫克/分升)			
TC	LDL-C	HDL-C	TG
合适范围	<5.18(200)	<3.37(130)	≥1.04(40)	<1.76(150)
边缘升高	5.18~6.18 (200~239)	3.37~4.13 (130~159)		1.76~2.26 (150~199)
升高	≥5.19 (240)	≥4.14 (160)	≥1.55 (60)	≥2.27 (200)
降低			<1.04 (40)	

LDL-C:低密度脂蛋白胆固醇;HDL-C:高密度脂蛋白胆固醇;TG:三酰甘油

表 3-20　血脂异常危险分层方案

危险分层	TC 5.18~6.19 毫摩/升（200~239 毫克）或 LDL-C 3.37~4.14 毫摩/升（130~159 毫克/分升）	TC≥6.19 毫摩/升（240 毫克/分升）或 LDL-C≥4.14 毫摩/升（160 毫克/分升）
无高血压及其他因素数量<3	低危	低危
高血压，或其他危险因素数量≥3	低危	中危
有高血压且其他危险因素≥1	中危	高危
冠心病及其他等危症	高危	高危

表 3-21　血脂异常患者开始调脂治疗时的 TC 和 LDL-C 值及其目标值毫摩/升（毫克/分升）

危险等级	治疗性生活方式改变开始	药物治疗开始	治疗目标值
低危：10 年危险<5%	TC≥6.21(240) LDL-C≥4.14(160)	TC≥6.99(270) LDL-C≥4.92(190)	TC<6.21(240) LDL-C<4.14(160)
中危：10 年危险为 5%~10%	TC≥5.2(200) LDL-C≥3.41(130)	TC≥6.21(240) LDL-C≥4.14(160)	TC<5.2(200) LDL-C<3.41(130)
高危冠心病或冠心病等危症或 10 年危险为 10%~15%	TC≥4.14(160) LDL-C≥2.6(100)	TC≥4.14(160) LDL-C≥2.6(100)	TC<4.14(160) LDL-C<2.6(100)
极高危：急性冠脉综合征或缺血性心血管病合并糖尿病	TC≥3.1(120) LDL-C≥2.07(80)	TC≥3.1(120) LDL-C≥2.07(80)	TC<3.1(120) LDL-C<2.07(80)

我国人群的血脂水平与西方发达国家有较明显差异。2004年卫生部公布我国城乡居民营养、膳食、健康情况调查和北京阜外医院报告的亚太地区人群血脂情况调查显示,我国成人胆固醇水平均为 4.66 毫摩/升,较欧美人群平均水平(5.43 毫摩/升)低25%～30%,因此,指南在确定"血脂水平分层"切点时采取了与国外指南不同的指标。

《指南》建议按照有无冠心病及其他等危症,有无高血压,其他心血管危险因素的多少,并结合血脂水平来综合评估心血管病危险,对人群进行危险分层。

《指南》强调,调脂治疗应将降低低密度脂蛋白胆固醇作为首要目标。高危人群的低密度脂蛋白胆固醇目标值为<2.59 毫摩/升,与美国一致。而对于极高危者,包括急性冠脉综合征或缺血性心血管病合并糖尿病患者,低密度脂蛋白胆固醇目标值未采用美国规定水平(<1.81 毫摩/升),而认为<2.07 毫摩/升更符合国际多项临床试验结果。

其他危险因素包括年龄(男≥45 岁,女≥55 岁)、吸烟、低HDL-C、肥胖和早发缺血性心血管病家族史。

4. 他汀类药物相当剂量的调脂效益比较——解析"他汀 6 规则" Peter Jones 等进行的 CURVES 研究比较了阿托伐他汀、辛伐他汀、普伐他汀、氟伐他汀及洛伐他汀等 5 种他汀类药物相当剂量的调脂效果。结果表明,阿托伐他汀在 10、20、40 和 80 毫克/日的剂量下,可分别将低密度脂蛋白胆固醇降低了 38%、46%、51%和 54%,辛伐他汀在 10、20 和 40 毫克/日的剂量下,可分别将低密度脂蛋白胆固醇降低了 28%、35%和 41%,阿托伐他汀剂量为 10 毫克/日时,低密度脂蛋白胆固醇水平降低了约38%,当剂量增加至 20 毫克/日、40 毫克/日和 80 毫克/日时,低密度脂蛋白胆固醇只分别额外降低了 8%、5%和 3%(以药物治疗前低密度脂蛋白胆固醇水平为基线值),3 次剂量加倍只使低密度脂蛋白胆固醇额外降低了 16%。类似的情况也发生在辛伐他汀的剂量调整过程中,辛伐他汀的剂量为 10 毫克/日时,低密度脂蛋白胆固醇水平降低约 28%,当剂量加倍至 20 毫克/日和 40 毫克/日时,低密度脂蛋白胆固醇只额外降低了 7% 和 6%(以药物治疗前低密度脂蛋白胆固醇水平为基线值)。

很明显,他汀类药物剂量加倍 1 次,低密度脂蛋白胆固醇值下降幅度只增加 5%~6%,这就是潜在规则无法逾越的"他汀 6 规则",也是他汀类药物单药治疗的局限性所在。类似的规律也同样出现在其他的他汀类药物临床试验中,有研究表明洛伐他汀用量在 20、40 和 80 毫克/日时,低密度脂蛋白胆固醇分别下降 28%、33% 和 39%。

所以,当血脂异常较重的患者需要进行强化降脂时,即使将他汀剂量加至最大时,其低密度脂蛋白胆固醇仍不能达标。相反,还可出现药物的毒副作用。

5. 强化降脂治疗—药物降脂治疗的血脂标准

(1)美国制定的"指南",掀起了强化降脂大潮。它首先确定了降低低密度脂蛋白胆固醇作为调脂的首要目标,并依据冠心病患者心血管危险程度分层。专家组推荐极高危患者低密度脂蛋白胆固醇应至少降低 30%~40%,降至 <1.81 毫摩/升。高危和中等高危患者,应考虑强化降脂。

强化降脂对低密度脂蛋白胆固醇的降低作用显著优于常规降脂(46% 比 25%),冠脉粥样斑块总体积较基线减少 0.4%,而常规降脂组却增加 2.7%($P=0.001$),表明强化降脂对粥样化动脉病灶进展有显著延缓作用。

2007 年《Circulation》杂志发表一篇文章:"极低低密度脂蛋白胆固醇水平患者应用他汀可改善生存率",评估他汀对低密度脂蛋白胆固醇水平低于 60 毫克/分升患者的临床益处和安全性。共纳入 6 107 例平均年龄为 65 岁低密度脂蛋白胆固醇水平

<1.55毫摩/升的冠心病或糖尿病患者,平均随访2年。结果显示,即使低密度脂蛋白胆固醇<1.55毫摩/升的患者,他汀治疗同样可以改善生存率。与未使用他汀治疗者相比,校正混杂因素后,死亡率显著降低35%。在亚组分析中按低密度脂蛋白胆固醇水平进行评估,结果显示即使低密度脂蛋白胆固醇<1.03毫摩/升,应用他汀也可改善患者生存率。他汀治疗校正后死亡率降低49%,且低密度脂蛋白胆固醇<1.03毫摩/升的患者获益最多,水平低者耐受性良好。该研究再次提示,对高危患者要充分使用他汀类强化降脂治疗才能最大获益。

2005年的3项大规模临床试验——TNT IDEAL和FIELD及CTTC荟萃分析结果高度一致表明,高危患者强化降脂能进一步减少复合的主要终点事件,而降低低密度脂蛋白胆固醇水平在其中发挥直接和主要作用。

高危患者强化降脂治疗已成为共识,但在临床实践中不等于所有高危患者一律使用最大剂量他汀类药物,而是首先要使低密度脂蛋白胆固醇达标,并使低密度脂蛋白胆固醇从基线至少下降30%~40%。极高危患者尤其是发生急性冠脉综合征时,可启用大于他汀类药物标准剂量的起始量强化干预,尽快达标;对于基线低密度脂蛋白胆固醇水平很高的极高危患者,使用美国食品药物监督管理局(FDA)和中国食品药品监督管理局(SFDA)批准的最大剂量他汀类药物也难以达标时,可考虑联合用药。

(2)强化降脂面临的困难

①单药调脂的局限性、降脂达标率低:根据脂质分析项目报道,目前美国5个临床中心调脂治疗现状是,冠心病达标率为18%;欧洲15个国家的冠心病二级预防情况提示,只有51%患者的血脂控制达标,中国第二次临床血脂控制总体达标率仅有36%,其中高危和极高危患者仅为39%和23%。

②他汀类药物潜规则——"他汀6规则"限制:通过对164项

他汀类药物降脂疗效的临床试验,进行对比分析显示,他汀类药物剂量翻倍,并不能增加疗效。剂量翻倍增加后,低密度脂蛋白胆固醇水平仅在原有基础上降低6%。研究表明,他汀类药物降低低密度脂蛋白胆固醇的作用大部分在初始剂量。接受他汀类初始剂量治疗未能达标者,在剂量翻倍后,仍有86%的患者低密度脂蛋白胆固醇水平不能达标。

③剂量翻倍带来的安全问题:大剂量他汀类药物可致肝肾功能损伤、肌病或横纹肌溶解,如血清丙氨酸氨基转移酶、肌酐、β_2微球蛋白、肌酸激酶水平升高等。在临床治疗中要监测肝、肾功能和肌酸激酶变化,及时调整药物。

④大剂量他汀调脂还需要更多的循证证据:特别是对老年患者的大规模、前瞻性、随机、对照的临床实验证据,以便指导老年患者的调脂治疗。

6. 调脂药物的联合应用

(1)联合用药的适应证与优越性:混合性血脂异常(高低密度脂蛋白胆固醇血症伴高三酰甘油(TG)血症或低高密度脂蛋白胆固醇和严重的高低密度脂蛋白胆固醇血症是常见的血脂异常类型,使用一种降脂药难以达标时,常需联合使用不同的降脂药物。

联合降脂药物治疗具有如下优点:单一降脂药物不能达标时,联合用药可提高血脂水平的达标率;充分发挥药物互补协同作用,有利于全面调整血脂异常;减少某单一药物剂量增大后的不良反应。目前可用的联合方案包括他汀类药物与依析麦布合用、他汀类药物与贝特类合用、他汀与烟酸合用、他汀与胆酸螯合剂合用及他汀类与ω-3脂肪酸合用。老年及肝肾功能不全患者或伴有多系统慢性疾病的患者应用时需权衡利弊。联合调脂治疗宜选择互相作用少的药物,从小剂量开始严密观察不良反应。特别要注意肌病和高风险的人群,如老年和多系统有慢性病的患者要谨慎用药。

(2)联合方式与临床效益:由于他汀类药物降脂作用肯定,常规剂量下不良反应少,在安全与有效的前提下,以他汀类药为基础的联合用药,已成为联合调脂的首选方案。

①他汀类药物与贝特类药联合应用:此种联合治疗适用于混合型高脂血症,其目标为降低胆固醇、低密度脂蛋白胆固醇和三酰甘油(TG)水平。升高高密度脂蛋白胆固醇水平,特别对糖尿病和代谢综合征伴血脂异常者适用。

他汀类和贝特类药物均有潜在伤害肝功的可能性,并可发生肌病危险,应慎用于老年、妇女、肝肾疾病及甲状腺功能减退的患者。非诺贝特(立平之)与他汀联合应用,发生相互作用的危险较他汀与吉非贝齐(诺衡)联合应用时为小。2005年美国心脏病协会年会公布的非诺贝特干预糖尿病和降低心血管事件的FIELD研究,提供了贝特类与他汀类药长期联用安全性良好的证据。

②他汀类药物与烟酸类联合应用:在常规他汀治疗的基础上,加用小剂量烟酸是一种合理的联合治疗方法,可显著升高高密度脂蛋白胆固醇,而无严重不良反应。高密度脂蛋白动脉粥样硬化治疗研究(HATS)显示,烟酸与他汀类药物联合可进一步降低心血管死亡、非致死性心肌梗死和血管重建术的比例。但由于烟酸增加他汀类药物的生物利用度,可能有增加肌病的危险,需要监测丙氨酸氨基转移酶、肌酶激酶和血糖。

③他汀类药物与胆酸螯合剂联合应用:两药联合有协同降低低密度脂蛋白胆固醇水平的作用。他汀类与胆酸螯合剂联用可提高各自的降脂作用,延缓动脉粥样硬化的发生和发展进程,减少冠心病事件的发生。两药合用并不增加各自的不良反应。

④他汀类药物与ω-3脂肪酸联合应用:他汀与鱼油制剂ω-3脂肪酸联用治疗混合型高脂血症时,他汀类药物主要发挥降低胆

固醇水平作用、ω-3脂肪酸主要发挥降低三酰甘油水平作用。他汀类与鱼油制剂联合应用并不会增加各自的不良反应。由于服用较大剂量的ω-3多不饱和脂肪酸,有增加出血的危险。且在糖尿病和肥胖患者中增加热能的摄入,不利于长期应用。深海鱼油中含有ω-3脂肪酸,但只有ω-3脂肪酸含量达70%以上的深海鱼油,才有良好调脂作用。

上述贝特类及烟酸类仅使高密度脂蛋白胆固醇水平提升10%~20%,其效益有限,且烟酸类与他汀类药物联用时依从性差。特别是他汀类药物与贝特联用所致肝脏毒性反应和肌病的危险增大,使这些方案难以广泛应用。

研究显示,依折麦布与他汀类药物的联合应用,可使低密度脂蛋白胆固醇下降25.1%,而他汀类单药使用时,只能使低密度脂蛋白胆固醇下降3.7%;依折麦布与贝特类药物的联合应用对于混合型高脂血症患者有较好的疗效,且安全性及耐受性令人满意。

7.他汀类药物调脂,促进达标

(1)达标的意义:主要是降低心血管事件。研究表明,使用他汀药治疗且血脂达标,使用他汀药物但血脂未达标和未接受他汀药物治疗,这3组患者的心血管事件发生率分别为11%、43.4%和45.7%。他汀类药物除降脂外,还可抗炎、抗氧化、改善血管内皮功能、稳定或逆转斑块。

(2)中国人群血脂水平和血脂异常患病率低于多数西方国家。目前中国成人血脂异常率达18.6%,虽然低于多数西方国家,但全国血脂异常人口高达1.6亿。

MONICA研究显示,在27个国家30种人群中,中国北京男性胆固醇(TC)水平(中位数)为4.10毫摩/升,而欧美人群多为5.30~6.40毫摩/升。我国专家等对3 513例中国冠心病患者的血脂代谢指标调查发现,其低密度脂蛋白胆固醇水平为2.06~

3.20毫摩/升,使用他汀类药物的标准剂量,均可使这些患者低密度脂蛋白胆固醇达标。

(3)达标需要优良的疗效和安全性:PROVE-IT 研究 2004 年在《N. Engl J Med》杂志发表,即在冠心病防治领域引起了轰动。4 162 例急性冠脉综合征患者在为期 24 个月的研究中,随机接受普伐他汀 40 毫克/日标准治疗或阿托伐他汀 80 毫克/日强化治疗。结果显示,与普伐他汀相比,阿托伐他汀强化降脂使全因死亡与主要心血管事件的相对风险显著下降 16%($P=0.005$),总死亡率降低更为显著(28%)。

8.遵循血脂异常防治"指南"原则,强调调脂个体化、安全达标 调脂治疗应积极稳妥,并强调个体化治疗、安全达标的基本措施。首先要根据患者不同的心血管危险程度进行分层,结合患者血脂异常的情况,作出全面评估,以确定治疗措施及降脂目标。

在临床治疗中,除考虑降低低密度脂蛋白胆固醇外,同时降低胆固醇和三酰甘油,还应考虑到高密度脂蛋白胆固醇的升高,尽量避免药物不良反应发生。为此,应选择最合适的药物与剂量。如单药治疗不达标,可考虑强化或联合用药。

坚持长期用药的建议是根据 Shalev 等新近发表的一项荟萃分析,为坚持使用他汀类药物提供了重要依据。该研究对以色列国家 20 余万例在 1998~2006 年间,服用他汀类药物者(平均 57. 6 岁)的分析显示,在 4~5 年的随访期间,无论是接受一级预防还是二级预防,持续使用他汀类药物者(用药时间占 90%)的死亡风险比未持续用药者(用药时间<10%)至少降低 45%。提示了长期服用他汀类药物与获益甚至超过了临床试验中所显示的疗效,(见表 3-22)。

表 3-22　调脂治疗可预防糖尿病患者心血管事件

研究	总病例数实验、对照	用药剂量	基线LDL-C(毫克/分升)	治疗后LDL-C(毫克/分升)	LDL-C下降(%)	冠心病事件下降(%)	总死亡率(%)
4S 糖尿病亚组	202 105　97	辛伐他汀 20～40 毫克/日	188	122	36	55%(P=0.002)	43%(P=0.087)
CARS 糖尿病亚组	586 282　304	普伐他汀 40 毫克/日	136	96	27	25%(P=0.05)	
L1P1D 糖尿病亚组	782 396　386	普伐他汀 40 毫克/日	150	112	25	45.2%(P=0.008)	
HPS 糖尿病亚组	5963 2978　2985	辛伐他汀 40 毫克/日	124	99	27	27%(P<0.0001)	
CCSPS 糖尿病亚组	591 306　285	血脂康 1.2 克/日	130	107	18	50.8%(P=0.0008)	44.1%(P=0.008)

　　研究表明,糖尿病患者接受血脂康治疗,能有效防治心血管并发症。血脂康还具有升高高密度脂蛋白胆固醇,降低胆固醇和三酰甘油水平的疗效及安全性。

　　2011 年第 36 届国际卒中大会公布的研究,再次证实了他汀类药物治疗对于缺血性卒中预后的改善作用,并要及早、足剂量应用才会获益更多。

　　9. 肾脏功能障碍患者调脂治疗　Afzali 和 Goldsmith 等在 GREACE 研究述评中认为,因动脉粥样碍化和肾小球硬化症之间的相似之处引人注目,所以他汀类药物对心血管疾病的有益作用,也可用于肾脏。在 GREACE 研究新的亚组分析为他汀类药物对肾脏的益处提供证据,即长期强化他汀类药物治疗可显著改善肾脏功能,通过了年随访,在结构式治疗组中,使用他汀类药物的患者肌酐清除率(Ccr)增高 12%。Ccr 基结值越低,阿托伐他汀治疗后,增加值越高。对照组未用他汀类药物治疗的冠心病患者肾功能下降——Ccr 降低 5.2%。研究者认为,这是阿托伐他汀对肾脏功能的直接作用,因为 Ccr 增高早在阿托伐他汀类药物治疗 6 周就显现了。中断治疗者 Ccr 在 4 周内即回到基线水平。

在 ALLIANCE 研究的亚组分析中,冠心病伴高脂血症者,随机接受强化阿托伐他汀治疗组和常规治疗组,随访 4 年后,强化治疗组估计肾小球滤过率(eGFR)增高 5.5%,而常规治疗组则无变化。

在 TNT 研究的亚细分析也揭示了强化他汀类药物治疗对冠心病合并慢性肾病患者的肾功能改善的疗效。平均随仿 59.5 个月后,强化治疗组 GFR 增高程度及研究终点时,eGFR 得到改善的患者比例明显高于普通剂量组。

肾脏损伤对阿托伐他汀的药代和药效学无显著影响。阿托伐他汀经肝脏或肝外代谢后主要经胆汗排泄。基于循证证据,肾功能降低不会影响循环中阿托伐他汀的水平,美国国家肾脏基金会(NKF)指南推荐,在慢性肾脏病患者中使用他汀类药物降低 LDL-C、CKD 患者使用阿托伐他汀无需调整剂量。

肾功能不全患者多是心血管疾病高危人群。Huskey 等对北欧辛伐他汀生存研究(4S)中冠心病患者肾功能分析显示,辛伐他汀对肾功能有中度保护作用,可明显延缓肾小球滤过率的降低。但因肾功能不全容易发生他汀类药物相关不良反应,故在治疗中应根据患者肾功能不全严重程度调整他汀类药物剂量,并监测肝功能和肌酐的变化。众所周知,肾功能可随年龄增长而有所降低,由于老年人肌酐合成减少,可能导致部分肾功能不全老年患者血肌酐水平正常。因此,老年人使用他汀类药物时应认真评估肾功能、关注肾功能变化,及时调整药物剂量和种类。

10. 聚焦他汀类药物重大不良反应

(1)他汀类药物致肌腱病变:法国一项研究对 1990～2005 年间,法国 31 家药监部门的他汀类药物相关不良反应数据分析后发现,他汀类药物致肌腱病变率为 2.09%。对于强体力活动者,以及应用可增加他汀毒性药物如非类固醇类抗炎药或氟喹诺酮类抗生素时,需警惕他汀类药物致肌腱病变发生。法国在上述 15 年间有 63 例患者出现肌腱炎,33 例发生肌腱断裂,其不良反应分别是阿托伐他汀(35 例)、辛伐他汀(30 例)、普伐他汀(21 例)、氟伐他汀(5 例)和瑞舒伐他汀(5 例)相关。59％肌腱病变发生在他汀类药物初始治疗后 1 年。患者再次接受他汀类药物治疗后,肌腱病变均复发。

(2)他汀类药物致横纹肌溶解:美国 FDA 调查提示,他汀类药物相关性横纹肌溶解率为 5％～30％,其中阿托伐他汀为 5％,西立伐他汀为 31.2％。

《Phar-macotherapy2007》报道了大环内酯类抗生素与辛伐他汀共同导致的横纹肌溶解症 2 例。男性患者年龄分别为 83 岁和 78 岁。接受辛伐他汀 80 毫克长期治疗,当他们俩分别加服红霉素和克拉霉素 1～2 周时,即出现肌痛、肌肉乏力、手足都不能抬举而住院,血清肌酸激酶水平升高超过正常值上限达 60 多倍,天冬氨酸氨基转移酶(AST)和丙氨酸氨基转移酶(ALT)分别高于正常值上限 30 和 7 倍,诊断为横纹肌溶解症。根据 Naranyo 药物不良反应概率评分,两患者的横纹肌溶解症,其病因是辛伐他汀和大环内酯类抗生素的相互作用所致。

美国 FDA 于近期通告医务人员称,辛伐他汀与胺碘酮合用,有发生肌肉损伤和横纹肌溶解的危险,后者可导致患者肾损伤和死亡。FDA 通告指出,上述危险与辛伐他汀的使用剂量有关,如果辛伐他汀与胺碘酮合用的剂量超过 20 毫克/日,则危险增加。使用胺磺酮者应避免使用辛伐他汀的剂量过大。

(3)他汀类药物致肌病机制新解:法国一项研究显示,他汀类药物相关疾病可能与他汀类药物对线粒体呼吸链的直接影响有关。他汀类药物破坏线粒体呼吸链,使线粒体钙外流,造成肌浆网钙循环改变,继而引起细胞凋亡、氧化性应激,以及肌细胞重构和变性(Curr Opin pharmacol 2008 年 1 月 31 日在线发表)。

(4)他汀类药物诱发自身免疫性肝炎 3 例：自身免疫性肝炎（AIH）的病因还不十分清楚，但某些药物可诱发该病，之前，已有他汀类药物诱发 AIA 的个案报道。例如

美国印地安纳大学医学院 Vamsee 等于 2006 年报道了 3 例 AIH 患者，其发病原因很可能与服用他汀类药物有关。患者为 2 例男性（47 岁和 51 岁）、1 例女性（57）岁。在服他汀类药物后出现抗核抗体和抗平滑肌抗体（1/60～1/40）滴度阳性，以及高丙种球蛋白血症。根据国际自身免疫性肝炎专家组标准，3 位患者的临床特征均符合 AIH 诊断。患者的肝活检显示了不同阶段的肝纤维化和浆细胞浸润，这些特征也与 AIH 相一致。其中 1 例女性患者因服用他汀类药物而发生的 AIH 是在两个时期，第一次是在 1999 年服用辛伐他汀，第二次是在 2001～2002 年服用阿托伐他汀，其症状十分严重，停药后症状依然持续。同样，2 例男性患者也是在发生 AIH 前服用过他汀类药物，尽管已停药，而症状也持续。3 例患者均对泼尼松和硫唑嘌呤或霉酚治疗的反应良好。

同时报道者还对既往发表的 3 例相似病例进行了回顾指出，他汀类药物可以诱发严重而罕见的进行性 AIH，须引起重视［J Clin gASTROENTERD 2006,40(8):757］。

(5)阿托伐他汀可能与罕见严重肝病有关：英国格拉斯哥 Gartnavel 总医院 Clarke 和 Miees 报告阿托伐他汀可能与罕见的严重肝病有关（Dig Liver Dis 2006 年 6 月 12 日在线发表）。

阿托伐他汀调脂治疗约有 3% 的患者可发生短暂的血清丙氨酸氨基转移酶升高，通常是自限性的且无关重要。2006 年的文献报道同一所治疗中心在 2002～2005 年间发生了 7 例阿托伐他汀导致严重肝功能不全的的病例，其中 1 例死亡。文献中还有另外 7 例严重肝病报道。14 例患者均为 60 岁以上，男女比例为 1:2，主要表现为混合性胆汁淤积/肝细胞性反应。用药至发病的平均间隔时间约为 9 周，且肝功能通常需要数月才能恢复，其中有 3

例死亡。

英国药物安全委员会药物不良反应报告系统提示,在过去的8年中,因肝胆疾病导致的4例死亡报告与使用阿托伐他汀有关。在过去15年中未发现辛伐他汀引起肝胆相关性死亡报告及阿托伐他汀有关的急性肝毒性(仍罕见),但任何持续的肝功能异常均应谨慎对待。

(6)辛伐他汀可能导致胰腺炎:澳大利亚药物不良反应公报2006年第6期报告说,迄今为止,澳大利亚药物不良反应咨询委会(ADRAC)已收到414例由于药物可致胰腺炎的报告,涉及695种药物,而常见致胰腺炎药物列举了12种并统计出病例报告数,其中辛伐他汀导致胰腺炎的病例为22例(表3-23)。在一些病例中,胰腺炎的发病时间可从服药的第一天至数年不等,大多数未提供饮酒的特殊信息,在414例报告中有10例出现致死性。胆结石和酒精是导致胰腺炎发生最常见原因,而药物引发的病例估计为2%~5%。报告中引发胰腺炎的药最常见是硫唑嘌呤、去羟肌苷、丙戊酸盐、辛伐他汀(排名第四),司他夫定、氯氮平等21种。危险人群包括同时服用多种药物的老年患者、HID患者、癌症患者和接受免疫调节剂治疗的患者。应及时停药及避免再次用药。

表3-23　常见引致胰腺病发作的药物及病例报告

药品名	例数	药品名	例数
硫唑嘌呤	33	依泽替米贝	10
丙戊酸盐	28	拉米夫定	10
去羟肌苷	27	泼尼松龙	9
辛伐他汀*	22	奥氮平	8
司他夫定	17	塞来昔布	7
氯氮平	13	琉嘌呤	7

＊注:他汀类药物

(7)美国药物不良反应报告在增加,患者用药安全亟待关注:

从 1998 年开始,美国 FDA 进行了 AERS,用来统计自愿报告的药物不良反应事件。这些报告或来自直接向 FDA 提交的信息。该研究分析了 1998～2005 年间 FDA 收到的美国所有药物不良反应报告,总共纳入 467 809 例符合标准的严重药物不良反应事件,涉及相关药物共 1 489 种。研究者发现,2005 年严重药物不良反应数量比 1998 年增加 2.6 倍。同期,死亡报告也增加了 1.7 倍。

药物不良反应事件如此快速增长,大多归咎于新药。在总共 1 489种药物中,有 298 种新药造成了 407 394 例严重不良反应,占总数的 87%。在常被报告造成死亡的药物中,以镇痛药,特别是阿片类和免疫调节药物的比例较高。

特从总计 1 489 种药物中选出最常怀疑引起死亡和非致死性后果的药物各 15 种列表。在非致死性后果的药物中包含有调脂药阿托伐他汀及辛伐他汀两种药物(表 3-24)。专家警示予患者用药安全应引起关注。

表 3-24　最常怀疑引起死亡和非致死性后果的药物(1998－2005 年)

最常怀疑引起死亡的药物	最常怀疑引起残疾或严重后果的药物
羟考酮	维激素
芬太尼	胰岛素
氯氮平	英夫利昔单抗
吗啡	β 干扰素
β 干扰素	华法林
利培酮	阿托伐他汀 *
依那西普	依那西普
紫杉醇	塞来昔布
对乙酰氨基酚—氢可酮	芬特明
奥氮平	氯氮平
罗非昔布	α 干扰素
帕罗西汀	辛伐他汀 *
美沙酮	文拉法辛
对乙酰氨(基酚)	罗非昔布

　＊注：他汀类药物

　（8）他汀类药物可能增加男性性功能障碍：西班牙 Carvajal 等利用西班牙和法国药物监测系统的资料（自发报告数据），对他汀类药物的应用与男性勃起功能障碍（ED）之间的关联进行了分析。研究者提供与服用他汀类药物有 ED 病例，并估计 ED 的累计发生率。研究者等从西班牙药物监测关系数据库中确定了 38 例 ED 与服用他汀类药物相关，93％的患者在停药后这一不良反应消失，16 例患者同时接受其他药物治疗。

　在法国有 37 例 ED 与服用他汀类药物相关，85％的病例在停药后恢复，5 例再次用药后复发，15 例同时接受了其他药物治疗。这些报告中，ED 发生率在不同他汀类药物之间无显著差异。

　研究者认为，鉴于他汀类药物的广泛应用，以及这一特殊不良反应的低报告率，可能受影响的患者数量比报告的多，但绝大多数患者在仃药后恢复，说明此种不良反应似乎是可逆性的。医生在给患者处方时，需要警惕这一潜在的不良反应。

第四章 消化系统疾病

一、老年人群慢性便秘

便秘是指排便困难或排便次数减少。有人认为排便后 8 小时所摄食物于 40 小时内尚未排出时,或每周排便次数少于 3 次均可称为便秘。

(一)流行病学

便秘是一种常见症状,在一般人群中有 2%～27%的人有便秘。女性便秘的发生率高于男性。社会经济状况差,体力活动少,特别是老年人多患有慢性疾病,如精神忧郁、焦虑、痴呆等,都是发生慢性便秘的危险因素。

(二)病因

1. 器质性病变 多为肠道、神经、内分泌及代谢疾病等所致便秘。

(1)结肠各种肿瘤、肠粘连、炎症或赘生肠狭窄。

(2)直肠肛门疾患,如炎症、肛裂、痔疮、瘘管等可致肛门括约肌痉挛。

(3)神经系疾病,如截瘫、多发性硬化症、帕金森病、多发性神经根炎、周围神经病变、昏迷。

(4)内分泌及代谢病,如糖尿病、低钾血症、尿毒症、甲状腺功能减退、甲状旁腺功能亢进等可因肠蠕动减弱而致便秘。

(5)老年慢性肺气肿,由于膈肌衰弱可致便秘。

（6）门静脉高压、心力衰竭可因直肠黏膜充血，排便反射消失所致。

（7）结缔组织病，如全身性硬皮病、皮肌炎等也常伴便秘。

2.功能性便秘　多为直肠性便秘，系因直肠排便反射迟钝或丧失，如经常对便意的忽视，未养成定时排便的习惯，日久即影响正常排泄，即造成习惯性便秘。

（1）精神性便秘：如焦虑、忧郁或长期使用泻药者可致便秘。

（2）结肠无力：如老年人由于腹肌、肠平滑肌或提肛肌衰弱及长期卧床的患者，因缺乏排便动力可致便秘。

（3）食品纤维素过少：致使肠蠕动降低而致便秘。

（4）药物：如神经阻滞药，镇静药、阿片镇痛药及抗忧郁等多种药品易致便秘。

（三）便秘检查与诊断

仔细询问病史，认真体检，结合临床表现，正确作出诊断。

对于特定的患者可进行结肠镜检查，以排除肿瘤、肠管狭窄和外在压迫导致的梗阻。有便秘的患者如果出现直肠出血、大便隐血阳性、缺铁性贫血、体重减轻、肠梗阻症状、直肠脱垂、新近出现便秘或粪便粗细改变都应做结肠镜检查。

年龄超过 50 岁，且先前未做过结肠、直肠癌筛查的患者应做结肠镜检查。两项美国的人群回顾性研究表明，慢性便秘与结肠癌的发病危险增高有关。日本的回顾性研究发现，经常用泻药会使肿瘤危险增高。

对单纯便秘患者使用结肠镜的疾病检出率与用结肠镜对无症状患者进行结肠癌筛查的检出率都很低。在一项用乙状结肠镜或结肠镜对 563 例便秘患者进行评估的研究中发现 8 例（1.4％）结、直肠癌，82 例（14.6％）腺癌，24 例（4.3％）存在晚期的病变（肿瘤或恶性、高度分化不良，有绒毛样特征或直径＞10 毫米的腺瘤)。相关检查结果还包括孤立性直肠溃疡综合征、肛裂和结肠黑变病。

结肠镜检禁忌证为,①完全或高度肠梗阻或可疑结肠穿孔。②结肠急性炎症。③新近有心肌梗死、肺栓塞、大型主动脉瘤和不配合的患者。

(四)便秘防治

1. 一般性防治措施 去除与治疗病因;调整饮食,多吃蔬菜和水果,以保证每日足够的纤维素;食物中不被吸收的纤维素能增加大便的容积并吸收水分,使粪便变软易排出;养成定时大便的习惯。

2. 使用导泻药物

(1)液状石蜡:每晚 30 毫升,口服。

(2)渗透性药或盐类泻药:如甘露醇 200～250 毫升或硫酸镁 25 克,1 次口服,仅适用于做结肠镜或钡剂灌肠行 X 线检查等,术前清洁肠道准备之用。

(3)聚乙二醇:每包 10 克,每晚 1～2 包,或乳果糖 20～30 毫升,口服,均适用于慢性便秘,无显著毒副作用。

(4)分泌性或刺激性泻药:如酚酞,每晚 1 次,口服 0.1～0.2 克;比沙可啶,每晚 5～10 毫克,口服,如果反复应用,可致结肠神经及肠肌肉障碍,故不适丁长期慢性便秘者。

(5)中草药:有番泻叶、麻仁丸、大黄片等,均具有缓泻作用,每次适量服用。

3. 治疗便秘的最新药物 2006 年美国 FDA 批准上市的治疗便秘新药普卡必利胶囊,可治疗成人慢性特发性便秘。这是该类化合物中获得批准的第一个药物。

2009 年欧洲消化疾病周及世界胃肠病大会于 11 月在伦敦举行,大会报道了专家们对新药 5-羟色胺受体激动剂——普卡必利治疗便秘的最新研究结果,普卡必利可有效地缓解便秘患者的症状。2008 年,美国学者在(NEJM)杂志上发表了 1 项在 620 例严重便秘患者中进行了该药与安慰剂对照临床研究。结果显示,给予普卡必利 2 毫克或 4 毫克治疗 12 周后,有 30.9％和 28.4％患者每周完全自主排便≥1 次,而安慰剂组中比例仅为 12％。

2009 年,比利时学者在《GUT 杂志》上发表的对 713 例严重便秘患者进行 12 周治疗观察显示,给予安慰剂者每周排便≥3 次的比例为 9.6％,服用普卡必利 2 毫克或 4 毫克治疗后,每周排便≥3 次患者的比例分别为 19.5％和 23.6％,同时患者便秘的相关症状和生活质量可明显改善,4 毫克治疗还可有效缓解排便费力的症状。

爱尔兰学者对 641 例严重便秘患者的治疗观察显示,服用普卡必利者每周排便≥3 次的比例为 24％,安慰剂组为 12％,服用普卡必利者每周完全自动排便≥1 次比例分别为 43％(2 毫克)和 47％(4 毫克),而安慰剂组仅为 28％。以上 3 项临床研究对治疗相关不良反应也进行了观察,未发现治疗组和安慰剂组之间有明显差异。

二、老年患者大便失禁

大便失禁是因肛门括约肌失去控制导致的大便不随意识的排泄。

(一)病因与危险因素

大便失禁在老年人、女性、健康状况差或身体活动受限者,以及休养所人群中的发病率不断增加,在成人中与大便失禁相关的其他危险因素包括直肠放射治疗(如前列腺癌的治疗),妊娠、阴道分娩损伤括约肌或神经,肛门、直肠手术操作(如治疗肛裂的括约肌切开术），单纯腹泻或伴发肠易激综合征，以及粪便嵌塞。神经系统疾病中如脑卒中、多发性硬化、脊髓损伤、帕金森病、糖尿病也是危险因素之一。

老年性大便失禁根据其病因可分为 3 类：

1. 症状性腹泻 由于肛门括约肌、直肠和结肠疾病所引起的大便失禁，憩室肠炎、缺血性结肠炎、糖尿病性肠炎和直肠结肠炎的后遗症，直肠和结肠癌的后遗症，痔疮或脱肛手术后括约肌功能不全的后遗症。

2. 慢性便秘和粪嵌塞所致的大便失禁 粪便嵌塞是便秘的一种严重并发症，其后果是大便失禁和假性腹泻而导致机械性肠麻痹。

3. 神经性大便失禁 很多老年患者，由于直肠顺应性的变化和影响较高级神经中枢反应，而导致自动排便——大便失禁。

（二）病理生理学

耻骨直肠肌和环绕于肛管周围的肛门内、外括约肌发挥着控制排便的功能。大便稠度、直肠和结肠容量，直肠敏感性，以及患者的认知行为能力等因素都起着重要作用。上述任何因素异常均可引起大便失禁。

排便控制是一种受神经中枢控制的能力，它能将肠内容物保留在肠道内，一直到适当的时间方排空。下肠道能通过较高级中枢感应到已被充盈。排便控制包括 3 种机制。以直肠顺应性（空积-压力关系）来计量的贮存功能，是一个极为重要的因素，因为括约肌仅能保证短时间节制排便。顺应性太大导致充盈性失禁，当顺应性低时，堆积在直肠内的粪便就变得体积太大了。在许多老年患者，直肠顺应性的变化和影响较高级中枢的一些不很明确的中枢神经疾病，而导致自动排便，即出现大便失禁。

（三）病史采集、评估与体检

详细询问病史，评价大便失禁的频率、严重程度、性质及其对患者生活质量的影响，包括评价患者外出工作和社交的能力。患者尤其担心大便失禁的不可预测性，于是为避免尴尬而改变其工作安排和社交活动。

仔细采集病史后即全面进行体格检查，常可发现患者的多种病因。体格检查应包括肛周视诊、直肠指检和会阴部检查，检查时患者的最佳体位是左侧或胸膝位。视诊可发现脱垂性痔、肛门张开（提示去神经化）、肛门变形或因频繁排便污染而引起的皮炎。让患者用力做排便动作（最好是在蹲位进行），可发现过度会阴下降（≥3 厘米）或直肠脱垂。用棉签轻轻触及肛门皮肤，可检测会阴感觉。存在肛周皮肤反射（肛周皮肤被轻触时，可见肛门括约肌短暂收缩），提示感觉及运动神经支配完好。

有经验且知识丰富的医生进行肛门直肠指检，可对下述信息做出评价：肛管张力、直肠外括约肌收缩力、耻骨直肠肌收缩力、粪便嵌塞或肿块，以及肛门括约肌断裂。一项研究显示，有经验的临床医生进行直肠指检时，识别出低静息压和低缩榨压的阳性预测值分别是 67％和 81％。

（四）诊断性检查

粪便嵌塞伴充溢可排除直肠储存量减少及神经性因素，在经病史采集和体检后仍不能确诊时，进行评价肛门直肠结构和功能的检查可能会有帮助。肛门直肠测压法有助于评价肛门括约肌张力和肌力，也可评价直肠敏感性。当考虑存在可修复的肛门括约肌断裂时，可进行肛门超声检查以评估括约肌的结构完整性。

当发现括约肌撕裂时，应采用肌电图描记法检查肛门外括肌和耻骨直肠肌，以排除合并存在去神经化的情况（临床经验提示，存在去神经化可能降低手术成功的机会），这些检查最好在三级医院，由有经验的医生操作。

对于测量阴部神经末梢运动潜伏期和钡排粪造影，对其价值尚有争议。动态盆腔磁共振成像可能提供盆底解剖和功能信息，但价格昂贵，目前未被广泛应用，且功能价值尚未明确。

（五）大便失禁的治疗

1. 一般性治疗措施 失禁垫可保护皮肤，避免污染衣物床单，所用高分子材料使皮肤保持干燥。屏障类乳膏如氧化锌和薄荷醇洗剂可保护皮肤免受刺激。局部抗真菌药物，可用于治疗肛周真菌感染。

2. 内科治疗

（1）对于伴有粪便嵌塞的充溢性失禁患者，解除嵌塞和采用大量温水灌肠，或口服聚乙二醇和电解质溶液进行结肠清洗可迅速缓解症状。

这些患者需接受持续性肠道管理以预妨复发，必要时可应用缓泻药，如镁盐或聚乙二醇辅助进行定期排便。如果 3 日内没有自发排便，可使用刺激性泻药作为补救性治疗。病例系列研究报告的短期（3～6 个月）成功率为 60％～80％，但由于复发率高，需长期保持警惕。

（2）当大便失禁伴结肠和直肠存量降低或慢性腹泻时，治疗应针对逆转的基础病因，如果未发现基础病因，应改善大便量、稠度和肠内推进情况。对于某些患者在使用止泻药以减慢结肠蠕动和减少肠液分泌的同时，应减少食物中的纤维素摄入量。

（3）在止泻药物中，洛哌丁胺是首选，因其对中枢神经系统没有影响，且疗效优于地芬诺酯-阿托品，并可能提高肛门内括约肌张力。为避免患者在外出时发生大便失禁，使用足够剂量和按时服药十分重要（餐前或外出前 45 分钟使用 2～4 毫克）。对于肠易激综合症合并腹泻的患者,三环类药物可能通过其抗胆碱能作用而有助于缓解腹泻症状。成年人大便失禁推荐疗法(表 4-1)。

表 4-1　成年人大便失禁推荐疗法

病　因	治　疗
充溢	嵌塞解除法,结肠排空。定期排便(每周 2 次);必须时,使用缓泻药或灌肠
储存量降低	低纤维饮食,定期排便(每周 2 次),必要时用缓泻药
	洛哌丁胺 2~4 毫克,按需早晨给药或每日 2 次,或外出前 45 分钟给药 2~4 毫克。诱导排便当日不使用
单纯肛门内括约肌无力	洛哌丁胺(用法同上),肛门棉塞
肛门括约肌断裂	洛哌丁胺(用法同上),外科手术
外周神经病变	骶神经刺激
行为问题或痴呆	定期用缓泻药、栓剂或灌肠(每周 2 次),出现腹泻时或在 2 次灌肠之间使用洛哌丁胺

(4)克格尔体操与生物反馈疗法:克格尔体操是采用局部肌肉舒缩运动方法,以加强耻骨直肠肌、肛门外括约肌及盆底肌肉的力量,来改善直肠和括约肌的功能。生物反馈是通过使用监测括约肌收缩的设备,来改善直肠敏感性和括约肌对球形扩张的反应性。尽管有些病例系列研究已报告了其有效性,但随机、对照、双盲临床试验并没有显示生物反馈优于保守治疗,后者如指导大便失禁管理、进行生活方式改变、获得精神上的支持,以及通过药物和调整膳食来改变大便稠度和肠内容物。器械生物反馈也并不优于非器械生物反馈,而最简单是将手指插入肛门,只为患者提供触觉反馈。

3. 外科手术疗法

(1)肛门括约肌成形术:修复解剖结构上断裂的肛门括约肌,最佳方式是采用重叠括约肌两端技术。肛门超声已经取代肛门外括约肌肌电图描记法标测来识别括约肌断裂。尽管重叠括约肌成形术对急性括约肌断裂非常有效,但其对于非急性括约肌断裂患者治疗的持久性和有效性尚不明确。许多报道显示高达85％的患者的大便失禁得到短期改善,但经5年随访后其失败率约为50％。在几个病例系列研究中,括约肌成形术平均随访40个月,仅28％的患者排便控制良好,随访超过69个月时,仅11％～14％的患者排便控制良好。

选择括约肌修复术中获益患者的标准尚不明确。根据病例系例研究可预测治疗失败的临床特点,包括肛门内括约肌缺损、阴部神经末梢运动潜伏期延长、盆腔磁共振显示肛门外括约肌萎缩,以及存在肠易激综合征。

(2)阑尾造口术或盲肠造口术:使用阑尾造口或盲肠造口术进行顺向结肠灌洗,最初用于治疗儿童大便失禁,但现在也用于成年人。可通过阑尾外置或手术置入盲肠造口装置,或采用经皮结肠镜(类似置入一个胃造口管)来灌洗结肠。每日或隔日可通过与盲肠造口相连的导管灌输大量灌肠剂入盲肠,从而完全排空结肠,防止大便污染,并发症有20％狭窄,14％渗漏。

该手术适宜的候选者是那些存在神经性大便失禁或肛门直肠畸形的患者。偶尔,也可进行手术,即利用邻近肌肉和置入刺激器(动力性股薄肌成形术),或人造括约肌,替代受损或失功能的肛门括约肌群。在接受这项手术患者中,50％以上排便控制得到改善,但是并发症高达42％,包括感染、装置故障等。

(3)结肠造口术:对于经其他疗法很难控制的严重大便失禁临床经验提示:结肠造口术可使多数患者临床情况得到显著改善。

4. 骶神经刺激 使用骶神经刺激治疗大便失禁的理念来自于其可成功治疗排尿控制异常。此法在美国未被FDA批准用于大便失禁的治疗。

三、胃食管反流病

（一）概述、定义与分类

1. 概述　远在 1906 年世界医学界对于胃食管反流病（Gastro Esophageal Reflux Disease GERD）有了初步认识。经历 100 年后，此病从定义、病机、诊断方法及治疗才有了进展。2006 年为统一全球胃食管反流病的定义和分类以及 Barrett 食管的定义，来自美、英、法、德、日和中国等 18 个国家的 44 位专家齐聚一堂，共同探讨制定全球统一的新定义，并于 2006 年 8 月在《美国胃肠病学杂论》发表了这项 GERD 全球循证共识定义和分类——即蒙特利尔定义和分类。同时中国消化病学知名专家及美国、日本等临床学家就 GERD 定义、分类、诊断、治疗和流行病学等进行交流，达成"中国胃食管反流病的治疗共识"。

2. 定义与分类　GERD 系胃内容物反流引起的不适症状或并发症的疾病，将其分为食管内和食管外两类综合征。新定义突出了以患者为中心的原则，不依赖于内镜检查结果，并将 GERD 分为若干独立综合征。同时认识到咽炎、咳嗽、哮喘和侵蚀性牙等，也可能是 GERD 症状，并在 Barrett 食管定义中引入了"内镜下可疑的食管化生（ESEM）"的概念。GERD 全球新定义的基本内容是：

（1）食管内综合征的特征性症状。①烧心和反流是 GERD 的主要症状。②以人群为基础的研究显示，轻度症状每周出现两天或两天以上，中度症状每周出现 1 天以上，就会使患者感到不适。③当胃食管反流相关症状影响患者的健康生活质量时，就认为是不适应症状。④在临床实践中由患者决定反流症状是否为不适症状。⑤反流症状不会引起不适的，不足以诊断GERD。⑥非糜烂性胃食管反流病（NERD）定义为存在典型的胃食管反流症状，但胃镜检查未发现食管黏膜损伤，为一种有症状的反流综合征。⑦上腹疼痛可以是 GERD 的主要症状。⑧GERD 可以引起胸痛，与缺血性心脏病的疼痛症状相似，需要与心脏病进行鉴别。

（2）食管内综合征伴食管损伤：①GERD 以食管并发症包括反流性食管炎、出血、狭窄、Barrett 食管和食管腺癌。②对 Barrett 食管的概念，目前还缺乏统一的认识，新的 GERD 共识中的食管化生（ESEM）表述为内镜检查结果与 Barrett 食管的病变一致，但还待组织学检查证实。如果对 ESEM 作内镜活检显示有柱状上皮化生，即可诊断为 Barrett 食管。③有肠上皮化生的长段Barrett 食管是食管腺癌的重要危险因素。

（3）食管外综合征：①慢性咳嗽、慢性喉炎和哮喘均与 GERD 明显相关，目前已有明确证据证实。②有胃食管反流是否会引起咽炎、鼻窦炎、特发性间质性肺炎和复发性中耳炎，目前虽有证据但未经证实。

（二）流行病学

据 2005 年国外学者进行的流行病学调查显示：美国 GERD 发病率为 13%～29%，瑞典为 17%，英国 10%。亚洲较低，如日本为 6.6%、韩国为 3.5%、新加坡为 10.5%。我国北京、上海流行病学资料提示，其发病率为 5.99%，反流性胃炎为 1.92%，男女比例接近，但男性发展为食管炎或 Barrett 食管者高于女性。

GERD 的发病高峰期为 60～70 岁、平均为 61 岁。其中 25% 患者年龄＞75 岁，罹患反流性食管炎者占 48%～79%。

（三）发病因素

老年 GERD 是一种涉及多器官的常见病，首先是老年人多患有食管裂孔疝、帕金森病、糖尿病及心血管疾病等。由于平日服用多种药物，特别是非类固醇类消炎药、抗胆碱药物、阿司匹林、激素、华法林、钙通道阻滞剂、茶碱等。可直接和间接造成胃与食管损害，或降低食管下括约肌压力，加重吞咽障碍和食管动力功能的紊乱。此外，日常生活中吸烟、酗酒、肥胖等，都是发病的危险因素。

（四）病理生理学

1. 食管抗反流机制减低

正常人胃食管交界的解剖结构有利于抗反流，包括食管下括约肌（LES）、膈肌、膈食管韧带、食管与胃之间的锐角（His 角，也称为食管胃角），其中主要是食管括约肌的功能状态，因 LES 是阻止胃食管反流的抗反流屏障。常人静息时 LES 呈高压区（LES 压为 10～30 毫米汞柱），当吞咽时 LES 松弛，食物即可进入胃内。常人餐后也有少量胃食管反流，但因抗反流机制存在，这种生理性反流时间短暂，不损害黏膜而无症状。

研究发现 70 岁以上老年人，食管 LES 静息压下降，加上消化器官退行性病变，易导致胃内容物反流。当反流物刺激咽喉即引起咳嗽，若被吸入气管则导致支气管痉挛或肺部感染。如果因食管推进性运动障碍，加上老年人唾液分泌减少，也可降低食管酸清除能力。若食管酸暴露时间延长，即增加食管黏膜损害机会。

老年人 LES 静息压降低、接近或等于零时，胃内容物易向食道反流。下列诸因素都可使 LES 压下降，例如，胃肠激素（胆囊收缩素、胰高糖素、血管活性肠肽等）。高脂食物、腹压升高、胃内压升高,均可使 LES 降低或 LES 一过性松弛,导致胃食管反流症。

2. 食管对反流物的清除能力下降

在食管抗反流功能下降的基础上,可致反流物损害黏膜而发病,如胃酸、胃蛋白酶、胆汁、胰酶等都是主要致病因子,可造成食管黏膜充血、水肿、溃疡、糜烂及 Barrett 食管损害,也可引致食管外组织器官的损伤,如咽喉炎、哮喘和吸收性肺炎等。老年人易发生滑动性食管裂孔疝,可使远端食管酸暴露,且对酸的清除能力减低。由于食管蠕动振幅减低、唾液量减少、唾液中碳酸氢盐浓度下降则导致食管酸度清除能力低下。

总之,GERD 的发病机制是由于老年患者防御功能减弱及食管清除酸能力低下,食管下括约肌压力减低和一过性食管下括约肌松弛过度,而主要损伤因素为过多的胃内容物,特别是胃酸反流入食管引起食管黏膜损害,胆汁和消化酶同时反流食管黏膜,则危害更大。

(五)GERD 分型

1. 非糜烂性反流病(NERD) 是指存在反流相关的不适症状,在内镜下未见 Barrett 食管黏膜破损。

2. 糜烂性食管炎(EE) 是指内镜下可见食管远段黏膜破损,根据 1994 年洛杉矶分级标准划分为 A 至 D 级。

3. Barrett(BE) 是指食管远端段鳞状上皮被柱状上皮取代。

在 GERD 的 3 种疾病形式中,以 NERD 最常见,EE 可合并食管狭窄、溃疡和消化道出血,BE 有可能发展为食管腺癌。

(六)临床表现

1. 一般症状

(1)反流症状群:反酸、反食、嗳气,特别是在餐后或平卧或身体前屈时易出现,体位前顷时加重,乃因酸性反流物刺激食管上皮下的感觉神经末梢,反流物也可刺激机体感觉器引起食管痉挛性疼痛,其症状酷似缺血性心绞痛。

(2)刺激性并发症:如反流性食管炎可出现上消化道出血、食管狭窄、Barrett 食管和食管腺癌。

(3)食管以外刺激表现:如咳嗽、哮喘、咽喉炎,乃因反流物被吸入呼吸道引起。

(4)Barrett 食管:由于反流物慢性刺激食道远端黏膜,鳞状上皮为柱状上皮代替(含有特异性的肠化上皮)均为 Barrett 食管,它是食管腺癌的癌前病变。Barrett 食管合并食管腺癌比一般人群高 30～50 倍。

2. 辅助检查

(1)钡剂 X 线检查:可见食管黏膜皱襞粗乱,食管蠕动弱、运动不协调。

(2)内镜检查:近半数患者黏膜充血、糜烂、溃疡,其余患者内镜检查无明显异常,可称为"内镜阴性的胃食管反流病(NERD)"或称为"非糜烂性反流病",占 70%以上。内镜检查能直接观察食管黏膜炎程度和并发症,并可作病理活检。

(3)24 小时食管 pH 监测:便携式 pH 记录仪对食管下段 pH 作连续监检,有助于明确是否存在异常的胃食管反流,阐明胸痛与反流关系。食管监测总敏感度为 41%～89%,对诊断有帮助。

(4)食管测压检查:能显示 LES 区和一过性食管下括约肌(TLESR),但因检测值与常人有重叠,对诊断帮助不大。

(七)诊断与鉴别诊断

根据 GERD 症状群作出诊断

(1)如有典型的烧心和反流症状,但无幽门或消化道梗阻,可考虑是 GERD。

（2）有食管外症状又有反流症状，可考虑是反流相关或可能相关食管外症状，如咳嗽、哮喘。

（3）仅有食管外症状而无典型的烧心和反流症状，尚不能诊断为 GERD，宜进一步排除其他诱因，须注意有无重叠症状，如同时有 GERD 和肠易激综合征或功能性消化不良或焦虑抑郁症等。

（八）治疗

1. 改变生活方式　减肥、戒烟限酒，适量饮食，防止过饱，睡前 3 小时不饮食，不吃腥辣食物，不穿紧身衣服和束腰带。

2. 药物选择　主要有 H_2 受体拮抗剂（H_2RA）、质子泵抑制剂（PPI）及促进胃肠动力剂。据循证研究显示：质子泵抑制剂比 H_2RA 和促进胃肠动力剂疗效好，它除具有强力抑制胃酸、延长胃内 pH 值＞4 的时间强而持久外，无论在控制症状（缓解烧心、吞咽困难、咳喘、安眠等）、促进糜烂性食管炎愈合，防治食管炎复发等，都具有许多优越性，是治疗 GERD 的优选药物。如糜烂性食管炎在中短期使用 PPI 治疗 4 周及 8 周的内镜下愈合率分别为 80％和 90％左右，对非糜烂性反流病的疗效优于 H_2RA 及促动力剂，但 PPI 应用时限宜大于 4 周。

在质子泵抑制剂中埃索美拉唑是最好的药物，特别是新型 PPI-兰索拉唑口腔崩解片（LODT）深受患者喜爱。Tabio-Baldi 等对 LODT 与埃索拉唑作了研究比较。①在 43 例患者中分别接受 LODT 或埃索美拉唑治疗 3 周后结果显示，两组患者的症状均明显缓解，但是有 60％患者选择 LODT，仅 40％接受埃索美拉唑；②兰索拉唑是 GERD 维持治疗较好的选择药物。研究表明长期给予兰索拉唑可明显抑制食管炎复发，其疗效不受给药方式的影响；③LODT 有效缓解 GERD 食管外非典型症状，如非心源性胸痛、慢性咳嗽等。

用法用量：宜每日在早餐前服用 1 次，或在晚餐前服用，有抑制夜间胃酸作用。一般疗程为 8～12 周。个别疗效不佳者可与促胃肠动力药合用。对停药后复发者、症状持续以及反流性食管炎并食管溃疡、食管狭窄和 Barrett 食管者，应在疗程结束后继续进行维持治疗。

此外，H_2 受体拮抗剂（H_2RA），如法莫替丁每日 20 毫克，分 2 次服；雷尼替丁每日 150 毫克，分 2 次服。本品仅适用于轻、中度 GERD 的初始治疗和症状轻者。

促进肠动力药物适于轻、中度 GERD，可作为抑酸药物治疗的辅助用药。常用多潘立酮 10 毫克，日服 3 次，西沙比利 5～10 毫克，日服 3 次，或英沙比利 5 毫克，日服 3 次，其疗程为 8～12 周。

3. 手术治疗

一般采用胃底折叠术，如同时合并食管裂孔疝可行修补抗反流术，重建食管抗反流机制。手术指证：①严格内科治疗无效。②有严重并发症且内科治疗无效者。③并发症治疗如食管狭窄及 Barrett 食管，应在积极治疗 GERD 基础上，定期随访，可行内镜下作 Barrett 食管消融疗法，合并重度异型增生者应手术治疗。④研究表明抗反流手术并不能降低食管腺癌的根除。⑤术后常见病发症包括腹胀、吞咽困难，部分患者术后仍需规则用药，有专家认为治疗 GERD，慎用手术疗法。

四、慢性胃炎

慢性胃炎是指不同病因引起的胃黏膜慢性炎症或萎缩性病变，临床上十分常见，占接受胃镜检查的 80％～90％，随年龄增长，胃萎缩性病变的发生率逐渐增高。幽门螺杆菌感染是慢性胃炎最主要病因。

（一）流行病学

幽门螺杆菌（Helicobacter Pylori，HP）感染是慢性胃炎的最主要病因，90％以上的慢性胃炎有幽门螺杆菌感染。2001～2004年进行的全国 19 个省市幽门螺杆菌流行病学调查显示，幽门螺杆菌感染率为 40％～90％，有明显的地域差异。目前已经得到确认，幽门螺杆菌感染与胃肠疾病中的慢性胃炎、消化性溃疡、胃癌、胃黏膜相关性淋巴样组织、恶性淋巴瘤 5 种疾病密切相关，还与某些胃肠外的疾病相关。

首都医科大学宣武医院张玫等于 2006 年对北京地区 60 岁以上老年人的调查研究，采用人群随机抽样法，入户问卷调查 2000 位北京不同地区的老年人，分析了幽门螺杆菌及其亚型感染的血清流行率及影响因素。

调查结果显示，北京地区老年人总的幽门螺杆菌感染率为 83.4％，山区（91.1％）高于郊区（77.2％）和城区（82.6％），山区与郊区和城区相比，幽门螺杆菌感染率均有显著差异（$P < 0.001$）。1 型幽门螺杆菌菌株感染率为 56％，城区、郊区显著高于山区（$P < 0.01$）；以体力劳动为主的老年人和低龄老年人幽门螺杆菌的感染率高于以脑力劳动为主的老年人和高龄老年人（$P < 0.05$）；以素食为主的 1 型幽门螺杆菌菌株感染显著高于高蛋白饮食为主的老年人（$P < 0.001$）。

该研究提示，幽门螺杆菌在北京地区老年人群中存在着较高的血清流行率，以 1 型幽门螺杆菌菌株感染为主，其亚型分布在年龄、地区和饮食习惯存在着显著差异。

慢性胃炎是人群中的常见病，在成年人占 20％，且发病率随年龄增长而增高。若青年人与 60 岁以上的老年人相比，前者发病率为 20％，而后者则为 52％以上。

（二）慢性胃炎分类

1. 悉尼世界胃肠病学会分类　1996 年经确定的悉尼胃炎新分类系统由组织学和内镜两个部分组成。组织学以病变为核心，确定 3 种基本诊断：①急性胃炎。②慢性胃炎。③特殊类型胃炎。加上前缀病因学诊断和后缀形态学描述，并对 5 种组织学变化，即幽门螺杆菌感染、炎症程度、活动性、萎缩和肠化生，分别给予程度分级（分为无、轻、中、重 4 级）。内镜部分以肉眼所见描述为主，如充血、水肿、黏膜质脆、渗出、扁平糜烂、隆起糜烂、皱襞萎缩或增粗、结节状、黏膜下血管显露、黏膜内出血等，分别区分病变程度。并确定 7 种内镜下的胃炎诊断，包括充血渗出型、平坦糜烂型、隆起糜烂型、萎缩型、出血型、胃肠反流型和皱襞增生型等。

2. 中国慢性胃炎共识意见　2006 年 9 月在上海召开的第二届全国慢性胃炎共识会议通过了"中国慢性胃炎共识意见"。仍将内镜下慢性胃炎分成非萎缩性（浅表性）胃炎、萎缩性胃炎和特殊类型胃炎三大类，但希望多用非萎缩性胃炎的诊断，以逐步淘汰浅表性胃炎的诊断。

（三）病因和发病机制

1. 幽门螺杆菌（HP）感染机制　1982 年，Marshall 和 Warren 首先分离出一种微嗜氧，触酶阳性，具有尿素酶活性的革兰阴性螺旋菌。①幽门螺杆菌呈螺旋形且具有鞭毛，可在黏液层中自由泳动，与上皮细胞及黏液的糖蛋白和糖脂靶位结合，而使胃黏膜微绒毛脱落、细胞骨架破坏。②HP 产生多种酶如尿素酶及其代谢产物，如氨、过氧化物歧化酶、蛋白溶解酶、磷脂酶 A 等，对胃肠黏膜都有破坏作用。③HP 分泌的细胞毒素如含有细胞毒素相关基因和空胞毒素基因的菌株，可导致胃黏膜细胞的空泡样变性及坏死。④IIP 感染后引起胃上皮细胞释放血清白细胞介素-8 等细胞因子和肿瘤坏死因子 2 等因子,引起中性粒细胞从血管内移行到胃上皮处并激活,它可以释放代谢产物和蛋白溶解酶,使胃黏膜损害。同时它还可引起单核细胞、嗜碱性粒细胞、嗜酸性粒细胞等激活,进一步加重胃黏膜的损害。⑤HP 感染后可通过细胞免疫、体液免疫(产生抗体)和诱发机体的自身免疫反应,引起或加重胃炎的形成。

2. 免疫因素 免疫因素是部分慢性胃炎的病因,以胃体胃炎表现为主,患者血清中能检测到壁细胞抗体,伴有恶性贫血者还能检出内因子抗体。壁细胞抗原和壁细胞抗体形成的免疫复合体在补体参与下,破坏壁细胞。内因子抗体与内因子结合后阻断维生素 B_{12} 与内因子结合吸收,导致恶性贫血。

3. 物理因素 长期饮浓茶、烈酒、咖啡、过热、过冷、过于粗糙的食物,均可导致胃黏膜的反复损伤。

4. 化学因素 长期服用非甾体抗炎药,如阿司匹林、吲哚美辛等,可抑制胃黏膜前列腺素的合成,破坏黏膜屏障,烟草中的尼古丁不仅影响胃黏膜的血液循环,还可导致幽门括约肌功能紊乱,造成胆汁反流;各种原因的胆汁反流均可破坏黏膜屏障而造成黏膜慢性炎症改变。

5. 慢性胃炎的萎缩性病变 其发生率随年龄增长而增加,胃黏膜营养因子如胃泌素、表皮生成因子等的缺乏,或胃黏膜感觉神经末稍对这些因子不敏感,可引起胃黏膜萎缩。糖尿病、甲状腺病、慢性肾上腺皮质功能减退和干燥综合征患者,同时伴有萎缩性胃炎者也较多见。

此外,心力衰竭、肝硬化合并门脉高压、营养不良都可引起慢性胃炎。

（四）慢性胃炎病理特点

慢性胃炎病理是胃黏膜层病变，很少影响到黏膜下层。初始时是以炎性细胞浸润为主的充血渗出性胃炎，常最先发生在胃窦部小弯侧，尔后发展到胃体。如果长期得不到控制，即可引起腺体的破坏和肠腺化生，而逐渐发展成萎缩性胃炎。此过程长短不一，有报道充血性胃炎可以持续达 10～20 年之久。

组织学变化不论是炎症、萎缩或肠化生，开始呈灶性分布，有时同一个活检标本也不一致，此乃胃镜诊断与病理诊断不一致的问题所在。随着病程发展，病变扩大联合成片，并逐渐向两侧发展。一部分炎症可向十二指肠蔓延，可导致十二指肠炎或溃疡。一般来说，这 3 种病理变化，胃窦重于胃体，小弯重于大弯侧。当萎缩和肠化生严重时，黏膜层炎症细胞浸润反而有所减轻，提示病变趋于静止。从治疗上来看，胃黏膜的炎症程度和活动性要比萎缩而无炎症的胃黏膜重要得多。自身免疫性胃炎的急性阶段是胃体黏膜淋巴浸润、壁细胞破坏、腺体弥漫性萎缩、黏膜变薄，后阶段壁细胞和粒细胞全部或近于全部消失，而胃黏膜可基本正常，但我国同时伴有胃窦萎缩和肠化生者并不少见。

（五）慢性胃炎临床表现和诊断

慢性胃炎无特异性症状，其症状轻重与胃黏膜病变程度不一致，多数患者有消化不良，如腹胀、纳呆、恶心呕吐或剑突下腹痛，呈隐痛、胀痛无节律性。严重萎缩性胃炎有贫血、消瘦、腹泻等。一组经胃镜及组织活检确诊的 320 例慢性胃炎症状分析，各个症状在慢性浅表性胃炎和慢性萎缩性胃炎的发生率。见表4-2。

表 4-2　320 例慢性胃炎症状分析(不包括大出血患者)

症状	慢性浅表性胃炎(%)	慢性萎缩性胃炎(%)
腹痛	86.9	85.3
饱胀	50.2	37.5
嗳气	58.0	44.0
反酸	45.6	34.5
胃灼热	30.5	25.7
恶心	31.1	23.5
呕吐	26.4	25.0
食欲缺乏	42.3	33.3
腹泻	9.9	10.3
乏力	27.3	43.0
消瘦	13.5	—
头晕	18.2	54.2
失眠	10.8	29.1

1. 胃镜和活组织检查

(1)慢性非萎缩性(浅表性)胃炎:其黏膜充血、水肿、出血或糜烂黏液增多附着于黏膜不易脱落,糜烂黏膜剥脱后常有白苔,胃黏膜活检组织学检查,胃炎腺体无改变,仅见炎性细胞浸润。

(2)慢性萎缩性胃炎:镜下见胃黏膜颜色由正常橘红转为灰白、灰黄、灰绿色。萎缩早期可见黏膜内小血管,后期可见黏膜下大血管。萎缩性胃炎可合并浅表性胃炎,有时也有过形成表现,这时黏膜层变厚,表面粗糙不平,呈颗粒或结节状,伴僵硬感。胃黏膜活检可见腺体减少(<1/3 为轻度,1/3 至 2/3 为中度,>2/3为重度)。严重病例可见假幽门腺化生和肠上皮化生。肠化生可为完全型或不完全型,前者又称为 Jass Ⅰ型,后者称为 Jass Ⅱ型,其中不含硫酸黏液者为 Jass Ⅱ a,含硫酸黏液者为 Jass Ⅱ b。部分病例可出现不典型增生。

2. X 线钡剂检查

（1）慢性浅表性胃炎：其胃窦黏膜变粗、胃窦大弯或小弯侧呈锯齿状，张力强，常呈收缩状，须和胃窦癌狭窄作鉴别。

（2）慢性萎缩性胃炎：其黏膜纹变细或消失。

3. 血清学检测　以胃体为主的慢性胃炎或萎缩性胃炎患者中血清胃泌素水平升高，乃因胃酸缺乏不能抑制 G 细胞之故。若病变严重，不但胃酸胃蛋白酶原分泌减少，内因子分泌也减少，因而影响维生素 B_{12} 吸收；慢性胃窦炎时血清胃泌素下降，下降程度随 G 细胞破坏程度而定；免疫因素引起的慢性胃炎血清中可出现壁细胞抗体（阳性率 75％以上），内因子抗体或胃泌素抗体。

（六）慢性胃炎的治疗

1. 饮食　宜食用容易消化无刺激的食物，少吃过酸、过甜食物及饮料，忌烟酒、浓茶、咖啡，进食细嚼慢咽等。

2. 避免服用损害胃黏膜的药物　如阿司匹林、吲哚美辛等。

3. 根除幽门螺杆菌　对慢性萎缩性胃炎合并肠上皮化生或上皮内瘤变、有胃癌家庭史者应给予根除幽门螺杆菌治疗，对其他慢性胃炎合并幽门螺杆菌感染患者，可根据具体情况选择进行根除幽门螺杆菌治疗。根除幽门螺杆菌治疗能使很多患者消化不良症状消失，同时减轻炎症程度，减少肠上皮化生的发生。

对幽门螺杆菌感染有效的药物包括铋剂、阿莫西林、克拉霉素、四环素、甲硝唑、替硝唑、呋喃唑酮（痢特灵）、头孢菌素及庆大霉素等。质子泵抑制药对幽门螺杆菌有较强的抑制作用，可加强抗菌药物的杀菌活性。

临床常用的一线根除幽门螺杆菌治疗方案为质子泵抑制药或铋剂加两种抗生素（三联疗法），为减少耐药发生，也可选择铋剂加质子泵抑制药加两种抗生素的四联治疗方案作为一线治疗方案。2007 年，我国庐山幽门螺杆菌共识会议推荐的根除幽门螺杆菌治疗方案及相关方案(表4 3)。

表4-3　根除 HP 治疗方案

编号		药物与剂量	用法与疗程
1	一线方案	PPI/RBC(标准剂量)＋A(1.0克)＋C(0.5克)	2次/日×7日
2		PPI/RBC(标准剂量)＋M(0.4克)＋C(0.5克)	2次/日×7日
3		PPI/RBC(标准剂量)＋A(1.0克)＋F(0.4克)/M(0.4克)	2次/日×7日
4		B(标准剂量)＋F(0.1克)＋C(0.5克)	2次/日×7日
5		B(标准剂量)＋M(0.4克)＋T(0.75或1.0克)	2次/日×14日
6		B(标准剂量)＋M(0.4克)＋A(0.5克)	2次/日×14日
7	二线方案	PPI(标准剂量)＋B(标准剂量)＋M(0.4克)＋T(0.75/1.0克)	2次/日×7～14日
8		PPI(标准剂量)＋B(标准剂量)＋F(0.1克)＋T(0.75克/1.0克)	2次/日×7～14日

注:标准剂量和代号说明:A＝阿莫西林1.0克;B＝枸橼酸铋钾200毫克/400毫克;果胶铋240毫克

PPI包括:埃索美拉唑20毫克、雷米拉唑10毫克、兰索拉唑30毫克、奥美拉唑20毫克。RBC＝枸橼酸铋、雷尼替丁(系新型盐类药物)350毫克或400毫克。C＝克拉霉素0.5克;F＝呋喃唑酮0.1克;M＝甲硝唑0.4克;T＝四环素0.75克或1.00克

4.对症治疗　非萎缩性(浅表性)胃炎,以反酸、腹痛为主,内镜下表现糜烂明显的病例,除给予黏膜保护药外,可给予抑酸治疗。根据情况选择 H_2 受体拮抗药或小剂量质子泵抑制药治疗。

对于慢性胃炎、黏膜萎缩、肠上皮化生明显者,应主要使用黏膜保护药。对消化不良以腹胀、早饱为主要表现者,应用胃动力药物,如甲氧氯普胺、多潘立酮、莫沙必利等治疗。

胆汁反流为慢性胃炎的主要问题,在应用胃动力药的同时,可给予中和胆汁的黏膜保护药,如铝碳酸镁、瑞巴派特等治疗。萎缩性胃炎明显者除对症治疗外,伴恶性贫血者可给予维生素 B_{12} 和叶酸。中药胃复春、猴菇菌片及维生素类药物对肠上皮化生有益。

5. 老年患者的胃黏膜萎缩和肠化生治疗　有炎症和活动性的要积极治疗,以防止腺体继续破坏,但一般老年人的慢性胃炎通常已无幽门幽门螺杆菌感染,炎症趋于静止,只留下肠化生和胃黏膜萎缩难以逆转,可考虑选用胃黏膜营养性药物为主,避免大量用药。所谓胃黏膜营养药可理解为强固胃黏膜上皮、促进黏液分泌、活化细胞代谢类的药物。老年人常有维生素和微量元素缺乏,如锌、硒等微量元素等应给予补充。

6. 根除幽门螺杆菌,四联疗法优于三联　2001 年《Lancet》杂志在线发表研究指出,奥美拉唑与枸橼酸铋钾、甲硝唑、四环素 4 种药物联合根除幽门螺杆菌效果明显优于含克拉霉素的三联疗法。由于日益增加耐药问题,以克拉霉素为主的传统标准疗效在降低。

7. 四联疗法　从补救到一线的治疗方案。近年由国内幽门螺杆菌学组进行的多项三联疗法根治幽门螺杆菌的全国多中心临床研究表明,幽门螺杆菌根除率通常为 $55\%\sim80\%$,很少达 80%,故作为一线治疗失败的补救方案——四联疗法已逐渐取代三联疗法而成为一线治疗方案。为了提高首次幽门螺杆菌根除率,减少继发耐药,含铋剂四联疗法也可作为根治幽门螺杆菌的一线治疗方案。

2011 年 2 月国际 Lancet 在线发表一项以奥美拉唑。枸橼酸铋钾,甲硝唑、四环素的四联疗法与标准三联对照根治 HP 的研究显示:四联疗法对 HP 的根治率为 93%(PP 分析)和 80%(ITT 分析),明显高于三联疗法的 70%(PP 分析)和 55%(TT 分析)。

(七)慢性胃炎的预后

绝大多数非萎缩性胃炎经积极治疗多能痊愈,仅少数可发展为萎缩性胃炎。萎缩性胃炎肠化生和轻中度不典型增生,经适当治疗后可改善或逆转病程,但应定期做内镜随访及病理组织学检查。重度不典型增生为癌前病变,需预防性手术切除。据有关资料报道,萎缩性胃炎的癌变率为 1%。

五、消化性溃疡

消化性溃疡,是指溃疡发生在胃与十二指肠的慢性溃疡病,也可发生在与酸性胃液相接触的其他胃肠道部位,包括食管下端、小肠、胃肠吻合术后的吻合口及其附近的肠襻和含有异位胃黏膜的美克尔憩室。因本病的发生与胃酸、胃蛋白酶有关,故称为消化性溃疡。

(一)流行病学

1. 据 1999 年我国北京地区的 39 家医院通过胃镜检查64 373 例患者,消化性溃疡检出率为 13.8%,占同期内科总住院人数的0.31%。

2. 北京协和医院于 1978~1991 年的 14 年内,经胃镜检查证实的消化性溃疡占同期内科总住院人数的 0.35%。其中胃溃疡为 0.08%;十二指肠溃疡为 0.25%。

3. 据近年我国有关资料报告,消化性溃疡检出率在 16%~33%。男性患者多于女性,男女之比十二指肠溃疡为(4.4~

6.8)：1,胃溃疡为(3.6～4.7)：1。十二指肠溃疡比胃溃疡多见,为(1.5～5.6)：1,在胃癌高发区,则胃溃疡多于十二指肠溃疡。十二指肠溃疡多见于青壮年,胃溃疡多见于中老年,前者发病高峰比后者早 10 年。我国南方患病高于北方,城市高于农村。发病有季节性,秋冬和冬春之交是高发季节。

（二）病因和发病机制

1. 胃酸和胃蛋白酶　　胃酸与胃蛋白酶自身消化是形成消化性溃疡的原因之一。盐酸是胃液的主要成分,由壁细胞分泌胃酸。胃蛋白酶由胃体和胃底部的主细胞分泌的胃蛋白酶原经盐酸激活转化而来,活性与胃内 pH 值有关,pH 值为 1～3 时胃蛋白酶活跃,能水解食物蛋白、胃黏液中糖蛋白,甚至自身组织蛋白,pH 值大于 4 时活性迅速下降。胃酸和胃蛋白酶增高均可引起消化性溃疡,但蛋白酶激活依赖胃酸的分泌,抑制胃酸分泌可促进溃疡愈合。

胃酸分泌受神经、体液的调节,已知壁细胞膜含有 3 种刺激胃酸分泌的受体,即组织受体、胆碱能受体和胃泌素受体。它们与相应的刺激物组胺、乙酰胆碱和胃泌素结合后,激活细胞内第二信使,促进胃酸分泌,三者间胃酸分泌互相联系、协调起作用。壁细胞上还存在抑制性前列腺素受体和生长抑素受体,能抑制调控胃酸的分泌。壁细胞顶端存在分泌膜结构及 H^+-K^+-ATP 酶（又称质子泵或氢离子泵）。胃质子泵是一种氢离子 ATP 酶,依赖 ATP 提供能量,它是反转运泵,催化细胞内 H^+ 和细胞外 K^+ 的等量交换。此即胃酸分泌是通过神经内分泌调节,经过不同步骤引起质子泵泌酸的一个最终的共同环节。

在十二指肠溃疡的发病机制中,胃酸分泌过多起重要作用。"无酸就无溃疡"的论点对十二指肠溃疡是符合的。十二指肠溃疡患者的胃酸基础分泌量和最大分泌量均明显高于常人,十二指肠溃疡绝不发生于无胃酸分泌或分泌很少的人。

食糜自胃进入十二指肠后,在胃酸和食糜的刺激下,胰腺大量分泌胰液泌素、胰酶泌素、促胆囊收缩素。肠黏膜除分泌黏液外,也释放激素如肠高血糖素、肠抑胃肽、血管活性肠肽,这类激素具有抑制胃酸分泌和刺激胃泌素分泌的作用,故当十二指肠黏膜释放这些激素的功能减退时,则可引起胃泌素、胃酸分泌增高,促成十二指肠溃疡的形成。

胃溃疡病程的长期性、反复性、并发症的性质,以及在胃酸减少的条件下溃疡趋向愈合等方面,均提示其发病机制与十二指肠溃疡有相似之处。但是,胃溃疡患者的胃酸基础分泌量和最大分泌量均与正常人相似,甚至低于正常;一些胃黏膜保护药物(非抗酸药)虽无减少胃酸的作用,却可以促进溃疡的愈合;一些损伤胃黏膜的药物,如阿司匹林可引起胃溃疡,以及有实验动物不断从胃腔吸去黏液可导致胃溃疡等事实,均提示胃溃疡的发生起因于胃黏膜的局部。由于胃黏膜保护屏障的破坏,不能有效地对抗胃酸和胃蛋白酶的侵蚀和消化作用,而致溃疡发生。

2. 幽门螺杆菌感染　幽门螺杆菌感染是慢性胃炎的主要病因,也是引起消化性溃疡的重要病因。在幽门螺杆菌感染黏附的上皮细胞可见微绒毛减少,细胞间连接丧失,细胞肿胀、表面不规则,细胞内黏液颗粒耗竭,空泡样变,细菌与细胞间形成黏着蒂和浅杯样结构。可见,幽门螺杆菌感染损伤局部胃黏膜,增加侵袭因素胃泌素和胃酸分泌,削弱黏膜的防御和修复机制,而导致溃疡的形成。近 30 年来,一系列研究及循证医学,证实了幽门螺杆菌感染与消化性溃疡形成因果相关。

3. 胃黏膜保护作用　正常情况下,各种食物的理化因素和酸性胃液的消化作用均不能损伤胃黏膜而导致溃疡形成,乃是由于正常胃黏膜具有保护功能,包括黏液分泌、胃黏膜屏障完整性、丰富的黏膜血流和上皮细胞的再生等。

在胃黏膜表面有 0.25～0.5 毫米的黏液层,这一厚度为表面上皮细胞厚度的 10～20 倍,相当于胃腺深度的 1/4～1/2。黏液在细胞表面形成一非流动层;黏液内又含黏蛋白,其浓度为 30～50 毫克/毫升,黏液内所含的大部分水分填于黏蛋白的分子间,从而有利于阻止氢离子的逆弥散。胃表面上皮细胞还能分泌重碳酸盐,其分泌量相当于胃酸最大排出量的 5%～10%。胃分泌重碳酸盐的过程依赖于代谢能量。细胞内二氧化碳和水在碳酸酐酶的作用下,生成重碳酸盐。后者穿越管腔内膜,与 Cl^- 交换,而分泌入胃腔中。细胞的基底侧膜内有 Na^+K^+-ATP 酶,在该酶作用下,细胞外保持 Na^+ 的高浓度。Na^+ 再弥散入细胞内,作为交换,在重碳酸盐形成过程中生成的 H^+ 得以排出细胞外。

无论是黏液或重碳酸盐,单独均不能防止胃上皮免受胃酸和胃蛋白酶的损害,两者结合则形成有效的屏障。黏液作为非流动层而起缓冲作用;在黏液层内,重碳酸盐缓慢地移向胃腔,以中和移向上皮表面的酸,因而产生跨黏液层的 H^+ 梯度。胃内 pH 值为 2.0 的情况下,上皮表面黏液层内 pH 值可保持 7.0。这一梯度的形成取决于碱分泌的速率及其穿过黏液层的厚度,而黏液层的厚度又取决于黏液新生和从上皮细胞表面丢失入胃腔的速率。上述因素中任何一个或几个受到干扰,pH 值梯度便会减低,防护性屏障便遭到破坏。

4. 胃排空延缓和胆汁反流　胃溃疡病时胃窦和幽门区域的这种退行性变可使胃窦收缩失效,从而影响食糜的向前推进。胃排空延缓可能是胃溃疡病发病机制中的一个因素。

十二指肠内容物中某些成分,如胆汁酸和溶血卵磷脂可以损伤胃上皮。十二指肠内容物反流入胃可以引起胃黏膜的慢性炎症。受损的胃黏膜更易遭受酸和胃蛋白酶的破坏。胃溃疡病时空腹胃液中胆汁酸结合物较正常对照者的浓度显著增高,因而推想胆汁反流入胃可能在胃溃疡病的发病机制中起重要作用。

5. 胃肠肽的作用 已知许多胃肠肽可以影响胃酸分泌,但只有胃泌素与消化性溃疡关系的研究较多。关于胃泌素在寻常的消化性溃疡发病机制中所起的作用,尚不清楚。

6. 遗传因素 现在认为消化性溃疡的发生具有遗传素质,而且证明胃溃疡和十二指肠溃疡病系单独遗传,互不相干。胃溃疡患者的家族中,胃溃疡的发病率较正常人高 3 倍;而在十二指肠溃疡患者的家族中,较多发生的是十二指肠溃疡而非胃溃疡。

7. 药物因素 某些解热镇痛药、抗癌药等,如吲哚美辛、保泰松、阿司匹林、糖皮质激素、氟脲嘧啶、甲氨蝶呤等曾被列为致溃疡因素。在上述药物中,对阿司匹林的研究比较多,结果表明,规律性应用阿司匹林的人容易发生胃溃疡病。有人指出,规律性应用阿司匹林者较之不用阿司匹林者胃溃疡病的患病率约高 3 倍。糖皮质激素很可能与溃疡的生成和再活动有关。一组 5 331 例研究结果表明,糖皮质激素治疗超过 30 天或泼尼松总量超过 1 000 毫克时可引起溃疡。在既往有溃疡病史的患者,可使疾病加重。非类固醇抗炎药,如吲哚美辛、保泰松、布洛芬、萘普生等,也可在不同程度上抑制前列腺素的合成,从而在理论上可以产生类似阿司匹林的临床效应。利舍平等药具有组胺样作用,可增加胃酸分泌,故有潜在致溃疡作用。

8. 环境因素 吸烟可刺激胃酸分泌增加,一般比不吸烟者可增加 91.5%;吸烟可引起血管收缩,并抑制胰液和胆汁的分泌而减弱其在十二指肠内中和胃酸的能力,导致十二指肠持续酸化;烟草中烟碱可使幽门括约肌张力减低,影响其关闭功能而导致胆汁反流,破坏胃黏膜屏障。消化性溃疡的发病率在吸烟者显著高于对照组,在相同的有效药物治疗条件下,溃疡的愈合率前者亦显著低于后者。因此,长期大量吸烟不利于溃疡的愈合,而可致溃疡复发。

食物对胃黏膜可引起理化性质损害作用。暴饮暴食或不规则进食,可能破坏胃分泌的节律性。据临床观察,咖啡、浓茶、烈酒、辛辣调料、泡菜等食品,以及偏食、饮食过快、太烫、太冷等不良饮食习惯,均可能是本病发生的有关因素。

9. 精神因素 根据现代的心理-社会-生物医学模式观点,消化性溃疡属于典型的心身疾病范畴之一,心理因素可影响胃液分泌。

(三)临床表现及诊断

1. 消化性溃疡疼痛特点

(1)长期性:由于溃疡发生后可自行愈合,但每次愈合后又容易复发,故常有上腹疼痛长期反复发作的特点。整个病程平均6～7年,有的可长达10～20年,甚至更长。

(2)周期性:上腹疼痛呈反复周期性发作,乃消化性溃疡的特征之一,尤以十二指肠溃疡更为突出。中上腹疼痛发作可持续几天、几周或更长,继以较长时间的缓解。全年都可发作,但以春、秋季节发作者多见。

(3)节律性:溃疡疼痛与饮食之间的关系具有明确的相关性和节律性。在一天中,凌晨3时至早餐的一段时间,胃酸分泌最低,故在此时间内很少发生疼痛。十二指肠溃疡的疼痛多在两餐之间发生,持续不减直至下餐进食或服制酸药物后缓解。一部分十二指肠溃疡患者,由于夜间的胃酸较高,尤其在睡前曾进餐者,可发生半夜疼痛。胃溃疡疼痛的发生较不规则,常在餐后1小时内发生,经1～2小时后逐渐缓解,直至下餐进食后再出现上述节律。

(4)疼痛部位:十二指肠溃疡的疼痛多出现于中上腹部,或在脐上方,或在脐上方偏右处;胃溃疡疼痛的位置也多在中上腹,但稍偏高处,或在剑突下和剑突下偏左处。疼痛范围约数厘米直径大小。因为空腔内脏的疼痛在体表上的定位一般不十分确切,所以,疼痛的部位也不一定准确地反映溃疡所在解剖位置。

(5)疼痛性质:多呈钝痛、灼痛或饥饿样痛,一般较轻而能耐受,持续性剧痛提示溃疡穿透或穿孔。

(6)影响因素:疼痛常因精神刺激、过度疲劳、饮食不节、药物影响、气候变化等因素诱发或加重;可因休息、进食、服制酸药、以手按压疼痛部位、呕吐等方法而减轻或缓解。

2. 消化性溃疡其他症状与体征

(1)其他症状:本病除中上腹疼痛外,尚可有唾液分泌增多、胃灼热、反胃、反酸、嗳气、恶心、呕吐等其他胃肠道症状。食欲多保持正常,但偶因食后疼痛发作而惧食,以致体重减轻。全身症状可有失眠等神经官能症的表现或有缓脉、多汗等自主神经系统不平衡的症状。

(2)体征:溃疡发作期,中上腹部可有局限性压痛,程度不重,其压痛部位多与溃疡的位置基本相符。

3. 特殊类型的消化性溃疡

(1)无症状型溃疡:指无明显症状的消化性溃疡患者,多因其他疾病做胃镜或 X 线钡剂检查时偶然被发现;或当发生出血或穿孔等并发症时,甚至于尸体解剖时被发现。这类消化性溃疡可见于任何年龄,但以老年人尤为多见。

(2)老年人消化性溃疡:老年胃溃疡多见,也可发生十二指肠溃疡。统计资料表明,胃溃疡病的发生率随年龄增长而增高,胃溃疡直径可超过 2.5 厘米,且多发生于高位胃体的后壁或小弯,应与胃癌作鉴别诊断。老年人消化性溃疡的既往病史可能是典型的,大多数患者的临床症状没有特性,病程非常短,其临床症状之少与并发症之频繁和严重,形成鲜明对比。

老年人消化性溃疡的临床征象不典型,表现为无规律性的中上腹部疼痛、呕血和(或)黑大便、消瘦,很少发生节律性腹痛、夜间疼痛及反酸,特别是容易并发大出血,常常难以控制。

　　(3)幽门管溃疡:较为少见,常伴胃酸分泌过高。其主要表现有:①餐后立即出现中上腹疼痛,其程度较为剧烈而无节律性,并可使患者惧食,制酸药物可使腹痛缓解。②好发呕吐,呕吐后疼痛随即缓解。腹痛、呕吐和饮食减少可导致体重减轻。此类消化性溃疡内科治疗的效果较差。

　　(4)球后溃疡:约占消化性溃疡的 5%,溃疡多位于十二指肠乳头的近端。球后溃疡的夜间腹痛和背部放射性疼痛更为多见,并发大量出血者亦多见,内科治疗效果较差。

　　(5)复合性溃疡:指胃与十二指肠同时存在溃疡,多数是十二指肠的发生在先,胃溃疡在后。本病约占消化性溃疡的 7%,多见于男性。其临床症状并无特异性,但幽门狭窄的发生率较高,出血的发生率高达 30%~50%,出血多来自胃溃疡。本病病情较顽固,并发症发生率高。

　　(6)巨型溃疡:巨型胃溃疡指 X 线胃钡剂检查测量溃疡的直径超过 2.5 厘米者,并非都属于恶性。疼痛常不典型,往往不能为抗酸药所完全缓解。呕吐致使体重减轻明显,并可发生致命性出血。有时可在腹部触到纤维组织形成的硬块。长期病程的巨型胃溃疡往往需要外科手术治疗。

　　巨型十二指肠溃疡系指直径在 2 厘米以上者,多数位于球部,也可位于球后。球部后壁溃疡的周围常有炎性团块,且可侵入胰腺。疼痛剧烈而顽固,常放射到背部或右上腹部。呕吐致体重减轻明显,出血、穿孔和梗阻常见,也可同时发生出血和穿孔。有并发症的巨型十二指肠溃疡以手术治疗为主。

　　(7)食管溃疡:其发生也是和酸性胃液接触的结果。溃疡多发生于食管下段,多为单发,约 10%为多发。溃疡大小自数毫米到相当大。本病多发生于反流性食管炎和滑动性食管裂孔疝伴有贲门食管反流的患者。溃疡可发生在鳞状上皮,也可发生在柱状上皮。食管溃疡还可发生于食管胃吻合术或食管腔吻合术以后,它是胆汁和胰腺分泌物反流的结果。

食管溃疡多发生于 30~70 岁,约有 2/3 的患者在 50 岁以上。主要症状为胸骨下段后方或高位上腹疼痛,常发生于进食或饮水时,卧位时加重。疼痛可放射至肩胛间区、左侧胸部,或向上放射至肩部和颈部。咽下困难亦较常见,它是继发性食管痉挛或纤维化导致食管狭窄的结果。其他可以出现的症状是恶心、呕吐、嗳气和体重减轻。主要并发症是梗阻、出血和穿孔至纵隔或上腹部。诊断主要依靠 X 线检查和内镜检查。

(8)难治性溃疡:是指经一般内科治疗无效的消化性溃疡。其诊断尚无统一标准,包括下列情况:在住院条件下;慢性溃疡频繁反复发作多年,且对内科治疗的反应愈来愈差。难治性溃疡的产生可能与下列因素有关:①穿透性溃疡、幽门梗阻等并发症存在。②特殊部位的溃疡(如球后、幽门管等)内科治疗效果较差。③病因未去除(如焦虑、紧张等精神因素),以及饮食不节、治疗不当等。④引起难治性溃疡的疾病,如胃酸高分泌状态(如胃泌素瘤、甲状旁腺功能亢进症等)。

(9)应激性溃疡:系指在严重烧伤、颅脑外伤、脑肿瘤、颅内神经外科手术和其他中枢神经系统疾病、严重外伤和大手术、严重的急性或慢性内科疾病(如脓毒病、肺功能不全)等应激的情况下在胃和十二指肠所产生的急性溃疡。严重烧伤引起的急性应激性溃疡称为 Cushing 溃疡;颅脑外伤、脑肿瘤或颅内神经外科手术引起的溃疡亦称为 Cushing 溃疡。应激性溃疡的发病率近年来有增加的趋势。

其发病机制是:①应激时出现胃酸分泌过多,黏液分泌不足,从而导致黏膜的自身消化和形成应激性溃疡。②严重而持久的应激导致强烈的交感神经刺激和循环儿茶酚胺水平的增高,可使胃、十二指肠黏膜下层的动静脉短路开放。因此,正常流经胃、十二指肠黏膜毛细血管床的血液便分流至黏膜下层动静脉短路而不再流经胃十二指肠黏膜。这样,在严重应激期间黏膜可以发生缺血,可持续数小时,甚至数天,最终造成严重的损伤。③导致胃、十二指肠黏膜缺血性损伤的另一可能原因便是弥散性血管内凝血引起的胃黏膜血管内的急性血栓形成。弥散性血管内凝血常常是严重脓毒症和烧伤的并发症,这或许是脓毒症或烧伤患者应激性溃疡发生率高的原因之一。

应激性溃疡的主要表现是出血,多发生在疾病 2～15 天,往往难以控制。

应激性溃疡的诊断主要依靠急诊内镜检查,其特征是溃疡多发生于高位胃体,呈多发性浅表性不规则的溃疡,直径在 0.5～1.0 厘米,甚至更大,周围水肿不明显,没有纤维化,溃疡愈合后不留瘢痕。

(四)治疗策略

本病确诊后一般采取综合性治疗措施。治疗消化性溃疡的目的在于:①缓解临床症状。②促进溃疡愈合。③防止溃疡复发。④减少并发症。

1. 内科治疗

(1)生活:消化性溃疡属于典型的心身疾病范畴,心理-社会因素发病起着重要作用,因此乐观的情绪、规律的生活、避免过度紧张与劳累,无论在本病的发作期或缓解期均很重要。当溃疡活动期,症状较重时,卧床休息几天乃至 1～2 周。

(2)饮食:在 H_2 受体拮抗剂(H_2-RA)问世以前,饮食疗法曾经是消化性溃疡的惟一或主要的治疗手段。①细嚼慢咽,避免急食,咀嚼可增加唾液分泌,后者能稀释中和胃酸,并可能具有提高黏膜屏障作用。②有规律的定时进食,以维持正常消化活动的节律。③当急性活动期,以少吃多餐为宜,每天进餐 4～5 次即可,但症状得到控制,应鼓励较快恢复到平时的每日 3 餐。④饮食宜注意营养,但无需规定特殊食谱。⑤餐间避免零食,睡前不宜进食。⑥在急性活动期,应戒烟酒,并避免咖啡、浓茶、浓肉汤和辣椒、酸醋等刺激性调味品及损伤胃黏膜的药物。⑦饮食不过饱,以防止胃窦部的过度扩张而增加胃泌素的分泌。

(3)镇静:对少数伴有焦虑、紧张、失眠等症状的患者,可短期使用一些镇静药或安定药。

(4)避免应用致溃疡药物:应劝阻患者停用诱发或引起溃疡病加重或并发出血的有关药物,包括:①水杨酸盐及非类固醇抗炎药。②糖皮质激素。③利舍平等。如果因风湿病或类风湿病必须用上述药物,应当尽量采用肠溶剂型或小剂量间断应用。同时进行充分的抗酸治疗和加强胃黏膜保护药。

2. 药物治疗　治疗消化性溃疡的药物主要包括降低胃酸的药物、根除幽门螺杆菌感染的药物和增强胃黏膜保护作用的药物。

(1)降低胃酸的药物:包括制酸药和抗分泌药两类。制酸药与胃内盐酸作用形成盐和水,使胃酸降低。种类繁多,有碳酸氢钠、碳酸钙、氧化镁、氢氧化铝、三硅酸镁等。其治疗作用在于:①结合和中和 H^+,从而减少 H^+ 向胃黏膜的反弥散,同时也可减少进入十二指肠的胃酸。②提高胃液的 pH 值,降低胃蛋白酶的活性。胃液 pH 值 1.5~2.5 时,胃蛋白酶的活性最强。

制酸药分可溶性和不溶性两大类,碳酸氢钠属于可溶性,其他属于不溶性。前者止痛效果快,但长期和大量应用时,不良反应较大。含钙、铋、铝的制酸药可致便秘,镁制剂可致腹泻,常将两种或多种制酸药制成复合剂,以抵消其不良反应。

抗分泌药物主要有组胺 H_2 受体拮抗药和质子泵抑制剂 PPI 两类。①组胺 H_2 受体拮抗药。组胺 H_2 受体拮抗药选择性竞争 H_2 受体,从而使壁细胞内 cAMP 产生及胃酸分泌减少,故对治疗消化性溃疡有效。②质子泵抑制药。胃酸分泌最后一步是壁细胞分泌膜内质子泵驱动细胞 H^+ 与小管内 K^+ 交换,质子泵即 H^+-K^+-ATP 酶。质子泵抑制药可明显减少任何刺激激发的酸分泌。在临床治疗中幽门螺杆菌与其他药物联合,尤其是治疗窗窄的药物合用时,可出现显著的药物相互作用,应予重视。

(2)幽门螺杆菌感染的治疗:对幽门螺杆菌感染的治疗主要是应用具有杀菌作用的药物。清除幽门螺杆菌是指药物治疗结束时幽门螺杆菌消失,根除指药物治疗结束后至少 4 周无幽门螺杆菌复发。临床上要求达到幽门螺杆菌根除,消化性溃疡的复发率可大大降低。体外药物敏感试验表明,在中性 pH 值条件下,幽门螺杆菌对青霉素最为敏感,对氨基糖苷类、四环素类、头孢菌素类、氧氟沙星、环丙沙星、红霉素、利福平等高度敏感;对大环内酯类、呋喃类、氯霉素等中度敏感;对万古霉素有高度耐药性。但幽门螺杆菌对铋盐中度敏感。

临床上常用的一线根除幽门螺杆菌治疗方案为质子泵抑制药或铋剂加两种抗生素,即三联疗法。为减少耐药性发生,可选择铋剂加质子泵抑制药后再加两种抗生素的四联治疗方案。参见慢性胃炎文中(表 4-3)

当前根治幽门螺杆菌的各种三联疗法优于二联疗法,2 周的疗程优于 1 周疗程。但是考虑到依从性和不良反应等问题,以 1 周疗程较为理想。三联疗法的最大缺点是因其复杂的给药方案而致依从性及不良反应的问题。有报告约半数患者有不良反应,如恶心、呕吐、腹泻、便秘、上腹痛、口干、胃灼热、金属味觉、头痛、头晕、过敏等,但大多数症状轻,勿需停药。

一旦首次根治失败,需经分析原因后,进行第二次根治。大多数可换用四联疗法(PPI+2 种抗菌药+铋剂)或换用其他有效的抗菌药,或增加疗程以增强根治率。鉴于日益增加的耐药问题,四联疗法优于三联疗法,作为补救首次根治幽门螺杆菌的失败,当前四联疗法将取代三联疗法,成为一线治疗方案。

一线方案中,质子中泵抑制剂可用 H_2 受体阻抗剂代替,如西咪替丁 400 毫克、雷尼替丁 150 毫克或法莫替丁 20 毫克,但根除率会降低。

一项对接受幽门螺杆菌根除治疗后 7 年的 63 例十二指肠溃疡病复查结果表明:经幽门螺杆菌根除成功的患者中,溃疡病的复发率显著低下,38 例幽门螺杆菌阴性患者中仅有 1 例复发,而 25 例持续感染患者,有 5 例复发。在 35 例幽门螺杆菌根治中有 32 例(占 92%)经 7 年随访时,幽门螺杆菌仍为阴性。

(3)加强胃黏膜保护作用的药物:已知胃黏膜保护作用的减弱是溃疡形成的重要因素,近年来研究认为加强胃黏膜保护作用,促进黏膜的修复是治疗消化性溃疡的重要环节之一。①胶态次枸橼酸铋:胶态次枸橼酸铋对消化性溃疡的疗效大体与 H_2-RA 相似。胶态次枸橼酸铋在常规剂量下是安全的,口服后主要在胃内发挥作用,仅约 0.2% 吸收入血。严重肾功能不全者忌用该药。少数患者服药后出现便秘、恶心、一时性血清丙氨酸氨基转移酶升高等。②前列腺素 E:是近年来用于治疗消化性溃疡的一类药物。前列腺素具有细胞保护作用,能加强胃肠黏膜的防卫能力,其抗溃疡作用主要基于对胃酸分泌的抑制。③硫糖铝:硫糖铝是硫酸化二糖和氢氧化铝的复合物,在酸性胃液中,凝聚成糊状黏稠物,可附着于胃、十二指肠黏膜表面,与溃疡面附着作用尤为显著。④表皮生长因子:表皮生长因子是一种多肽,由唾液腺、Brunner 腺和胰腺分泌。表皮生长因子不被肠道吸收,能抵抗蛋白酶的消化,在黏膜防御和创伤愈合中起重要作用,表皮生长因子不仅能刺激黏膜细胞增殖,维护黏膜光整,还可增加前列腺素、巯基和生长抑素的释放。胃肠外的表皮生长因子还能抑制壁细胞的活力和各种刺激引起的酸分泌。⑤生长抑素:生长抑素能抑制胃酸分泌,而抑制胃酸分泌可协同前列腺素对胃黏膜起保护作用。主要应用于治疗胃、十二指肠溃疡并发出血。

（4）促进胃动力药物：在消化性溃疡病例中，如见有明显的恶心、呕吐和腹胀，实验室检查见有胃潴留、排空迟缓、胆汁反流或胃食管反流等表现，应同时给予促进胃动力药物。如甲氧氯普胺、多潘立酮、西沙必利。

3. 药物治疗的选择　当今用以治疗消化性溃疡的药物种类众多，新的药物又不断问世，如何选择，尚无统一规范，以下意见可供临床参考：

（1）药物的选用原则：组胺 H_2 受体拮抗剂（H_2-RA）可作为胃、十二指肠溃疡的首先药物。抗酸药和硫糖铝也可用作第一线药物治疗，但疗效不及 H_2-RA。前列腺素拟似品 misoprostol 主要预防甾体类药物或非类固醇抗炎药相关性溃疡的发生。奥美拉唑可用作第一线药物，但在更多的情况下，用于其他药物治疗失败的顽固性溃疡。幽门螺杆菌阳性的病例，应采用四联或三联疗法根除幽门螺杆菌感染。

（2）难治性和顽固性溃疡的治疗：经正规内科治疗无明显效果，包括溃疡持久不愈合，或在维持治疗期症状仍复发，或发生并发症者，称难治性溃疡；十二指肠溃疡经 8 周，胃溃疡 12 周治疗而未愈合者，称为顽固性溃疡。这时，可尝试增加 H_2-RA 的剂量，或应用奥美拉唑，后者可使 90% 的顽固性溃疡愈合。铋剂和抗生素联合治疗清除幽门螺杆菌感染，对某些顽固性溃疡也有一定效果。如果药物治疗失败宜考虑手术。

（3）非类固醇抗炎药相关性溃疡的治疗：阿司匹林和其他甾体类药物或非类固醇抗炎药能抑制黏膜合成前列腺素，削弱细胞保护作用，增加黏膜对损伤的敏感性，导致消化性溃疡，尤其是胃溃疡。相当多的胃溃疡患者，尤其是老年人，有服用非类固醇抗炎药病史。非类固醇抗炎药性溃疡常无症状（50%），不少患者以出血为首发症状。非类固醇抗炎药性溃疡发生后应尽可能停用非类固醇抗炎药，或减量，或换用其他制剂。H_2-RA 对此种溃疡的疗效远较对一般的溃疡为差。有人认为奥美拉唑,40毫克/日,口服有良好效果,不管是否停用非类固醇抗炎药,均可使溃疡愈合。Misoprostol单用或 H_2-RA 合用,已被证明有助于溃疡愈合。

(4)溃疡复发的防治:消化性溃疡是一慢性复发性疾病,约80%的溃疡病治愈后在1年内复发,5年内复发率达100%。如何避免复发是个尚未解决的问题。已经认识到吸烟、胃高酸分泌、长期的病史和以前有过并发症、使用致溃疡药物、幽门螺杆菌感染都是导致溃疡复发的重要危险因素,临床上对每一个消化性溃疡患者要仔细分析病史和做有关检查,尽可能地消除或减少上述危险因素。

(5)消化性溃疡的维持治疗:由于消化性溃疡治愈停药后复发率甚高,并发症发生率较高,而且自然病程长达8～10年,因此药物维持治疗是个重要的措施。有下列3种方案可供选择:

①正规维持治疗。适用于反复复发、症状持久不缓解、合并存在多种危险因素或伴有并发症者。维持方法:西咪替丁400毫克,雷尼替丁150毫克,法莫替丁20毫克,选一种睡前1次服用;也可用硫糖铝1克,每日2次,口服。正规长期维持疗法的理想时间尚难定,多数主张至少维持1～2年,对于老年人、预期溃疡复发可产生严重后果者,可终身维持。

②间隙全剂量治疗。在患者出现严重症状复发或内镜证明溃疡复发时,可给予1个疗程全剂量治疗,据报告约有70%以上的可取得满意效果。这种方法简便易行,易为多数患者所接受。

③按需治疗。本法系在症状复发时,给予短程治疗,症状消失后即停药。对有症状者,应用短程药物治疗,目的在于控制症状,而让溃疡自发愈合。事实上,有相当多的消化性溃疡患者在症状消失后即自动停药。按需治疗时:虽然溃疡愈合较慢,但总的疗效与全程治疗并无不同。但是60岁以上,有溃疡出血或穿

孔史,每年复发 2 次以上,以及合并其他严重疾病者,不适用此法。

4.并发症的治疗

(1)大量出血:消化性溃疡病并发大量出血,常可引起周围循环衰竭和失血性贫血,应当进行紧急处理:①输血输液。补充血容量、纠正休克和稳定生命体征是重要环节。②同时给予全身药物止血。如生长抑素 25 微克稀释后,静脉滴注,以后每小时注入 250 微克,治疗 24～48 小时有止血作用,H_2-RA 能减少胃酸分泌,有助于止血、溃疡愈合。可选择西咪替丁 0.8 克/日或法莫替丁 40 毫克/日溶于 500 毫升葡萄糖中,静脉滴注。也可选用质子泵抑制药奥美拉唑 40 毫克/日加入补液中,静脉滴注。③内镜下局部止血。可选用局部喷洒 1‰肾上腺素液、5%孟氏液、凝血酶 500～1 000 单位或巴曲酶 1～2 单位,或者于出血病灶部分注射 1%乙氧硬化醇、高渗盐水肾上腺素或立止血,或者应用电凝、微波、激光止血,常可获得良好的疗效。

以下情况考虑紧急或近期内外科手术治疗:①中老年患者,原有高血压、动脉硬化,一旦大出血,不易停止。②多次大量出血的消化性溃疡。③持续出血不止,虽经积极治疗措施未见效。④大量出血合并幽门梗阻或穿孔,内科治疗多无效果。

(2)急性穿孔:胃、十二指肠溃疡一旦并发急性穿孔,应禁食,放置胃管抽吸胃内容物,防止腹腔继发感染。无腹膜炎发生的小穿孔,可采用非手术疗法。饱食后发生穿孔,常伴有弥漫性腹膜炎,需在 6～12 小时内施行急诊手术。慢性穿孔进展较缓慢,穿孔毗邻脏器,可引起粘连和瘘管形成,必须外科手术治疗。

(3)幽门梗阻:功能性或器质性幽门梗阻的初期,其治疗方法基本相同,包括:①静脉输液。以纠正水、电解质代谢紊乱或代谢性碱中毒。②放置胃管。连续抽吸胃内潴留物 72 小时后,于每日晚餐后 4 小时行胃灌洗术,以解除胃潴留和恢复胃张力。③经胃灌洗术后,如胃潴留已少于 200 毫升,表示胃排空已接近正常,可给流质饮食。④消瘦和营养状态极差者,宜及早给予以全肠外营养疗法。⑤口服或注射组胺 H_2-RA。⑥应用促进胃动力剂,如多潘立酮或西沙必利,但禁用抗胆碱能药物,如何托品、颠茄类,因此类药物能使胃松弛和胃排空减弱而加重胃潴留。

5.外科治疗 大多数消化性溃疡,经过内科积极治疗后,症状缓解,溃疡愈合,如能根除幽门螺杆菌感染和坚持药物维持治疗,可以防止溃疡复发。外科治疗主要适用于:①急性溃疡穿孔。②穿透性溃疡。③大量或反复出血,内科治疗无效者。④器质性幽门梗阻。⑤胃溃疡癌变或癌变不能除外者。⑥顽固性或难治性溃疡,如幽门管溃疡、球后溃疡多属此类。

六、缺血性结肠炎

(一)概述与定义

缺血性结肠炎(Ischemic Colitis IC)早在 1843 年 Tirclman 曾有过记述。而后历经百余年,该病没有深入研究,直到 1963 年 Boley 等报告一组(5 例)具有可逆性病理变化的 IC,方引起临床界的兴趣。特别是在 1966 年 Marston 等报道了相似的 16 例,命名为"缺血性结肠炎(IC)",在医学界引起了广泛的重视与影响。病例日益增多,视为独立疾病。

IC 是由于肠壁血流供血不足,导致的结肠缺血结肠病,缺血多位于脾曲、降结肠和乙状结肠。本病多见于中、老年,尤以 60 岁以上的老年人多发,具有明确的性别差异,女性明显多于男性。动脉粥样硬化和糖尿病是发病的主要原因。结缔组织病、腹部手术和腹内压(便秘、腹泻)均导致肠系膜血管和肠壁小血管血栓、栓塞、痉挛和血容量减低而出现结肠缺血。

患者常因低血容量性休克、心力衰竭等"低流灌注"引起发病。临床上常同时发生腹痛、便血、腹泻三联征表现。

（二）病因和诱因

缺血性结肠炎多数由肠系膜下动脉或肠系膜上动脉的中结肠动脉、右结肠动脉非闭塞性缺血所致；少数由微小栓子或血栓形成等闭塞性缺血所引起。实验证明，血管病变部位是造成进入肠壁的终末小动脉及肠壁内血管血运障碍的原因。近年来，还偶见因肠系膜静脉血栓形成，而发生缺血性结肠炎的报告。常见病因和诱因有：

1. 手术中错误结扎结肠或肠系膜动脉　据多年文献统计资料，在动脉外科术后，结肠缺血的发病率在 $3\%\sim15\%$。

2. 血管造影术造成血管损伤　Joyeux 报道，腹部血管造影可引起结肠坏死或炎症；1967 年 Killen 收集 15 例作了全面综述，其中 3 例呈炎症表现，12 例则有坏死。其缺血原因可能是由造影剂或导管，伤及血管所致。

3. 动脉粥样硬化　缺血性结肠炎主要发生在老年人，且患者近半数患有高血压和动脉硬化。血管管腔狭窄，从而导致结肠缺血；动脉管腔易形成大小不等的栓子，当微小栓子脱落可造成终末小动脉梗死和肠梗死。

4. 结缔组织病　如结节性多动脉炎、系统性红斑狼疮、类风湿关节炎、皮肌炎等，以及过敏性紫癜、血栓性脉管炎、糖尿病、器官移植术后、长期应用免疫抑制药等，都可致小血管管腔狭窄或血栓形成，而诱发结肠缺血。

5. 微小栓子脱落　心房纤颤、心肌梗死、亚急性细菌性心内膜炎等疾病，也可形成微小栓子，当微小栓子脱落栓死于肠系膜动脉，可导致结肠缺血。

6. 低血流灌注　如有效循环血量减少，促使心脏供血量不足；

各种原因的脱水、休克、心律失常、心力衰竭等,均可诱发结肠缺血。

7. 其他 当肠壁内压增高(如肠狭窄、肠梗阻及肠管持续痉挛)时或顽固性便秘,均可能引起结肠局部缺血;广泛的静脉血栓形成,可能导致结肠的出血性坏死及水肿。

（三）病理生理学

缺血性结肠炎的病变,可以发生在结肠的任何部位,或局限于一处,或呈节段性分布于数处。但以乙状结肠、降结肠及横结肠最多见,很少见于盲肠和直肠。轻型缺血性结肠炎主要发生于系膜侧,呈局限性病变,而重型可累及肠管的全部。受累肠段可从数厘米至数十厘米不等。病理变化依缺血的程度、急缓而不同。

1. 结肠坏疽 起病急骤,病变肠段常超过 40 厘米,呈黑或绿色、黏膜大面积坏死及溃疡形成。可有肠麻痹而致肠腔扩张、肠壁变薄,并有浆液渗入腹腔,继发细菌感染,从而发生腹膜炎。镜下可见黏膜脱落,坏死可达黏膜下及肌层,黏膜下有明显充血、水肿和出血,可见大量炎细胞向深层浸润,黏膜下小血管内有大量纤维素血栓。肌层的肌纤维变性坏死,胞质空泡变性及溶解。浆膜面有渗出物和纤维附着。

2. 非坏疽性缺血性结肠炎 因肠黏膜最不耐缺血,故发病当日就出现弥漫性或斑片状坏死。黏膜下层呈显著淤血、水肿及出血,并有中性粒细胞浸润。有少数重症可累及肌层。2～3 日后黏膜脱落,形成糜烂、溃疡为不规则形呈纵向走行。黏膜下层水肿、淤血、出血、纤维素渗出,使黏膜显著肥厚,致病变区明显肿胀而突入肠腔。

发病 1 至数周,溃疡渐趋愈合,由于纤维增生可致肠管变形、缩短或形成狭窄。肠壁全层可见较多的含铁血黄素巨噬细胞,此点为本病较有特征性的病理改变。值得指出的是在心肌梗死的恢复期,也可见到这种细胞。因此,当结肠标本病理变化不典型时,普鲁士兰染色有助于鉴别诊断。溃疡愈合后,轻型病例可不留痕迹;重症病例黏膜呈萎缩状,肠壁硬化及狭窄,于肠壁全层仍可见多数含铁血黄素细胞。

(四)临床表现

缺血性结肠炎多发生在 60 岁以上老年人,大部分患有动脉粥样硬化、高血压、冠心病、糖尿病等为主要病因。少数中青年患者发病多与结缔组织病、门静脉病变、口服避孕药、腹部手术等有关。本病具有明确的性别差异,女性多于男性。典型临床表现为无诱因或在便秘、感染、服降压药物、心律失常或休克等诱因后,突发腹痛、腹泻及便血,早期伴有恶心、呕吐。肠坏死的程度、症状的轻重,常因缺血范围大小、缺血时间长短、侧支供血的好坏,以及有无低血压和细菌侵入等不同而异。本病主要症状的发生率见表 4-4。

表 4-4　主要症状的发生率

症状	Marston(16 例)	Marcuson(76 例)*	宫治(57 例)	竹本(45 例)
腹痛	100%	51%	44%	95.6%
便血	81%	57%	32%	84.4%
便秘			43%	11.1%
腹泻	43%	49%	21%	53.2%
呕吐	25%		28%	13.3%

*均为"一过型",不包括结肠坏疽和狭窄

(五)临床类型

关于临床类型的划分虽有多种,但近年发表的论文仍按 Marston 三型临床类型分类。

1. 坏疽型　起病急骤,突发左下腹剧痛,继而排血便、腹泻。

多因结肠动脉主支血循环障碍所致,结肠大块坏死,溃疡深达肌层及浆膜层,可发生肠穿孔而导致腹膜炎。

2.一过型 该型最为多见,乃因终末小动脉血液循环障碍所致结肠小范围节段性病变,仅累及黏膜及黏膜下层,很少波及肌层。起病不急,常有不同程度左腹疼痛伴腹泻和血便。病变较轻,数日后即趋痊愈,一般不再复发,无后遗症。

3.狭窄型 起病缓慢,病程较长或反复发作(腹痛、便血)。因起病后肠壁水肿、增厚、纤维增生而致肠管壁僵硬、缩短、管腔狭窄。轻症患者仅有腹痛、腹胀;重症者可现肠梗阻临床表现,需手术切除狭窄的肠管。

(六)临床检查

1.血液检查

(1)血常规中白细胞可增高;血沉率增快。

(2)C反应蛋白升高。

2.心电图 可见心肌缺血或心律失常。

3.X线检查 可见结肠内大量积气,肠管边缘呈锯齿状或乳头状突起,有的肠腔变细、袋影消失。严重病例可见气腹或结肠壁内线型气影,甚至门静脉积气。

4.钡剂灌肠X线检查 适用于非坏疽型。其特征性影像有以下几种表现。

(1)指压痕征(假肿瘤征):为Boley(1963)首先发现。其特征为结肠边缘呈弧形切迹,正面观呈直径10~30毫米圆形或椭圆形缺损。出现于发病1~2天内,数日后即消失,乃因局限黏膜下水肿、血肿,以及肿胀的黏膜呈息肉样突入肠腔内,形成的钡剂充盈缺损。

(2)锯齿状边缘:结肠边缘呈毛刺状或锯齿状。因黏膜水肿、浅表溃疡、扩张度减低和肠壁僵硬所引起,多出现于发病后的第二周。

(3)管状绞窄:常见于病程后期,因肠壁呈均匀的弥漫性纤维化发生的管腔狭窄所致。

(4)囊袋形成:见于病程后期,表现为突出于结肠边缘的浅而宽口的小囊或假憩室样,可能因肠壁不均匀的纤维化所致,常伴管状狭窄。

(5)节段性痉挛与横嵴:大多数病例早期可见局限性痉挛,部分可见类似小肠皱襞样的横嵴。后者为本病的 X 线特征影像之一。随着病情的好转,此横嵴可于短期内消失,不留瘢痕。

5.内镜检查 宜采用纤维结肠镜检查非坏疽型患者(坏疽型者不宜做肠镜检查)。发病初期可见病变区结肠黏膜水肿或出血,暗红色黏膜向肠腔内膨隆。病变面积大者,黏膜表面凸凹不整。

在溃疡愈合过程中,可见黏膜集中或瘢痕性狭窄,甚至内镜不能通过。

6.肠系膜动脉造影 对于血管造影检查的价值仍有争论,但血管闭塞的发现率很低(占 1/10～1/6)。

(七)诊断与鉴别诊断

凡年龄在 60 岁以上的老年人或患有心血管病、结缔组织病等疾病的中青年人群,如突然腹痛、腹泻、便血,又不能用常见的胃肠道及胆管、胰腺等急症解释时,尤其是发病前有外伤或施行腹部手术、突发低血压、休克、心律失常者,首先应考虑到缺血性结肠炎的可能性。但是,单纯依靠临床和体征来诊断较为困难,必须结合肠镜及组织病理学检查方能确诊。为明确诊断应及时做钡剂灌肠造影或纤维结肠镜检查,并需排除以下疾病:

(1)溃疡性结肠炎:此病 95％以上有直肠病变,病变无节段性分布,无局限性肿胀及纵行溃疡等。

（2）克罗恩病（Crohn）：是一种原因不明的慢性肉芽肿性炎症，多见于右侧结肠，且小肠常同时受累；而缺血性结肠炎多见于左侧结肠，且极少有回肠受累。两者均可见纵行溃疡，但缺血性结肠炎不伴有炎性息肉和"铺路石"样病变，缺血性结肠炎常于数日或数周恢复正常或遗留狭窄；而克罗恩病则经久不愈。

（3）放射性结肠炎：起病慢，有放射治疗史。

（4）药物性结肠炎：可分为假膜型和糜烂型。

假膜型：多由应用林可霉素引起，起病缓慢，病变常累及全结肠。主要临床表现有发热，腹部钝痛、腹胀、腹泻，无便血。

糜烂型：因使用合成青霉素引起，通常在用药后5～6天内发病。突发腹部绞痛，并有便血和腹泻，停药后两周痊愈。糜烂型病变以横结肠为主，可见于任何年龄，有药物应用史。

（5）大肠癌：单发且范围小，活体组织病理检查或细胞学检查多可确诊。

（八）缺血性结肠炎的治疗

可分为支持疗法和手术疗法。

1. 内科支持疗法

（1）给氧：持续吸氧有助于缓解腹胀。

（2）纠正水与电解质平衡失调：尤其是频繁呕吐或腹泻的老年患者更要注意及时地给予纠正。

（3）扩充血容量：血容量不足常是引起结肠缺血的重要原因，故应补充血容量。常用的有全血、血浆，以及低分子右旋糖酐、葡萄糖盐水等制剂。

（4）抗血小板聚集药物：如阿司匹林、双嘧达莫或氯吡格雷等。

（5）血管扩张药：为改善结肠缺血状态。可选用罂粟碱、解痉环酯等片剂口服，或10%复方丹参注射液4～10毫升＋5%葡萄糖液或低分子右旋糖酐 250～500 毫升,每日 1 次,静脉滴注,7～10 日为 1 个疗程。

(6)病因治疗:积极防治动脉粥样硬化、高血压、高脂血症、冠心病、糖尿病、心律失常,以及结缔组织疾病等原发病因。

(7)重症及坏疽型患者治疗:即行抗感染、抗休克等紧急措施,为手术治疗提供保障。

2.外科手术治疗　坏疽型缺血性结肠炎,一经确诊后即应进行急症手术切除坏死肠祥。全身状况较好者,可行一次吻合;全身状况较差者,应先做坏死肠管体外旷置术,待全身情况好转再做二次吻合。

非坏死疽型的重症患者,其手术适应证为:①溃疡持续出血者。②出现结肠梗阻症状者。③不能排除大肠癌者。

七、急性胆囊炎

急性胆囊炎是胆囊发生急性化学性和(或)细菌性炎症,85%～95%的患者合并胆囊结石,称结石性胆囊炎。5% ~ 15%的患者未合并胆囊结石,称非结石性胆囊炎。

(一)流行病学

女性多见,男女发病率随年龄变化而不同,50 岁前男女之比为 1:3,50 岁以后为 1:1.5。随着人口老龄化,老年人胆囊结石发病率增加,故急性结石性胆囊炎也不断增加,是常见的老年急腹症之一。但老年人由于自身生理功能低下,抵抗力差等因素,急性胆囊炎病情发展快,若得不到尽早诊断和适时治疗,预后不佳,其手术和非手术的死亡率均较年轻患者高。新近文献报道,死亡率 5%～10%几乎都发生于老年人合并化脓感染或合并其他严重疾病者。胆囊环疽,如为游离性穿孔而致腹膜炎者死亡高达 30％。

(二)病因与发病机制

1. 胆囊管梗阻　胆囊或胆总管结石一旦阻塞或嵌顿胆囊颈部或胆囊管,可导致胆汁排出障碍。滞留于胆囊内的浓缩胆汁成分改变,高浓度的胆汁酸盐对胆囊黏膜的直接毒性作用,即引起化学性黏膜炎。胆囊黏膜继续分泌使胆囊内压力增高,胆囊肿大,囊壁血管和淋巴管受压梗阻,致使胆囊坏死、穿孔。此种情况更易发生在患有动脉粥样硬化伴胆囊供血不足的老年患者。

2. 细菌感染　急性胆囊炎胆汁或胆囊壁细菌培养阳性者占50％～75％,致病菌以革兰阴性杆菌为主,大多为大肠埃希菌,其次为厌氧菌,占 10％～15％。其感染途径为:①上行性感染。消化道致病菌可通过十二指肠乳头逆行进入胆管引发胆囊炎。新近有报道在 30％胆囊结石患者胆汁中检测出幽门螺杆菌 DNA,更说明消化道细菌上行感染是胆管感染的重要途径。②肝源性感染。若肠道内细菌经门静脉进入肝脏后未被消灭,可由胆汁排出而感染胆囊,或经淋巴管进入胆囊。③血源性感染。伤寒病或大肠埃希菌败血症等全身性感染的疾病,病源菌可自血液循环进入胆囊壁。

3. 胰液反流　胰液若反流入胆管,被胆汁激活的胰消化酶可损伤胆囊壁黏膜而引发急性胆囊炎。

4. 急性非结石性胆囊炎　常发生在严重创伤、烧伤手术后,危重患者如全身感染、脓毒血症;也见于肿瘤、糖尿病、充血性心力衰竭等患者,也与长时间应用全胃肠外营养、低血压、低灌注和胆囊缺血等多种因素有关。

(三)病理

急性胆囊炎的病变轻重不一可分为 3 种类型。

1. 病变开始时,胆囊肿大,压力增高,黏膜充血、水肿、渗出增加,此时为急性单纯性胆囊炎。

2. 若炎症继续发展病变波及到胆囊壁全层,胆囊肿大,囊壁增厚,浆膜呈灰红色,失去常态,覆盖少量脓性渗出物,与周围组织或器官粘连,囊腔内有混浊胆汁,镜检可见胆囊黏膜有不同程度的充血、坏死、白细胞浸润。胆汁可培养出大肠埃希菌等病菌。此时为急性化脓性胆囊炎。

3. 如胆囊梗阻仍未缓解,感染未能控制,胆囊内积脓压力继续增高,胆囊壁血管受压而致血供障碍,囊壁可见青紫色的坏死区域,成为急性坏疽性胆囊炎。坏死的胆囊多在血管分布较少的胆囊底部或受结石嵌顿的胆囊颈部发生穿孔。穿孔的胆囊多与附近器官或网膜发生粘连,被其包围,形成胆囊周围炎或脓肿,很少穿孔至腹腔产生弥漫性腹膜炎。但胆囊有时也可向附近的十二指肠或结肠或胃穿通,形成胆囊胃肠道内瘘。如病变过程中的胆囊梗阻得到缓解,感染得到控制,炎症逐渐消退,大部分组织可恢复原来结构。但若急性胆囊炎反复发作,胆囊壁纤维组织增生,瘢痕化,胆囊黏膜消失,而形成慢性胆囊炎或胆囊萎缩。急性胆囊炎时,胆囊内的脓性胆汁可进入胆总管或胰管,可引起急性胆管炎或急性胰腺炎。

（四）临床表现

1. 症状　患者常有慢性胆囊炎或胆绞痛病史。急性发作时为突然上腹或右上腹阵发性绞痛,常在进油腻饮食后发作或夜间发作,疼痛常放射至右肩背部,伴恶心、呕吐。若病情发展可转为持续性胀痛、阵发加剧。若病情加重、炎症明显或胆囊穿孔,则出现寒战、高热。

2. 体征　根据病理变化程度的不同,体温 37.5℃～39℃,右上腹有不同程度的压痛、反跳痛、肌紧张,有时可触到肿大压痛明显的胆囊,若炎性胆囊被网膜或附近肠壁包围,则可触到边界不清且固定的包块。若腹部压痛、反跳痛、肌紧张范围扩大,肠鸣音减弱则提示胆囊穿孔并发腹膜炎。高龄患者对炎症的应激反应迟钝,表达症状不清楚,致炎症程度与体征不成正比,应警惕。急性胆囊炎一般无黄疸或仅有轻度黄疸,如黄疸明显则提示伴有总胆管或肝胆管结石梗阻或胆管炎。

3. 检查

(1)实验室检查:白细胞不同程度升高。轻度肝功能损伤表现,如血清丙氨酸氨基转移酶升高;1/2 患者有血清胆红素升高,1/3 患者有血清淀粉酶升高。但须注意老年人一般检验结果常常不能确切反映病变的严重程度。

(2)影像检查

①B 超检查。可见胆囊肿大,囊壁增厚或周边出现渗出的"双边征",胆囊内结石。B 超对急性结石性胆囊炎诊断准确率可达 85%~90%。

②核素 ^{99m}TC-IDA 扫描。急性胆囊炎因胆囊管梗阻而胆囊不显影,正确率可达 95% 以上。反之,如胆囊显影,95% 的患者可排除急性胆囊炎。

③CT 检查。可显示胆囊肿大,囊壁增厚超过 3 毫米,周围水肿,胆囊窝积液,可见合并的胆囊结石。

(五)诊断与鉴别诊断

根据典型的临床表现和 B 超检查,一般可做出诊断,在诊断有怀疑时,可应用同位素 ^{99m}TC-IDA 做胆系扫描和照相。急性非结石性胆囊炎的诊断,关键在于对创伤或腹部手术或严重感染等危重患者出现急性胆囊炎临床表现时,应考虑到本病的可能性。急性胆囊炎应注意与胃、十二指肠溃疡急性穿孔、急性胰腺炎、高位急性阑尾炎,肝脓肿、结肠肝曲部癌穿孔,以及急性胸膜炎、右下肺炎、心绞痛等疾病相鉴别。

（六）治疗

根据患者具体情况选择非手术治疗或手术治疗。

1. 非手术治疗

（1）以下情况考虑行非手术治疗：①发病初期症状较轻者。②有严重心脑血管、呼吸系统和肾等并存病及全身情况差的老年患者，不能耐受麻醉和手术者。③发病已超过 72 小时者。

（2）措施：①包括禁食、吸氧、纠正酸碱平衡和水电解质的紊乱及全身支持治疗。②选用对革兰阴性、阳性细菌及厌氧菌均有作用的广谱抗生素联合应用。适当用解痉止痛药物。③对老年患者尤应及时注意处理其并存病，维护心、脑、肺、肾等重要器官的功能。④密切观察病情变化，以便即时调整治疗方案，若症状和体征有发展，应及时改为手术治疗。

2. 手术治疗 目前认为，由于老年患者自身的生理功能低下，应激反应迟钝，合并心血管动脉硬化疾病等特点，易致胆囊坏死穿孔，故主张在患者经过一段时间非手术治疗和完善术前准备后病情未见好转，发病时间不超过 72 小时的情况下，争取手术治疗。

手术方式的选择，以简单适用，手术时间短，解决危及生命的主要问题为原则。

（1）胆囊切除术：如患者全身情况和胆囊局部及周围组织的病理改变不严重，应争取早期行胆囊切除术，以根除病灶。胆囊切除术有开腹胆囊切除术和微创腹腔镜胆囊切除术。随着腹腔镜技术的不断提高和发展，近几年来急诊腹腔镜胆囊切除的报道日渐增多，腹腔镜胆囊切除术创伤小，术后恢复快，但对心脏病、心肺功能欠佳者，不宜采用。腹腔镜手术时，若胆囊周围组织炎症、水肿、粘连明显，解剖关系不清楚，操作困难时，应转为开腹胆囊切除。

(2)胆囊造口术:适合老年患者一般情况差或伴有严重心肺疾病,不能耐受全身麻醉者;或胆囊炎症水肿、粘连严重,解剖关系不清楚使致手术操作困难,手术时间较长者,可行胆囊造口作为减压引流。其操作简单,需时短,可缓解胆囊炎症,使患者度过危险期,待病情好转 3 个月后,根据患者情况和需要行胆囊切除。

(3)经皮胆囊穿刺置管引流术:对特别危重难以耐受手术的患者,可在 B 超或 CT 引导下行经皮胆囊穿刺置管引流,此法操作简单、局部麻醉、创伤小,而能缓解病情。但有明显出血倾向、大量腹腔积液或胆囊坏死穿孔并发腹膜炎患者,不宜选此术式。

八、急性胰腺炎

(一)定义和临床分型

急性胰腺炎(Acute Parcreatitis AP)是胰腺的急性炎症过程,它在不同病理阶段、不同程度上波及邻近组织和其他脏器系统。其临床表现呈急性起病,表现为上腹疼痛,伴有不同程度的腹膜炎体征。常有呕吐、腹胀、发热、心率加快,血白细胞计数上升,血、尿和腹水淀粉酶升高。

急性胰腺炎可分为两个临床症型即轻症(MAP)和重症(SAP)两型。MAP 指患者可有极轻微的脏器功能紊乱,而无严重腹膜炎体征和严重的代谢功能紊乱,临床恢复顺利;SAP 指患者有脏器功能障碍或衰竭,代谢功能紊乱或出现胰腺坏死、脓肿、假囊肿等局部并发症、腹膜炎体征、皮下瘀斑等。不伴有脏器功能损害者为 SAPI 型,伴 1 个或以上脏器损害者为 SAP Ⅱ 型,患者临床经过凶险,总死亡率达 $5\% \sim 10\%$。

（二）病因和发病机制

1. 病因

（1）胆道结石或蛔虫梗阻：胆石症在我国是急性胰腺炎发病的主要原因占 50％以上，发病与胆石大小数量及胆管粗细相关，有 3％～7％的胆石症可发生急性胰腺炎，特别是泥沙样胆石容易引发胆汁淤积，而引发胰腺炎。蛔虫可引起胆道梗阻和感染，也可诱发胰腺炎。

（2）酗酒：英国资料显示，酗酒在急性胰腺炎的病因中占 9％～10％，在急性胰腺炎患者中以酗酒和胆石占病因的 80％。

（3）创伤性：外伤和内镜术检查可诱发急性胰腺炎。

（4）胰管梗阻：胰腺管结石或胆道括约肌功能不全导致胰管内压力增高，阻止胰液排出，或胰管恶性肿瘤引起的狭窄等。

（5）暴饮暴食：可致胰液大量分泌，如遇梗阻因素则排出障碍。

（6）代谢性：①高脂血症，如遗传性高脂血症，三酰甘油明显升高。②高钙血症，如甲状旁腺功能亢进。③肾衰竭。

（7）感染性：①腮腺炎。②病毒性肝炎。③内毒素。④外毒素。

（8）药物性：许多药物均与急性胰腺炎的发病有关，其中以糖皮质激素、避孕药、免疫抑制药，如硫唑嘌呤、6-巯基嘌呤最重要。

（9）其他：遗传性胰腺炎、囊性纤维化等。

2. 发病机制　胰腺各种蛋白酶进入十二指肠前，均处于无活性或微活性的酶原状态。进入十二指肠后，由近端小肠产生的肠肽酶激活胰蛋白酶原，再由胰蛋白酶激活其他各种有关的酶原。胰蛋白中还存在中性胰蛋白酶、α_1-抗胰蛋白酶、抗糜蛋白酶等多种蛋白酶抑制剂以抑制胰液中存在的少量已被激活的胰酶活性。胰腺实质与胰管，胰管与十二指肠之间存在压力差，胰腺的分泌压也大于胆汁分泌压，因此一般情况下，十二指肠液和胆汁不会反流入胰腺。

另外,正常胰管具有黏膜屏障作用,它可以抵挡少量蛋白酶的消化作用。如胆汁中的细菌等有害因子破坏了胰管的黏膜屏障后,胰腺就有可能因各种自身酶的消化而产生炎症。上述各种病因导致胰胆管梗阻、十二指肠反流、胰腺管内压力增高,均可在胰腺内激活各种胰酶原形成急性胰腺炎(图 4-1)。

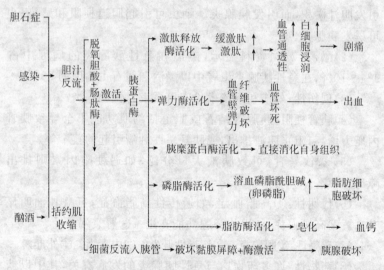

图 4-1 梗阻引起急性胰腺突发病机制示意图

当激活的胰酶进入全身血液循环,而在患重症急性胰腺炎时,则引起远处脏器和全身酶系统损害,即可产生大量炎症介质和细胞因子,引起全身炎症反应综合征和多脏器功能衰竭。这些炎症递质和细胞因子包括:

(1)氧衍生自由基:可直接改变线粒体膜通透性转变孔开关,导致细胞凋亡和坏死,使细胞内溶酶体释放,消化酶活化导致胰腺急性损伤。

(2)血小板活化因子:主要来源于血小板、中性粒细胞、单核巨噬细胞、肥大细胞和内皮细胞、它可使血小板聚集,中性粒细胞聚集、脱颗粒——→呼吸爆发——→血管通透性及氧自由基增加。

(3)白三烯(LT):可增加血管通透性和收缩血管,与急性胰腺炎的发生和恶化有关。

(4)胰血管舒缓素、激肽系统:参与循环、血液凝固、水盐代谢,免疫活动及许多器官功能调节。其异常激活可致血管扩张、血压下降,凝血功能异常。

(5)肿瘤坏死因子(TNF):主要由单核巨噬细胞产生,具有重要的炎症,免疫调节反应功能,导致急性胰腺炎和内毒素的产生而使病情进一步恶化。

(6)一氧化氮(NO):①可引起难治性血管扩张而产生胰腺低灌注,增加了胰腺腺泡的损伤。②对胰腺细胞有直接毒性作用。③可激活胰腺或腹腔中的中性细胞而加重胰腺细胞损伤。

(7)补体:急性胰腺炎时补体系统被激活,活化的补体通过其细胞毒性效应,以及由其作用而产生的其他因子,引起胰腺及远处器官的损伤。

(三)病理

急性胰腺炎其病理变化表现为急性水肿型和急性出血坏死型两种。

1. 急性水肿型 约占急性胰腺炎的90%,胰腺病理大体形态呈整个外形肿大,胰周组织可见少量坏死。显微镜下可见间质充血、水肿和炎症细胞浸润为主,有少量腺泡坏死,血管变化常不明显,其内外分泌腺无损伤。

2. 急性出血坏死型 该型较少见,其基本病变为:①胰实质坏死。②血管损害引起水肿、出血和血栓形成。③脂肪坏死,可形成小腔,外为炎性组织所包绕,不与主胰管相通。④伴随的炎症反应。大体形态上可见钙盐皂化呈大小不等,稍隆起的象牙色斑点或斑块,散落于大网膜和胰腺上。

(四)临床表现

1. 腹痛 腹痛多呈突然发作,位于上腹部偏左或正中,腹痛为持续性刀割样,可向左肩胛和背部放射,疼痛时卷曲体位或前倾坐位可减轻。轻型者腹部仅有深压痛;重症型上腹部可出现肌紧张、压痛、反跳痛等腹膜刺激三联征。三联征可局限于左上腹,也可累及全腹。

2. 发热 多为中度发热,少数为高热,一般持续 3～5 天,如发热不退或逐日升高,尤其持续 2～3 周以上者,应警惕胰腺脓肿可能。

3. 恶心、呕吐 多数患者均有,胆源性呕吐物为胃内容物,重症者可混有胆汁,甚至血液。

4. 黄疸 轻症型无黄疸,重型可见明显黄疸,多因胰头水肿或合并胆管感染所致。

5. 腹部包块 10％～20％患者可在上腹部扪及块状物,常为急性胰腺炎的急性胰腺假水肿或胰腺脓肿,一般见于起病后 4 周以后。

6. 假性肠梗阻 大多数患者有持续 24～96 小时的假性肠梗阻。

7. 皮下瘀斑 出现在(SAP)患者的两胁部者称为 Grey-Tuner 征,出现在脐部者称为 cullen 征。前者是由于血性液体从肾旁间隙后面渗透至腰方肌后缘,然后再通过肋腹部筋膜流到皮肤下;后者是由于后腹膜出血渗入镰状韧带,随后覆盖于韧带复合体周围的结缔组织进入皮下,并溶解皮下脂肪,使毛细血管破裂出血,局部出现蓝-绿-综色的皮肤斑,发生率约占重症急性胰腺炎(SAP)患者的 3％。

8. 其他 尚有手足搐搦、气急、胸腹水等。

（五）并发症

1. 急性液体积聚 发生于急性胰腺炎病程早期，位于胰腺内或胰周，无囊壁包裹的液体积聚。急性液体积聚多会自行吸收，少数可发展成假水肿或胰腺脓肿。

2. 胰腺坏死 胰腺实质的弥漫性或局灶性坏死伴有胰周脂肪坏死。

3. 胰腺假囊肿 多见于重症急性胰腺炎，为急性胰腺炎后形成的有纤维或肉芽组织囊壁包裹的胰液积聚，与重症急性胰腺炎患者饮食开放过早有关。囊肿常位于腹中部或左上腹（胰腺体尾部）。囊肿常引起压迫症状，体检常可扪及肿块，并有压痛，左侧胸腔可有积液或左侧肺不张，10%有黄疸，血淀粉酶常持续增高。假囊肿可破裂造成慢性胰源性腹水且可破入胸腔，进入腹膜、纵隔、甚至颈部。

4. 胰腺脓肿 发生于重症急性胰腺炎发病后 4 周或以后，含少量或不包有胰腺坏死组织。

5. 低血压及休克 重症急性胰腺炎（SAP）常有低血压及休克，患者烦躁不安、皮肤苍白、湿冷、呈花斑状，脉搏细弱、血压下降，少数患者可在发病后短期死亡。发生休克机制为：①激肽释放酶的激活，使血液中激肽和缓激肽水平上升，引起血管扩张和血管通透性增加。②血液和血浆大量渗出，其失液量可达血容量的 30%。③呕吐丢失体液和电解质。④坏死的胰腺释放心肌抑制因子使心肌收缩不良。⑤并发感染性休克。

6. 消化道出血 可表现为呕血或便血。呕血是应激性溃疡式胃黏膜糜烂，或胃黏膜下多发性脓肿引起，便血可因胰腺坏死穿透横结肠引起，便血者预后极差。

7. 细菌及真菌感染 重症急性胰腺炎患者的机体抵抗力低下极易发生感染，一般发生在起病后 2 周至 2 个月内。感染部位有胰周脓肿、败血症、呼吸道、泌尿道及输液导管感染等。早期病原菌以革兰阴性菌为主如大肠埃希菌、克雷伯杆菌、变形杆菌和肠杆菌等，后期常为双重或多细菌感染，主要有铜绿假单胞菌、变形杆菌、沙雷杆菌、金黄色葡萄球菌、产气杆菌等。大量使用广谱抗生素造成严重菌群失调，加上明显低下的机体抵抗力，极易引起真菌感染。常见病原菌有白色念珠菌和酵母菌，感染的发生率与胰腺坏死程度成正比，直接死于严重感染者占急性胰腺炎的5%～7%。

8. 慢性胰腺炎和糖尿病 慢性胰腺炎与胰腺泡大量破坏及胰腺外分泌功能不全有关；糖尿病与胰腺 B 细胞破坏，胰岛素分泌减少有关。

9. 代谢异常 SAP 时可发生：①低钙血症发病率为 30%～60%。②高脂血症发病率为 20%，可出现血清脂质微粒的凝聚，产生脂肪栓塞。③糖代谢异常。约 50% 患者出现暂时性高血糖，30% 患者有糖尿，偶可发生糖尿病酮症酸中毒或高渗性昏迷，有1%～5% 患者并发低血糖。

10. 血液学异常 可表现为贫血、弥散性血管内凝血（DIC）、门脉和（或）脾静脉栓塞。

11. 心功能不全或衰竭 50% 患者有以 ST-T 改变、传导阻滞、期前收缩为主的心电图变化。少数患者可出现心力衰竭和严重心律失常。其原因为：①有效血容量不足使心肌灌注不足。②激活的胰酶可损害心肌，抑制心肌收缩，降低心肌每搏输出量和血压。③重度感染毒素损害心肌。

12. 肾功能不全或衰竭 23% 的重症急性胰腺炎可出现肾衰竭，与其有关的死亡率可达 80%。发生原因与低血容量、休克、激肽-缓激肽系统作用，以及重症急性胰腺炎时的凝血异常等有关。

13. 呼吸功能不全或衰竭 这是一种最严重的并发症。气急可能是呼吸功能不全的惟一症状，如果不注意观察和及时诊治，则会发展成急性呼吸衰竭即急性呼吸窘迫综合征(ARDS),患者可有明显气急、呼吸频率快,甚至呼吸困难、发绀等,血气分析数据中,动脉血氧分压(PaO_2)<8.0千帕(60毫米汞柱)。为了减少急性呼吸窘迫综合征的发生和及早发现、及早治疗,建议在重症急性胰腺炎患者入院的初期,应每日至少做2次血气分析。该并发症发生可能原因是:①有效血容量不足使肺血液灌注不足。②由于卵磷脂酶 A_2 分解卵磷脂,肺表面活性物质减少,引起肺泡塌陷。③游离脂肪酸增多,损害肺泡毛细血管壁,引起肺水肿。④高凝状态致肺毛细管栓塞,引起肺微循环障碍,肺顺应性下降、间质水肿、肺出血,肺透明膜形成等。⑤25%~30%的心搏出量发生右向左分流,可引起低氧血症,其发生原因可能与肺不张和血小板、白细胞形成栓子造成肺毛细血管闭塞有关。

14. 胰腺脑病　发生率为5.9%~11.9%,表现为神经精神异常,定向力缺乏,精神错乱,伴有幻想幻觉、躁狂状态等。其发生与卵磷脂酶 A_2 损害脑细胞引起脑灰白质广泛脱髓鞘改变有关。常为一过性,可完全恢复,也可留有精神异常。

15. 多脏器功能衰竭(MOF)　含心功能不全、肾功能不全、呼吸功能不全等。而急性呼吸窘迫综合征(ARDS)是多脏器功能衰竭发生的一个重要因素。胰腺炎、腹膜炎、脓毒血症等被称为全身性炎症反应综合征,此时体内有大量炎性细胞因子及中性粒细胞聚集而诱发急性呼吸窘迫综合征,如不及时识别急性呼吸窘迫综合征,并做相应治疗,则会发展到多脏器功能衰竭(MOF)。急性呼吸窘迫综合征是一个动态过程,临床可能出现一过急性呼吸窘迫综合征先兆,它包括①吸氧6升/分钟不能纠正低氧血症。②呼吸频率35次/分钟。③排除左心衰竭引起的肺水肿。一旦出现急性呼吸窘迫综合征先兆,即予正规的抗急性呼吸窘迫综合征治疗,这样可以减少急性呼吸窘迫综合征的发生,降低重症急性胰腺炎相关死亡率。

（六）实验室及辅助检查

1. 实验室检查

（1）血、尿淀粉酶：急性胰腺炎起病 6 小时，血淀粉酶＞500 单位/升（somogy：单位）或 12 小时后尿淀粉酶＞1 000 单位/升。

（2）淀粉酶同工酶（胰腺型）：参考值，血清＜53 单位/升，尿液＜325 单位/升。

（3）血、尿胰蛋白酶原：急性胰腺炎时大量胰蛋白酶原Ⅱ被释放入外周血液中，造成血清免疫反应性胰蛋白酶的升高。因此，现在测定血清免疫反应性胰蛋白酶所用的 RIA 法主要反映了血清胰蛋白酶原Ⅱ量的变化。在急性胰腺炎时，血清免疫反应性胰蛋白酶值显著升高，一般较正常高 10～40 倍，急性胰腺炎发生 30 分钟，血清免疫反应性胰蛋白酶即开始升高；病情好转时，血清免疫反应性胰蛋白酶下降缓慢，高血清免疫反应性胰蛋白酶血症可维持 5～7 天。因此，血清免疫反应性胰蛋白酶测定对急性胰腺炎的早期诊断、延期诊断及血淀粉酶不升高的急性胰腺炎患者的诊断均有益。血清免疫反应性胰蛋白酶水平与急性胰腺炎的严重程度也有一定关系。尿中主要是胰蛋白酶原Ⅱ以 50 微克/升作为判断值，其对急性胰腺炎的诊断敏感性达 94％，特异性达 100％。

（4）血脂肪酶：急性胰腺炎早期就有脂肪酶升高，且与淀粉酶水平的升高呈平行状态，其诊断敏感性和特异性均可达到 100％。

（5）血象：白细胞总数及分类均增高，重症型有血细胞比容降低。

（6）血钙：急性胰腺炎时，血钙值明显下降提示胰腺有广泛的脂肪坏死。血钙＜1.75 毫摩/升，提示患者预后不良。

（7）血清正铁血白蛋白：重症急性胰腺炎时，由于红细胞的大量破坏，所释出的血红素不但与珠蛋白结合，而且还与白蛋白结合而出现血清正铁血白蛋白。

(8)C反应蛋白:C反应蛋白的监测有助于估计急性胰腺炎的严重性。C反应蛋白>250毫克/升,提示可能广泛性胰腺坏死。

(9)血清白细胞介素-6:由于白细胞介素-6高峰值出现较C反应蛋白早,故有助于早期识别重症急性胰腺炎,并可预测预后。

(10)胰腺炎相关蛋白:有助于预测并发症动态评估疾病严重程度及提示患者的恢复情况。

(11)胰蛋白酶原活性肽:有助于重症急性胰腺炎的诊断,有人认为其敏感性及特异性超过C反应蛋白。

2. 辅助检查

(1)心电图:偶见ST-T异常,对急性胰腺炎诊断无帮助。

(2)X线:胸腹平片对有无胸腔积液、肠梗阻有帮助。

(3)超声波:在轻型胰腺炎时B超扫描可显示出胰腺呈弥漫性均匀增大,外形饱满,界线模糊,内部回声减弱,但比较均匀。重症急性胰腺炎时,胰腺实质肿胀,失去正常的形态,内部回声不规则或减弱或增强。回声的改变取决于胰腺坏死或出血情况,可用于有无胆管结石和胰腺水肿、坏死的判断。对识别胆结石和淤积、胆管扩张,敏感性最高。

(4)腹部CT:增强CT扫描能确切地显示胰腺的解剖结构,可确定急性胰腺炎是否存在并发症及其严重程度,鉴别中性或实质性病变,判断有无出血坏死,评价炎症浸润的范围,有助于轻型胰腺炎和重症急性胰腺炎的鉴别和预后判断。

(5)磁共振(MRI):磁共振检查对急性胰腺炎的诊断相似于CT。磁共振还可通过胆胰管造影判断有无胆胰管梗阻。磁共振还可识别CT扫描看不见的早期导管破裂。

(6)内镜逆行胰胆管造影:对于重症急性胰腺炎,胰胆管造影与内镜下括约肌切开术联合应用,可以取出嵌塞的胆石并引流出被感染的胆汁。虽然胰胆管造影有一定风险,包括括约肌切开术后出血和导致急性胰腺炎,其并发症罕见。

(七)疾病严重程度的判定

1. Ranson 标准 ①入院时年龄＞55 岁。②血糖＞11.2 毫摩/升。③白细胞＞16.0×10⁹/升。④丙氨酸氨基转移酶＞250 单位/升。⑤乳酸脱氢酶＞350 单位/升。⑥入院后 48 小时内,血细胞比容下降＞10%。⑦血钙＜2.2 毫摩/升。⑧碱缺失＞4 毫摩/升。⑨尿素氮上升＞1 毫摩/升。⑩48 小时失液量＞6 升。⑪动脉血氧分压＜8 千帕(60 毫米汞柱)。

判定:3 个以下指标阳性为轻症;≥3 个为病重;≥5 个为预后较差。

2. 急性生理和慢性健康指标评估 该法用于计分的指标有肛温、平均动脉压、心率、呼吸次数、氧分压、动脉血 pH、血钠、血钾、血肌酐、血细胞比容、白细胞计数等 11 项。

急性生理和慢性健康指标评估计分≥8 分者,预后不良。但应用复杂。

3. CT 影像学分级标准 Ranson 标准因未结合胰腺本身病变,特异性差,因此国际上建议另加 CT 影像学分级,以判断预后。

(1)Balthazar 和 RansonCT 分级系统:包括胰腺的 CT 表现和 CT 中胰腺坏死范围大小两部分组成。

胰腺的 CT 表现:正常为 A 级,计 0 分;局灶或弥漫性胰腺炎为 B 级,计 1 分;胰腺异常并有胰周轻度炎症改变为 C 级,计 2 分;单一部位的液体积聚(常为肾前间隙)为 D 级,计 3 分;胰腺周围液体积聚及胰周炎性病灶内积气≥2 处为 E 级,计 4 分。

炎性坏死范围计分:无坏死计 0 分;坏死范围＜33%,计 2 分;坏死范围 33%,＜50%计 4 分;坏死范围＞50%,计 6 分;总分:CT 表现(0～4)+坏死范围计分(0～6),分值越高,预后越差。

(2)国内建议使用的 CT 分级标准:将胰腺分为头、体、尾三部分,每部分再分为 4 小分,每部分记为 1 分,全腺为 12 分,胰外包括小网膜腔、肠系膜血管根部、左右结肠旁沟、左右肾区,每区 1 分,如有全后腹膜分离,再加 1 分。

判定:1 级<6 分;Ⅱ级 7～10 分;Ⅲ级 11～14 分,Ⅳ级>15 分。

(八)急性胰腺炎的诊断

对任何患上腹剧痛伴难以解释的休克或是血、尿淀粉酶增高的患者,均应考虑急性胰腺炎的可能。

1. 诊断标准

(1)急性发作的上腹疼痛伴上腹部压痛或加上腹膜刺激征。

(2)血、尿或腹水、胸腔积液中淀粉酶升高达到实验室标准。

(3)影像学(超声、CT 等)或手术发现胰腺炎症、坏死等间接或直接改变。具有上述第一项在内的 2 项以上标准,并排除其他急腹症后(如消化性溃疡合并穿孔,肠系膜动脉栓塞以及异位妊娠破裂等)诊断即可成立。动态 CT 扫描具有重要诊断价值。

2. 胆源性急性胰腺炎的诊断依据

(1)超声检查示胆总管内有结石或胆总管扩张幅度>4 毫米(胆囊切除者胆总管扩张>8 毫米)。

(2)血清胆红素>40 微摩/升。

(3)胆囊结石同时伴有碱性磷酸酶同工酶或 AKP 高于正常值上限的 3 倍。

(九)急性胰腺炎的治疗策略

1. 禁食及胃肠减压 可减少胰腺的分泌、减少胃酸的刺激及减轻肠胀气和肠麻痹。在轻型胰腺炎(MAP)中经过 4～7 天,当疼痛减轻,发热消退、白细胞计数和血、尿淀粉酶降至正常后,即可先给予少量无脂流质,数日后逐渐增加低脂,低蛋白饮食,若病情有复发,需再度禁食;在重症急性胰腺炎(SAP)中应禁食至少 2

周的时间,过早进食会导致胰腺假性囊肿的发生。

2. 镇痛、解痉 轻型胰腺炎患者可用山莨菪碱(654-2)或阿托品肌内注射。重症急性胰腺炎患者常因腹痛剧烈可引起或加重休克,可给予哌替啶50毫克,肌内注射或0.1%普鲁卡因静脉滴注,一般不用吗啡。

3. 抗生素应用 胆源性急性胰腺炎可选用氨基糖苷类、喹诺酮类、头孢素类及抗厌氧菌药物。其他病情较轻急性胰腺炎也可不用。

重症急性胰腺炎(SAP)患者的死亡原因80%为严重感染,需应用广谱高效的抗生素,可选用第三代头孢菌素或甲砜霉素类(如亚胺培南)。该药可降低感染性并发症包括中心静脉导管相关性脓毒症、肺部感染、尿路感染和感染性胰腺坏死。重症急性胰腺炎患者应及早使用抗生素治疗,且至少维持14天。

4. 生长抑素及类似物 具有多种内分泌活性,抑制胃酸分泌;抑制胰腺外分泌,使胰液量、碳酸氢盐、消化酶分泌减少;抑制生长激素、甲状腺素、胰岛素、胰高糖素、胆囊收缩素等多种激素的释放;降低门脉压和脾血流量等对胰腺细胞有保护作用,可阻止急性胰腺炎的进展。在急性胰腺炎(AP)早期应用,能迅速控制病情、缓解临床症状,使血淀粉酶快速下降并减少并发症,缩短住院时间,提高治愈率。

用法:生长抑素,首剂250微克加入10%葡萄糖溶液20毫升中,缓慢静脉推注,继而3~6毫克加入10%葡萄糖溶液500毫升中,静脉滴注维持12~24小时。奥曲肽,首剂0.1毫克溶于10%葡萄糖溶液20毫升,缓慢静脉推注,继而0.6毫克溶于10%葡萄糖溶液500毫升,静脉滴注维持治疗12~24小时。

5. 抑制胰酶活性,减少胰酶合成药物

(1)抑肽酶:宜早期大剂量应用,参考剂量为第一天50 000单位/小时,总量100 000~250 000单位,随后10 000~20 000单位/小时,疗程1~2周。

（2）加贝脂：为一种非肽类蛋白分解酶抑制药，能有效抑制胰蛋白酶、磷脂酶 A，纤溶酶的活性。还对奥狄括约肌有松弛作用。常用剂量为 100 毫克/日，加入 250ml 补液内稀释后静脉缓慢滴注，滴速为 1mg/kg·h。用药期间注意变态反应，疗程 7～10 天。

（3）乌司他丁：可抑制胰蛋白酶等各种胰酶，还有稳定溶酶体膜，抑制溶酶体酶的释放，抑制心肌抑制因子产生和炎症介质的释放。

用法：10 000 单位加入 10％葡萄糖溶液 500 毫升，静脉滴注 1～2 小时内滴完，1～3 次/日。

6.生长抑素和生长激素联合疗法　可用于重症急性胰腺炎（SAP）的治疗。外源性生长激素可以通过促进肠上皮的增生，维持肠黏膜屏障的完整性而防治肠道内细菌移位的发生。生长激素的用量一般为 4～8 单位，每日 2 次，皮下注射。但应注意高血糖等不良反应。

7.抗休克　重症急性胰腺炎（SAP）患者常有大量体液丢失而造成有效血循环量的减少，会引起胰腺循环灌注减少而加重胰组织的坏死，因此应及时补足血液循环量，纠正水与电解质及酸碱平衡紊乱，常用胶体液（鲜血、血浆、白蛋白）和平衡液、代血浆，其用量可根据患者的血压、心率、神志、尿量等指标进行综合考虑。

8.营养支持疗法　急性胰腺炎时的高分解代谢导致脂肪、蛋白质的迅速消耗，体重下降。重症急性胰腺炎（SAP）患者常禁食 4～6 周以上，因此在最初几天内即应开始给予全胃肠外营养式肠内营养。

肠内营养是将鼻饲管放植在屈氏韧带以下的空肠管给予营养素饮食，其对重症急性胰腺炎治疗的作用十分重要，近年的荟萃分析（包括 6 项随机试验，共纳入 263 例患者），研究结论证明，使用肠道营养可改善患者的转归，包括降低感染率和手术干预率，缩短住院时间，减少医疗费用（全胃肠外营养相关费用的

20％。肠梗阻患者通常能很好耐受肠道喂养）。

肠内营养（EN）：对重症急性胰腺炎治疗作用已得到广泛肯定，肠内营养能维持肠屏障功能，是防止肠衰竭的重要措施，肠内营养增加肠黏膜血液灌注和促进肠蠕动，预防肠源性感染和多脏器功能衰竭，改善疾病的严重程度和预后。通过肠黏膜与营养素的接触，可以直接向肠黏膜提供其代谢所需用的营养物质，阻止肠黏膜的氧化损伤，避免肠道屏障功能的破坏和菌群易位，维持肠道内细菌的平衡和肠道免疫的"醒觉"状态，改善肠道的通透性，从而限制由肠道进入的全身性炎症反应。肠内营养显著降低了总的并发症（包括脓毒血症）的发生，降低费用及住院时间的缩短。目前，小肠插管营养得到越来越多的应用。对于不能耐受肠内营养者应考虑使用肠外营养。

9. 激素　对重症急性胰腺炎患者可在抗生素应用同时短期大剂量应用糖皮质激素。其适应症是中毒症状明显，急性呼吸窘迫综合征，有肾上腺皮质功能减退征象，合并心肌损伤等。可给予氢化可的松 500～1 000 毫克或地塞米松 20～40 毫克，静脉滴注，连用 3 日逐渐减量至停药。

10. 中医中药　许多中药，如大黄、柴胡、黄芩、丹参等可抑制多种胰酶活性，保护胰腺细胞、改善胰腺微循环，从而减轻病情、减少并发症、降低死亡率。常用方剂有清胰合剂、柴芍承气汤、大承气汤等。

清胰汤：柴胡、白芍、黄芩、厚朴、积实、木香、生大黄、丹参、玄明粉各 10 克，每日 1 剂，每次 100～150 毫升，水煎服，2～3 次/日。中药有促进胃肠蠕动，增加排便、减轻腹胀、消退黄疸之效。可采用胃管或直肠灌注。

11. 手术治疗　自 20 世纪 70 年代开展急性胰腺炎的手术治疗以来，经历了以手术为主、非手术为主和综合治疗 3 个阶段，手术范围由规则的胰腺切除到进行病灶清除术的改良，经过 30 多年的实践，体会到以综合治疗的效果为最佳。

外科手术指征：

（1）胆源性胰腺炎：凡有胆管梗阻者，应行急诊手术或早期手术，目的为解除胆管梗阻。

（2）以先非手术治疗为主：近年研究认为重症急性胰腺炎是一种全身炎症反应综合征，早期手术并不能减少并发症的发生和死亡率下降，因此，提出早期非手术治疗的必要性。

（3）有下列情况者行早期手术治疗：①胰腺坏死灶伴发感染。②腹腔内大量毒素渗出液积聚，必须早期引流（或经皮导管引流）。③病程发展迅速，并有严重毒血症或器官衰竭迹象者，死亡率很高，早期引流有挽救生命的希望。

（十）急性胰腺炎诊治新进展

2009年，欧洲消化疾病周及世界胃肠病大会就消化系临床与基础各学科研究的焦点、争议问题和新进展进行了广泛的研讨，摘要如下：

1. 急性胰腺炎分类 有专家提出了增加"极重度"新分类，感染性胰腺坏死可使死亡风险升高2倍。该结果支持急性胰腺炎的一种新分类，即非常严重或"极重度"急性胰腺炎。

2. 影响疾病严重程度的因素 研究显示，重症急性胰腺炎发生与年龄无明显相关。饥饿激素可作为急性胰腺炎患者急性严重程度的标志物。患者住院时的低血细胞比容值与胰腺坏死发生率低相关，血清肌酐和尿素氮与胰腺坏死无关。

3. 高龄急性胰腺炎患者诊治 研究者认为，老年急性胰腺炎的死亡率较高。对于胆源性胰腺炎老年患者，应早期实施胰胆管造影治疗；对于老年胆囊结石患者，腹腔镜下胆囊切除术是适当的选择。

4. 人生长激素释放多肽 有专家报道，对于蛙皮素诱导的急性胰腺炎动物模型，人生长激素释放多肽可减轻胰腺水肿，白细胞浸润和腺泡细胞空泡变性，并使胰腺细胞能够早再生。研究提示,Gherein 治疗急性胰腺炎的作用至少部分与胰腺血流改善、炎性因子减少和胰腺再生增加相关。

5. 急性胰腺炎的急诊介入治疗 有多项研究涉及急诊胰胆管造影对急性胰腺炎的治疗作用。一项前瞻性随机研究探讨了采用紧急内镜下括约肌切开术,对无胆总管结石的急性胆源性急性胰腺炎患者进行治疗的疗效观察。该研究显示,在起病 72 小时内接受紧急内镜下括约肌切开术治疗组的并发症发生率较保守治疗组显著降低,内镜下括约肌切开术组和保守治疗组分别有 14% 和 26% 的患者出现新的全身性并发症($P<0.05$)。

此外,括约肌切开组患者的死亡率(0.8% 对 4.8%,$P<0.05$)显著降低,住院时间(17 对 22 天 $P<0.05$)也显著缩短。

研究的专家认为,对于急性胆源性胰腺炎患者,无论其是否存在胆总管结石,紧急括约肌切开可降低局部和全身性并发症的发生危险,是一种有效治疗方法,另一项采用急诊十二指肠镜治疗对急性胆源性胰腺炎进行诊断和治疗的研究表明,紧急十二指肠镜检查是同时对胆管流出道梗阻进行诊断和治疗的一种简便方法,即使在未行胆总管 X 线检查的情况下也是如此。

一项针对因急性胰腺炎炎性水肿的胰腺组织压迫胆总管导致胆管狭窄的研究表明,在急性胆源性胰腺炎患者中,约有 1/4 存在胆总管胰腺段受压所致的胆管狭窄,这些狭窄增加了取石的难度,内镜下支架置入并定期更换支架,可防止 3～6 个月治疗期间的狭窄形成。

九、急性上消化道出血

急性上消化道出血是临床上常见的症状,主要指食管、胃至十二指肠悬韧带以上的消化腔内,以及胰管、胆管病变引起的出血,其临床表现以呕吐和黑粪为主,发病急、进展快,临床过程凶险。

第四章　消化系统疾病

(一)流行病学

1.发病率　随着人口老龄化,老年人消化道出血发病率明显上升,且发病急,进展快,再出血率高。消化性溃疡、食管静脉曲张、急性糜烂出血性胃炎,以及胃癌占消化道大出血的 80%~90%。

2.治愈率和死亡率　取决于病变出血速度和出血量、抢救措施的及时和正确与否,以及合并症的情况。文献报道,急性上消化道大出血的死亡率约为 10%,60 岁以上患者的死亡率占 30%~50%。

(二)病因和发病机制

上消化道大出血的病因,在不同的国家或同一国家的不同地区报道均有差异。虽然现代诊断技术有了提高,但消化道大出血的部位和病因诊断有时仍存在一定困难,均有 5% 的出血病灶不能确定。根据国内资料,引起老年人上消化道大出血的常见原因为:

1.消化性溃疡　占 40%~50%,尤其胃溃疡为常见。当溃疡基底部动脉(胰十二指肠动脉、胃十二指肠动脉或胃左、右动脉分支侧壁)被溃疡侵蚀而破裂,即引起大出血。由于老年人常有不同程度的动脉硬化,血管舒缩功能差,凝血机制障碍,对创面修复功能差等特点,血管破裂后难以止血。有时因血容量减少,血压降低,血流变缓,以及血管破裂,凝血形成血块等因素,出血可自行停止。但因胃肠的蠕动,破裂口又可再次出血。

2.门静脉高压症　占 25%。多为肝硬化门静脉高压的并发症,肝硬化门静脉高压,食管胃底黏膜因静脉曲张而变薄,若被粗糙食物损伤或被反流胃液腐蚀,即易破裂而发生难以自止的大出血。

3.胃癌　占 2%~4%。随着人口老龄化,老年人胃癌发病率逐年上升趋势,胃癌出血已成为老年人上消化道大出血的第二位病因。近期有文献报道占 19.8%。①老年人机体衰老,免疫功能降低,胃泌酸腺体萎缩,胃酸分泌不足,慢性病毒和细菌(尤其幽门螺杆菌)可促进亚硝酸盐类致癌物质产生,作用于胃黏膜导致癌变。②长期接触环境或食物中的某些致癌物质,可能与老年人胃癌发病率增高也有一定关系。

4. 急性糜烂出血性胃炎 占 5%。老年人伴随慢性疾病较多,用药复杂,尤其常服阿司匹林、吲哚美辛等非甾体类抗炎药,或糖皮质激素药物,或某些扩血管药物等,破坏了胃黏膜屏障。加之老年人胃黏膜退行性变,防御能力差,更易受到损害,发生多处胃黏膜糜烂,溃破大出血。有报道阿司匹林无论剂量大小,服用者多可发生早期胃肠道出血。

5. 食管贲门黏膜撕裂综合征 较少见。老年人若嗜好饮酒,当进刺激性饮食和较热的汤饮,易致食管炎或食管溃疡,又因食管黏膜退行性变、壁薄、动脉硬化。若遇饮食不当等因素,引发剧烈恶心、呕吐,胃内压突然增高,即可导致食管贲门处纵形撕裂,发生大出血。当门静脉高压者发生撕裂时,出血更严重。

(三)临床表现和诊断

1. 临床表现

(1)呕吐和便血:若出血量大、速度快,血液在胃内停留时间短,未经过酸性胃液的作用,血液在肠内的刺激,肠蠕动亢进,则呕吐和便血均为鲜红色或暗红色血块;否则呕血为黑褐色或咖啡色,血便多呈柏油状或紫黑色。

不同原因引起的出血又各有其特征:①消化性溃疡、胃癌、糜烂出血性胃炎,出血量一次不超过 500 毫升,以呕吐或便血为主。有时因老年人肠蠕动差,肠腔内积血不能迅速排出,则首发症状为晕厥,然后才出现便血。②胃、食管静脉曲张破裂,出血急而快,来势很猛,以呕血为主,一次出血量可达 500~1 000 毫升或更多,常引起休克。

(2)血容量减少性周围循环衰竭:如出血量不超过 400 毫升,临床上可无表现。若出血量多,循环血容量明显减少,导致周围循环衰竭时,患者出现烦躁、恶心、心悸、晕厥、皮肤苍白湿冷、感觉迟钝、脉快细弱、血压降低,呼吸迫促,尿少等休克症状。

2. 出血严重程度的估计　对上消化道大出血患者,应对出血程度作一大略的估计,以助制定治疗方案。

(1)失血量不超过 500 毫升(占总循环血量的 15%),血压、脉搏、血红蛋白无明显变化,患者仅感头晕。

(2)失血量 800～1 000 毫升(占总循环血量的 20%),血压下降、脉搏快(100 次/分)、血红蛋白降低(70～100 克/升)、尿量少、患者感昏眩、口渴、烦躁。

(3)失血量 1 500 毫升(占总循环血量的 30%以上),血压下降明显、脉搏快(120 次/分以上)、血红蛋白低于 70 克/升,患者有心悸、四肢厥冷、出冷汗、少尿或无尿等休克症状。

3. 出血原因诊断　老年人消化道出血的常见原因:

(1)消化性溃疡:30%～40%的患者多年来有上腹疼痛史,或过去已经胃镜、X 线钡剂检查确诊。体检上腹或剑下有轻压痛。

(2)肝硬化门静脉高压:有肝炎或饮酒史,或已经胃镜、X 线等检查证实有食管胃底静脉曲张。体检可见肝掌、蜘蛛痣、脾大、腹壁静脉曲张、腹水等。

(3)胃癌:近期上腹不适、隐痛、饱闷、厌食、体重下降明显,或既往有胃溃疡或慢性萎缩性胃炎史。体检上腹压痛,可能触到包块。

(4)急性糜烂出血性胃炎:有长期服用阿司匹林等非甾体类药物或糖皮质激素药物史。

(5)食管贲门撕裂综合征:因饮食不当发生剧烈恶心、呕吐,继而大出血。

4. 实验室检查　出血数小时以内,血红蛋白、红细胞数和血细胞比容可能变化不大,血小板计数在活动性出血后 1 小时开始升高,白细胞计数在2～5小时增多。出血后3～4小时,组织液进入循环血内以补充血容量,即可见血红蛋白、红细胞数和血细胞比容继续下降。3/4患者数小时后血中尿素氮升高,若尿素氮不逐步恢复正常,提示肾功能受损,继续有活动性出血或血液循环量不足。

5. 特殊检查

(1)纤维胃镜:为诊断上消化道出血原因和部位的首选方法。有文献报道,急诊胃镜的确诊率达90％～97％。检查时间距出血时间愈近,阳性率愈高。急诊胃镜检查还可判断出血的严重程度,对治疗方法的选择有重要价值。纤维胃镜检查并可同时进行止血治疗。但仍应掌握适应症,凡有休克、烦躁、心律失常、意识障碍等危重症状时,应先抢救,待病情稳定好转后,再抓紧时间行胃镜检查。

(2)X线钡剂检查:目前常用X线钡剂与空气双重对比造影可较清楚地确定出血的病因和部位,查出胃黏膜浅表病变和溃疡、胃癌,但准确率较胃镜检查差,对于急性活动性出血或怀疑穿孔者,宜在出血停止后36～48小时复查。

(3)选择性血管造影:经股动脉插管至腹腔动脉或肠系膜上动脉内,注入造影剂,可以发现造影剂外溢部位、静脉曲张、血管瘤、血管畸形等改变。对急性出血患者,如胃镜检查和钡剂检查不能确定病因时,可适用本检查方法查找出血原因和定位。

(4)放射性核素扫描:为新近开展的一种非损伤性检查方法。应用^{99m}锝标记红细胞的腹部γ闪烁扫描,具有能持续动态观察和灵敏度高的优点。当消化道出血仅占全身总血量的1‰时,即可检出,加上标记的红细胞,在24小时后扫描仍能显像,故对胃肠道间歇性出血的诊断具有独特的价值,但对出血的病因和定位诊断有限,临床应用受到一定限制。

(5)其他检查方法:近年开展的推进式小肠镜、双气囊电子内镜、胶囊性内镜,对少量或间断消化道出血患者的病因、部位均有诊断价值,但不适用于急性大出血患者。

(四)急性上消化道出血的治疗

1. 一般处理　迅速恢复患者生命体征,使病情稳定,应立即建立两条静脉输液通道,其中一条最好通过颈内静脉或锁骨下静脉途径,以便监测中心静脉压。先滴注平衡盐溶液、吸氧、血型鉴定、配血、备够可能需要的全血。查肝、肾功能和电解质。留置尿管观察每小时尿量,根据病情留置鼻胃管或双气囊三腔管,以观察出血情况和给药等治疗,使用床旁监测仪观察血压、脉搏、呼吸、心电图、血氧饱和度。

2. 补充血容量　若 45~60 分钟内输入平衡盐液 1 500~2 000毫升。如果血压、脉搏仍不稳定,提示失血量大或有继续出血,此时应尽快给予全血或血浆等胶体溶液。临床应用的电解质溶液与胶体溶液量的比例以 3~4∶1 为宜,维持血细胞比容在 30% 以上。

3. 药物治疗　根据病情选择以下药物:

(1)胃管内灌注止血药:常用药物如去甲肾上腺素、凝血酶、立止血、孟氏液、云南白药等,灌注止血药前应尽量抽尽胃内积血,可1~2 小时重复 1 次。

(2)某些肝病或其他凝血机制障碍的患者:可用冻干凝血酶原复合物,每次 200~400 单位,每日 1~2 次,静脉滴注。

(3)消化性溃疡出血,应用抑制胃酸分泌药物:①H_2 受体阻滞剂,如西咪替丁、雷尼替丁、法莫替丁,静脉给药。②质子泵抑制剂,如奥美拉唑、兰索拉唑、泮托拉唑。

(4)血管收缩剂:使内脏小静脉收缩,减少流入门静脉系统血流量,从而降低门静脉压。①血管加压素及其衍生物。如垂体后叶素,可使门静脉压下降 8.5% 左右。治疗食管胃底静脉曲张破裂出血,即时止血率多在 50%~60%,特别是加压素,其作用比垂体后叶素强,不良反应少,2 毫克每 4~6 小时 1 次,静脉注射,对食管胃底静脉曲张破裂出血的止血率为 60%～70%，赖氨加压素（三甘氨酰赖氨酸加压素）为一种新型血管加压素，作用时间长，2 毫克每 6 小时 1 次，静脉注射，至活动性出血停止改为 1 毫克每 6 小时 1 次，静脉注射，维持 18 小时。②生长抑素及其衍生物。可使内脏血管收缩，减少门脉主干血流量，抑制胃泌素及胃酸分泌，对上消化道出血患者有益。目前临床上多用其衍生物奥曲肽治疗静脉曲张破裂，有报道止血率可达 70%～94%，但 20%～30%5 天内可再出血。治疗急性出血时，静脉注射 100 微克冲击剂量，继以 25 微克/小时，静脉滴注。

4. 内镜下止血　①在内镜下对出血点局部喷洒止血药；在病变部位行硬化剂、酒精注射（总量小于 1.0 毫升），肾上腺素（1：10 000 溶液，总量 10 毫升）注射；②热探头、多极探头及双极探头的热凝止血治疗；激光治疗；金属钛夹等。根据出血情况和具体条件选择适当的方法。③一般出血的动脉血管直径大于 4 毫米时，不宜采用内镜下止血治疗。

5. 选择性血管造影介入治疗　在行选择性腹腔动脉和肠系膜上动脉造影以诊断上消化道出血原因的同时，可行介入治疗，针对造影剂外溢或病变部位，经血管导管滴注垂体后叶素、加压素或去甲肾上腺素，使小动脉和毛细血管收缩，出血停止。对胃肠壁血管畸形和上消化道肿瘤出血，还可采用选择性动脉栓塞。

6. 手术治疗原则　手术治疗在急性上消化道出血时仍占重要地位。对上消化道有活动性出血，经内科药物治疗、内镜下止血治疗等积极处理无效，若病情许可，应尽快采取外科手术治疗以控制出血。根据病因和患者情况选择适宜的手术方式，如条件许可，行治愈性手术，否则可行姑息性手术止血。

7. 重视老年患者合并病的处理　老年人常伴有心脑血管、呼吸系统、肾脏和糖尿病等不同的合并病，在抢救治疗过程中应重视并认真给予相应的处理，才能使患者度过险情，避免并发症的发生，提高治愈率，降低死亡率。

十、老年慢性病贫血

（一）定义

继发于慢性病贫血（ACD）包括一组继发于慢性感染、炎症和恶性肿瘤的称为慢性病贫血，以及继发于慢性系统性疾病，如肝病、肾病及内分泌疾病的贫血，两者的发病机制有所不同。

老年慢性病贫血系指继发于慢性感染、炎症和恶性肿瘤的一组贫血，表现为红细胞寿命缩短、铁代谢障碍、炎症性细胞因子增多导致红细胞生成素减少，及骨髓对贫血的代偿性增生反应抑制。20 世纪后期以来命名为慢性病贫血。

老年慢性病贫血的发病率甚高，仅次于缺铁性贫血，是住院患者中最多见的一类贫血。

（二）病因

1.慢性感染　肺脓肿、肺结核、亚急性心内膜炎、骨髓炎、慢性尿路感染、盆腔炎、脑膜炎、慢性深部真菌病及艾滋病等。

2.慢性非感染性炎症性疾病　结缔组织病，如类风湿关节炎、系统性红斑狼疮、风湿热、血管炎等，风湿科入院患者 58％有慢性病贫血。

3.恶性肿瘤　癌症、淋巴瘤、白血病、骨髓瘤等。此外，严重外科创伤持续 1～2 个月可伴慢性病贫血。

（三）发病机制

1.红细胞寿命缩短　其主要原因是发热使红细胞膜损伤、吞噬细胞活性加强、细菌毒素及肿瘤溶血素导致红细胞寿命缩短。

2.细胞因子的作用　由于炎症性细胞因子增多，包括肿瘤坏死因子、白细胞介素及转化生成因子等，导致了红细胞系造血抑制。表现为红细胞生成素产生减少及骨髓对红细胞生成素反应迟钝，红细胞生成素产生减少，还和一氧化氮产生增多有关。血清白细胞介素-6 的升高可使血容量增加导致血液稀释。

3.铁代谢异常 慢性病贫血（ACD)有低铁血症、表现为血清铁减少,骨髓铁剂利用障碍,但巨噬细胞铁过多,表现为功能性缺铁。其机制可能是巨噬细胞激活后过度摄取铁,炎症时 1L—1 刺激中性粒细胞释放乳铁蛋白,后者易与铁结合造成运铁蛋白饱和度减低,ACD 时,动红细胞膜上的运铁蛋白受体也减少,使铁利用障碍。

（四)临床表现

老年患者具有上述慢性感染、炎症或肿瘤等基础病史,持续时间多在 1～2 个月以上。贫血为轻度和中度,非进行性,常为基础疾病所掩盖。慢性病贫血为正常细胞性、正常色素,正常色素性也可能是小细胞和低色素性贫血。血清铁降低,总铁结合力也降低;血清铁蛋白增高,血清可溶性运铁蛋白受体并不增高,但慢性病贫血伴缺铁时也可增高;红细胞游离原卟啉和锌原卟啉仅轻度升高;骨髓铁染色可染铁增多,但铁粒幼细胞量减少;血清红细胞生成素水平降低。

（五)诊断和鉴别诊断

诊断慢性病贫血时必须注意排除基础疾病本身造成的失血、肾功衰竭、药物致骨髓抑制,以及肿瘤浸润骨髓所致的贫血。

应认真与缺铁性贫血进行鉴别。但必须注意慢性病贫血可同时合并有缺铁性贫血,如类风湿关节炎贫血合并缺铁者可达 27％。与缺铁性贫血的鉴别见表 4-5。红细胞平均体积（MCV)和血清可溶性运铁蛋白受体测定对鉴别慢性病贫血与缺铁性贫血也有一定价值,红细胞平均体积 $<72fL$ 在缺铁性贫血十分常

见，但慢性病贫血罕见。

表 4-5　慢性病贫血和缺铁性贫血的实验室鉴别

	SI	TIBC	TS	SF	FEP	STfR	骨髓铁
缺铁性贫血	↓	↑	↓	↓	↑↑	↑↑	缺如
慢性病贫血	↓	↓	正常或↓	↑	↑	正常	↑↑

（六）治疗

（1）基础疾病纠正后，贫血得以改善。

（2）要特别注意平衡饮食，以纠正营养缺乏。

（3）补充多种维生素，以助长胃肠道黏膜的正常生长，防止吸收不良。

（4）如贫血有严重症状，特别是老年患者红细胞＜70～80 克/升，宜少量输血。重组红细胞生成素 rhEPO 治疗可改善贫血，减少输血量，改善生命质量。

（5）对于慢性病贫血伴缺铁及红细胞生成素治疗无反应时，补铁应通过静脉补入，因为肠道铁吸收已被阻断。

（6）常用红细胞生成素 rhEPO 制剂有 3 种，即①人重组红细胞生成素（epoetin α 人重组 EPO）。②epoetin β 含糖基化和唾液酸糖蛋白。③epoetin α 的及其长效衍生物。3 种红细胞生成素均含有与人内源性红细胞生成素相同的氨基酸序列，均有效和安全。剂量可每周 10 000 单位，皮下注射。

第五章　呼吸系统疾病

一、老年性肺炎

(一)定义与分类

肺炎是指肺实质乃肺间质感染炎症。按获得性感染分类,可分为社区获得性肺炎(CAP)及医院获得性肺炎(HAP)两大类,其病原学不尽相同,临床表现和病情程度也不一样。

1. 前者,GAP 是指在医院外获得的感染性肺实质炎症,包括具有明确潜伏期的病原体感染,而在入院后平均潜伏期内发病的肺炎,其致病菌以肺炎链球菌、肺炎支原体、肺炎衣原体、流感嗜血杆菌、金黄色葡萄球菌、嗜肺军团菌等多见。

随着社会人口老化及慢性病患者增长,老年护理院伴随建立,护理院获得性肺炎(NHAP)其病原谱分布介于 CAP 和 HAP 之间,而且以多耐药(MDR)为主。老年人 CAP 发病率高,大约是年轻人的 10 倍,死亡率平均为 20%,比年轻人高 3～5 倍。

2. 后者,HAP 是指患者入院时不存在,无感染潜伏期,而于入院 48 小时后,在医院内发生的肺炎,包括在医院内获得感染而于出院后 48 小时内发生的肺炎。同时,还外加呼吸相关性肺炎(VAP)是指气管内插管或气管切开后接受机械通气 24 小时后或拔除停用人工道 48 小时内发生的肺炎。

2004 年美国 ATS 及 IDSA 发布的《诊疗指南》规定:HAP 包括 VAP 和卫生保健相关肺炎(HCAP)。而 HCAP 是指以下任何一种情况出现的 CAP,即感染发生前 90 天内因为急性病住院 2

天以上,住疗养院或护理机构或感染前 30 天接受过静脉滴药,或化疗或伤口护理或血液透析等。

HAP 病原体多系革兰阴性杆菌(铜绿假单胞菌、肠杆菌、不动杆菌)、金葡菌、厌氧菌、流感嗜血杆菌、病毒、真菌及常见多重耐药。

(二)流行病学

老年人是肺炎的高发人群,其病情严重程度随年龄增长而加重,死亡危险高。据《infection－2006》报道,全球每年 60 岁以上老年性肺炎年发病率约为 25‰,此数是年轻人的 3 倍,发病率和死亡率随年龄增长而增加。60 岁以上肺炎患者病死率为 20％,肺炎年死亡率为 5‰。在美国的社区获得肺炎每年有 400 万～500 万成年患者,其中约 50 万需住院,4.5 万例死亡,在 65 岁以上老年患者中,死亡率占第五位。

据我国诸骏仁教授统计资料表明:在 8 947 例医院获得性肺炎老年患者中死亡者,由 20 世纪 50 年代的第三位,到 70 年代时已上升达第一位。肺炎在老年体检中出现率为 25％～60％。2002～2003 年,严重急性呼吸综合征(SARS)在我国流行时,老年患者死亡率为 11％～14％,死亡人数占全部死亡人数的 44％。

(三)病原学

据 2004 年我国成人社区获得性肺炎(CAP)常见致病原检验结果显示:肺炎链球菌占 30％～70％,化脓性链球菌及流感嗜血菌占 3％～20％,肺炎杆菌、铜绿假单胞菌及军团杆菌占 20％,金黄色葡萄球菌占 2％～10％,非典病原体和细菌混合感染占 11.48％,非典病源体是 CAP 重要致病原之一。因此,对老年社区获得性肺炎用药应选择抗菌谱广,并且可同时覆盖革兰阴性和阳性菌、厌氧菌及非典型性病原体以提高初始治疗成功率。医院获得性肺炎(HAP)致病菌以革兰阴性菌为主,占 47%～70%,其中克雷伯杆菌占 13%～14%、铜绿假单胞菌、大肠埃希菌、肺炎杆菌占 11%～15%,肺炎链球菌占 10%～20%,金黄色葡萄球菌为 3%～13%。

北京协和医院微生物教研室流行病学调查显示:在早发医院获得性肺炎发病 5 天以内,肺炎克雷伯杆菌居第一位,其次是流感嗜血等和肺炎双球菌,然后是大肠干菌。而发病 5～10 天后,肺炎克雷伯杆菌比例有所下降,流感嗜血杆菌和流感肺炎双球菌明显减少,而铜绿假单胞菌和鲍曼不动杆菌比例上升。2005 年美国胸科学会指南,也对早发及迟发医院获得性肺炎可能的病原菌作了详细的论述,并推荐莫西沙星、头孢曲松等药使用于无多重耐药菌危险因素的医院获得性肺炎初始经验治疗。

(四)临床表现和诊断,重症 CAP HAP 诊断标准

一般典型肺炎临床表现,如突然起病、畏寒发热,或先有短暂上呼吸道炎、咳嗽、咳痰,或伴胸闷、胸痛,胸部叩诊病变区呈浊音或实音,肺泡呼吸音减弱或呈管状呼吸音、湿啰音等。

老年性肺炎临床表现极不典型,乃因老年防御力及免疫力低下,伴发病及并发症多,病情变化快,疗效差,预后十分不良。

老年性肺炎突出表现常见咳嗽,咳痰不明显,但是呼吸急促、气急,或呼吸困难,甚至呼吸衰竭。机体反应力弱,发热、寒战不明显;早期可出现全身中毒症状,表现精神萎靡、意识恍惚或模糊,甚至昏睡;心率快,常伴心律失常,或血压低乃至休克、心力衰竭;常伴有消化系症状,如恶心、呕吐,或腹痛、腹泻,以致脱水或出现电解质紊乱。

实验室检查:白细胞可正常,感染严重者周围血可见中性粒细胞比例升高或出现中毒性颗粒。咳痰、胸液、血液培养对病原学诊断及用药有帮助。对重症患者检查肝、肾功能。电解质及血

气分析。

胸部 X 线检查:两肺中下野的中内带多见斑片状而非均匀一致的阴影,多系实变肺叶中存在肺气肿。尚可见支气管及周围间质炎,CT 诊断肺炎的敏感性和特异性优于普通 X 线,对老年人其应用价值高。

1. 重症 CAP 诊断标准

凡符合 1 条主要标准或 3 条次要标准者可诊断

主要标准:

(1)需要机械通气。

(2)肺浸润增多>50%/48h。

(3)败血性休克。

(4)急性肾衰竭(尿量<80ml/h)。

次要标准:

(1)呼吸频率>30 次/分。

(2)PaO_2/FiO_2<250mmHg。

(3)双肺或多叶肺炎。

(4)意识模糊/定向障碍。

(5)尿毒血症[BUN≥7mmol/L(20mg/dl)]。

(6)感染引起白细胞减少(WBC 计数<4 000 个/mm^3)。

(7)血小板减少(血小板计数<100 000 个/mm^3)。

(8)低体温(深部体温<36℃)。

(9)低血压 BP<90%/mmHg。

2. HAP 诊断标准

入院 48 小时后发病,发现咳嗽、咳痰或咳嗽性症状改变,并符合下列标准之一者。

(1)发热,肺部啰音或每入院时 X 线比较显示新的炎症病变。

(2)痰液镜检(鳞状细胞<10 个/低倍视野,WBC>25 个/低倍视野,或两者比例<1:2.5)连续 2 次分离出相同病原菌,即送

检作定量培养,分离的病原菌浓度≥10^3 cfu/ml。

(3)血培养阳性或肺炎并发胸腔积液,穿刺液送检分离出病原体。

(4)呼吸道分泌物(包括支气管镜、气管切开吸引分泌物)经检出特殊病原体(包括军团菌),或血清及其他体液经免疫学检查证明(如 IFA)或有组织病理学证据。

3. 重症 HAP 诊断标准

(1)住入重症监护病室(ICU)。

(2)呼吸衰竭,机械通气治疗,吸氧以维持 SaO_2>90%者。

(3)X 线呈多时肺炎,48 小时内迅速扩大 1 倍或以上。

(4)有败血症休克,或多脏器功能衰竭。

如血压<90/60mmHg,尿量<20ml/h 或<80ml/4h,或因急性肾衰竭做透析治疗。

(五)治疗策略

老年人肺炎按 CAP 和 HAP,包括来自护理院的肺炎(NCAP)乃因后者病原谱更接近 HAP,且以多耐药为主,均应留取病原学诊断标本后,参照指南方案,及时用药。在获得病原学诊断结果后结合临床反应后决定于一步抗菌治疗。

1. 支持疗法 保暖、卧床休息、低浓度氧气吸入、纠正水与电解质平衡。必要时给予肠道外营养,补给新鲜血浆、人血白蛋白等。应尽可能做病原菌检测,据以作为选用有效抗生素参考。

2. 抗生素选择与应用

(1)社区获得性肺炎(CAP):对于无慢性基础病患者,首选青霉素、头孢呋辛;对于有慢性基础病患者,可选用左氧氟沙星、哌拉西林、头孢唑林、哌拉西林,第 2~3 代头孢菌、含酶抑制的 β 内酰胺类药;对于具有非典肺炎综合征者,可选以上药物＋红霉素;对于社区获得性肺炎患者可选哌拉西林,大量青霉素、第三代头孢；对于误吸后肺炎，可用第三代头孢＋甲硝唑或替硝唑。

（2）致病菌已明确：对于链球菌感染者，可选青霉素、红霉素或头孢唑林；对于嗜血流感杆菌感染者，选氨苄西林、舒巴坦、头孢呋辛；对于革兰阴性杆菌可选哌拉西林、环丙沙星、复方替卡西林、第3～4代头孢、亚胺培南；对铜绿假单胞菌可选哌拉西林、环丙沙星、美洛西林、头孢他啶；对于 ESBLS 菌株可选亚胺培南、第四代头孢；对于军团杆菌选红霉素、阿奇霉素；对于金黄色葡萄球菌可选苯唑西林、头孢唑林、克林霉素、万古霉素；对厌氧菌可选青霉素、克林霉素或加甲硝唑、第2～3代头孢、左氧氟沙星或加替硝唑；对于真菌可选氟康唑、两性霉素 B。近年上市的卡泊芬净具有较广的适应证和安全性，可用于肝肾功能不全的患者。

（3）优化治疗策略：近年随着临床耐药与多重耐药菌株日益猖獗，优化抗菌治疗是当前国际上抗感染疗法的新概念和新趋势。在临床治疗中，广大医师面临着在提高疗效的前提下，同时尚要防治耐药、防止耐药菌群产生、减少定值细菌及减少医疗环境的影响等任务。为此，应根据抗菌药物的药效学和药代动力学提倡短疗程、序贯用药，即对重症患者先行静脉滴注，病情好转后改用口服用药等。

优化治疗强调要按感染类型个体用药，首先对流行病学和病原菌的分布应在搞清楚的基础上优选药物，同时根据药效学/药动学注意发挥药物特长，如氟喹酮是一类浓度依赖性药物，其组织穿透力强、组织浓度高，适用于下呼吸道感染的控制。优化疗法尚须注重初始治疗，采用短程安全用药，并注意突变浓度的影响。

老年人基础疾病多、吞咽功能障碍常见，呛咳、咳嗽反射能力较弱，故常伴有误吸或反复误吸。据资料统计，在社区获得性肺炎中有 5％～15％患者发生吸入性肺炎或误吸引起的慢性支气管炎。

在治疗中对于误吸入胃内容者可不用抗生素，以免破坏正常胃肠道菌群，但对于细菌吸入肺炎患者，则应使用抗生素。治疗误吸时宜采取短期鼻饲、清洁口腔、禁用镇静药。对于严重吸入性感染性肺炎，应采用广谱抗菌药物，按社区获得性肺炎和医院获得性肺炎指南治疗，建议采用抗厌氧菌活性的新喹诺酮类（如莫西沙星）、哌拉西林等敏感性较强的药物。

2005年美国胸部学会指南（ATS）对老年社区获得性肺炎治疗推荐：宜选择抗菌谱广且要覆盖革兰阴和革兰阳性菌、厌氧菌及非典型病原体的药物，以提高初始治疗成功率。同时考虑到老年人的基础疾病复杂、体弱、免疫力低下等特点，应使用安全性药物和药物间相互影响小的药物。同时ATS指南对医院获得性肺炎治疗推荐莫西沙星、头孢曲松、氨苄西林/舒巴坦和厄地培南用于无多重耐药菌危险因素的医院获得性肺炎的初始经验治疗。

（4）医疗机构相关性肺炎（HCAP）：医疗机构相关性肺炎，系2005年ATS发布医院获得性肺炎指南中的新术语，是指本次感染前90天内因为急性病接受住院治疗，而且住院时间超过2天，住在养老院或在康复治疗机构接受治疗者。本次感染前30天内接受过抗生素静脉滴注或化疗、或接受血液透析等治疗。医疗机构相关性肺炎最常见病原菌是金黄色葡萄球菌，其中56.8%为耐甲氧西林金黄色葡萄球菌，其病死率为19.8%。对于医疗机构相关性肺炎的治疗问题，目前尚有争议。多数专家建议原则上应接受社区获得性肺炎治疗，但要考虑到医院获得性肺炎特殊的感染因素。美国《急诊科指南》推荐，莫西沙星为医疗机构相关性肺炎的一线用药。

（5）对于初始治疗无效的肺部感染评估：首先应参考3点作分析，即患者经过初始治疗或入院治疗72小时后发热（体温23℃～38℃）或有感染体征持续存在；患者经过初始治疗后死亡（但住院24～48小时死亡者，未必属于治疗失败，应注意区分死因);要结合 X 线胸片及实验室检查(含细菌学培养)结果作综合性分析。应从以下几个方面以评估治疗失败原因:如感染的诊断及鉴别诊断,微生物学诊断(如出现混合感染、耐药菌感染及非耐药菌的重度感染),抗菌药物使用是否恰当(如起始治疗的抗菌药物是否覆盖致病菌、抗菌药物使用的剂量、方法及疗程是否正确,抗菌药物在体内是否足够强效),患者的基础疾病状态等。

初始治疗应在全面评估的基础上开展,抗菌谱覆盖面宜宽广,并且强效,能在短期内控制感染以减少初始治疗无效的发生。在社区获得性肺炎患者中单用氟喹酮类药可降低住院率,而β内酰胺类加大环内酯类的联合则适于重症者,对于初始治疗确实无效者,也应对患者进行再度评估,在明确无效的基础上,进行针对性的再治疗,以尽可能缩短抗菌药物的疗程。

3. 常用抗感染药物的抗菌谱概述

(1)肺炎链球菌感染:病情较轻者可选红霉素 0.5 克,每 6 小时 1 次,口服,阿莫西林 1.0 克,6 小时 1 次或青霉素 80 万单位,12 小时 1 次,肌内注射;病情较重者,可选用青霉素 G100 万单位,6 小时 1 次,静脉滴注或用克林霉素 0.6 克,6~8 小时 1 次,静脉注射,或静脉滴注或用头孢唑林 0.5 克,8 小时 1 次,静脉滴注。

(2)金黄色葡萄球菌感染:多见于高龄体衰者,可选甲氧青霉素 0.5~1.0 克,4~6 小时 1 次,肌内注射或静脉注射或用头孢唑林钠 0.5~1.0 克,4~6 小时 1 次,静注或静滴,或选用头孢美唑钠 0.5~1.0 克,12 小时 1 次,静脉注射或静脉滴注,或选用万古霉素 1.0 克,12 小时 1 次,静脉滴注,疗程不超过 2 周。

(3)流感嗜血杆菌感染:多见于老年全身慢性病患者,可选第二代头孢菌素,如头孢呋辛、头孢噻乙胺唑 1.0~2.0 克,8~12 小时 1 次,肌注或静注。

(4)肺炎杆菌感染:多见于老龄体弱患者,根据药敏试验结果可选头孢孟多(多孢羟唑)2.0 克,12 小时 1 次,肌内注射或静脉

注射或静脉滴注(肾功不全者应减量)。也可用头孢哌酮(头孢氧哌唑)2.0克,8～12小时1次,肌内注射、静脉注射或静脉滴注;病情严重者可联合哌拉西林(氧哌嗪青霉素)18克/日或联合一种氨基糖苷抗生素;氟喹诺酮类抗生素,如氧氟沙星0.28克,12小时1次,静脉注射或环丙沙星(环丙氟哌酸)0.25克,12小时1次,静脉滴注。

(5)铜绿假单胞菌感染:按细菌药敏试验结果选择头孢他啶2.0克,12小时1次,静脉滴注,或头孢哌唑2.0克,12小时1次,静脉滴注。

(6)大肠埃希菌感染:选阿米卡星丁胺卡那霉素0.2克,12小时1次,静脉注射或静脉滴注;氧氟沙星0.2克,12小时1次,静脉滴注;环丙沙星,环丙氟哌酸0.25克,12小时,静脉滴注;头孢米诺钠1.0克,12小时1次,静脉注射或静脉滴注。

(7)枸橼酸杆菌感染:根据药敏结果选头孢唑肟钠1.0克,12小时1次,静脉注射或静脉滴注。

(8)其他革兰阴性杆菌感染:包括变形杆菌、沙霉杆菌、不动杆菌等,按药敏可选头孢噻肟1.0克,8～12小时1次,肌内注射或静脉注射、静脉滴注。

(9)厌氧菌感染:首选青霉素G200万～1 200万单位/日,静静滴注,病情好转后减少剂量做肌内注射,疗程6～12周。

(10)脆弱类杆菌感染:对青霉素耐药,可选氯霉素每日30～60毫克/千克体重,6小时静脉注射,或林可霉素每日15～30毫克/千克体重,6小时静脉注射或用甲硝唑0.2克,每日3次,口服。

(11)支原体感染:可用四环素0.25,每日4次,口服。

(12)嗜肺军团菌感染:多见于高龄且长期使用免疫抑制剂者,可选用红霉素2.0克,每日3次,口服;对于中重度患者,用红霉素4克,每日4次,静脉滴注,或用红霉素4.0克+利福平1 200毫克/日,每日2次,口服,疗程3周。

（13）肺真菌病感染：多见于高龄、体弱、长期使用广谱抗生素的患者。念珠菌病和曲霉菌病是主要的真菌感染病原菌。当前组织胞浆菌和球孢子菌病的发病率在亚洲也逐渐增长。医院内念珠菌血症的病死率较高。两性霉素 B 是治疗真菌感染的常用药物，但要警惕肾毒反应。

2005 年 Karsonis 等研究显示：卡泊芬静对假丝酵母菌属有杀菌活性。近期对卡泊芬静药效动力学分析提示，用卡泊芬静替代两性霉素 B 治疗，可显著降低肾功能损害。

4. 优化新一代抗生素概要　　下呼吸道感染是呼吸系重症感染，最常见的疾病包括急性气管与支气管炎、社区获得性肺炎、医院获得性肺炎和慢性阻塞性肺部急性感染，其中社区获得性肺炎的主要致病菌依次为肺炎链球菌、流感嗜血杆菌、肺炎克雷伯菌及金黄色葡萄球菌，尚有非典型病原体，如肺炎支原体、衣原体及嗜肺军团菌等占 31.31%，提示在我国社区获得性肺炎中常见的混合感染。

医院获得性肺炎流行病学调研中期结果显示，轻/中度医院获得性肺炎以肺炎克雷伯菌、流感嗜血杆菌、肺炎链球菌较多见。专家们比较了氟喹诺酮药物的总体敏感性。一致认为莫西沙星的敏感性较高，活性好。

由中国呼吸道感染优化治疗协作组主办的"2005CROTC 优化抗菌治疗学术论坛"专家指出，老龄患者体质差，病情进展快，常见多种细菌混合感染，且可能伴有多种慢性病或合并吸入性肺炎，其预后十分严重，需选用抗菌谱广，能覆盖革兰阴性、革兰阳性菌及非典型病原体、厌氧菌等抗菌药物。

根据北京协和医院的监测数据分析，当今只有氟喹诺酮类莫西沙星及碳青酶烯类药物（亚胺培南、美罗培南）保持较高的敏感率。莫西沙星显著增强了对革兰阴性菌、厌氧菌及非典型病原体的抗菌活性，同时保持了对革兰阳性菌的良好抗菌活性，对社区获得性肺炎和医院获得性肺炎的主要致病菌也有良好的活性。

(1)氟喹诺酮类药物的发展历程:根据其进程,结构及药效改进可分为 4 代(表 5-1)。

表 5-1　氟喹诺酮类药物分代

分代	代表性喹诺酮	结构变化	抗菌谱及抗菌活性
1960 年第一代	萘啶酸	基本结构	对革兰阴性菌抗菌作用强,对肠杆菌属敏感
1970 年第二代	吡哌酸	7 位引入丙嗪基	抗菌谱扩大,包括肠杆菌属,并增强对铜绿假单胞菌的活性
1980~1990 年第三代	环丙沙星、左氧氟沙星	第一位加入环丙基,在第六位引入氟,保留丙嗪基础上,引入烷基	增强对革兰阳性菌作用,抗菌谱扩大
2000 年第四代	莫西沙星吉米沙星	保留丙嗪基、环丙基及氟,增加阿扎双环	增加对革兰阳性菌和非典型病原体及厌氧菌的抗菌活性,抗菌谱广

①左氧氟沙星系第三代氟喹诺酮类药,在药物结构第六位引入氟,保留丙嗪结构基础上引入烷基抗菌谱扩大。据美国 2005 年胸科学会(ATS 2005)报告,左氧氟沙星对医院获得性肺炎大部分病原体有较好的活性,具有独特的药代动力学,如该药系浓度依赖性的杀菌剂,在肺内可达最高浓度,在上皮内液体中浓度超过血浆浓度的 16%,可减少耐药菌产生而提高疗效,每日 1 次给药可发挥其浓度依赖性杀菌作用;口服制剂生物利用度和静脉制剂相当。临床切换使用方便。美国胸科学会推荐剂量左氧氟沙星 500~750 毫克,静脉滴注或口服,7~15 日为 1 个疗程。

②莫西沙星系第四代氟喹酮类药,其结构变化上保留丙嗪基、环丙基及氟,增加的阿扎双环,加强了组织的穿透力,同时增大了分子量,使其不易被细菌外排,减少耐药;8 位增加的甲氧基可增强抗

厌氧菌的作用。莫西沙星可以同时结合和阻断脱氧核糖核酸旋转酶及拓扑酶Ⅳ,有效作用于革兰阳性菌及革兰阴性菌。

由于莫西沙星具有抗菌谱广、抗菌活性强、快速杀菌、组织浓度高等特性,被广泛应用于社区获得性肺炎和医院获得性肺炎等下呼吸道感染性疾病,并取得了满意的疗效。推荐剂量为400mg/日静滴,每日 1 次。

(2)碳青霉烯类药物对多重耐药革兰阴性细菌作用:目前,随着广谱 β 内酰胺类和喹诺酮类抗生素耐药的大肠埃希菌和其他革兰阴性细菌迅速增长,更早期、更广泛地应用碳青霉烯类抗生素很有必要。为规范该类药物的合理应用。英国 Davia 教授指出应遵循的几个基本原则,即要根据当地细菌耐药的流行病学及患者的危险因素使用碳青霉烯类药作经验性治疗,然后根据实验室检测到的致病菌和药敏试验,结合患者的治疗反应,将经验性治疗调整为降阶梯治疗,同时选用疗效最好,对目标病原体耐药选择压力和附加损害最小的碳青霉烯类药物(表 5-2)。

表 5-2　碳青霉烯类药物分类

Ⅰ类	Ⅱ类	Ⅲ类
碳青霉烯(不覆盖非发酵革兰阴性细菌感染)	碳青霉烯(具有抗铜绿假单胞菌和不动杆菌活性)	碳青霉烯(抗 MRSA 活性)
厄地培南	亚胺培南(泰能)	(抗甲氨西林耐药金色菌球菌)
	美罗培南(美平)	
	帕尼培南	CS-023
	比阿培南	(研究中)
	Doripenem	
	(研究中)	

碳青霉烯类药物包括 3 类,其中厄地培南主要用于多重耐药的肠杆菌科细菌(除非发酵菌)引起的社区获得性肺炎感染;亚胺培南和美罗培南适用于非发酵菌(如铜绿假单胞菌、不动杆菌等)

或其他革兰阴性细菌(肺炎克雷伯菌和肠杆菌属等)引起的社区获得性肺炎感染。

①厄地培南有效治疗中重度 CAP。厄地培南是 2001 年在美国获准上市的新型长效注射用Ⅰ类碳青霉烯类抗生素,对需氧菌、厌氧菌、肠杆菌属细菌有很好的抗菌活性,主要用于治疗多重耐药肠杆菌科细菌所致中重度社区获得性肺炎感染。厄地培南对革兰阴性细菌(除非发酵菌)有很强的抗菌活性,耐药性低、安全,且患者依从性好,无明显的药物间相互作用。厄地培南半衰期长、血浆蛋白结合率高,可以每日 1 次用药(静脉或肌内注射)。适于治疗多种细菌混合感染所致社区获得性肺炎,如复杂的腹腔内感染、急性盆腔炎或尿路感染及皮下组织感染。

在治疗疑似多重耐药 β 内酰胺酶类药的中重度社区获得性肺炎时,本品是很好的选择,有助于解决 HAP 的耐药问题。当然,HAP 的主要治疗药物还是Ⅱ类碳青霉烯类药物,如亚胺培南和美罗培南。

②重症 HAP 的抗生素治疗。在重症监护病房中,(ICU)最常见的重症医院获得性肺炎函呼吸衰竭或多脏器功能衰竭、败血症休克等,其死亡率较高,其治疗策略包括:尽早维持患者的循环血流灌注,对于感染性休克患者使用小剂量糖皮质激素治疗,应用强化胰岛素治疗以严格控制血糖,使用重组活化蛋白 C 来改善感染性休克患者的预后;对于合并成人呼吸窘迫综合征者,采用保护性机械通气,早期正确地使用抗生素,如初始治疗应选择广谱抗生素。

经验性治疗时,在抗生素选择上应重点考虑几个方面:如药物的药动学和药效学特点,不同药物的耐药性和诱导耐药性的能力;药物组织通透性;给药时间和剂量;药物的毒副作用。如果能获得细菌学检查结果,则要根据情况调整治疗,选择 1 种窄谱抗生素作降阶梯治疗。初始治疗时要选择广谱抗生素,由于起效迅速可提高治疗的准确性。

③碳青霉烯抗生素的优越性。碳青霉烯Ⅱ类药物中亚胺培南和美罗培南是治疗严重 HAP 的较好药物。因其抗菌谱广,对β内酰胺酶稳定、药物敏感性高,耐药率低,对多重耐药的肠杆菌等感染有良好的疗效。研究表明,细菌对喹诺酮类抗生素的敏感性为 49.5%,对头孢菌素的敏感性为 60%,而对Ⅱ类碳青霉烯类中的亚胺培南和美罗培南的敏感性均为 100%。肠杆菌等细菌对亚胺培南耐药率最低,对美罗培南会产生一定的耐药性,对头孢菌素类的耐药率较高。

(3)亚胺培南和美罗培南的区别:

①从药动学和药效学来看。抗生素可分为时间依赖性和浓度依赖性。前者包括氨基糖苷和喹诺酮类药物,其疗效与曲线下面积(AUC)、最小抑菌浓度(MIC)或血峰浓度(CMAX)/MIC 的比值密切相关。给药目的是尽量提高血药峰值浓度。后者包括β内酰胺类药物,其疗效与药物浓度大于最低抑菌浓度的持续时间(T>MIC)相关。给药目的是尽可能延长血药浓度超过最低抑菌浓度的时间。美国 Maglio 等观察了 5 000 例医院获得性肺炎患者使用亚胺培南、美罗培南、头孢他啶等的药效学特点,对于时间依赖性药物,则希望其血药浓度大于最低抑菌浓度的时间为给药间隔时间的 70%(即 70%T>MIC)。结果显示亚胺培南达到这目标的比率为 98%,美罗培南为 87.6%。该研究显示,亚胺培南的药效学更好。

对于常见致病菌,亚胺培南的血峰浓度及血药浓度-时间曲线下面积均明显高于美罗培南。表明亚胺培南的药动学特点优于美罗培南。

②从耐药机制作比较。一是膜孔蛋白(OPRD):碳青霉烯类药物要进入铜绿假单胞菌内部,必须通过细胞壁上特殊的膜孔蛋白(OPRD),如该膜孔蛋白缺失,细菌则会对亚胺培南和美罗培南

耐药。二是外排泵系统：铜绿假单胞菌的细胞壁上存在外排泵系统，正常情况下主要排除体内代谢产物，但进入体内的药物也有可能通过外排系统被排出。例如，喹诺酮类药物可增加外排泵系统的表达，在自身被排出的同时，其他广谱抗生素，如美罗培南也会被排出。同时，美罗培南本身也会激活外排泵系统，进而导致细菌对其他药物耐药，但是这种机制对亚胺培南并不起作用。

总之，膜孔蛋白缺失会导致细菌对亚胺培南和美罗培南均耐药，而外排泵机制上调，则只导致对美罗培南耐药，对亚胺培南无影响。另外，亚胺培南选择性耐药只会影响亚胺培南，而美罗培南选择性耐药会影响更多抗生素（表 5-3）。

表 5-3　铜绿假单胞菌对亚胺培南和美罗培南的耐药性

	亚胺培南	美罗培南
膜孔蛋白缺失	耐药	敏感性降低,低水平耐药
外排泵上调	不受影响	敏感性降低
每日最大用量	3～4 克	6～12 克
选择性耐药特性	仅影响碳青霉烯类药物	影响其他广谱抗生素

（4）在 2007 年第四届重症感染高峰论坛及欧洲临床微生物学与感染病大会、2007 年中国学术年会上，瑞士日内瓦大学微生物学教授 ISC 前任主席 Jean Claude Pechere 就控制严重院内感染作了阐述，并对亚胺培南和美罗培南进行了比较。

根据药动学/药效学数据，亚胺培南（0.5 克/6 小时）与美罗培南（1 克/8 小时）等效或更好。两药对多重耐药病原体的筛选能力不同。已知铜绿假单胞细菌的耐药机制有 3 种，即通透性改变，如细胞壁上特殊的膜孔蛋白缺失对两者都有影响，β 内酰胺酶的产生对两者都有影响；外排泵机制只影响美罗培南而不影响亚胺培南。当两药进入细胞质外间隙后，亚胺培南不被外排泵所识别，而美罗培南则被外排泵识别而泵出细菌体外。总之，亚胺培南筛选出碳青霉烯类耐药菌由通透性机制所造成只影响自身,而美罗培南通过外排泵机制选择耐药菌,不仅影响自身,还影响别的药物。

两药的耐药水平也不同,铜绿假单胞菌对美罗培南和亚胺培南的耐药率分别为 37% 和 30%,不动杆菌对两药的耐药率分别是 34% 和 27%。

(六)老年性肺炎的预防接种

1. 肺炎球菌疫苗　90% 侵袭性肺炎球菌感染由荚膜型肺炎球菌引起。现已制备出 23 价肺炎球菌疫苗。免疫接种可使除免疫抑制者外的所有试验人群(包括老年人)诱导产生良好的免疫应答。

免疫接种可诱生抗荚膜多糖的 IgM 或 IgG 抗体。一项有 21 名成人参加的试验表明,免疫接种后 10 年,有 40% 试验者抗几种型别肺炎球菌的抗体水平仍明显高于基础水平。该结果与已知的脑膜炎球菌抗体持续时间相似。

2. 疫苗的安全性和效力　多价肺炎球菌疫苗系由高度纯化的荚膜多糖组成。该疫苗安全,没有严重不良反应。一项随机对照试验表明,多价肺炎球菌疫苗能有效保护青年避免发生肺炎球菌菌血症和非菌血症性肺炎球菌肺炎,而对老年人则无同样效力。但由于参加试验人数太少,加上试验设计方法有问题,故结论不成立。两项周密设计的试验对照研究表明,多价肺炎球菌疫苗防御老年罹患肺炎球菌菌血症的效力为 60%~70%。另一项大规模准定群研究也证明了这一效力。但该疫苗防御非菌血症性肺炎球菌肺炎的效力,尚未进行病例对照研究。

3. 国际疫苗接种现状和建议　各国肺炎免疫接种政策不同。美国和加拿大建议免疫接种所有 65 岁以上的老年人和高危人群。对老年人进行接种的结论和建议是:①在青年人中进行的随机对照试验和在老年人中进行的病例对照研究和准定群研究表明,肺炎球菌疫苗能安全有效地防御肺炎球菌菌血症。②因为老年人肺炎球菌感染发病率和死亡率高,因此建议对所有老年人免疫接种该疫苗。③对具有感染肺炎球菌高危患者,不论其年龄均应接种肺炎球菌疫苗,但 2 岁或以下婴幼儿除外,因他们对多糖抗原应答较弱。④为能提供关于对老年人进行免疫的更有力理论基础,以保证免疫接种的广泛实施,应开展新的研究、提高确诊水平等。

美国免疫接种指导委员会建议,进行疫苗接种的人群有,①年龄大于 65 岁者。②慢性病患者(心血管疾病、慢性肺部疾病、糖尿病、慢性肝脏疾病、嗜酒、脑脊液渗漏等患者)。③脾切除或脾功能不全患者(如镰状细胞疾病、脾切除患者)。④免疫功能低下者(包括人类免疫缺陷病毒(HIV)、白血病、淋巴瘤、Hodgkin病、慢性肾衰竭、肾病综合征、器官或骨髓移植者)。⑤免疫抑制治疗者(包括长期接受糖皮质激素治疗患者、居住特殊生活环境或社会福利院的患者。)

复种仅针对那些免疫反应受到影响的高危患者(如进行过脾切除者),10 岁以下患者在 3～5 年后进行,10 岁以上患者在 5 年后进行。对于没有症状的 65 岁以上老年患者不建议进行复种。

4. 老年人下呼吸道感染的效果观察 为了解 23 价肺炎球菌多糖疫苗预防老年人下呼吸道感染的效果、成本-效益及接种后的不良反应,采用整群抽样方法,从社区抽取 600 名老年人将其分为疫苗组和对照组。接种后 30 分钟、3 天、14 天时接受随访以观察局部和全身的不良反应,同时随访两组下呼吸道感染发生情况、抗生素使用频率、住院频率、成本-效益比等。

两组在人口学特征、行为方式、慢性病、居住环境、接种流感疫苗、试验前 3 月下呼吸道感染发生情况及住院频率等方面无显著差异。

研究结果显示:23 价肺炎球菌多糖疫苗可使下呼吸道感染减

少 65.9%。每接种 6.7 名老年人,可避免发生下呼吸道感染 1
次,每接 16.4 名老年人,可避免发生下呼吸道感染 2 次。接种疫
苗可使慢性阻塞性肺部疾病、冠心病患者下呼吸道感染及抗生素
的使用减少,同时可降低住院率;也可使糖尿病和高血压患者下
呼吸道感染与抗生素使用减少。此外,疫苗接种还可降低全体受
试者和慢性阻塞性肺部疾病、冠心病、高血压患者的下呼吸道感
染程度。

接种疫菌可使平均住院次数(15)和平均住院时间(20 天±
5.66天)减少(对照组平均住院 43 次,平均住院时间 24 天±7.24
天)。多变量分析结果也表明慢性阻塞性肺部疾病、冠心病患者
的下呼吸道感染和抗生素使用风险高,住院频率也有所增加,而
疫苗接种则可减少下呼吸道感染和抗生素的使用,同时降低住院
频率。

成本-效益分析表明,接种 23 价肺炎球菌多糖疫苗的总费用
为 62 850.5 元人民币,而接种疫苗的效益可达 129 322.15 元人
民币,因此接种疫苗后效益/成本比为 2.06,接种疫苗净效益为
66 471.65 元人民币。

研究者观察了接种 23 价肺炎球菌疫苗的不良反应结果显
示,80 例受试者在接种部位出现轻微反应,如轻微疼痛、红肿、硬
结、皮疹;9 例表现为低、中度发热(体温<38.3℃)和轻微头痛、头
晕,勿需特殊处理;2 例在接种十几个小时后出现不明原因的气促
和一过性血压升高,经精神安慰后均自然缓解。

总之,23 价肺炎球菌多糖疫苗可有效预防社区老年人发生下
呼吸道感染,减轻下呼吸道感染程度,减少抗生素使用频率,减少
住院需求,缩短住院天数,特别是对慢性阻塞性肺部疾病、冠心
病患者的保护效益十分显著。该疫苗应在中国老年人中推广
使用。

二、老年肺结核病

肺结核病是结核分枝杆菌引起的慢性肺部感染性疾病,病理特点为结核结节、干酪坏死和空洞形成。肺结核病占各器官结核病总数的 80% ~ 90%,其中痰中排菌者称为传染性肺结核病。

(一)流行病学

近年,据世界卫生组织估计,全球 60 亿人口中有 20 亿结核感染者,一年约有 840 万新发病例,其中半数以上为传染性肺结核。每年约有 280 万人死于结核病,占各种原因死亡人数的 7%,占各类传染病死亡人数的 19%。全球结核病的猖狂流行,是对人类健康的严重威胁。

世界卫生组织为引起各国政府及相关部门的重视,提出了结核病"死灰复燃"的警告。主要是指欧美等发达国家,在 20 世纪 60 ~ 70 年代,结核病患病率已大幅降低,但 80 年代后期起,移民的增加和结核菌耐药性的危害,使得结核病的患病率显著反弹。

新中国成立初期城市肺结核患病率较高,通过了大规模防治工作,结核患病率逐年下降,但其速度较慢。据 2000 年全国最新调查显示,全国感染人数达到 5.5 亿,现有结核病患者 500 万,占全球患者的 1/4,其中传染性结核病患者达 200 万,这其中又有 150 万人痰涂片检查呈阳性(为大量排菌的患者,是结核病的主要传染源),每年有 13 万人因结核病死亡。

(二)传染源与易患因素

1. 传染病源 开放性肺结核患者的排菌是结核菌传播的主要来源。2005 年,在我国经确诊的新涂片检查阳性肺结核病患者计 47 万人,都是最直接播散结核杆菌的主要来源,耐药结核病比例高达 46%。患者咳嗽或喷嚏可排出的结核菌悬浮在飞沫中,通过空气播散而使健康人群感染,排菌愈多、接触时间愈长,其危害愈大。患者随地吐痰、当痰液干燥后细菌可随尘埃飞扬,也可造成呼吸道吸入感染。

2. 易感人群 我国自 2000 年起已步入老龄社会。老年人常患有多种慢性疾病,特别是呼吸系疾病、心脑血管疾病、糖尿病、肿瘤等,由于免疫力降低、营养不良、贫血、体衰等危险因素,则易罹患肺结核。

老年人的肺结核病几乎是早年感染的结核病的重新活动。许多老年患者既往没有明显症状,随着年龄的增长、机体各种器官的衰老、慢性疾病增加、免疫力低下而致旧病结核复发。在英国,老年人结核病最高发生率是在 65 岁及以上的老年人中间。据有关调查报告指出,死亡于结核病的老年人中有 70% 是发生在 70 岁以后,其中有些在生前未作出诊断,这是在更老的年龄组别结核病越来越常见的特点。

此外,易患结核病的因素还有:艾滋病、HIV 感染、空盲肠分流手术、胃切除术后、糖尿病、矽肺、血液透析、血友病、使用免疫抑制药物、肿瘤,以及重度吸烟者等中年人群,都是结核病的易感危险因素。

(三)临床特点

老年人的肺结核,多系早年罹患结核而病灶重新活动。许多患者平时没有症状,但常有 X 线片的异常所见,而这种异常情况在多年中可有或无变化。若 X 线片有变化提示病灶可能活动,没有变化或表现为纤维化或钙化,并不代表病灶无活动。确定病灶有无活动则须进一步检查口痰、咽拭子或胃液,做涂片镜检或结核菌培养。结核菌素试验阴性不能作为病变不是结核的证据,因为有的老年患者自知患有结核病,但对结核菌素没有反应。

　　老年人肺结核的临床表现,常因老年免疫功能障碍及合并多种慢性病,如糖尿病、慢性阻塞性肺病和心脑血管疾病等,使得结核病症状不典型。患有慢性支气管炎的老年肺结核患者,除偶有慢性咳嗽、咳痰外,其症状无特别变化。患者平日一无低热;二无盗汗,X线片仅见慢性支气管炎征象。如果要想不遗漏肺结核的诊断,取痰涂片镜检很有必要。

　　对于体重减轻、胃肠道症状和厌食与呼吸道症状不相称的患者,胸部 X 线照片检查是一项早期的重要检查措施。

　　多少年前,在青少年患者中典型的粟粒性肺结核,现在已不常见。但在老年患者中,粟粒性肺结核播散日益增多,常表现为"隐匿"型发病。起病缓慢,全身不适、倦怠、体重减轻和低热,而呼吸道症状较轻。偶尔可见血液方面紊乱,从贫血到类白血病反应或全血象低。结核菌素试验呈阳性(但在某些患者只在连续试验后才呈阳性)。胸部 X 线片多数正常,但血沉率增快。肝功能试验呈轻度异常。必要时可进一步对肝脏及骨髓活组织检查。如果其他诊断方法均告失败,可用对氨基水杨酸钠和异烟肼做试验性治疗观察。

(四)肺结核病的诊断

1. 菌(涂)阳性肺结核病

(1)初诊肺结核病患者,直接痰涂片镜检 2 次痰菌阳性。

(2)1 次涂片阳性加 1 次培养阳性。

(3)虽 1 次涂片阳性,但经病案讨论会或主管专业医师确认,胸 X 线片显示活动性肺结核病变阴影。

2. 菌(涂)阴性肺结核病

(1)初诊肺结核病患者直接痰涂片镜检 3 次痰菌阴性为涂阴。2 次培养阴性为培养阴性;1 次涂片阴性加 1 次培养阴性为细菌培养阴性。

（2）胸部 X 线片显示与活动性肺结核相符的病变。

（3）具有咳嗽、咳痰、血痰或咯血、胸痛、胸闷、气短、低热等症状。

（4）5 国际单位结核菌素皮内注射 72 小时,注射局部硬结反应直径≥5 毫米。

（5）肺部病理标本(手术、纤维支气管镜镜检、肺穿刺等)经病理诊断为结核性病变。

中华医学会结核病学分会 2001 年颁布的《肺结核诊断和治疗指南》,对涂阴肺结核作了更精确规定。菌阴肺结核病为 3 次痰涂片及 1 次培养阴性的肺结核,其诊断标准为:①典型肺结核病临床症状和胸部 X 线表现。②抗结核治疗有效。③临床可排除其他非结核性肺部疾患。④结核菌素试验(5 国际单位)强阳性,血清抗结核抗体阳性。⑤痰结核菌聚合酶链反应＋探针检测呈阳性。⑥肺外组织病理证实结核病变。⑦支气管肺泡灌洗液检出抗酸分枝杆菌。⑧支气管或肺部组织病理证实结核病变。

具备①～⑥中 3 项或⑦～⑧中任何一项可确诊。

（五）肺结核病的分类

中华医学会结核病学分会于 1998 年修订和制定了我国结核病分类法。在诊断中应同时确定类型和按纪录程序正确书写。

1.结核病分类

（1）原发型肺结核病(Ⅰ型):原发型肺结核病为原发结核感染所致的临床病症。包括原发综合征及胸内淋巴结结核。

（2）血行播散型肺结核病(Ⅱ型):此型包括急性血行播散型肺结核病(急性粟粒型肺结核)及亚急性、慢性血行播散型肺结核病。

（3）继发型肺结核病(Ⅲ型):继发型肺结核病是肺结核病中的一个主要类型,可出现以增殖病变为主、浸润病变为主、干酪病变为主或以空洞为主等多种病理改变。

(4)结核性胸膜炎（Ⅳ型）：为临床上已排除其他原因引起的胸膜炎。在结核性胸膜炎发展的不同阶段，有结核性干性胸膜炎、结核性渗出性胸膜炎、结核性脓胸。

(5)其他肺外结核病（Ⅴ型）：其他肺外结核按部位及脏器命名，如骨结核、结核性脑膜炎、肾结核、肠结核等。

2. 记录程序

(1)按病变范围及部位、分类类型、痰菌情况、化疗史程序书写。例如：右中原发型肺结核病，涂（－），初始；双上继发型肺结核，涂（＋），复治；左侧结核性胸膜炎，涂（－），培（－），初始。

(2)如认为必要，可在类型后加括号说明，如血行播散型肺结核病，可注明急性或慢性；继发型肺结核病可注明空洞或干酪性肺炎等。并发症（如自发性气胸、肺不张等）。并存病（如矽肺、糖尿病等）及手术（如肺切除后、胸廓成形术后等），可在化疗史后按并发症、并存病、手术等顺序书写。

（六）肺结核病的治疗策略

1. 关于结核杆菌的耐药问题　根据患者感染的结核分枝杆菌体外药敏和耐药种类、数目及其影响程度，结核分枝杆菌耐药区分为：①单一耐药。患者感染的结核杆菌体外对 1 种一线药物耐药。②多耐药。对不包括异烟肼和利福平在内的≥2 种一线药物耐药。③耐多药。对异烟肼和利福平耐药。④严重耐多药。在耐多药基础上，还对氟喹诺酮类药物中的一种以及至少对注射药物卷曲霉素、卡那霉素和阿米卡星中的一种产生耐药。耐药特别是耐多药和严重耐多药结核病的治疗非常困难。

我国结核杆菌耐药率较高，全国约有 20 万结核病患者感染的菌株为耐药菌株。世界卫生组织提出要警惕严重耐多药结核，对我们的警示作用有二：第一，不要滥用二线抗结核药物，以免使结核菌对二线药物产生耐药。其二,尽快建立规范的二线抗结核药的药敏试验操作规程,并在有条件的地方推广。

目前对结核病强化期治疗时用 4 种一线抗结核药物(异烟肼、利福平、吡嗪酰胺和乙胺丁醇)已经足够,不宜加用二线抗结核药物(如氧氟沙星等)。我国现在二线抗结核药物使用急待规范喹诺酮类药物的使用。

结核分枝杆菌在耐药机制方面有其特殊性。很多其他种类细菌的耐药是由质粒介导的,而结核菌的耐药是由结核杆菌基因组中的基因突变导致的。正是由于这种特点,结核菌发生耐药的过程是不可恢复的。各种抗结核药作用的基因位点各不相同,多位点的同时突变导致了多重耐药结核杆菌的产生。

对耐药结核杆菌感染者的治疗原则是:一旦发现耐药要及时改用敏感药物,并用≥4 种敏感药物治疗 18～24 个月。耐药不仅能在停药后出现,在持续服药过程中同样可以发生。应每 3 个月对随访患者做 1 次药敏监测,发现耐药要及时换药。

细菌所产生的耐药性可分为低度耐药和高度耐药,如果导致低度耐药,则疗效较强的同类药物还可能发挥作用;但若是高度耐药,则无药可治。

2. 老年人肺结核病的药物治疗方案　老年人药代动力学特点是肝脏代谢能力受限和肾排泄能力低下,则使血药浓度升高而致患者对药物的耐受性减低。因此,在临床上用药剂量必须减少,且宜选择药物毒副作用小而便于观察和掌握的药物。

(1)初治患者采用异烟肼(H)＋利福平(R)＋吡嗪酰胺(Z)＝HRZ 为基础方案,可以乙胺丁醇(E)代替链霉素(S),以利福喷丁(L)代替利福平(R),疗程 6 个月。

(2)有条件的患者也可以选择对氨基水杨酸(P)＋异烟肼(H)复合剂替代异烟肼,左氧氟沙星替代吡嗪酰胺(Z)。

(3)复治患者选择含 2～3 种敏感药组成方案,疗程 8 个月以上。

(4)注意观察药物不良反应,每 2 周查肝功能及注意肾功能检查。使用乙胺丁醇(E)的病例治疗前和治疗后定期做眼底、视力、视野检查。如遇必须使用链霉素的病例,每月做听力检查。

三、阻塞性睡眠呼吸暂停低通气综合征

(一)定义

老年患者在睡眠状态下,周期性出现口鼻呼吸气流均停止≥10 秒钟,呼吸气流强度降至正常气流度的 50% 以下,并伴有基础氧饱和度(SaO_2 %)下降 4% 以上称为呼吸变浅。在每晚 7 小时睡眠中,呼吸暂停或呼吸变浅超过 30 次,或睡眠呼吸紊乱、呼吸变浅气≥5 次/小时,称为睡眠呼吸暂停低通气综合征。

按传统分类包括阻塞性睡眠呼吸暂停低通气综合征(OS-AHS)、中枢性睡眠呼吸暂停综合征(CSAS)和混合性睡眠呼吸暂停综合征(MSAS),其中以前者最为常见,是多种全身疾病的独立危险因素,甚至发生夜间猝死。

据报道,我国睡眠呼吸暂停综合征患病率为 3.4%。阻塞性睡眠呼吸暂停低通气综合征多发于中老年人群,且随年龄增长而加重,是老年期常见疾病,其患病率为 1%~3%,有报道为 2%~9%。男、女患病率比为 2~3:1。

(二)病理生理学

睡眠主要由非快速眼动睡眠(NREM)及快速眼动睡眠(REM)两期组成,循着"觉醒→NREM→REM→NREM 或觉醒"的规律周而复始进行。非快速眼动睡眠期包括Ⅰ、Ⅱ、Ⅲ、Ⅳ期睡眠,其中Ⅰ、Ⅱ期为浅睡眠,Ⅲ、Ⅳ期为深睡眠。睡眠质量取决于深睡眠期的长短。

1. 非快速眼动睡眠(NREM)　代谢和脑活动减少,脑电图可见弥漫性慢波。非快速眼动睡眠通常保持 70～100 分钟,正常人睡眠先出现非快速眼动睡眠,与快速眼动睡眠交替。非快速眼动睡眠占总睡眠时相的 75%～80%,其中 Ⅰ 期 5%～10%,Ⅱ 期 50%,Ⅲ＋Ⅳ 期 20%。

2. 快速眼动睡眠(REM)　代谢和脑活动增强。脑电波频率加快、振幅变低,心率加快、血压升高、肌肉松弛,眼球左右摆动。也叫异相睡眠、积极睡眠。一夜共可出现 4～6 次,占总睡眠时相的 20%～25%。

3. 睡眠对上气道和胸廓肌的影响　在正常非快速眼动睡眠时,上气道肌的基础张力降低,上气道口径减少,气道阻力增加。在快速眼动睡眠时相,上气道肌、肋间肌和大部分骨骼肌的基础张力进一步受到抑制,咽部肌张力减退可引起上气道吸气时陷闭。颏舌肌的基础张力减退可导致舌根向后移位和气道狭窄。肋间肌张力减退可致吸气时胸壁不稳定,产生胸腹矛盾运动,易发生阻塞性呼吸暂停。在神经、体液等参与下或在某些既存病理状态或危险因素作用下,睡眠时上述过程加重上气道阻塞导致OSAHS。

（三）病因与发病机制

1. 上呼吸道疾病　鼻息肉、鼻甲肥大及慢性鼻炎等疾病导致鼻阻塞,加重睡眠时打鼾及发生反复的呼吸暂停及低氧血症。扁桃体肿大、慢性咽炎导致黏膜肿胀、增厚及舌肥大、舌根后坠等因素均使咽腔狭窄而加重病情。

2. 肌肉因素　任何因素致气道肌肉张力改变皆可在夜间发生上气道阻塞。

3. 神经、体液及内分泌因素　神经因素、绝经后妇女、肥胖、肢端肥大症及甲状腺功能减退等患者内分泌紊乱均易发生夜间呼吸暂停。

4.先天性因素 颈短、颅面畸形、下颌畸形等均可使咽腔的正常解剖发生改变,出现咽腔等上呼吸道通路变狭窄。

5.乙醇与药物 乙醇与催眠镇静药的使用可降低上气道肌肉张力,抑制觉醒反应,抑制网状激动系统的效应,降低颏舌肌对低氧及高碳酸血症的反应,导致夜间发生睡眠呼吸暂停。

6.神经系统的损害 中枢神经系统疾病,如肿瘤、外伤、血管栓塞、颅内感染、脊髓灰质炎、肌强直性营养不良等神经肌肉病变均可发生中枢性睡眠呼吸暂停综合征(CSAS)。

7.低氧血症及高碳酸血症 许多慢性阻塞性肺疾病者,当发生低氧血症或高碳酸血症时,上述因素可损害患者的呼吸中枢功能,易合并 CSAS。

(四)临床表现

患者睡眠时有打鼾且鼾声很大,打鼾与呼吸暂停间歇交替发作,并出现呼吸憋气现象,持续时间不一。部分患者夜间憋醒后感心悸、胸闷或心前区不适、口干等。白天嗜睡和困倦,甚至在谈话或驾车时发生。晨起常感头痛、恶心,可出现异常肢体运动、精神抑郁等症状。由于患者夜间出现反复的呼吸暂停及低氧血症,久之,可直接影响全身各脏器功能,从而导致各脏器功能的损害而出现的各种远期并发症,如高血压、心肺血管疾病、脑血管疾病、代谢疾病、肾脏及血液病等。

1.远期并发症

(1)高血压:阻塞性睡眠呼吸暂停低通气综合征(OSAHS)患者中高血压发病率高达 50%～90%。无论是否患高血压,OSAHS 患者血压变化均失去正常昼夜节律,波动曲线呈非反勺型。呼吸暂停低通气指数＞15 次/小时的 OSAHS 患者,4 年后发生高血压的风险为正常人群的 3 倍。

（2）肺动脉高压：OSAHS患者易出现肺动脉高压，主要原因是睡眠过程中呼吸暂停常伴严重低氧血症、肺泡换气不足及高碳酸血症，导致末梢血管收缩，心排血量降低，以致组织氧供不足，继而发生肺动脉痉挛，最终出现肺动脉高压，高碳酸血症可使肺动脉高压加重。

（3）冠心病与心肌梗死：阻塞性睡眠呼吸暂停低通气综合征患者发生冠心病较正常对照者明显升高，夜间心电图可发生ST-T改变与睡眠呼吸暂停严重程度，尤其是与血氧饱和度降低幅度相关。

（4）充血性心力衰竭：阻塞性睡眠呼吸暂停低通气综合征患者心力衰竭发生率为正常人群的2.38倍，且心力衰竭使睡眠呼吸暂停次数增多、程度加重，是OSAHS病死率升高的重要原因。

（5）慢性阻塞性肺源性心脏病：常合并慢性阻塞性肺源性心脏病，是导致慢性阻塞性肺源性心脏病的常见原因，乃因患者睡眠时可发生更严重的低氧血症和高碳酸血症。

（6）心律失常：患者夜间睡眠时可发生心率改变及心律失常，包括期前收缩、心动过速、房室传导阻滞等。其心律失常发生率与夜间睡眠呼吸暂停及低氧血症的发生呈正相关。

（7）糖尿病：包括失眠在内的睡眠障碍可导致糖耐量异常、胰岛素抵抗，并影响糖尿病的发生和进展。而糖尿病相关的临床症状可加重睡眠障碍，由此形成恶性循环而加速糖尿病进展。与正常人群相比，糖尿病患者入睡和睡眠维持更困难，日间睡眠更多，且睡眠障碍与血糖（糖化血红蛋白）控制不良有关。

2. 夜间睡眠测试

为明确诊断，需经夜间睡眠测试、连续动态观察。依据临床需要而选择不同级别的监测程序：

（1）一级：采用标准多导联睡眠图监测可进行诊断，并可决定睡眠呼吸障碍的严重性和治疗。该测定程序至少应包括脑电图、眼动图、颈肌电图、心电图、呼吸流量、呼吸用力和氧饱和度,也需纪录或客观测量体位变动。

(2)二级:为全面便携式多导睡眠监测,和一级测定程序相仿,但可仅记录心率。

(3)三级:简化便携式睡眠测试,至少需记录呼吸状态或流量、心电图或心率,以及氧饱和度。

(4)四级:仅需连续记录或记录 2 次生物参数,如氧饱和度。

简便携式睡眠测试多用于筛选,尤其是单或双参数监测。监测的敏感性和特异性取决于所谓的阳性标准。如条件严格,则其诊断特异性高,而敏感性低;反之,敏感性提高,特异性下降,而理想的筛选测试方法需有较高的敏感性和适当的特异性,因此应用单参数,如单独夜间监测动脉血氧饱和度,筛选睡眠呼吸暂停综合征患者,仅适用于中等和症状显著的严重患者,即使阴性也不能排除为轻症患者,对可疑患者应重复监测或进一步用多导睡眠测定仪检测。

(五)诊断和鉴别诊断

1. 诊断标准 临床上有典型的夜间打鼾及呼吸不规则,白天过度嗜睡,经标准的多导睡眠图监测显示夜间 7 小时睡眠中呼吸暂停及低通气反复发作>30 次,或睡眠呼吸暂停低通气指数(每小时睡眠中呼吸暂停+低通气次数)≥5 次/小时。

2. 睡眠呼吸暂停低通气综合征病情严重度分级 可分为轻度、中度、重度(表 5-4)。但在病情严重度的评估方面,如下指标也是重要的评判标准:夜间总呼吸事件次数、最长呼吸暂停时间、夜间总呼吸暂停时间、最低氧饱和度水平及夜间频繁发生低氧血症的频率和严重度等。

表 5-4 SAHS 病情严重度分级

病情严重度分级	△ AHI(次/小时)	○ 夜间最低 SaO$_2$(%)
轻度	5～20	85～89
中度	21～40	80～84
重度	>40	<80

△睡眠紊乱指数 ○动脉血氧饱和度

3. 鉴别诊断 应与以下疾病鉴别。

(1)中枢性睡眠呼吸暂停综合征:通常无打鼾和呼吸暂停,胸腹呼吸运动消失。

(2)原发性肺泡低通气:其主要诊断依据是患者存在慢性呼吸性酸中毒而无呼吸肌力不足或通气机制受损证据。

(3)低通气综合征和其他原因低通气:综合临床表现,神经肌肉疾病,肺功能和多导睡眠图检测等资料进行鉴别。需要注意肥胖低通气综合征常和阻塞性睡眠呼吸暂停低通气综合征并存。

(4)原发性鼾症和上气道阻力综合征:严重打鼾,但无呼吸暂停和血氧饱和度降低。

(六)治疗

1. 一般措施

(1)运动和适当控制饮食等减肥,有明显效果。

(2)单纯氧疗无明显疗效,应结合呼吸机进行。

（3）避免服用镇静药、催眠药及饮酒，乃因这些可造成中枢神经抑制，提高产生呼吸节律的二氧化碳阈值。

（4）戒烟。

2. 药物治疗　对于中枢性睡眠呼吸暂停综合征可试用茶碱、乙酰唑胺、都可喜和黄体酮等呼吸中枢兴奋药治疗，黄体酮类药还可改善患者白天嗜睡，对肥胖伴红细胞增多的通气不足综合征有效。抗抑郁药能抑制快速眼动睡眠睡眠。

3. 呼吸机治疗　经鼻持续性气道正压呼吸（CPAP）可保证上气道扩张，较好地预防睡眠时呼吸暂停，疗效高达 $90\%\sim95\%$；对于重叠综合征（OSAHS 合并慢性阻塞性肺疾病）患者，或 OSAHS 病情严重、经鼻持续性气道正压呼吸治疗压力较高者，可采用经鼻双水平气道正压呼吸机治疗；自动调节 CPAP 呼吸机的使用有利于提高患者使用呼吸机的舒适度和长期使用呼吸机的依从性。

4. 手术治疗　如鼻甲肥大、鼻息肉、扁桃体和增殖体肥大的手术治疗。腭垂腭咽成形术对单纯性口咽部阻塞有一定疗效，但远期易复发。此外，口腔正畸及矫治器可减轻打鼾，但耐受性差。

5. 对伴或不伴猝倒症状的发作性睡病的有效治疗　①羟丁酸钠可能对过度嗜睡、老年猝倒有效。②抗抑郁药物对猝倒可能有效。③莫达非尼、哌甲酯和苯丙胺衍生物除对药物治疗所致的嗜睡有效之外，可能对特发性睡眠增多症或周期性多眠症引起的嗜睡也有效。

第六章 泌尿系统疾病

一、老年性尿失禁

(一)定义与病因

老年性尿失禁是一种不随意的膀胱排尿不能控制的尿滴沥症。

尿失禁病因很多,可分为局部与全身两种。局部原因,常见尿流出道受阻,如老年男性前列腺肥大、尿道狭窄。老年女性多为尿道肉阜、阴道炎和子宫脱垂等,均属充溢性尿失禁。当发笑、咳嗽、或行走、弯腰拾物时引起的紧张性尿失禁,多系盆腔内膀胱括约肌无力。全身原因,多为中枢神经系统疾病引起,如脑血管性疾病常伴偏瘫或痴呆、脊髓疾病、颅脑或脊髓损伤、膀胱炎、尿道括约肌衰弱或麻痹等。少数见于前列腺切除时损伤内括约肌。

(二)流行病学

据美国 Willington(1969 年)统计 900 例 60 岁以上老年住院患者,其中 303 例尿失禁,发生率为 33.6%;Brockle 等对老年人抽样调查提示有 50% 男性和 70% 女性伴有痴呆症,尿失禁发生率男性为 17%~25%、女性为 22%~42%。

美国老年患者中 8%~30% 有尿失禁的烦恼,女性多于男性。挪威大学 Rortveit 等研究了妇女首次分娩年龄与尿失禁危险之间的相关性。该研究纳入 11 397 例 20~64 岁妇女,评估其首次和末次分娩时的年龄与发生尿失禁之间的相关性,并按参加者的年龄分为 20～34 岁,35～39 岁,50～60 岁 3 个组进一步研究分析,结果显示:首次分娩时,年龄>25 岁者其发生尿失禁的比例高于首次分娩时年龄<25 岁的妇女(28%对 23%,$P<0.001$)。

(三)病理生理学

老年人尿失禁多见于中枢神经系统控制功能失调或障碍。常人排尿的控制和协调中枢位于脊髓的下端,在下丘脑区和大脑皮质。随着年龄增长,膀胱张力增加,则容量减小。若大脑皮质控制受到脑血管疾病的影响,则随意功能控制减弱,膀胱收缩增强、容量减少、残余尿增多(一般为 50～100 毫升),即引起尿频、尿急等临床症状。在严重疾病的终末期,特别是谵妄时的患者,常发生尿失禁。Parvinan 等(1965～1971)对多批老年人进行膀胱造影研究,发现膀胱颈部肥大、膀胱出口处是漏斗样膨出见于33%妇女,认为系盆腔病功能失效。膀胱壁小樑蜂窝憩室形成占60%,反映膀胱流出道梗阻。老年男性患者常见前列腺肥大或膀胱壁内小樑、蜂窝和憩室形成等尿失禁的病理改变。

此外,老年女性尿道短和括约肌的强度减弱,尤其是萎缩性尿道炎患者,可因尿道上皮层及黏膜下层变薄,尿道局部黏膜保护减弱,易发生感染,常出现尿急、尿痛和排尿失常。

(四)临床表现与诊断

尿失禁在临床上可分为真性尿失禁、假性尿失禁及混合性尿失禁 3 种。

1.真性尿失禁 即压力性尿失禁。表现为膀胱空虚、贮尿功能失调,当逼尿肌过度收缩,使膀胱内压力增加超过正常括约肌的阻力,从而紊乱逼尿肌和括约肌协调的共济功能,致使尿呈滴沥状。当逼尿肌正常时,如因括约肌弛缓乏力或麻痹,对尿的流出无拦阻能力时则发生尿失禁。

2. 假性尿失禁　这种充溢性尿失禁与前者压力性尿失禁相反,其膀胱充盈。尿失禁的发生是因下尿路阻塞或有关神经的损害,致使膀胱逼尿肌的正常紧张力减退或消失,促使膀胱内尿潴留。虽然尿道括肌功能正常或近似正常,但因时久过度膨胀的膀胱,可发生物理学的弹性疲劳,导致部分膀胱松弛而发生尿滴沥。

3. 混合性尿失禁　神经系统的疾病或损伤可产生真性或假性尿失禁,如多发性硬化症常使逼尿肌痉挛引起膀胱内压持续增高;脊髓神经损伤,则排尿动作与高级神经中枢联系断绝,而由脊髓发射弧控制即可形成痉挛型反射性膀胱,使患者产生不能控制的尿急,而有定时的尿失禁。再者,神经系统疾病或损伤,可使膀胱瘫痪,引起尿潴留,因而产生充溢性尿失禁。老年男性患者常见前列腺肥大,可因流出道受阻导致充溢性尿失禁。

（五）防治策略

1. 一般性措施　鼓励患者做耻骨、尾骨、肌肉,肛门括约肌收缩运动,用以重新建立控制小便能力（即 Kegel 运动）。

2. 病因治疗　对于糖尿病、过度肥胖、重症肌无力、哮喘等疾病,可加重应激性尿失禁,应积极进行防治。宜根治老年男性前列腺肥大,以根除尿流出道梗阻后患。可用甲磺酸多沙唑嗪（可多华）1～2毫克/日口服,绝经后妇女宜予周期性雌激素治疗,可用己烯雌酚 0.25 毫克/日,口服 3 周。

3. 药物治疗　抗胆碱能药物,逼尿肌的运动神经支配是通过副交感神经来实现。抗胆碱药能阻断它的作用,使膀胱进一步松弛和增加容量。目前常用的药物有溴丙胺太林 15～30 毫克/日,口服。其他可选用双环维林、地尔硫䓬、硝基地平、多塞平、黄酮派酯、西米嗪等。

4. 外科手术治疗

(1)经尿道注射胶原可治前列腺切除后尿失禁:美国德克萨

斯州大学 Westney 教授报告,经尿道注入胶原治疗前列腺切除术后尿失禁,适于不愿接受创伤较大的患者,但不宜用于已接受放射治疗或冷冻治疗导致组织损伤者。

(2)人工尿道括约肌装置:美国 Petero 等报告,人工括约肌装置对将近 4/5 尿失禁患者有较好的长期疗效,而且男性和女性患者疗效相近。

(3)膨化剂注射对女性压力性尿失禁有效:美国 FDA 于 2006 年 12 月批准了尿道膨化注射剂的临床应用,其用途为经尿道注射治疗括约肌缺陷引起的压力性尿失禁女性患者。该注射剂为胶基热硫化聚二甲硅氧烷,注射后能引起胶原基质局部沉积。

(4)治疗尿失禁尿道黏膜下注射"肌肉干细胞"有效:美国泌尿外科学会 2006 年年会上的两项临床研究报告显示,治疗尿失禁可将肌肉干细胞注入尿道黏膜下,通过增强肌肉的收缩力,减轻尿道黏膜下层萎缩而改善尿道功能。

奥地利 Strasser 等报告的研究共纳入 130 例年龄在 36～85 岁压力性尿失禁或混合性尿失禁患者,对 111 例患者(女性 79 例,男性 32 例)治疗,17 例患者缓解。经检查提示:尿道横纹括约肌增厚,肌肉收缩力增强,无不良反应,患者对治疗耐受性好。

(5)尿道悬韧带可治疗男性压力性尿失禁:2006 年 12 月,丙烯网状尿道悬韧带获美国 FDA 批准,可用于压力性尿失禁男性患者的治疗。操作可在门诊部完成,其创伤性远远低于人工括约肌置入等其他疗法。

(6)Burch 阴道悬吊术与筋膜吊带术治疗压力性尿失禁的比较:据美国圣迭戈加利福尼亚大学用自体直肌筋膜进行的耻骨阴道吊带术和 Burch 阴道悬吊术,共 655 名妇女被随机分入研究组。326 名接受吊带术,339 名接受 Burch 手术。共 520 名(79%)完成转归评估。于 24 个月时,经所有检测项目结果证实,治疗成功率在接受吊带术的妇女中高于接受 Burch 手术的妇女

（47％对 38％，$P=0.01$）。在专门根据压力性尿失禁指标判断的成功率方面，也是前者高于后者（66％对 49％，$P<0.001$）。但是，在接受吊带术的妇女中，出现尿路感染、排尿困难和术后急迫性失禁者较多见。

结论：与 Burch 阴道悬吊术相比，自体筋膜吊带术对压力性尿失禁的治疗成功率较高，患者并发症发生率也较高。

二、良性前列腺增生

良性前列腺增生（BPH）是引起中老年男性排尿障碍原因中最常见的一种慢性疾病，主要临床表现为下尿路症状，如尿频、夜尿次数增加、排尿不畅，甚至发生急性尿潴留等症。

据 Lowsley 通过尸体解剖观察到，年满 30 岁以后的男子，23％有轻度前列腺增生现象，随着年龄增长而增加。据有关统计资料报道，自 50 岁以后发病率逐渐增加，50～59 岁为 24％，60～69 岁为 43％，70～79 岁达 50％。

（一）生理病理学

前列腺增生（BPH）多见于两侧叶和中叶，形成若干结节式球形肿块，乃是腺样上皮或纤维肌肉组织的增多，在某处是上皮增多，而在另一处则可能是纤维组织增多。这种增生的组织是膀胱颈以下的尿道周围腺细胞的增生，而原来的前列腺组织则被压迫、萎缩、变薄，成为增生组织的包膜。切开这个包膜，用手指便容易把增生物剔出。妇女膀胱颈下的尿道黏膜下也有这肿腺细胞，理论上妇女也可发生前列腺增生症，但实际上极为少见。

腺细胞增生物的大小各不相同，一般重 30～50 克，最大者可达 400～500 克，但症状的轻重并不一定与腺体的大小成正比，而是与形状和所占位置有关。如中叶增生肥大突入膀胱，排尿时被嵌入尿道内口,其重量虽仅数克也可致完全阻塞。中叶肥大虽不突入膀胱,但因其将后尿道向前推移,当排尿时逼尿肌收缩,更加大这一弯曲度则易发生排尿困难。侧叶肥大则肿块可能向外发展,待腺体相当大时才出现症状。若向内向上发展时,可在早期出现症状,症状的出现尚可因前列腺暂时充血、体积突增大或膀胱积尿过多,无力排尿而加重症状。

随着腺体增大,前列腺部尿道显著变长,且因排列不整齐的增生肿块挤压成为极不规则的管腔,有的管腔呈数度弯曲、宽窄不等的形态。机体为克服慢性尿道梗阻,膀胱的肌肉和逼尿肌逐渐肥大。时间稍长膀胱黏膜则被增高的压力推入肥大粗厚的肌束小梁之间,形成多个圆形凹陷的小房,时久则小房由肌束之间突出于膀胱之外,即形成多个大小不等的憩室,而膀胱则因有小梁和小房则呈现不规则的外形。

如果梗塞时日更久,输尿管即开始扩张、变长、弯曲。输尿管口可能经常敞开,膀胱内尿液向上反流引致肾盂炎、肾盂积水,从而加重了肾盂和肾小管内压。其结果是因肾脏内压力增大,促使肾内血流减少、肾脏组织缺血、肾小球滤过率锐减而产生尿毒症。残余尿还可导致膀胱结石。

Parsons 等开展了一项前瞻性的社区调查,发现 422 例参加者中 91 例前列腺体积增大。前列腺体积增大与过度肥胖,尤其是体质指数≥35 千克/平方米密切相关,同时血糖浓度>6.2 毫摩/升者,前列腺体积明显增大。研究显示,肥胖、血糖浓度高,以及糖尿病是前列腺增生发生发展的危险因素。

(二)病因与发病机制

1. 性激素与睾丸内非雄激素物质(NATP)的作用 前列腺结构和功能是受下丘脑-垂体-睾丸轴和肾上腺素的调节。男性体内有雌、雄两种性激素。①前列腺内雄激素有 90%～95%源自睾丸,其余 $5\%\sim10\%$ 源于肾上腺素。雄激素中 2% 的游离睾酮起主要作用,游离睾酮与前列腺间质细胞核膜上的 5α-还原酶 Ⅱ 作用,转化为双氢睾酮后,才能发挥生物效应。②雌激素:当男性进入 50 岁以后体内雌激素开始明显上升。游离雌二醇与游离睾酮比值均上升,中青年男性血浆雌激素/雄激素浓度比值为 $1:150$,而老年期为 $1:80\sim1:120$,老年人前列腺内雌/雄激素比值为 $1:8$。老年期雌/雄激素比例失调是 BPH 的病因之一,此即雌/雄激素协同效应学说。③睾丸内尚有一种非雄激素物质(NATP)——睾丸因子,并参与前列腺增生的发生。

2. 生长因子(GF)的作用 前列腺增生组织中分泌的肽类生长因子有两类:①可刺激前列腺的生长,如碱性成纤维细胞生长因子(bFGF)、表皮生长因子(EGF)、α 转化生长因子(TGF-α)等。②尚有一种抑制前列腺生长因子,如 β 转化生长因子(TGF-β)及 KCF 等。它们通过自分泌、细胞分泌、旁分泌 3 种形式作用而致病。

3. 间质-上皮细胞相互作用 前列腺间质和上皮细胞之间的互相作用是通过生长因子、细胞外基质进行调节,以保持动态的平衡。当前列腺增生时,前列腺内间质/上皮比例由正常的 $2:1$ 增达 $5:1$。

4. 细胞增殖与凋亡 正常前列腺的大小均保持恒定,主要依赖于腺体细胞增殖与死亡的动态平衡,这种动态的平衡是前列腺刺激生长因子和抑制生长因子互相作用的结果。

总之,BPH 是一组多病因的疾病,老龄及睾丸产生的性激素是 BPH 的必要条件,而前列腺产生的各种肽类生长因子、间质-上皮细胞相互作用。细胞增殖与凋亡是 BPH 发病的内因,外因通过内因才能导致 BPH 的发生。

（三）临床表现

1.排尿功能障碍

（1）常见尿频。日间与残余尿有关，夜间在3次以上。老年人夜尿增多与肾功能减退有关。

（2）排尿不畅、尿线细、流尿缓慢乏力、排尿终末时呈点滴状。

（3）尿液正常，偶见红细胞。少数患者可见血尿。

（4）尿溢出现于排尿梗阻，由于膀胱内压力增高，迫使小量尿液自尿道溢出。

（5）急性尿潴留，可因受寒、饮酒、剧列运动（如骑车）、便秘，或因某种原因未能及时排尿以致膀胱超充盈，从而导致前列腺充血、肿大使尿道堵闭。或因膀胱内血块、结石堵塞膀胱颈引起。

2.尿路感染　由于膀胱内长期有残余尿则易发生感染，或因膀胱内结石、肿瘤更易发生感染。感染后的尿液呈混浊样，含有脓细胞、细菌。可出现尿急、尿痛、高热等症状。

3.慢性尿毒症　可因肾盂肾炎导致肾功能不全，患者可出现全身严重症状。

4.全身检查　对于老年患者应做全身检查，特别是心脑血管疾病，肝、肾系统疾病等，以便确定治疗方案。

5.直肠指检　良性增生的前列腺表面光滑、边界清楚、两侧叶之间的中央沟消失或前列腺的后面稍微隆起，触之腺体有移动性和弹性。增生仅限于中叶者，直肠指检时腺体大小可以完全正常。前列腺的大小可分为4度；Ⅰ度＞正常腺体的2倍，重量为20～25克；Ⅱ度＞正常腺体的2～3倍，重量为25～50克，前列腺中央沟消失不明显；Ⅲ度＞正常腺体的3～4倍，重量为50～75克，其中央沟消失；Ⅳ度＞正常腺体的4倍，指检时不能触及腺体的上缘，重量约为75克以上。

6.实验室检查　血清前列腺特异抗原（PSA）作为一项危险

因素的指标可预测增生的进展，用以指导临床治疗。如血清前列腺特异抗原＞1.6纳克/毫升的良性前列腺增生患者，其临床症状的进展性可能更大。前列腺的体积和重量计算公式为：

体积＝0.52×前列腺三径之乘积

重量＝0.546×前列腺三径之乘积

7. 超声检查　一般认为，经直肠超声检测前列腺＞20立方毫米，方能诊断为前列腺增大。

8. CT、磁共振检查　可检测前列腺体积。

9. 膀胱镜检查　可观察尿道、憩室、肿瘤及膀胱壁小梁或小房形成等情况。

（四）治疗策略

1. 一般性治疗措施　前列腺只有肥大，但无症状或症状轻微，残余尿很少或无的老年人，应注意日常生活饮食起居卫生，不受凉、不过度劳累，戒烟、限酒、减肥。定期检查身体，积极防治高脂血症、高血压及高血糖等易患风险因素。

2. 治疗药物　有 α_1 肾上腺受体阻滞剂、5α-还原酶抑制药及植物制剂等3类。

（1）α_1-肾上腺素受体阻滞剂可分为以下几种：

①短效选择性 α_1-肾上腺素受体阻滞剂。有哌唑嗪2毫克/日，每日2～3次，口服。阿呋唑嗪（桑塔），7.5～10毫克/日，每日3次，口服，半衰期为5小时。

②长效选择性 α_1-肾上腺素受体阻滞药。有特拉唑嗪，半衰期12小时，1～5～10毫克/日，每日1次，口服，可降低三酰甘油。多沙唑嗪（可多华），半衰期22小时，2～4～8毫克/日，每日1次，口服。不良反应主要有眩晕、头痛、血压下降。

③长效选择性 α_1-肾上腺素受体阻滞剂亚型阻滞剂。有坦索罗辛缓释剂（哈乐），半衰期10小时，0.2～0.4毫克/日，每日1

次,口服。不良反应主要为眩晕、头痛、逆行射精。

④α_{1-A}和α_{1-D}受体双重阻滞剂。如萘哌地乐(那妥),半衰期10.30～20.10小时,主要不良反应有头痛、头晕、直立性低血压。

(2)5α-还原酶抑制剂:本品通过抑制体内睾酮转化为双氢睾酮而降低前列腺体内双氢睾酮的含量,导致增生的前列腺体萎缩。目前我国应用的5α-还原酶抑制剂有非那雄胺和依立雄胺。

①非那雄胺(finastaricle)(保列治)。为一种合成的4-氮甾体激素化合物,它是睾酮代谢成为更强的雄激素-双氢睾丸酮过程中的细胞内酶-Ⅱ型5α-还原酶的特异性抑制剂,而良性前列腺增生取决于前列腺中的睾酮向双氢睾丸酮的转化,"保列治"可有效地减少血液和前列腺内的双氢睾丸酮。

研究显示,用保列治治疗者泌尿系统事件的总体危险性降低51%,并使前列腺体积显著并持续缩小,以及最大尿流速度增高和症状改善,血清前列腺特异性抗原降低。

在患有或未患有前列腺癌的血清前列腺特异性抗原水平存在重叠。即使伴有前列腺癌,保列治也可使前列腺增生患者的血清前列腺特异性大约降低50%。因此,在评价血清前列腺特异性且不排除伴有前列腺癌时,其血清前列腺特异性值应该加倍。这种调整不但保留了血清前列腺特异性检测的灵敏性和特异性,而且保持检查前列腺癌的效能。

"保列治"的半衰期为17.2小时,推荐剂量5毫克/日。本品经多年研究主要不良反应有性功能受影响、乳房不适和皮疹,其发生率为≥1%。

②依立雄胺,商品名为爱普列特(Epristerlde)。本品为选择性的和非竞争性的类固醇Ⅱ型5α-还原酶抑制药。其作用机制是通过抑制睾酮转为双氢睾酮(DHT)而降低前列腺体内双氢睾酮,使增生的前列腺体萎缩。其药代动力学为消化道吸收迅速,3～4小时血药浓度达峰值,半衰期为7.5小时。主要经胃肠道排泄,经肾

脏排泄很少。

③α₁-肾上腺素受体阻滞药和 5α-还原酶抑制剂的联合应用：5α-还原酶抑制剂（如爱普列特）是解除尿道出口机械性阻塞的药物，可显著缩小前列腺体积，从而达到缓解症状，减少发生急性尿潴留的危险性及降低手术的风险，与 α₁-肾上腺素受体阻滞药联合则起效快速；而非那雄胺（保列治）与 α₁-肾上腺素受体阻滞药联合可在短期内改善症状，又抑制前列腺增生进展，同时可解除尿道的梗塞，适于体积＞40 毫升，下尿路梗阻症状严重、前列腺增生危险大的患者。

1999 年美国泌尿协会指出：α₁-肾上腺素受体阻滞药联合非那雄胺治疗，可使前列腺增生细胞凋亡，主张联合用药。多沙唑嗪和非那雄胺均可显著降低前列腺增生作用，如联合用药则可进一步降低前列腺增生进展危险，对于前列腺体积＞25 立方毫米的患者更适用。

（3）植物制剂

①伯泌松（permixon）。是美洲棕榈果实中提取的 n-乙烷类固醇，由多种化合物组成。每次 160 毫克，每日 2 次，口服，疗程 3 个月。可使前列腺增生体积缩小 9.1％，余尿减少 43.3％。本品无不良反应。

②太得恩（tadenan）。又名通尿灵，系非洲臀果木提取物，可抑制前列腺细胞产生碱性成纤维细胞生成因子，同时作用于前列腺及膀胱逼尿肌。可用 100 毫克/日，每日 1 次，口服。

③舍尼通（cernilton）。系几种植物的花粉提取物，由瑞典某公司开发药品。每次 1 片，每日 2 次，口服，3 个月为 1 个疗程。能缓解尿道梗阻症状。

3.外科手术

（1）手术适应证：包括绝对和相对适应证。①下尿路梗阻症状严重，影响生活质量经正规药物治疗无效患者。②反复血尿。

③反复尿潴留。④5α-还原酶抑制药治疗无效。⑤泌尿系感染。⑥膀胱结石。⑦继发上尿路积水。⑧前列腺增生并发膀胱大憩室。⑨前列腺增生伴腹股沟疝、严重痔或脱肛。

(2)手术方法与术式:应根据患者的健康状况、病变程度及手术者的经验选择适宜术式。

①耻骨上经由膀胱前列腺切除术。最适合于膀胱同时有憩室、肿瘤或结石者,也适于前列腺位置较高,体积较大的患者。该法优点是操作简单、后遗症少。缺点是恢复期稍长,若耻骨上造瘘则延时较长。

②耻骨后前列腺切除术。适于体积较大的前列腺,优点是很少损伤膀胱,发生尿失禁或性功能障碍者也少,病情恢复快。缺点是手术视野较深,不便操作。

③经由会阴前列腺切除术。主要优点是发生休克的机会比其他术式少,适于年老体衰的患者及腺体位置较低者。操作者需经一定的训练,否则易损伤直肠,导致膀胱直肠瘘或后尿道狭窄。

④经尿道前列腺切除术(TURP)。优点是皮肤无伤口、住院期短,颇受患者欢迎。但需有经验的术者操作。否则由于清除不彻底容易复发,或因膀胱损伤致后遗症。

(3)术前药物治疗与术后转归关系探讨:①药物治疗是否能够延缓外科治疗,以及是否和手术后并发症相关。Schmidt等研究纳入209例患者根据是否接受药物治疗分为两个亚组。104例在外科治疗前接受了药物治疗,105例直接接受外科治疗。在前者104例中有90例接受了α-受体阻滞药,6例接受5α-还原酶抑制药,8例接受α-受体阻滞药与5α-还原酶抑制药的联合治疗。结果显示:外科治疗前接受药物治疗的患者,其前列腺切除的重量增加,(TURP)手术时间延长,但是与手术相关的并发症无明显增加。②不影响性功能。研究结果表明,手术对患者的勃起功能没有负面影响。相反,术前具有性活动的患者,其性功能在术后不但得到了改善,并且在长达 12 年的观察期间能够维持。③前列腺体积大小,是否影响手术效果,结果证实对于前列腺体积超过 60 克的患者来说,仍是安全有效的治疗方法。

(五)预防

为评估 5α-还原酶抑制剂预防前列腺癌的风险与获益,美国临床肿瘤学会与美国泌尿协会联合制定了 5α-还原酶抑制剂应用于前列腺癌化学预防的临床实践指南。通过文献综述和分析,专家组对符合入组标准的 15 项随机对照研究进行了系统综述和分析。其中包括前列腺癌阶段患病率(在试验期间被诊断为前列腺癌者占随机分组人群的比例)的研究共 9 项,而前列腺癌预防试验是惟一的一项以前列腺癌阶段患病率降低为研究终点的前瞻性随机试验。

研究评估的主要转归指标是"有充足依据"而被检出的前列腺癌患者的前列腺癌发病率或阶段患病率。对"有充足依据"被确诊的患者,5α-还原酶抑制剂可使其阶段患病率下降约 26%[相对风险比为(RR)0.74;95%可信区间(C_1)0.67～0.83]。尽管可能存在年龄差异,但 5α-还原酶抑制剂可使前列腺癌的绝对风险下降约 1.4%。与对照组相比,5α-还原酶抑制剂治疗组发生前列腺癌的相对风险度是 0.74,绝对风险则下降 2.9%,目前资料尚不能确定 5α-还原酶抑制剂对前列腺癌特异性或总体死亡率的影响。然而专家组认为,即使进行 5α-还原酶抑制剂治疗未能使特异性或总体死亡率下降,但其可降低诊断前列腺癌的风险,使与治疗相关的病残事件减少。

试验结果显示,与安慰剂相比,非那雄胺在 7 年间可使入组患者前列腺癌患病率显著下降。分析结果表明,与安慰剂相比,非那雄胺可使入组对象高分级前列腺癌发生率降低 27%。比较空芯针穿刺活检所得标本,研究结果提示,与安慰剂组相比,非那雄胺组患者的肿瘤较小,侵袭性较弱。

美国华盛顿大学报告,采用二氢睾酮 5α-还原酶抑制药——度他雄胺(dutasteride)进行化学预防,可使前列腺癌危险显著降低 23%。另外,该药通过抑制 I 型及 II 型 5-ARI 作用,还能降低高分级前列腺癌的危险。

Andriole 领导的度他雄胺减少前列腺癌的研究,系国际随机、对照临床研究。共纳入 8 200 例受试者,其受试者基线血清前列腺特异性抗原水平升高(中位值 5.9 纳克/毫升)、前列腺活检呈阴性。随机接受度他雄胺或安慰剂对照治疗 4 年。结果显示:度他雄胺组和安慰剂组分别发生 659 例和 857 例前列腺癌,发病率分别为 9.1% 和 11.8%。尽管两组基线癌症患病率不均衡,但度他雄胺仍使前列腺癌危险相对降低了 23%。

Andriole 强调说:度他雄胺的作用不是永久性的,该药通过其 I 型及 II 型 5α-还原酶抑制剂作用降低了高分子前列腺癌危险,并增强了血清前列腺特异性抗原检测对肿瘤的探查能力,这是该药物的独特之处。

三、前列腺癌

(一)流行病学

据文献报道,55 岁以上的男性至少有 10% 前列腺内可找到癌变,而 50 岁以内则少见。前列腺癌是全球男性的第二大死亡原因,仅次于肺癌。前列腺癌发病率具有明显地理、种族的差异,如加勒比海、斯堪的纳维亚地区及美国为最高。据美国癌症学会的数据显示,2007 年有 21.9 万新发前列腺癌患者,有 2.7 万例死亡。美国的前列腺癌患者以非洲裔多见;而亚洲发病率低于欧美国家,以东亚地区最低;中国 1993 年发病率为 1.71 人/10 万人;1997 年上升达 2.0 人/10 万人。

（二）病因与危险因子

1.年龄 是危险因子，随着年龄的增长，发病率也上升。

2.遗传 一个直系亲属（兄弟或父亲）患前列腺癌，其本人患前列腺癌几率增长1倍。有2个或2个以上直系亲属患癌变，相对危险增加5～10倍。前列腺癌有家族史比无家族病史者，其患病率可提早6～7年。

3.饮食和环境因素 日本男性前列腺癌的发生率是北美国家的男性1/30，而北美籍到日本移民生活1～2代后裔的前列腺癌死亡率达到当地居民的1/2，这表明了饮食和环境的重要作用。

肉类、油脂的食用与前列腺癌死亡率呈强正相关，μ亚麻酸是前列腺癌的可疑危险因素。肥胖男性比正常体重男性更易患前列腺癌，而且肥胖与前列腺癌分级差和预后不良相关。研究证实，叶酸摄入不足可引起基因组甲基化不足，上调胰岛素样生长因子在前列腺的表达，可引起肿瘤的进展。研究发现可以产生酮体的食物增加体内酮体的合成，后者促进前列腺癌的进展。前列腺癌与机体内维生素E、维生素D、胡萝卜素、硒等不足有关，乃因维生素E和硒影响前列癌基因表达。

4.职业社会因素 首次遗精年龄愈小、危险愈大。手淫、再婚及性行为活跃者，体内有较高的睾酮水平是危险因素。性传染疾病，特别是淋病，危险因子可增达2～3倍。农民和从事镉职业工人，患前列腺癌的可能性更大。

5.慢性前列腺炎 是前列腺癌的显著危险因素。

（三）发病机制

1.前列腺癌可能与病毒感染有关 2006年，美籍学者在美国前列腺癌年会报告，他们鉴别出一种XMRV新病毒，并发现该病毒在有HPCI基因的前列腺癌基因突变的患者检出率是无这种基因突变者的 30 倍。

2. 前列腺癌起因新发现 两个新融合基因在前列腺癌发病机制中起重要作用。美国密歇根大学医学院 hinnaiyan 教授等发现了 2 个新融合基因(TMPRSSα~ERG 和 TMPRSSα-EV11),研究表明,特异基因的融合是导致前列腺癌的根本原因。

3. 前列腺癌遗传易感性 近 20 年来研究发现,前列腺癌形成的分子机制,约有 42％患者存在遗传易感性背景,其遗传可能由某个常染色体显性遗传等位基因控制。如 CYP 基因中有两个比较认可的腺癌易患基因,即位于 17P12 上的 $HPC_2/ELAC_2$ 和位于 8P22 上的巨噬细胞杀伤受体-1 基因,参与前列腺癌遗传变异。

4. 前列腺癌侵袭性与基因变异相关 前列腺癌是一种复杂的异质性疾病,部分患者的癌症可休眠多年,而其他患者则可能快速进展。美国加州大学旧金山分校 Wittle 坚持的一项初期研究表明,KIAA1217 基因的遗传变异与侵袭性前列腺癌危险相关。

研究者检出了 19 种侵袭性前列腺癌相关的单核甘酸多态性(SNP)。染色体 10p12(rs 2297325)、Ip13(rs12410805)、18q12(rs7238012)等的遗传变异与侵袭性前列腺癌的相关性最为显著。其中以 rs 2297325($P = 0.0018$)最强,这一多态性位于 KIAA1217 基因,已有研究报告该基因为抑制雄激素受体的新靶点。

（四）病理学

前列腺癌变的发生多从前列腺后叶开始,从侧叶开始者较少。据尸检报告,病理型前列腺癌在 55 岁发病率为 10％,而 80 岁则高达 80％。在病理组织学中,腺癌占 85％～90％,鳞状上皮癌和细胞分化不良型癌占 10％左右。

1. 病理学诊断

包括定性、分级和分期,有助于治疗方案制定和预后判断。

（1）病理学分级标准:病理学分级方法较多,如世界卫生组织建议使用 Mostofi 分级标准,该法较简单。临床上流行通用的有格里森分级标准,对判断预后及疗效更准确(表 6-1)。

表 6-1 病理学分级标准(Gleason 评分)

级别	边界	腺体结构	腺体排列	浸润
1	肿瘤清	单个分散、圆形或卵圆形、规则	密、背靠背	少见
2	欠清	同上,但稍不规则	分散	可见
3	不清	形状大小不一,含有筛状或乳头状改变	更分散、成团块、边缘整齐	明显
4	重度不清	小形且融合,排列成条状	融合成不规则团块	极明显
5	重度不清或团块	少有腺体形成,有小细胞或印戒细胞,包括粉刺癌	排列成实性片状或团块状,中心坏死	极明显

(2)病理学分期标准:病理分期是以临床分期为基础。目前有 4 种分期标准,分别为 ABCD 系统、TNM 系统、OSCC 系统和超声分期系统等,而以前两种应用最多。

(3)前列腺癌危险因素分层:根据血清前列腺特异性抗原、格里森病理分级标准和临床分期,将前列腺癌分为低危、中危、高危 3 类,以便指导治疗和预后(表 6-2)。

表 6-2 前列腺癌危险因素分层

	低危	中危	高危
PSA(纳克/毫升)	<10	10~20	>30
Gleason	≤6	7	≥8
临床分期	≤T2a	T2b	>T2c

2. 前列腺癌的发生与发展

初始癌组织局限于包膜之内,有被根治切除的可能。浸润到包膜,也有长数年的治愈率,癌变穿过包膜后,首先向前列腺周围和精囊浸润。晚期则浸及尿道膜部、膀胱三角、输尿管下端、直肠等。癌细胞可通过淋巴和血液向远处转移,以髂外淋巴结和主动脉旁淋巴结转移为多见,或向左锁骨上淋巴结转移。常沿神经鞘的淋巴管或静脉转移到脊椎骨,特别多见于腰骶椎、骨盆和股骨近端,也可转移到其他部位的骨骼。此外,癌细胞还可向脏器和皮肤等部位转移。

（五）临床表现

1.排尿障碍,如尿频,排尿乏力,尿线细,排尿淋沥不尽,夜尿多,充盈性尿失禁,甚至尿潴留。

2.外周带前列腺癌有15%可进展到晚期,表现血尿,老年患者可出现血精。前列腺内膜样癌,可在疾病早期出现血精。癌灶侵蚀或压迫输精管可产生腰痛、睾丸疼痛或射精痛。

3.当癌灶突破睾丸膜及侵蚀海绵体的盆腔神经丛时,表现会阴痛及勃起障碍,但少见侵蚀外括约肌,故无真性尿失禁。

4.癌灶可压迫直肠导致便秘、腹痛、便血或腹泻等。

5.当癌灶侵蚀膀胱三角区时,可致不同程度膀胱出口梗阻或输尿管受压,导致尿潴留,肾盂积水,甚至肾衰竭。

6.癌灶转移症状以骨骼转移最多见,依次为脊椎的胸腰椎、肋骨、骨盆、股骨、胸骨等,颅骨转移较少见。表现为腰背痛、髋部痛、坐骨神经痛。病理性骨折多见于股、肱骨,脊椎少见,但可致截瘫。

7.部分患者可出现骨髓抑制,表现为出血、贫血、白细胞降低。有85%前列腺癌患者因骨转移导致成骨性改变。

8.淋巴转移常无临床症状。内脏转移见于肝脏、肝衰竭,胃肠道症状、黄疸、腹痛等。有20%表现有神经症状。

（六）诊断

1.**关于前列腺癌的筛查诊断指标**　对前列腺特异性抗原(PSA)及其相关参数的探讨:

前列腺特异性抗原:尽管对于前列腺特异抗原用4～10纳克/

毫升作为前列腺癌的预测临界值有很大争议,而血清前列腺特异性抗原检测仍然是无症状前列腺癌可疑患者的较好筛查方法。

近年来,指导前列腺活检的前列腺特异性抗原界值逐年变化,从4纳克/毫升降至更低水平。前列腺特异性抗原重复检测可以避免不必要的前列腺穿刺,尤其是对首次结果低于所设定的前列腺特异性抗原界值的患者,重复检测更为重要。Hamdy等人就前列腺特异性抗原重复检测的价值进行了分析,结果发现,前列腺特异性抗原检测界值定于3纳克/毫升时可以决定是否需要前列腺活检,而无需重复前列腺特异性抗原检查。如果前列腺特异性抗原重复检测结果低于3纳克/毫升,那么游离PSA/tPSA比值小于25%可以作为推荐前列腺活检的可靠标准。前列腺特异性抗原是目前诊断前列腺癌、评估治疗效果和预后的一个重要且可靠的肿瘤标记物。正常人前列腺特异性抗原一般为0~4纳克/毫升,就在同一个正常个体而言,前列腺特异性抗原水平是相当稳定的,年变化率在0.5纳克/毫升以下。为提高前列腺特异性抗原灰区(4~10毫纳克/毫升)患者前列腺癌检出率和准确率,近年采用f/tPSA、cPSA、c/tPSA等指标、参数在诊断前列腺癌,以及减少不必要的前列腺穿刺活检中,已显示较好的临床价值,还有待"循证医学"规范其标准和使用范围。

①前列腺特异性抗原与年龄的参数。对早期诊断有一定参考价值(表6-3)。

表6-3 PSA水平与年龄的参考范围

年龄(岁)	国内标准 (PSA纳克/毫升)	亚洲标准 (PSA纳克/毫升)	Amderson修改标准 (纳克/毫升)
40~49	0~1.5	0~0.2	0~1.5
50~59	0~3.0	0~0.3	0~2.5
60~69	0~4.5	0~0.4	0~4.5
70~79	0~5.5	0~0.5	0~7.5

Nadler 等对年龄段特异的前列腺特异性抗原中位值研究结果表明,40～49 岁者前列腺特异性抗原中位值为 0.7 纳克/毫升,当前列腺特异性抗原低于或高于这个中位值时,患前列腺癌危险会截然不同,前列腺特异性抗原在 0.7～2.5 纳克/毫升的人群,前列腺癌危险会增加 14.6 倍。因此认为,前列腺癌筛查时使用这一前列腺特异性抗原值最为恰当。

②前列腺特异性抗原密度(PSAD)。指单位体积前列腺的前列腺特异性抗原含量与前列腺体积之比,正常人为<0.15,对于前列腺特异性抗原灰区者,前列腺特异性抗原密度临界值为 0.19 时,诊断特异性>70%。

③移行带前列腺特异性抗原密度(PSAT)。即血清前列腺特异性抗原水平与前列腺移行带之间的比值。对前列腺特异性抗原灰区患者,前列腺特异性抗原密度以 0.35 纳克/(毫升·立方厘米)作为临界值,其诊断敏感性和特异性分别达 80% 和 89%。对于前列腺特异性抗原灰区者前列腺体积较小(<40 毫升),f PSA/t PSA 低于临界值时,前列腺癌的可能性大,而前列腺体积较大(≥40 毫升)者,PSAT 值越高时,则前列腺癌的可能性越大。

④前列腺特异性抗原速率(PSAV)。指血清前列腺特异性抗原水平与年均升高幅度。其特点是可以比临床表现提前 7～9 年出现。可纵向比较每年前列腺特异性抗原水平变化幅度,以早期发现前列腺癌患者。传统上将 PSA 速率界值定为 0.75 纳克/(毫升·年),然而有学者指出,对于前列腺特异性抗原<4 纳克/毫升的男性,该速率界值定得偏高。Loeb 等人对 6 844 例年龄小于 60 岁人群通过前列腺癌筛查,而后进行多变量分析结果显示:前列腺特异性抗原速率高于 0.5 纳克/(毫升·年),要比年龄、总前列腺特异性抗原水平、家族史和种族更有预测价值,前列腺特异性抗原速率界值定为 0.5 纳克/(毫升·年),对前列腺癌的预测敏

感性为 62％,特异性为 85％,阳性预测价值为 18％,阴性预测价值为 98％。

该研究结论认为 0.75 纳克/(毫升·年)的 PSA 速率界值,的确对于 60 岁以下的男性定位过高,将会导致相当一部分前列腺癌漏诊。前列腺特异性抗原速率高于 0.5 纳克/(毫升·年)的男性患前列腺癌的危险更高,应当密切随访。

⑤f/t PSA。可显著提高 t PSA 灰区时前列腺癌检出率。f/t PSA 与前列腺体积有一定关系,当前列腺体积＜40 立方毫米时,f/t PSA 才有鉴别诊断价值。

⑥前列腺特异性抗原临床应用。前列腺特异性抗原≥4.0 纳克/毫升作为异常值时,其诊断敏感性为 87％,特异性为 27％;以前列腺特异性抗原≥2.0 纳克/毫升作为异常值时,其敏感性为 96％,特异性仅 13％,可见前列腺特异性抗原缺乏足够的特异性,可导致许多前列腺特异性抗原≥4 纳克/毫升患者做不必要的前列腺穿刺活检。对于前列腺特异性抗原≥10 纳克/毫升患者,可以直接进行活检来明确诊断。对于前列腺特异性抗原灰区患者则应先参考 f/t PSA 比值,该值宜个体化应用。如果希望检出更多的患者,以 27％作为临界值时,其特异性仅为 30％,但敏感性从 87％上升到 94％,如果为避免不必要活检,同时又保证与 tPSA 相似的敏感性,可选 f/t PSA≤21％的临界值,敏感性为 84％,有 23％的患者可避免不必要的活检。

前列腺特异性抗原是前列腺癌的客观评价指标,其水平受许多因素的影响,除年龄外,尚有一些因素如前列腺体积和肿瘤体积、射精及医源性因素等。

2. 新的前列腺癌抗原诊断指标简介

(1)前列腺癌抗原-2(EPCA-2):美国约翰斯·霍普金斯大学医学院泌尿专家 Getzenberg 报告,他们采用一种新的血液检测法,通过检测早期前列腺癌抗原-2 的表达,能够更准确地诊断前列腺癌,其敏感性为 94％,特异性为 92％。该法能在前列腺特异性抗原检测的基础上区别出恶性肿瘤与良性前列腺增生(BPN),也能够在前列腺特异性抗原检测结果正常者中发现前列腺癌患者。

前列腺癌抗原-2 是癌细胞中特有的蛋白,在正常细胞中不表达,通过细胞破裂而进入血液,可以作为新的诊断前列腺癌的方法。据 PSA 发明者 Catalona 指出,该实验令人振奋,但试验还处于初步阶段。

(2)前列腺癌抗原-3(PCA3):第 24 届欧洲泌尿外科学会 2009 年会报告,新的前列腺癌抗原-3 是由前列腺产生的非编码核糖核酸,超过 95％的前列腺癌过表达前列腺癌抗原-3。现阶段的前列腺癌抗原-3 检测结果是前列腺癌抗原-3 和前列腺特异性抗原信使核糖核酸 RNA(mRNA)的转录片段数量比值(PCA3 mRNA/PSA mRNA×1000)。一项临床研究应用受试者工作特征曲线分析,发现血清前列腺特异性抗原的曲线下面积是 0.55,而前列腺癌抗原-3 的曲线下面积是 0.69。结合其他危险因素,如直肠指检结果,前列腺体积,可以提高前列腺癌抗原-3 的预测能力。另外,前列腺癌抗原-3 值与前列腺癌临床分期,格里森评分正相关。前列腺癌抗原-3 在前列腺癌诊断中的价值引起了越来越多的关注。

3. 其他诊断检测法

(1)直肠超声检查:此方法最有用。可清楚显示前列腺结构、移行区和血流变化,精确测量前列腺体积。可发现直径为 5～7 毫米癌灶。

(2)前列腺穿刺活检:直肠指检发现前列腺结节和血清前列腺特异性抗原＞10 纳克/毫升的患者,应做前列腺穿刺;前列腺特异性抗原 4～10 纳克/毫升时,如果 PSAD＞0.26 纳克/(毫升·立方厘米)或 f/t PSA＜18％,或直肠超声、CT、磁共振发现前列腺可疑病灶时，均须进行前列腺穿刺活检。

（3）CT/磁共振检测：对前列腺癌灶诊断率不高，但能显示盆腔淋巴结转移、前列腺包膜外浸润及远处脏器转移灶。

（4）放射性核素骨扫描：常规 X 线难以发现骨实质微小的转移灶，而全身骨扫描一般能比 X 线提前 3～6 个月，甚至更早时间发现骨转移。但不推荐早期或常规做此种检查，因为前列腺特异性抗原≤20 纳克/毫升时，骨转移阳性率仅为 1％。

（5）肌氨酸：是前列腺癌代谢产物，可在患者尿液中检出，提示癌已转移。

（七）治疗

据 2010 版《美国国立综合癌症网络（NCCN）前列腺癌临床实践指南》，治疗目标是提高前列腺癌控制率和改善生活质量。

1. 初始治疗及辅助治疗

（1）极低危和低危前列腺癌的初始治疗：极低危前列腺癌患者的预期寿命一般＜20 年。其初始治疗推荐仅定期积极监测（2B 类），目的是早期发现病变进展。积极监测包括每半年 1 次血清前列腺特异性抗原检测及每年 1 次直肠指检。

对于预期寿命≥10 年的低危前列腺癌患者的初始治疗，一是对于接受定期积极监测的患者，检测方法在原有 PSA 和直肠指检的基础上增加了每年 1 次的前列腺活组织切片。二是对做"根治性前列腺癌切除术"时行盆腔淋巴结的清扫取决淋巴结转移的预测可能性。如果精囊受累、腺体外蔓延或腺体外组织可检测到 PSA 时，可选择放射线疗法或继续观察。

（2）中危前列腺癌的初始治疗：对于接受放疗的中危前列腺癌患者，可采用各种高精度放射治疗方法，包括三维适形放射治疗（3D-CRT）或逆向调强放射治疗（IMRT），联合应用影像引导放射治疗（IGRT），宜每天应用，无论患者预期寿命的长短，都须照此方案执行。

（3）局部晚期极高危前列腺癌的初始治疗和辅助治疗：新2010版"指南"与2009年版"指南"相比有一定修改。对于接受放疗＋雄激素剥夺疗法（ADT）的局部晚期极高危前列腺癌患者，新版指南推荐的治疗时间由相对较短的4～6个月延长至2～3年，虽然时间有所延长，但仍按照原方案与放疗联用。

2. 补救检查方法　对于放疗后PSA继续上升或直肠指检阳性的患者，除了2009版"指南"提到的进行活组织穿刺、腹部CT检查外，新版"指南"又新增加了直肠内磁共振成像（MRI）及PSA原倍增时间的检查指标，有助于对病变的监测、相互弥补不足之处。对于此类患者，如活组织穿刺结果为阴性且无转移，则取消了低温手术治疗和近距离放射治疗；如检查结果有转移时，又取消了单纯观察和雄激素剥夺疗法两种方式；如考虑患者为局部复发，则推荐采用有创性检查方法，如活组织病理切片、直肠内磁共振成像等检查。

3. 系统治疗及系统补救治疗

（1）系统治疗：新2010版"指南"扩大了系统治疗适应证范围，一是用雄激素剥夺疗法不敏感，替代了前列腺癌转移并PSA水平升高；二是用去势复发前列腺癌替代了低前列腺特异性抗原水平并内脏或骨转移及迅速增大的软组织团块。

（2）系统补救治疗：对于去势复发且转移阴性的患者，推荐临床观察、停止抗雄激素药物或间接雄激素剥夺治疗处理。如处理后患者有前列腺特异性抗原水平升高或出现转移，则按转移阳性方法处理。

对于去势复发且转移阳性的患者，给予每3周1次多西他赛＋类固醇类药物（1类），其他多西他赛方案，间接雄激素剥夺治疗、米托蒽醌＋类固醇类药物等（1类，为改善生活质量，而非延长生存）。姑息放疗或核酸类似物治疗。对于骨转移者，可给予二磷酸盐治疗,如果上述处理无效,则可行临床试验、补救化疗或最佳支持治疗。

对于去势治疗无效的无症状轻微的前列腺癌者,采用自身 T 细胞疫苗免疫治疗,可使其 3 年生存率提高 38%。美国南加州大学洛杉矶分校的 Penson 报告,该研究纳入 512 例患者,并以 2∶1 的比例随机给予自身 T 细胞疫苗或安慰剂治疗,在 1 个月内共做了 3 个周期治疗,与安慰剂对比结果显示:该疫苗使患者中位生存期延长了 4.1 个月,使 3 年生存率由 23% 升高达 31.7%($P=$ 0.032)。自身 T 细胞疫苗治疗的患者耐受性良好,主要不良反应为寒战、发热、头痛及流感症状,大部分仅持续数日,可用阿司匹林治疗。

4. 监测及治疗原则

(1)推荐根据患者自身危险因素进行个体化监测:对年轻患者给予定期跟踪监测比老年患者更重要,因为年轻患者的预后相对差,这可能与年轻患者血清雄激素水平较高有关。

2010 版"指南"将前列腺癌进展标志中的 PSA 速率＞0.75 这一项指标去除,保留了 PSA 倍增时间低于 3 年的标准。

(2)放疗原则:进行体外放射治疗时,如果剂量＞78Gy,应采用影像引导放射治疗(IGRT)。进行非脊柱转移的姑息放疗时,往往使用单剂量 800 cGy 代替分 10 次进行的 3 000 cGy;进行广泛性骨转移的姑息放疗时,通常采用锶[89]或钐[153]进行放射治疗。

(3)手术原则:目前较常采用的手术方式是根治性前列腺癌切除术加广泛盆腔淋巴结清扫,而局灶盆腔淋巴结清扫已基本被淘汰。因为与局灶盆腔淋巴结清扫相比,广泛盆腔淋巴结清扫更容易发现转移病灶,且可提供更为全面的分期证据,以指导治疗方法的选择。

机器人辅助的腹腔镜前列腺癌根治术已成为发展趋势。它可减少术中失血量、缩短住院时间、降低手术相关并发症发生率。

研究显示,耻骨后前列腺癌根治术性功能恢复率为 49％,恢复时间为 6.7 个月;而机器人辅助前列腺癌根治术手术则为 81％,恢复时间则为 3.9 个月。瑞士学者 Bergstein 等的研究显示,在机器人辅助的腹腔镜前列腺癌根治术术中实施扩大淋巴结清扫术,与局部淋巴结清扫术相比,可清除更多的淋巴结(24 枚对 9 枚)。扩大淋巴结清扫术除了延长手术时间外,并不增加术中出血量和住院时间,但肿瘤相关结果还有待观察。

(4)化疗原则:仅有特异性抗原水平上升而无肿瘤进展的证据,尤其是 PSA 水平短期内的上升,并不是患者停止接受化疗的指征;在多西他赛治疗失效后,尚无资料能证明其他化疗方法的有效性。

对于去势难治性前列腺癌,目前只有多西他赛被证实可以提高总生存率。但前期的临床应用发现,多西他赛疗效持续时间平均为 8 个月。因此,该药在难治性患者中的治疗选择受到了更多的关注。

(5)内分泌治疗:在第 24 届欧洲泌尿外科学会(EAU-2009)年会上。德国学者 Miller 指出,作为目前主流的前列腺癌雄激素剥夺治疗药物,促性腺激素释放激素(GnRH)类似物有许多缺点,新的促性腺激素释放激素类似物阻滞剂或拮抗剂则能避免这些缺点。Lversen 介绍的一项纳入 610 例激素敏感性晚期前列腺癌患者的研究,比较了直接促性腺激素释放激素阻滞剂(degarelix)与亮丙瑞林的疗效,结果显示,促性腺激素释放激素类似物组患者睾酮抑制更快,睾酮水平更低,前列腺特异性抗原下降也显著加快,而且疗效持续存在。Degarelix 组有转移或 PSA 基础水平高于 20 纳克/毫升患者的治疗失败发生率显著低于亮丙瑞林组。

美国学者 Hussain 介绍了比较持续性雄激素剥夺治疗(CAD)和间歇性(IAD)雄激素剥夺治疗(IAD)的临床研究。数据显示,在患者生存和疾病进展方面,持续性雄激素剥夺治疗和间歇性雄激素剥夺治疗的结果基本一致，但 IAD 显著改善了患者的性功能和生活质量。Hussain 认为，最适合 IAD 的人群包括手术、放疗后局部或生化复发的患者，以及临床有局限性肿瘤进展危险，但不适合接受治疗性治愈的患者。

（6）晚期前列腺癌治疗新药：Degarelix 注射剂，于 2008 年经美国 FDA 批准上市，Degarelix 属于促性腺激素释放激素（Gn-RH）受体抑制剂，可通过抑制睾酮分泌，延缓前列腺癌的生长和发展。通常的性激素治疗药物会引起一过性睾酮分泌增加，导致肿瘤体积增大，而本品不会引起患者睾酮水平一过性升高。

四、慢性肾脏病

（一）概念与定义

慢性肾脏病（chronic kindey disease CKD）是一种发病率高、病因复杂、起病隐匿、并发症严重、死亡率高的老龄慢性肾脏损害疾病。其病因如糖尿病、高血压、高血脂、痛风、肥胖等代谢综合征及药物性肾脏损害。CKD 起病隐匿，其临床表现不明显，人们早期就诊率低，当许多患者就诊时，病情已进入中期或晚期，常伴有心脑血管病，卒中、慢性肾衰竭或尿毒症等严重并发症，其死亡率高。

1994 年美国肾脏病基金会（NKF）的《慢性肾脏病进展的检测和防治指南/肾脏病人生存质量指导（K/DOQI）正式提出了慢性肾脏病的概念。CKD 的定义将依靠是否存在肾损伤证据和肾小球滤过率（GFR）综合判断。其中结合个体的年龄、体重和血肌酐值，用公式推算得出 GFR 比传统使用的血肌酐更能早期反映肾损害，从而将肾脏病范畴进一步扩大和延伸，使更多的患者从中受益。

CKD 的定义为肾结构或功能异常至少 3 个月,表现为肾脏损伤(临床上常见持续蛋白尿＞30 mg 白蛋白/g),或肾小球滤过率(GFR)＜60ml/min·1.73m²。肾脏的结构异常往往需要由肾脏病理确诊,但肾活检为创性诊断手段。因此,肾小球滤过率(GFR)被认为是在健康或疾病状态下评价肾功能的最好指标。但目前的检测手段普遍无法测出轻-中度的肾小球滤过率下降,难于准确地评估患者的肾功能。如何正确评估肾小球滤过率是临床中需要解决的重要问题。

(二)流行病学研究概览

慢性肾脏病(CKD)流行病学的国际比较研究可以让我们更深入了解世界 CKD 流行现状和原因,并对未来可能的流行趋势进行合理的预测和防治。

美国 NHANES 研究是当前最完善的一项关于 CKD 流行医学研究,NHANES-Ⅲ(1988－1994 年)报告美国 CKD 患病率为 11%,而 NHANE＞1999－2004 年数据显示,美国 CKDI-4 期患病率增至 13%。其他国家也有不同规模的 CKD 筛查,例如澳大利亚 CKD 患病率为 16%(AUSDIAB 研究)。挪威慢性肾功能不全患病率为 4.7%(HUNT-Ⅱ研究)。日本在对 106 177 人为期 17 年的随访中,有 420 人发生尿毒症。美国黑种人 CKD 患病率及尿毒症发病率显著高于白种人。旅居欧美的亚裔移民的 CKD 患病率、尿毒症发病率均高于欧美本地的白种人,但其尿毒症患者的死亡率和心血管疾病患病率却显著低于白种人。

我国的 CKD 流行医学研究于 2007 年起步,由北京大学第一医院与北京市疾病控制中心联合开展。首先主要限于部分大城市,全国范围 CKD 调查已列入国家计划。

慢性肾脏病已经成为一个威胁全球公众健康的主要疾病。

2007 年北京市该病患病率及危险因素调查,纳入 13 925 人采用白蛋白尿、肾功能下降及血尿作为慢性肾脏病诊断标准。结果表明:北京市本病患病率为 13％,据此推算约有 140 万成人罹患慢性肾脏病。与肾功能下降独立相关因素包括年岁增长、使用肾损伤药物、心血管疾病史、高密度脂蛋白下降及高血压病史超过 10 年。与白蛋白尿独立相关因素包括心血管病史、中心性肥胖、糖尿病及高血压。与血尿相关的因素包括女性及肾脏病史。

广州市 2006～2007 年年对 20 岁以上 2 213 个居民进行慢性肾脏病调查,结果表明该地区人群患病率为 10.1％。CKD 相关危险因素包括年龄、高血压、糖尿病。

据 2004 年《中国居民营养与健康现状》显示,我国 18 岁及以上居民,高血压患病率为 18.8％,全国患者超过 1.6 亿,糖尿病患病率为 2.6％,空腹血糖受损率为 1.9％。估计全国患者约 2 000 多万。中华医学会肾脏病分会 1999 年统计资料表明,终末期肾脏病中 20％是因高血压致病,原发性高血压中有 10％～15％导致肾脏功能不全,2 型糖尿病中至少 40％患者有肾脏疾病。

美国公众对合并尿蛋白的慢性肾脏病知晓率为 18.6％,而我国首都的居民对慢性肾脏病知晓率仅有 6.1％～8.7％。专家提示目前亟需提高医务人员及公众对 CKD 的关注和认识。

（三）病因

慢性肾脏病病因多样,包括:①糖尿病、高血压、高脂血症、痛风、肥胖、代谢综合征。②年龄＞60 岁老人。③有肾脏病家族史、急性肾衰竭恢复期等危险因素。④慢性肾脏病与糖尿病、高血压及心脑血管疾病有密切关系。如慢性肾脏病有 2％患者最终进展至尿毒症。而未进展到尿毒症前的许多患者因心脑血管疾病发生率明显升高而死亡,占全部死亡的 44％～

51%。⑤糖尿病、高血压的发展又常导致肾损害。如有资料显示，在 1 型糖尿病患者中糖尿病肾病发生率为 20%～40%，病程 10～20 年者发生率最高；2 型糖尿病患者中糖尿病肾病的发生率为 10%～30%，随年龄增长，病程延长肾病危险增加。⑥1999 年统计资料显示，在我国慢性肾衰竭透析的患者中，高血压肾病占第三位，原发性高血压中有 10%～15% 将发生肾功能不全。⑦此外，滥用药物或不规范用药导致药物性肾脏损害，也是本病逐年增多的原因。氨基糖苷类、两性霉素 B、万古霉素及造影剂等，马兜铃类中草药等可致肾损害，可引起肾衰竭。

(四)病理生理学

1. 蛋白尿是肾病及心血管疾病相关性的病理生理基础 高血压、糖尿病这些危险因素可导致肾血管内皮功能障碍，血管通透性增加使患者尿出现微量蛋白、大量蛋白尿、肾性蛋白尿，最终导致终末期肾病，甚至死亡。

2. 蛋白尿既是肾损害的指标，也是心血管损害的重要标志 哥本哈根心脏研究所纳入 1 734 例伴微量白蛋白尿和正常蛋白尿的高血压患者，计时收集了他们的整夜尿标本。结果发现，尿中白蛋白排泄率达到 5 微克/分钟的受试者，其冠心病和死亡的发生风险显著增加，尿白蛋白排泄率≥4.8% 微克/分钟的患者，其累积死亡率显著高于<4.8 微克/分钟的患者。

3. 较早期肾病即伴随高心脑血管疾病 美国旧金山海湾地区对 1 120 295 名成年人(占 35%)进行调查，随访期为 2.84 年。在肾小球滤过率为≥60 毫升/(分钟·1.73 平方米)的人群中，心脑血管发生率为 2.11/100 人/年。而在肾小球滤过率为 45～59、30～44、15～29、<15 毫升(分钟·1.73 平方米)的人群中，心脑血管发生率依次为 3.65、11.29、21.80、36.60 例次/(100 人·年)。

4. 尿蛋白是心脑血管病死亡的独立危险因素　Hillege 对荷兰罗宁亨省的 28～75 岁居民进行了平均 2.63 年随访,纳入 40 856人,包括该市 47.8% 成年人。结果显示,与无白蛋白尿者相比,微量白蛋白尿者的心脑血管病死亡率升高 4 倍,而临床蛋白尿者该风险升高 13.8 倍。

5. 心脑血管疾病亦可损害肾功能,形成恶性循环　慢性肾脏病与心脑血管疾病间存在着复杂的相互作用,心脑血管疾病可通过低灌注、胆固醇栓塞等机制对肾脏产生负面影响。传统心血管疾病的危险因素包括高血压、糖尿病、脂代谢紊乱、吸烟和代谢综合征等,同样是慢性肾脏病的危险因素。因此,CKD 与心脏血管疾病间存在复杂的相互作用,在肾-心脑链环中,若不进行综合干预,将会形成恶性循环,最终显著影响患者的生活及预后。

因此,2006 年美国心脏病学会发布指南,建议对心脑血管疾病患者,常规监测肾小球滤过率及尿白蛋白-肌酐比值,以评价是否合并慢性肾脏病,并及时干预。

(五)临床表现

(1)早期起病隐匿,部分患者仅见水肿、泡沫尿、高血压。很多患者在早期就诊率低,就诊时病程已是中期或肾衰竭,失去了逆转治疗时机。

(2)有相当部分的患者在健康体检中,偶然发现高血压、蛋白尿或肾功能不全。

(3)临床主要表现包括高血压、蛋白尿及肾功能不全等。对于高血压患者应常规检测小便,以除外肾性高血压,同时应定期复查尿微量白蛋白,以便早期发现高血压性肾脏损害。

(4)蛋白尿是肾脏病主要预后指标,在临床检验中还包括 24 小时尿蛋白定量、尿蛋白电泳等多样的检测,具有不同敏感性和特点。

(5)对于肾功能的正确评估,按公式法计算肾小球滤过率、同位素检测、内生肌酐清除率测定、碘海醇（Iohexol）血浆清除率测定、血胱蛋白酶抑制剂（Cystatin）测定等，均可应用于肾功不全的早期评估。临床中一般建议采用 2～3 种方法进行综合评估。对于一些特殊人群，如肥胖者、高龄、肌病等患者，需要注意选择合适的评估手段。

（6）慢性肾脏病进展到终末期是一个逐渐进展的过程，但因临床表现隐匿不易及早发现，可失去最好的干预治疗时机。肾脏替代治疗的——透析疗法，虽能缓解尿毒症症状的严重程度，但其转归令人失望，据有关资料报道，患者 5 年生存率低于 35%。

（六）诊断

依据病史（如高血压、高脂血症、糖尿病、代谢综合征和心脑血管疾病），以及实验室结果，包括肾小球滤过率（GFR）、肌酐、肾功能、α-β微球蛋白及尿蛋白等，特别是肾小球滤过率是诊断慢性肾脏病的重要指标。临床常用的肌酐和肌酐清除率（Ccr）受性别、年龄、肌肉容积、肾小管排泌等多种因素的影响。在肾小球滤过率下降早期，血肌酐水平不能相应升高，并且肌酐清除率往往高于肾小球滤过率真值。另外，肌酐清除率检测需要预留 24 小时尿，不适用于人群普查。

为更准确、方便估计肾小球滤过率，国外学者开发了一系列基于肌酐的肾小球滤过率评估简化 MDRD 方程。中国对其进行改良，即用原始简化 MDRD 方程估计出肾小球滤过率，再乘以系数 1.233，即：肾小球滤过率[毫升/（分钟·1.73 平方米）]＝186×血肌酐（毫克/分升）$^{-1.154}$×年龄$^{-0.203}$×0.742（女性）×1.233（中国）。方程经改良后偏差较小、精确性较高。由于肌酐的 GFR 估计方程敏感性优于血肌酐值，准确性不劣于 Ccr，勿需收集尿标本，操作简便、费用低。

美国心脏学会建议：

（1）成年心血管病患者应通过（MDRD）公式计算肾小球滤过率（GFR），肾小球滤过率<60毫升/分钟·1.73平方米，则为异常（Ⅰ级推荐，证据水平B）。

（2）成年患者应用白蛋白/肌酐比检测是否存在肾脏受损，比值>30毫克白蛋白/1克肌酐则为异常（Ⅱ级推荐，证据水平B）。

（3）所有心血管疾病成年患者均应通过HDRD公式计算肾小球滤过率和白蛋白/肌酐比来检测是否存在慢性肾病（Ⅱ级推荐，证据水平C）。

（七）防治策略

1. 病因的防治　治疗原发疾病如高血压、糖尿病、高血脂，根除肾毒物及各种诱发病因。同时需控制感染、消除蛋白尿、改善肾脏功能及预防尿毒症。

2. 营养疗法　低蛋白饮食可保护肾功能，有效延缓该病进展。如减少饮食中不必要的蛋白质可减少尿素生成、降低血清尿素氮水平、减轻肾小球滤过负荷、减少炎症和氧化反应，从而起到减少蛋白尿的作用。

（1）慢性肾脏病（CKD）患者钙磷代谢紊乱出现较早。新磷结合剂系酮酸＋必需氨基酸复合制剂（开同），系含钙的磷结合剂，可纠正患者的低钙高磷血症，每日剂量为每次1片/5千克体重，口服。使用开同合剂，可显著降低血磷和甲状旁腺激素水平，达到纠正钙磷代谢紊乱、继发性甲状旁腺功能亢进、肾性骨病的目的。此外，开同＋低蛋白饮食还可改善糖尿病肾病患者的糖代谢、脂代谢、代谢性酸中毒，以及显著减少尿蛋白等。

（2）非透析患者的营养指导：要综合考虑热能、蛋白质、贫血和酸碱平衡、钙磷代谢及水、钠、钾的纠正。以限制蛋白摄入为主，辅以α-酮酸的益处，包括：补充抗体所缺氨基酸、改善蛋白代谢，降低高血磷、改善低血钙，减轻继发性甲状旁腺功能亢进；减轻氮质血症、改善代谢性酸中毒,减轻胰岛素抵抗,改善糖代谢;增加脂酶活性,改善脂代谢;减少蛋白尿排泄以延缓慢性肾脏病进展。

3. 早期控制高血压

(1)降压新观念,从降压达标到靶器官保护:冠脉疾病、肾功能不全等高危患者的血压应控制在较低水平(<130/80毫米汞柱),对于有微量尿蛋白或肾功不全的高血压患者,应首选血管紧张素转化酶抑制剂如贝那普利、福辛普利等或血管紧张素Ⅱ受体阻滞剂类药物治疗,如氯沙坦、缬沙坦、替米沙坦等。

如果高危患者在短期内有可能发生心血管事件时,为达到血压控制目标,可采用两类药物联合治疗,甚至将其作为起始治疗。

处理合并慢性肾脏病或糖尿病的高血压,通常至少需要2种或3种作用机制不同而又互补的药物联合应用。

设计良好的随机临床研究表明,治疗糖尿病性肾病(RAS)或非糖尿病性慢性肾脏病患者,采用以阻断肾素-血管紧张素系统为基础的治疗,是最有效的抗高血压疗法,可保护肾功能、减少心血管事件的发生。血管紧张素转化酶抑制剂类药物通过对肾小球血流动力学的特殊调节作用(扩张入球和出球小动脉,但对出球小动脉的扩张作用强于入球动脉)有效降低肾小球内"三高",从而降低肾小球内压力、延缓组织重构、改善血管内皮功能。

(2)高组织亲和力(贝那普利)对靶器官保护最强:血管紧张素转化酶抑制剂在高危心血管病患者的靶器官保护方面不具类效应,而高亲和力血管紧张素转化酶抑制剂疗效更好,如贝那普利,喹那普利等。

血管紧张素转化酶抑制剂可通过阻断肾素-血管紧张素系统和激活激肽系统,实现对血管内皮的保护。试验已证实,高组织亲和力血管紧张素转化酶抑制药能够更好地改善血管内皮功能。不同血管紧张素转化酶抑制药在血浆和组织中亲和力各异,其中以贝那普利最高,依次为喹那普利>雷米普利>培多普利>赖诺普利＞依那普利＞福辛普利＞卡托普利。研究证实,贝那普利(洛汀新)从 10 毫克/日的常规剂量增加到 20 毫克/日,可有明显抗血压及抗蛋白尿作用。

(3)福辛普利(诺蒙)是肝肾双通道排泄剂,无药物蓄积之虑:经研究证明,在肾功能正常时有 49％福辛普利由肾脏代谢排除,而其余的 51％则通过肝脏代谢。在轻度肾受损时肾排泄比则下降到 37％,而肝脏代谢比例相应增加到 63％;在中度受损时,21％经肾排泄;在重度受损时,则仅有 15％通过肾脏代谢排出。由此证明,蒙诺双通道代偿性排泄机制,可使其总清除率始终相对稳定,即使在肾功能不全者应用也不增加药物蓄积的危险。

特别对于肾功能损害的风险明显升高的老年高血压患者,福辛普利因无蓄积之忧虑,是降压治疗的较好选择。

规格用量:10 毫克/片,成年人初始量为 10 毫克/日,每日 1 次,口服,约 4 周后根据血压反应适当调整剂量。剂量超过 40 毫克/日,不增强降压作用。

(4)阻断肾素-血管紧张素-醛固酮系统(RAAS),延缓慢性肾脏病进展:所有的降压药物都可减少尿蛋白的排泄,但较有效的肾脏保护药物是具有阻断肾素-血管紧张素-醛固酮系统作用的抗高血压药物。肾素-血管紧张素-醛固酮系统系统阻断剂,尤其是血管紧张素Ⅱ受体拮抗剂,在降压效果相同的情况下,可减少更多心血管和肾脏损害。

糖尿病肾病患者选用血管紧张素转化酶抑制剂和血管紧张素Ⅱ受体阻滞剂,其治疗效果最好,特别是蛋白尿水平较高的患者。

4. 纠正水、电解质紊乱和酸碱平衡　对有明显失水者,若无高血压和心力衰竭,可酌情补液,因肾病患者对水调节能力减退,故补液不要过多过快,以口服补液为最佳选择。不能口服时,静脉输液应更严密观察血压、心功能以避免水钠潴留。当严重肾功能障碍而水钠摄入过多可致水潴留或水中毒。临床上一般多选用袢利尿药,以呋塞米和布美他尼为主。

酸中毒是肾病进展中的重要因素,而且是增性肾衰竭骨病和营良不良的重要机制之一,应积极治疗。

5.改善脂质代谢 慢性肾脏病时高脂血症治疗的靶目标可低密度脂蛋白胆固醇水平应控制在低于 2.6 毫摩/升(100mg/dl)。除上述饮食疗法外,补充必需多价不饱和脂肪酸或深海鱼油,对轻度脂质代谢有一定治疗作用,可降低三酰甘油 30%,升高高密度脂蛋白胆固醇。肾病患者高脂血症首先选贝特类药物治疗。必要时可选用他汀类药物以常规剂量进行治疗,但"强化降脂"有助于肾功能的改善。

6.控制感染 慢性肾脏病患者最易并发感染,特别是肺部和尿路感染,应及时使用适合的抗生素,必要时按药敏试验选用药物,禁用致肾毒性药物。

7.纠正贫血

(1)CERA:是一种持续性的促红细胞生成素受体激动剂,具有较长的半衰期,可以纠正慢性肾脏病患者贫血并保持血红蛋白稳定。

该药对老龄透析患者耐受性较好,可每月使用 1 次。

(2)新药 Hematide 在慢性肾脏病患者中的应用:Hematide 是一种新合成的含肽化合物,能够激活红细胞生成素受体,改善慢性肾脏病患者的贫血情况。资料提示:Hematide 是一种具有良好作用及耐受性的新药,能够每 4 周治疗 1 次。

五、尿毒症

尿毒症是慢性肾衰竭终末阶段晚期的综合征。可因多种肾脏疾病包括原发于肾脏或继发于全身的疾病,如各类肾小球肾炎、糖尿病、高血压、肾小动脉硬化所致的慢性肾脏疾病所引起。临床上以肾功能减退所致机体代谢产物、毒物的潴留，水、电解质紊乱的酸碱平衡失调，以及部分内分泌功能失调为主要表现。

（一）流行病学

健康人群的肾小球滤过率的正常范围，在 30 岁时为 100～120 毫升/(分钟·1.73 平方米)。而对于终末期肾衰竭患者的肾小球滤过率则低于正常者的 50%，其临床症状表现程度较轻。

2004 年，美国约有 10 万人因终末期肾病而开始接受肾替代治疗，33.5 万患者做透析治疗，有些人已经接受透析多年，但转归令人失望。1995～1999 年间，接受血液透析和腹膜透析者的 5 年生存率都低于 35%，接受透析的患者，平均每年住院 2 次，其生活质量很低。

我国终末肾脏病发病率为 568 人/10 万人，以 50～60 岁患者最多。据孔阿克报告，随机抽样 1 440 例老年住院患者，慢性肾衰竭者占 8.2%，其主要病因是高血压所致肾小球硬化症。

（二）病因和病理生理学

各种肾脏病变如继续发展，最后都有出现慢性肾衰竭的可能，其中以慢性肾炎为最多，占总发病率的 50%～60%。

继发于全身性疾病累及肾脏而引起肾脏功能损害者，如糖尿病、痛风、高血压、肾小动脉硬化症、前列腺肥大引起尿道梗阻、系统性红斑狼疮，以及慢性肾毒物损害等。

尿毒症主要的病机是由于正常情况下经肾脏排泄的有机物在体内堆积所致，但有些废物尚未被识别，随着光谱和色谱学研究的进展，将有更多的溶质被识别清楚。

1. 肾脏的溶质清除和尿毒症时存留的溶质

虽然存留的尿毒症溶质可引起症状，但由于存留的溶质多，患者的症状各异且不易察觉。一般说来，积蓄浓度最高的溶质首先被识别也是研究最多的。但是仅有少数化合物与特定的毒性效应相关。

（1）几种化合物的血浆浓度与患者智力功能改变的关系，比尿素与患者智力功能改变的关系更密切。

（2）某些化合物包括某些胍类，可在脑脊液中蓄积，与其对脑的影响相一致。

（3）尿素是肾脏排泄的最重要的溶质，是在肾功能衰竭患者血液中检测出的第一种有机溶质。当前的透析都可达到尿素清除的靶值。尿毒症时存留的溶质很多，常根据溶质的结构进行分类（表 6-4）。为解释尿毒症临床特征和症状提供科学的证据。

表 6-4　尿毒症的溶质分类

溶　质	例　子	来　源	特　点
肽类和小分子蛋白质	β_2-微球蛋白	MHC	由于分子量大，很难透析
胍类	胍基琥珀酸	精氨酸	尿毒症时产生增多
酚类	P-甲酚硫酸盐	苯丙氨酸、酪氨酸	蛋白结合，由肠道细菌产生
吲哚类	吲哚苷	色氨酸	蛋白结合，由肠道细菌产生
脂肪族胺	二甲胺	胆碱	分布容积大，由肠道细菌产生
呋喃类	CMPF	不详	与蛋白结合紧密
多元醇	肌醇	饮食摄入，由细胞经葡萄糖合成	正常情况下由肾脏降解，而不是排泄
核苷类	假尿苷	tRNA	几个改变的 RNA 类别中最突出的
二羟酸	草酸盐	抗坏血酸	形成晶体沉淀物
羰基	乙二醛	糖酵解的中间产物	与蛋白反应形成高级糖化终产物

　　注：尿毒症溶质可能有多种来源，表中仅列出一种；CMPF 指 3-羧基 4-甲基-5-丙基-2-呋喃丙酸；MHC 指主要组织相容性复合物

（4）很多尿毒症的溶质含有芳香环。尿毒症酚类来自酪氨酸和苯丙氨酸，以及蔬菜中的芳香族化合物。吲哚类来自色氨酸和蔬菜吲哚，以拟似物的形式出现。该类物质通过母体化合

物甲基化、脱羟基、氧化、还原或共轭结合，产生一系列溶质。与甲胺不同，共轭结合的酚类和吲哚常带负电荷是造成肾衰竭阴离子间隙大的原因。废物酚类和吲哚与神经递质的结构相似。

有人推测它们可能干扰中枢神经系统的功能，但其毒力很弱。研究最多的酚是 p-甲酚，是结肠细菌作用于酪氨酸和苯丙氨酸后产生的，进入循环后与硫酸盐结合。在接受透析的患者中，高水平的 P-甲酚与转归差相关。

(5)肾脏不仅清除小分子，也可清除分子量在 $10\sim30kD$ 的蛋白。肾衰竭时，这些小分子量蛋白的血浆水平升高，可引起透析相关性淀粉样变的 β_2 微球蛋白有毒性。

(6)尿毒症时蓄积的其他简单含氨溶质包括脂肪族胺类的一甲胺、二甲胺和三甲胺。这些物质由肠道细菌和哺乳动物细胞产生。它们在生理性 pH 值下带有阳性电荷，由于优先分布在相对酸性细胞内，有可能导致它们在间断血液透析期间的清除受限。尿毒症患者的尿毒症臭或呼吸有腥味是三甲胺所致，患者和动物模型均显示，胺类与脑功能障碍有关。

2.透析清除的溶质

(1)高蛋白摄入增加很多溶质的产生，包括各种胍类、吲哚类和酚类物质。严格限制蛋白质的摄入可减轻尿毒症的症状，但对患者的营养将受到不良影响。建议每日应摄入 $1.2g/kg$ 体重，等于普通饮食量。

(2)当前许多终末期肾病患者每周接受 3 次血液透析，在每次治疗中约清除体内总尿素含量的 2/3。逐渐增加尿素的清除比率，可改善患者的转归。

(3)而血液透析研究显示，当尿素清除量超过当前的标准后，继续增加尿素清除量不能进一步改善患者的转归。乃因许多有毒的溶质的分子量大，与蛋白结合，或在体内呈隔离分布。故此，在接受常规透析中,这些溶质的血浆水平远比正常尿素水平高。通过对各种标准透析治疗的改良可增加这些溶质的清除。研究中使用"高通量"膜增加大分子量溶质如 β_2 微球蛋白的清除,但没有取得显著益处。然而,在透析过程中增加超滤可增加大分子的清除。

(4)传统透析不能很好地清除与白蛋白结合的溶质,不是因其分子量大,而是因为只有游离、非结合状态的溶质浓度,才能形成驱动溶质穿越透析膜的梯度。有些溶质被隔离或留存在身体的不同部位,不能很快地与血浆浓度平衡,从而可有效地躲避透析。目前经证实有临床意义的隔离分布的只有磷酸盐、肌酐、尿酸、几种胍类和 β_2 微球蛋白。

3. 尿毒症对代谢的影响 当肾小球滤过率低于 50 毫升/(分钟·1.73 平方米)时,可发生胰岛素抵抗,其原因不明。有人观察到,胰岛素抵抗可通过尿毒症的血清进行传输,透析和限制蛋白可改善胰岛素抵抗,提示了含氮溶质的堆积可引起胰岛素抵抗。另外,体力活动少使得胰岛素的作用减弱,尿毒症患者的去适应是发生胰岛素抵抗的部分原因。最近,引起人们关注的尿毒症的另一个作用是氧化应激。氧化反应产物堆积被认为是氧化物活动增强的证据。细胞外还原物质的缺乏,提供了尿毒症时氧化应激的另一个证据。

近来被识别的与尿毒症并存的是全身性炎症。一些患者的炎症标志物升高,包括 C 反应蛋白、白介素 6 和肿瘤坏死因子 α,这些标志物不能用并发症来解释。炎症有可能与胰岛素抵抗和氧化应激相互作用,从而促发患者的心血管疾病的发病率和死亡率增加。

(三)临床表现

1. 代谢产物、毒物或溶质潴留体内引起的全身各系统证候

(1)消化系统:是早期常见症状,如口有氨(尿)味、口腔黏膜炎或溃疡;厌食、恶心、呕吐、或消化道出血,重症者可伴穿孔;腹痛、腹泻、便血,少数可伴肠梗阻或肝脏、胰腺损害。

(2)神经、精神系统:较普遍,重症常见尿毒症脑病,如烦躁不安、震颤、抑郁、淡漠、嗜睡、或惊厥、抽搐或幻视、幻听,甚至脑血管意外。

周围神经炎可见双下肢麻木、蚁走感、感觉减退、震颤。下肢比上肢为重,远端比近端明显,感觉比运动障碍严重,腱反射减弱,肌萎缩等。

(3)血液系统:贫血显著,常与肾功能损害的程度相一致,多为正色素正细胞性贫血。

晚期常有出血倾向,如鼻出血、齿龈出血、皮肤紫癜、咯血、呕血、便血,甚至颅内出血或心包出血,少数可发生溶血。

(4)心血管系统:是本病常见的重要症状,是致死亡的重要原因之一。高血压占 80%～90%,常易伴发心、脑并发症。表现有视乳头水肿、视网膜血管异常;心包炎表现有胸痛、心悸、心包摩擦音,超声心动图可显示心包少量积液。

心力衰竭与心肌病,可因水钠潴留,容量负荷增加或高血压控制不良,或严重贫血及透析中许多因素的影响等诱发急性心力衰竭,甚至肺水肿。后期因心肌受累、心脏扩大、心肌肥厚而致心肌病、心律失常。

(5)呼吸系统:可因尿毒症溶质毒素,水钠潴留引起肺间质水肿即尿毒症肺。可因继发感染而致支气管炎、肺炎、胸膜炎等。

(6)骨骼系统:大多数患者均有肾性骨营养不良病理变化。表现为软骨病、纤维素性骨炎、骨硬化症。可出现骨骼疼痛、自发性或病理性骨折、骨质疏松、骨骼畸形等。

(7)皮肤与软组织:可见皮肤干燥、脱屑、色素沉着,皮肤瘙痒突出。

(8)内分泌系统:表现为肾素活性升高、前列腺素减少(高血压)、促红素减少(贫血)、活性维生素 D_3 缺乏(肾性骨病)、甲状旁腺激素增加(继发性甲状旁腺功能亢进)、胰高糖素降解作用减弱(糖耐量异常)、催乳素增加(男性乳房发育)、甲状腺、性腺功能减退等。

(9)免疫系统:表现为机体抗病能力低下,易继发感染。

2. 代谢紊乱

(1)水与电解质代谢紊乱:当肾小球滤过率下降到 30～40 毫升/分钟时,因肾小管浓缩功能受损及高浓度的尿素引起渗透性利尿而发现多尿、夜尿增多、尿比重低或伴有呕吐、腹泻、纳呆则导致脱水;若肾小球滤过率下降到 5～10 毫升/分钟以下,则表现为少尿或尿闭,此时若补水过多、水钠控制不良,并可致高血压、心力衰竭、肺水肿等。

①钠代谢紊乱。有高血压或水肿者由于限钠摄入,或因肾小管病变钠回吸收困难,失钠多于失水,可出现低钠血症。在肾功能终末期因肾小球单位毁损严重,肾小球滤出液明显减少,水分不能排出则出现低钠血症。表现尿少、钠差、恶心、乏力或抽搐、惊厥、嗜睡、昏迷。

②钾(镁)代谢紊乱。当进入少尿、无尿期,则易发生高血钾。特别是合并酸中毒、发热、感染、分解代谢增高或红细胞破坏、钾的摄入过多、输入库血等情况时,若血钾升达 6.5～7.0 毫摩/升,可引起心脏功能抑制,出现房室传导阻滞,甚至心跳骤停。

③钙、磷代谢紊乱。低钙、高磷是尿毒症基本生化变化之一,当肾小球滤过率降低,肾脏磷的排出减少,血磷增高;肾脏产生 1α 羟化酶不足,导致活性维生素 D 不足及钙的摄入不足,小肠吸收障碍、钙的肠道排出增加是低钙的主要原因。低钙、高磷可致继发性甲状旁腺功能亢进与肾性骨营养不良、皮肤瘙痒。但尿毒症低钙时发生手足搐搦症及肌肉神经兴奋性增加者较少见,乃因常合并酸中毒使游离钙增加及氢增高有关。

(2)蛋白质、糖、脂肪代谢障碍:由于营养不良、出血,尿中蛋白丢失,常导致蛋白质总量低下。早期以白蛋白下降为主,晚期白、球蛋白皆低,且各种氨基酸缺乏,尤其是必需氨基酸减少。

常见葡萄糖耐量降低,多数空腹血糖正常,餐后血糖增高,一般无糖尿,少数有高血糖引起尿毒症假性糖尿病,也需用胰岛素控制。血液三酰甘油增高,尤以血液透析更明显,少数可伴胆固醇增高,易并发动脉粥样硬化。

尿毒症者有继发性高尿酸血症,但痛风病发生率低。

(3)酸中毒:其原因有酸性代谢产物,如磷酸盐、硫酸盐等不能自肾脏充分排泄;肾小管合成氨能力减退,肾脏排出氢而保留钠、钾及碳酸氢离子的能力减退引起。残存的肾小管虽然稍增氢离子排泄和动员骨骼中部分缓冲物质作为代偿,但仍不能纠正酸中毒发生。

血液化学检验二氧化碳结合力降低到 40% 容积以下;血碳酸氢常在 16～20 毫摩/升;血氯化物低,但在肾盂肾炎或尿路梗阻引起的尿毒症早期,由于肾小管氨合成能力显著减退,碳酸氢及阳离子丧失较多,而氯离子丧失相对较少,可呈现高氯性酸中毒。轻度酸中毒临床表现不明显,严重时有疲乏、厌食、恶心、呕吐及换气过度。

(四)尿毒症的防治

1. 饮食疗法

对尿毒症患者,应给予充足的优质低蛋白、低磷、足够必需氨基酸、高热能和适当维生素。蛋白质为每日 0.3～0.5 克/千克体重(20～30 克/日)。以鸡蛋、鸡肉、鱼等为好。不宜食用含磷高的乳制品,鱿鱼、目鱼、鱼子、动物内脏。植物蛋白中非必需氨基酸较多应限制,可在主食中加麦淀粉。

美国学者建议透析患者每日摄入蛋白 1.2 克/千克体重,约等于美国普通饮食所提供的量。饮食疗法热能应达到 8 374～10 467千焦(2 000～2 500千卡)/日,由脂肪与糖类补充。补充 B 族维生素及维生素 E 为好。钠、水应根据尿量、水肿、高血压而定。

2. 对症治疗

(1)呕吐可用吗丁啉、甲氧氯普胺,溃疡病出血可用奥美拉唑。

（2）贫血可用促红细胞生成素 2 000 单位,每周 2~3 次,并补充铁剂、叶酸、维生素 B_{12} 等,纠正铝中毒,必要时输血。

（3）高血压可选硝苯地平、美托洛尔。透析时可选用卡托普利、依那普利、贝那普利（洛丁新）。

（4）心力衰竭,首先祛除病因,早期给予透析,超滤脱水。若诱因控制、高容量负荷解除,高血压控制无低钾与严重酸中毒,无心包炎、严重心律失常时,可酌情应用小剂量强心剂,进行严密观察。

（5）心包炎,宜加强透析,有大量积液应行心包穿刺排液。

（6）纠正酸中毒、水与电解质平衡

①代谢性酸中毒。轻者,碳酸氢钠每次 1~2 克,每日 3 次口服;严重者静脉滴注 5％碳酸氢钠、11.2％乳酸钠,其量按酸中毒程度而定,并补充适量钙剂以防抽搐。对水肿、尿少、水中毒者应加用利尿药。可选呋塞米、多巴胺或酚妥拉明（苄胺唑啉）等。

②高钾。可选 5％碳酸氢钠 125~250 毫升、11.2％乳酸钠 20~40 毫升,静脉滴注;降钾树脂每次 15 克,每日 2 次,口服。重症者宜早期透析。

③低钙。碳酸钠 1 克,口服 3 次。若伴甲状旁素（PTH）增高,可用活性维生素 D_3,每次 0.25 微克,每日 1~2 次口服。

④高磷。碳酸钙 1~3 克/次,每日 3 次,口服。

⑤高铝。免用铝制剂,严格透析用水处理。祛铁血（大剂量法）40 毫克/千克,每日 2 次血透后静滴;小剂量法 5~10 毫克/千克每周 2 次静滴。

3. 中医药治疗

（1）病因辨证:中医学认为,尿毒症系因久病肾阳衰竭所致浊气上逆,产生呕吐、恶心,面色晦滞,舌苔白腻,尿因阳衰而清长,肾阳受损时久而及阴,表现脉弦细弱。

（2）治则:按"急则治标"原则,须先降浊,多采用泻下法,但因患者多属久病呈虚寒之象,宜用温泻法达到推陈致新的作用,故宜扶阳降浊。

(3)方药:温脾汤加减。

方一:熟附子 9 克,干姜 3 克,肉桂 5 克,党参 12 克,茯苓 12 克,泽泻 9 克,生大黄 6~9 克(如大便原已溏泄,可改为制大黄),每日 1 剂,水煎,每日服 2 次。

方二:如不能口服药物,可用生大黄 12 克,熟附子 9 克,牡蛎 30 克,水煎药液行保留灌肠,可使血液非蛋白氮下降。

对于烦躁失眠,出血倾向,舌质转红,脉洪数,则为浊气郁而化热之证。宜用黄连温胆汤加减。

方三:黄连 5 克,陈皮 6 克,半夏 6 克,茯苓 9 克,枳实 9 克,竹茹 6 克,制大黄 9 克,每日 1 剂,水煎,每日服 2 次。

昏迷者用至宝丹或牛黄清心丸 1 粒,研服。有尿闭证者应尽量浓煎,以减少入液量。

4. 透析疗法 即血液净化疗法,包括血液透析、血液滤过、血液透析滤过、血液灌流和腹膜透析等。

(1)血液透析(HD)

适应证:①经饮食调整与药物治疗后,而肾功能继续减退并伴有频繁呕吐、精神萎靡、意识障碍、心力衰竭、心包炎等。②尿素氮(BUN)>28.6 毫摩/升,肌酐(Cr)>707 微摩/升,内生肌酐清除率(Ccr)<5 毫升/分钟。

现在主张,对于慢性心衰,Ccr10~15ml/min 开始 HD,则长期存活较高。若待 Ccr≤5ml/min,尿毒症并发症已很明显时才开始 HD,常不能完全阻止这些并发症的进展。

禁忌证:休克或严重低血压;显著心脏扩大、终末期心力衰竭、严重心律失常和冠状动脉供血不全;严重出血倾向、凝血障碍或严重感染等。

血液透析诱导时间:最初阶段时间宜短(3~4 小时),间隔期短(隔日 1 次)。维持性血透一般每周为 2~3 次,每次 4~6 小时。

(2)血液滤过:模仿肾脏清除溶质的原理研制的一种血液净化技术。

适应证:①常规血液透析不能满意控制体液过多的慢性肾衰竭患者。②原有心血管疾病或血液透析时易出现心血管并发症者。③常规血透中易发生失衡综合征或耐受不佳者。④难以控制的高血压,伴严重高脂血症、糖尿病、甲状腺旁腺功能亢进与其他严重中分子物质潴留的患者。

(3)血液灌流:将患者血液从动脉通过血泵引入灌流器中,通过吸附作用清除体内毒物,将净化的血液从静脉输回体内。

适应证:①急性药物中毒者。②慢性肾衰竭时,一般与血透或血液滤过合并应用以缩短透析时间,特别是合并心包炎与神经病变时。

(4)腹膜透析:将透析液灌入患者的腹腔内,血中各种小分子物质浓度高于透析液的可通过腹膜进入透析液;而透析液中高浓度物质(如机体缺乏的碱基、电解质等)进入组织液和血浆内。反复更替透析液,可清除体内代谢产物,纠正水与电解质和酸碱平衡,保持机体内环境的稳定。

适应证:①同血液透析。②有血透禁忌证和并发症者。③肾脏移植术前或肾移植排异者。④高龄患者、糖尿病及出血性疾病患者。

防治腹膜透析相关感染:腹膜透析感染是最常见与最重要的并发症。国际腹膜透析学会制定的"腹膜透析相关感染指南",于2007年在日本召开的第三届亚洲分会强调的解读和应用时指出:腹膜透析中心应尽力预防腹膜炎,将年感染率控制到最低值。腹膜透析中心的腹膜炎发生率不应超过 0.67 次/(人·年)。针对金黄色葡萄球菌和抗生素治疗方案,能有效降低该类细菌引起的管路感染的危险。预防出口感染的方案包括鼻腔内(每天 2 次,共 5～7 天),以及出口处用莫匹罗星,每天清洁出口后用庆大霉素乳膏。应对患者进行无菌技术特别是正确洗手技术的培训。

金黄色葡萄球菌和铜绿假单胞菌是引致严重出口处感染最常见的病原菌,常伴同种细菌的隧道感染,可致管路感染相关腹膜炎。在治疗时可用抗生素,其抗菌谱须覆盖革兰阳性和阴性菌,应依据腹膜炎致病菌的药敏结果来选择药物。对革兰阳性菌需用万古霉素或头孢菌素,革兰阴性菌则需第三代头孢或氨基糖苷类药物。疗程最少2周,严重感染治疗3周。经适当抗生素治疗5天症状无改善者为难治性腹膜炎,应拔除导管,保护腹膜以备来日使用。

对复发性、难治性和真菌性腹膜炎,以及难治的管路感染,应拔除导管、保存腹膜。

5. 肾脏移植术　由于缺少供肾,现在对尿毒症的治疗主要是通过替代肾功能治疗——透析疗法。该疗法虽可改善一些症状,以延缓肾衰竭进展,但对某些毒素溶质的清除效果较差,机体内仍存在有毒溶质蓄积产生的不良影响。这种异常被命名为"残余综合征",它包括接受部分治疗的尿毒症、透析带来的不良影响,如细胞外液容量的波动,以及暴露于生物不相容的物质。残余的无机离子分布异常,包括酸血症和高磷血症。在很多患者中,高龄和全身性疾病可使残余综合征复杂化,这些全身性疾病可加速患者肾脏功能丧失。

肾脏替代治疗不能完全缓解尿毒症的症状,而肾移植可逆转残余综合征。成功的肾移植可使肾小球滤过率恢复到正常值的一半以上,明显改善总体生活质量,提高某些功能,包括睡眠、认知功能、运动功能和性功能等。

第七章 代谢性疾病与内分泌系统疾病

一、代谢综合征

(一)定义与流行病学

代谢综合征(MS)是指在个体中多种代谢异常集合存在的现象,包括肥胖、高血压、糖尿病或糖调节受损及血脂紊乱等同时存在的临床症候群。1988 年 Reaven 根据病理生理学研究提出胰岛素抵抗是这种临床症候群的发病基础。1998 年世界卫生组织(WHO)制定了第一个全球定义。随着经济发展、生活改变、全球人口老龄化 MS 为 7%,60 岁以上超过 40%,中国流行病学调查资料显示,MS 发病率为 14%～16%,且随年龄增长而增高。

(二)病因和发病机制

代谢综合征的病因不明。目前认为,腹型肥胖和胰岛素抵抗是导致代谢综合征发生的重要因素。遗传易感性、体力活动缺乏、衰老及体内促炎症状态、激素水平的变化也可能是致病因素。不良的饮食,如高饱和脂肪酸与胆固醇,能增加代谢综合征患者发生心血管疾病的危险。

1. 胰岛素抵抗 是指机体内胰岛素靶组织(肝、骨骼肌及脂肪组织)对胰岛素的敏感性下降,导致胰岛素介导的葡萄糖利用减少。葡萄糖不能有效进入靶细胞导致其循环浓度升高,从而刺激胰岛 B 细胞产生更多的胰岛素。

然而,在糖尿病发生之前的相当长的一段时间内,由于胰岛素抵抗所致的代谢紊乱,特别是脂代谢异常,一方面可使胰岛素抵抗,以及胰岛 B 细胞的衰竭加速恶化;另一方面也可导致血管内皮功能紊乱,加速了动脉粥样硬化的发生与发展。

2. 腹型肥胖 肥胖可引起高血压、高胆固醇、低高密度脂蛋白胆固醇及高血糖。肥胖导致脂肪因子分泌失调,参与了胰岛素抵抗、代谢综合征的发生。肥胖时,脂肪产生过多的炎症因子及其他生物活性分子,而使具有保护作用的脂肪因子如脂联素即下降。脂肪组织存在着胰岛素抵抗,脂肪酸不能酯化、游离脂肪酸释放增加。血游离脂肪酸水平增高,加重了骨骼肌的胰岛素抵抗,同时改变了肝代谢。

3. 过氧化物酶增生激活受体(PPAR) PPAR 是核受体家族,有 α、δ、γ 三种受体与人体营养素感知和调节糖类,脂类代谢有关。PPAR-α、δ 与脂素氧化代谢有关,PPARα 激活可增加 HDL-C 合成,刺激胆固醇反向逆转降低三酰甘油。PPAR-γ 与脂类同化作用有关,激活可使胰岛素敏感抗糖尿病作用,其显性失活突变导致脂肪障碍和严重胰岛素抵抗。基因型变异导致 MS 的脂类和糖类代谢异常。

4. 丙酮酸 丙酮酸是活性氧的一种有效清除剂,具有潜在抗氧化,抗炎症反应作用,胰岛素通过作用于糖代谢影响丙酮酸产生,且丙酮酸促进胰岛素分泌,提示丙酮酸水平降低可能在 MS 的发生机制中起作用。

5. 遗传易感性 代谢综合征具有一定的家族遗传和种族差异。作为多基因复杂病,代谢综合征各组分的表现在不同人群存在一定的差异。遗传易感性的大小导致不同个体对某些致病环境因素的敏感性有所不同。母亲妊娠期营养失衡和代谢紊乱可遗传下一代某些疾病的发生,如肿瘤、代谢综合征等。

（三）临床特征

1. 与心血管病有关的组成成分

①肥胖。尤其是内脏型肥胖。②胰岛素抵抗，可伴代偿性高胰岛素血症。③高血糖。包括糖尿病及糖调节受损。④血脂紊乱。高胆固醇血症，低高密度脂蛋白胆固醇血症。⑤高血压。⑥高尿酸血症。⑦血管内皮功能缺陷、低度炎症状态及凝血异常（微量白蛋白尿、CRP 及 PAI21 增高等）。

2. 可伴代谢综合征的疾病

①非酒精性脂肪肝病，可发展至非酒精性脂肪肝炎。②多囊卵巢综合征。③痛风。④遗传性或获得性脂肪萎缩症。

（四）定义及诊断标准

1998 年世界卫生组织（WHO）制定了代谢综合征（MS）的第一个全球定义，2005 年国际糖尿病联盟（IDF）在 WHO 和美国 ATPⅢ的基础上建立新的 MS 诊断标准沿用至今。

2007 年，我国成人血脂防治指南制定联合委员会，在 2004 年 CDS 建议的基础上，对代谢综合征各组的量化指标进行了修订：

（1）腹型肥胖：腰围男性＞90 厘米，女性＞85 厘米。

（2）血三酰甘油≥1.7 毫摩/升（150 毫克/分升）。

（3）血高密度脂蛋白胆固醇＜1.04 毫摩/升（40 毫克/分升）。

（4）血压≥130/85 毫米汞柱。

（5）空腹血糖≥6.1 毫摩/升（110 毫克/分升）；或餐后 2 小时血糖≥7.8 毫摩/升（140 毫克/分升），或有糖尿病病史（表7-1）。

表 7-1 国际代谢综合征的诊断定义的比较

	WHO (1998)	EGIR	NCER ATP Ⅲ (2001)	AACE (2003)	IDF(2005)
初选人群	高血糖及 IR 人群	非糖尿病 人群	全人群	非糖尿病 人群高危者	
组成成分数	初选人群 至少 2 项	初选人数 至少 2 项	至少 3 项	至少 2 项	
肥胖					WC 增加 (根据种族 差异不同 标准)以下 2 个以上的 成分
体质指数 (kg/m²)	>30 及(或)			≥25(作为 危险因素)	
腰围(cm)		≥94(男) ≥84(女)	≥102(男) ≥88(女)		
腰臀比	0.90(男) 0.85(女)				
血脂紊乱:					
三酰甘油 (毫摩/升)	≥1.70 及 (或)	>2.0(或已 治疗)及或	≥1.70	≥1.70 及 (或)	≥1.70 及 (或)
高密度脂蛋 白胆固醇 (毫摩/升)	<0.9(男) <1.0(女)	<1.0(或 已治疗)	<1.04(男) <1.30(女)	<1.04(男) <1.30(女)	<1.04(男) <1.30(女) 或已治疗
血压:收缩 压/舒张压 (毫米汞柱)	≥140/90	≥140/90 或已降压 治疗	≥130/85	≥130/85	≥130/85 或已降压 治疗

	WHO (1998)	EGIR	NCER ATP Ⅲ (2001)	AACE (2003)	IDF(2005)
血糖：EPG （毫摩/升）	≥6.1	6.1～7.0	≥6.01＊＊	6.1～7.0	≥5.6 或已诊断糖尿病
2hPG （毫摩/升）	≥7.8			7.8～11.0	
胰岛素抵抗	高胰岛素正糖钳夹试验的 M 值上四分位数	空腹胰岛素上四分位数			
其他：白蛋白 （微克/分）	≥20			其他胰岛素抵抗的临床表现	
白蛋白/肌酐 （毫克/克）	≥30				

注：＊包括 T2DM 家族史、多囊卵巢综合征、久坐生活习惯、衰老等因素

BMI：体质指数；WHR：腰臀比；WC：腰围；TG：三酰甘油

＊＊2004 年 NCEP ATPⅢ修改为≥5.6 毫摩/升

（五）防治

代谢综合征是心血管疾病及 2 型糖尿病的高危人群。经确诊后必须干预治疗。干预的目标是三大主要危险因素，即血脂异常、高血压及高血糖。但首先需要对患者进行全面的心血管疾病危险度（包括吸烟情况）的评估。中年人患有代谢综合征者，其 10 年内发生心血管事件的绝对风险是增加的，因此那些已发生临床动脉粥样硬化性心血管疾病或糖尿病患者，已属于高危人群。

1. 改变生活方式 戒烟限酒。适当限制热能，减轻体重。适

当增加体力活动,推荐每日≥30 分钟的中等强度运动,避免久坐的生活方式。改变饮食结构,减少富含饱和脂肪酸、胆固醇、单糖、钠盐饮食;多吃蔬菜、水果、粗粮。

2. 药物治疗

(1)调脂治疗:其首要目标是降低低密度脂蛋白胆固醇水平。调脂根据危险分层、个体化治疗。强调药物可分为贝特类、他汀类及烟酸类。烟酸类药可能会引起血糖升高,故不推荐大剂量使用。

(2)控制高血压:非糖尿病、非慢性肾病者其血压目标值为＜140/90 毫米汞柱,对于糖尿病或慢性肾病者,其血压目标值为＜130/80 毫米汞柱;对于生活方式干预不能有效控制血压的患者,应给予药物治疗,推荐血管紧张素转化酶抑制剂类药物作为代谢综合征患者(特别是合并糖尿病者)的一线抗高血压药物。

(3)控制高血糖:二甲双胍、噻唑烷二酮类药,以及阿卡波糖可降低空腹血糖(IFG)及糖耐量异常(IGT)患者发生糖尿病的风险。对于合并 2 型糖尿病的患者积极调脂、降压治疗,可有效预防心血管病变。

(4)血栓前状态的治疗:代谢综合征患者常处于血栓前状态,表现为循环中纤维蛋白原、PAI-1,以及多种凝血因子水平增高。可给予小剂量阿司匹林及其他抗血小板药以预防心血管病变。

(5)促炎症反应状态的纠正:循环中细胞因子(如肿瘤坏死因子、血清白细胞介素-6)及急性时相蛋白(如 C 反应蛋白、纤维蛋白原)的升高提示代谢综合征是一种慢性低水平的炎症状态,需要生活方式的干预,而目前尚无治疗药物。但是,多种药物,如他汀类、烟酸类、贝特类、血管紧张素转化酶抑制剂、TZDs 等均可以降低 C 反应蛋白的水平,提示其心血管的保护作用可能与抗炎反应有关。

二、糖尿病肾脏病变

糖尿病肾脏病变(diabetic nephropathy,DN),是糖尿病病程发展中持续产生微球蛋白尿或逐渐出现白蛋白尿的一种并发症,并在糖尿病肾病的终末期进展为肾病尿毒症,可导致慢性肾衰竭而死亡。

(一)流行病学

据有关资料1型糖尿病患者中,有30%可能发展为持续的蛋白尿或白蛋白尿,糖尿病肾病一般发生于糖尿病病程15~20年后;2型糖尿病者因起病较隐匿,肾病出现时间距糖尿病发现时间较短,约20%~50%患者发生为临床肾病。有学者统计资料提示,有25%~40%的糖尿病患者在患病后的20~25年间进展为糖尿病肾病,其中30%达到终末肾病阶段。我国住院糖尿病肾脏病变的发生率为33.6%。

该病变在西方许多国家已成为导致慢性肾衰竭的最主要病因,欧美国家终末肾病发病率高达44.5%。

(二)病因与危险因素

糖尿病肾病病因与危险因素包括血糖控制不良、糖尿病病程较长、尿白蛋白排泄量增加、高血压持续不达标及家族中曾有过高血压和心血管疾病史等。

(三)病理分期与临床表现

按 Morgenson 分期,可将糖尿病肾脏病变分为 5 期。

1. 第 Ⅰ 期为肾小球超滤过期 临床症状不明显,主要是功能性改变,无病理组织学损害。如肾小球滤过率>150 毫升/分钟,肾小球体积增大、毛细血管内压增高。该期在胰岛素依赖型早期即潜在,但常被忽视。

2. 第Ⅱ期为静息期 尿白蛋白排泄率<20微克/分钟或<30毫克/24小时,尚属正常。但运动后或其激发因素可增加尿白蛋白排泄率,呈现微量转铁蛋白尿有临床诊断价值,休息后可恢复正常。此期血压多属正常,但肾小球滤过率增加>150毫升/分钟,肾小球出现基底膜增厚及系膜基质增加。

3. 第Ⅲ期为慢性期 即早期糖尿病肾病期。尿白蛋白排泄率持续性增高>20～200微克/分钟(30～300毫克/24小时),6个月内至少连续2次以上超过上述值。后期肾小球滤过率开始下降,临床表现主要为微量蛋白尿,血压进一步升高。肾小球病理变化更明显,多见结节型及弥漫型肾小球硬化。并开始出现肾小球闭锁。该期是治疗关键时刻,即时控制病情可使病程逆转。

4. 第Ⅳ期为临床期 即糖尿病肾病期或显性肾病期。尿白蛋白排泄率持续>200微克/分钟或常规尿蛋白每日超过0.5克,临床表现出低蛋白血症,有30%患者大量蛋白尿>3.0克/24小时,水肿及高血压,呈现典型的肾病"三联征"。肾小球滤过率平均每月下降1～2毫升,基底膜明显增厚,系膜基质明显增加,肾小球闭锁占1/3。

5. 第Ⅴ期为终末期糖尿病肾病 肾小球滤过率进行性下降>40毫升/分钟,肾功能逐渐减退,临床表现为持续蛋白尿、高血压、低蛋白血症、视网膜病变伴氮质血症、贫血、水肿和尿毒症,往往死亡于肾衰竭、心衰竭及心肌梗死、脑血管意外或继发性感染等。

(四)诊断与鉴别诊断

1.首先为准确识别高血糖症,对全部入院患者均应进行口服葡萄糖耐量试验及血清肾功能、肝功能、β_2 微量球蛋白及尿常规等检测筛查,以资分析鉴别。

2.Ⅰ～Ⅱ期糖尿病肾病主要为功能性改变,不易确定。Ⅲ期糖尿病肾病,主要为微量蛋白尿。诊断依据是尿白蛋白排泄率20～200微克/分钟或30～300毫克/24小时。6个月内至少连续2次以上超过上述数值。Ⅳ及Ⅴ期可根据尿蛋白的变化及肾功能改变进行临床诊断,其蛋白质排泄率持续＞200微克/分钟,或常规尿蛋白超过0.5克/24小时,可以伴有不同程度的肾功能减退。

3.在临床上当出现持续或间隙性蛋白尿,若能排除其他原因引起的肾脏损伤,且伴肾功能不全者,即要考虑糖尿病并肾脏病变的诊断;如伴有糖尿病特异性视网膜病变,糖尿病肾脏病变诊断即可确立。

4.肾脏病理性活检证实了约30％的糖尿病肾病患者无微量蛋白尿。因此,对下列情况的患者,可考虑做肾活检鉴别,即①曾有非糖尿病肾病的患者。②有明显蛋白尿,但无视网膜病变的患者。③短期内蛋白尿明显加剧的患者。④24小时尿蛋白＞5克的患者。⑤肾炎性尿沉渣(畸形红细胞、多型性细胞管型)的患者。

(五)治疗策略

1.一般治疗 为减轻患者的肾脏负担,宜限制饮食蛋白质摄入量。高蛋白饮食可加重糖尿病早期肾小球高滤过状态,而植物蛋白生物利用率低,徒增肾脏负担,应以每日摄入动物蛋白0.6克/千克体重为主。对已有大量蛋白尿、水肿及肾功能不全者,宜限量保质,以保证足够热能,必要时可输给适量氨基酸。选用植物油同时限制钠盐。

2.控制高血糖是根治病因的首要措施

(1)正确识别糖尿病很重要:由于无症状早期糖尿病如2型糖尿病发病缓慢,症状隐匿最易被漏诊,而人们往往不会对无症

状的人群,同时检测空腹和餐后血糖。据 DECODE 研究(纳入 1
517 例糖尿病患者分析)资料显示,仅空腹血糖升高的糖尿病患者
有 613 人(占 40.4%),仅餐后 2 小时血糖升高者有 473 人(31.
2%),两项指标均升高者 431 人(28.4%)。由此可见,在进行糖
尿病筛查时,若只检测空腹血糖或餐后血糖,就有大半数量的糖
尿病患者被漏诊。

中国心脏病调查研究结果显示,在被纳入的 3 513 例冠心病
住院患者中,糖尿病患病率为 51.90%,糖调节受损患病率为
24.0%,若对这些患者不进行口服葡萄糖耐量试验 OGTT,而单
独检测空腹血糖(以 6.1 毫摩/升为切点),将有 87.4%糖调节异
常患者和 80.5%糖尿病患者被漏诊。可见,口服葡萄糖耐量试验
在诊断糖尿病患者中十分重要。

针对糖尿病常被漏诊这个主要问题,在欧洲心脏病学会/
EASD 2006 年年会联合发布的新版《冠心病合并糖尿病患者诊疗
指南》指出:①糖尿病的定义和诊断分类应基于糖尿病患者日后
患心血管系统并发症的危险等级(1,B)。②最好通过口服葡萄糖
耐量试验对高血糖早期和无症状 2 型糖尿病进行诊断,这样可同
时明确患者空腹血糖和餐后 2 小时血糖水平(1,B)。③对 2 型糖
尿病高危人群进行初筛时,最好选用非创伤性危险评分,并对高
分者实施口服葡萄糖耐量试验进一步筛选(1,A)。

(2)降糖药物的选择:根据患者口服葡萄糖耐量试验(OG-
TT)、肝肾功能、血清 β_2 微球蛋白(β_2-mG)及尿常规等结果,宜选
择在肝胆代谢或主要通过肠道清除的抗高血糖药物,如第二代磺
脲类降糖药,格列喹酮(糖适平)15~90 毫克/日、或格列波脲(克
糖利)12.5~75 毫克/日,口服,并避开那些主要通过肾脏代谢的
磺脲类和二甲双胍类药物。

在重度肾功能减退或肾功能终末期,应停用所有口服降糖
药,改用胰岛素治疗。应用时注意调整剂量,在肾病早期常出现

胰岛素抵抗时,剂量宜大。当肾功能明显减退时,相应下调胰岛素剂量。

3. 控制血压是降低心脑血管危险的基础

(1)高血压早期阶段已存在糖代谢异常:国际高血压学术权威、VALUE 研究首席研人美国密歇根大学医学院终身教授 Stevo Julius 于 2005 年专程来华讲学时指出:糖尿病和高血压两种疾病之间具有互相促进、互为因果的关系,糖尿病患者易并发高血压。Tecumsch 研究发现临界高血压(140~159/90~94 毫米汞柱)的患者已有明显的代谢综合征表现,如总胆固醇、低密度脂蛋白胆固醇、三酰甘油、胰岛素水平、血糖、葡萄糖/胰岛素比值和腰臀比值等代谢指标与血压正常者有显著差异。

糖尿病肾病患者的高血压发生率为非糖尿病患者的 2 倍,其中 1 型糖尿病高血压多继发于肾脏疾病。一般在病程 30 年时约有 50% 患者可出现高血压,多数发展为糖尿病肾病。2 型糖尿病伴高血压可能为原发,也可能继发于肾病,但许多患者在诊断为 2 型糖尿病时,已患有高血压。

(2)阻断肾素-血管紧张素系统(RAS)是治疗高血压的核心环节:肾素-血管紧张素系统的激活在抗高血压病程中发挥了特别重要作用,而阻断肾素-血管紧张素系统是治疗高血压的核心环节。血管紧张素Ⅱ受体拮抗剂作为 RAS 之一,与血管紧张素转化酶抑制剂一样,可有效阻断肾素-血管紧张素系统的激活。阻断 RAS 不仅具有降压作用,还能保护心、脑、肾等靶器官。

在临床中,基于多数老年高血压患者需同时应用 2 种或 2 种以上降压药物后才能达标,可根据美国 JNC-7 建议:当患者 SBP＞目标血压 20 毫米汞柱或 DBP＞10 毫米汞柱时,则可联合两种一线降压药物治疗。联合用药可提高降压及早达标率,且因多种药物联用,在增大降压幅度的同时,降压药物各组分的剂量可相对减少,有利于减少药物不良反应。对于高危患者(虽其血压轻度升高,但有心血管疾病、糖尿病及肾脏病等)亦应联合治疗。专家推荐使用固定剂量复方制剂,以提高治疗依从性,更有利于降压达标。

(3)血管紧张素转化酶抑制剂与血管紧张素Ⅱ受体阻滞剂联合,是优化降压的最佳治疗方案:研究表明,同单用血管紧张素转化酶抑制剂治疗相比,加用血管紧张素受体阻滞剂可使心血管死亡和因慢性心力衰竭住院的复合终点发生率降低15%;另一项双盲安慰剂对照研究表明,血管紧张素转化酶抑制剂联合替米沙坦,可使全因死亡、心血管死亡和因慢性心衰住院的危险显著降低。

(4)关于 ARBs 降压效益的探讨:在降低诊所收缩压和舒张压方面,厄贝沙坦、替米沙坦、坎地沙坦较氯沙坦、缬沙坦更好,厄贝沙坦可使收缩压和舒张压降低 10 毫米汞柱(表 7-2),这被近年来采用 24 小时动态血压监测的研究进一步证实。Mancia 进行的一项为期 8 周试验显示,150 毫克厄贝沙坦单药治疗在降低动态血压、自测血压和诊所血压等方面均显著优于 80 毫克缬沙坦,提示厄贝沙坦有较强的单药降压能力。

表 7-2　ARBs 降压疗效荟萃分析(43 项研究,11 281 例)

排名	品名	SBP↓(毫米汞柱)	DBP↓(毫米汞柱)
1	厄贝沙坦	10.0	6.5
2	坎地沙坦	10.0	6.0
3	替米沙坦	9.5	6.0
4	氯沙坦	8.0	5.5
5	缬沙坦	7.5	4.0

4.保护靶器管,减少蛋白尿是关键

(1)以血管紧张素转化酶抑制剂贝那普利为核心,优化降压、保护心肾的 AIPRI、ESBRARI 和 ROAD 等 3 项。研究显示:对于不同程度肾功能不全患者,贝那普利均可延缓疾病进展,使晚期肾功能不全患者血肌酐倍增、终末期肾病、死亡的主要终点减少43%。

基于大量循证医学证据,血管紧张素转化酶抑制剂由原有的6个适应证增加到2007年欧洲心脏病学会/ESC/ESH指南推荐的11个。在心力衰竭、心肌梗死后、左室功能障碍、非糖尿病肾病、1型糖尿病肾病、蛋白尿基础上增加了肾衰竭/白蛋白尿、微量白蛋白尿、脑卒中史、颈动脉硬化、肾功能不全、代谢综合征、心房颤动等,奠定了血管紧张素转化酶抑制剂在抗高血压治疗中的核心地位。

对于慢性肾脏病减少蛋白尿、延缓肾衰竭进展十分重要,血管紧张素转化酶抑制剂＋血管紧张素Ⅱ受体阻滞剂可以更好地控制血压、减少蛋白尿。一项小样本研究显示,对于基线尿蛋白1~3克的患者,使用血管紧张素转化酶抑制剂3个月后,尿蛋白可明显减少,加用血管紧张素Ⅱ受体阻滞剂1个月,尿蛋白可进一步减少。在肾脏疾病联用血管紧张素转化酶抑制剂＋血管紧张素受体Ⅱ阻滞剂应从小剂量开始,逐渐调整至最大耐受量,同时注意低血压、高血钾发生。

血管紧张素转化酶抑制剂(ACEI)＋血管紧张素Ⅱ受体阻滞剂(ARB)组降压疗效优于单药治疗组,同时可更好地改善尿蛋白与肌酐比值和蛋白尿。与血管紧张素转化酶抑制剂或血管紧张素Ⅱ受体阻滞药单剂相比,在同等降压作用下,联合治疗有更明显的降低蛋白尿作用,肌酐倍增和终末期肾病减少40%和38%。对于单纯蛋白尿或蛋白尿合并高血压的肾脏病、或糖尿病微量白蛋白尿患者,血管紧张素转化酶抑制剂联合血管紧张素Ⅱ受体阻滞剂,可更好地降低蛋白尿、控制血压,改善肾脏预后。

(2)替米沙坦、厄贝沙坦、氯沙坦、缬沙坦等,除降压外,有较强降低蛋白尿的效益。

白蛋白尿是早期肾损害和心血管病的独立危险因素,使用该类(ARB)药物可延缓或逆转肾脏病变。最有效的肾脏保护药物是具有阻断肾素-血管紧张素-醛固酮系统(RAAS)作用的抗高血压药物。在 RAAS 中特别是血管紧张素Ⅱ受体拮抗剂,在降压效果相同的情况下,可减少更多心血管事件和肾脏损害,显示 ARB药物有明显延缓肾衰竭的作用。

比较两种活性药物治疗,对血压和肾小球滤过率的影响,表明替米沙坦 80 毫克/日,较其他血管紧张素Ⅱ受体阻滞剂类降压药对肾功衰减的保护作用更加明显。其半衰期可长达 18~24 小时,是血管紧张素Ⅱ受体阻滞剂类药物中半衰期最长者,具有类似安慰剂的安全性(图 7-1)。因其有较高的分布容积、脂溶性和受体亲和力,促使本品对靶器官的保护作用更强大。

DETAIL 研究是一项前瞻性多中心研究,纳入 250 例合并 2型糖尿病早期肾病的高血压患者,接受替米沙坦与依那普利治疗,结果显示:替米沙坦与依那普利一样,能有效减缓 GFR 的进展。使 GFR 平均下降 $3.6ml/min \cdot 1.73m^2 \cdot$ 年。证明了替米沙坦对糖尿病的治疗有益。

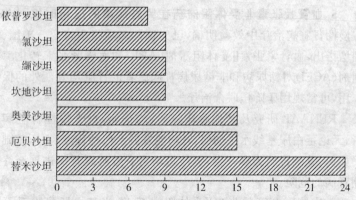

图 7-1　替米沙坦是目前临床上半衰期最长的血管紧张素Ⅱ受体阻滞药

(3)氯沙坦能快速降低白蛋白尿、保护肾脏。其独特的降低慢性肾功能衰竭的作用,50%归因于降低蛋白尿。用厄贝沙坦150毫克/日口服和300毫克/日口服,分别治疗高血压患者,与安慰剂组比较,随访2年显示,150毫克/日组的蛋白尿下降6%,而在300毫克/日组蛋白尿下降46%;缬沙坦80毫克/日,口服的降压剂量与氨氯地平相比,显著降低尿蛋白排泄率达44%,且该效应独立于降压效果之外。哈佛医学院Hollenberg博士认为,大剂量缬沙坦比低剂量更多降低了尿微量白蛋白。实验表明,在合并2型糖尿病的高血压患者中,大剂量的缬沙坦比常规量160毫克/日,口服,能更显著降低尿白蛋白排泄率,且具有良好的耐受性;UAER的降低独立于降压效应之外,提示了2型糖尿病患者,需要大剂量血管紧张素Ⅱ受体阻滞药来保护肾功能减退。缬沙坦降低蛋白尿的作用具有很宽的剂量范围。

总之,蛋白尿是肾脏和心血管损害的重要因素,降低蛋白尿可改善肾脏的预后,同时也使心血管事件相应减少。不同的血管紧张素Ⅱ受体阻滞药类药物具有不同的降低蛋白尿的剂量及不同的量效曲线。

5.血管紧张素Ⅱ受体阻滞药在肾脏病中的应用时机 ARB在慢性肾脏病治疗中效益明确,已为国际多项指南肯定。美国、欧洲均指出,血管紧张素Ⅱ受体阻滞剂(ARB)和血管紧张素转化酶抑制剂(ACEI)对糖尿病和非糖尿病肾病患者的肾脏均有额外的保护作用,可常规用于降压联合治疗。

RENAAL研究及其他临床试验:均证实,对于慢性肾脏病患者,无论蛋白尿基线水平如何、肾功能发展至何种程度、血压基础水平如何、基础肾病为哪一类,氯沙坦均可有效延缓肾病进展至终末期肾病的危险。

初次使用血管紧张素Ⅱ受体阻滞药者,当其血肌酐上升至>50%基线值时,应暂时停药,检查相关原因;对于长期使用血管紧张素Ⅱ受体阻滞药的 CKD 患者,血肌酐短期内快速上升(>25%基线值)或即将接受肾脏替代治疗时,亦应暂时停用,观察病情变化。

对于肾病患者,甚至发展至终末期者,基于 ARB 可改善患者心脏重构保护腹透者残余肾功能,减少腹膜纤维化和心脑血减事件的作用,在排除用药禁忌证,病情稳定之后,继续应用 ARB。

三、老年期糖尿病新药与临床治疗新进展

2010 年 3 月对我国 14 个城市调查结果显示,中国 20 岁以上人群糖尿病患病率为 9.7%(男性 10.6%、女性 8.8%),糖尿病前期患病率高达 15.5%(男性 16.1%、女性 14.9%)。也就是说,中国现拥有 9 240 万例糖尿病患者和 1.48 亿例处于糖尿病前期的人群,已超过了印度(5 080 万)而居全球之首。

(一)胰岛素治疗方案的新选择

正常人的内源性胰岛素分泌大致包含两种,一种是持续 24 小时小剂量稳定释放的基础胰岛素,另一种是食物摄入后快速追加,较大剂量的餐时胰岛素。目前普遍应用于临床治疗的人胰岛素制剂,虽可以有效降低血糖水平,但不能合理地模拟生理性胰岛素分泌模式,且具有使用不便,低血糖发生风险高等缺点。为此,医药学家研发了可摸拟生理性胰岛素分泌的胰岛素类似物,从而为糖尿病患者提供更为理想的治疗选择。如速效胰岛素类似物具有起效快、作用时间短,更好地降低餐后血糖和减少低血糖等优势。

1. 基础-餐时治疗方案

它最符合生理性胰岛素分泌模式,可更好地减少血糖波动并改善胰岛 B 细胞功能。门冬胰岛素作为一种速效胰岛素类似物,具有优良的疗效和安全性能,还可在餐前或餐后注射,为患者提供更方便的选择。

一项在新诊断的2型糖尿病患者中研究显示,应用门冬胰岛素强化治疗可以迅速降低空腹血糖(FPG)、餐后血糖和糖化血红蛋白(HbAlc)水平,同时保护胰岛B细胞功能,重塑第一时相胰岛素分泌并显著降低胰岛素抵抗指数。对10项随机对照研究荟萃分析显示,在与中效胰岛素联用的"基础-餐时治疗"中,门冬胰岛素与人胰岛素相比,显著降低糖化血红蛋白和餐后血糖增幅,并使夜间低血糖风险下降25%。门冬胰岛素联合长效胰岛素类似物进行的"基础-餐时"胰岛素治疗,可使糖尿病患者得到更多的临床益处。

总之,速效胰岛素类似物门冬胰岛素可更好改善整体血糖控制和餐后血糖增幅、降低血糖风险,达到安全有效降糖的治疗目标。同时该药在餐前、餐后注射都不影响疗效,尤其适用于进餐不规则的围术期或重症监护病房等特殊糖尿病患者的治疗,并为个体化治疗方案提供方便。

2. 基础胰岛素治疗

2009年美国糖尿病学会/欧洲糖尿病研究学会的《2型糖尿病高血压治疗指南》指出,当生活方式干预加二甲双胍治疗不能使血糖达标时,应启动基础胰岛素或磺脲类药物治疗。同样,我国《2型糖尿病防治指南》也建议,生活方式干预联合口服降糖药治疗血糖不达标时,可在保留口服药的前提下加用基础胰岛素治疗。

UKPDS(2型糖尿病)研究指出,以糖化血红蛋白为目标的强化血糖控制可降低糖尿病微血管及大血管并发症风险。糖化血红蛋白是反映既往2~3个月平均血糖水平的指标,临床上已作为评估长期血糖控制状况的"金标准",也是临床上决定是否需调整治疗方案的重要依据。LANMET研究显示,空腹血糖与糖化血红蛋白接近线性关系,当空腹血糖为5.6毫摩/升时,所对应的糖化血红蛋白数值接近7%。可见将空腹血糖控制于5.6毫摩/升时可促进糖化血红蛋白的达标。

理想的胰岛素补充治疗应接近生理性基础胰岛素分泌模式。

中效胰岛素作用存在峰值。持续时间不够长,存在夜间低血糖风险。而长效胰岛素类似物作用持久稳定,无明显峰值,低血糖风险相对较低,弥补了中效胰岛素的不足。

有研究发现,若达相同血糖控制,采用基础胰岛素治疗较一天多次胰岛素替代治疗引起体重增加的风险更小。

基础胰岛素治疗的优势在于有效、安全、简便,可在门诊实施并进行剂量调整。这种治疗模式对患者日常生活工作的影响小,可被大多数患者接受,且依从性好。

3. 胰岛素强化治疗

它包括每日多次胰岛素注射(MDI)和持续皮下胰岛素输注治疗(CSII)两种模式,是目前最强效的血糖控制手段,其中持续皮下胰岛素输注也是最具生理特性的治疗方案。胰岛素强化治疗除能纠正任何程度高血糖外,还具有抑制脂肪分解,减轻胰岛素抵抗、减少胰岛 B 细胞凋亡及抗氧化应激、抗炎等益处。另外,外源胰岛素使用期间,还能使自身残存胰岛 β 细胞得以休整和恢复。

多项研究显示,对伴有严重高血糖的新诊断 2 型糖尿病患者,进行短期持续皮下胰岛素输注强化治疗后,血糖快速稳定下降、血脂谱改善;胰岛 B 细胞功能显著改善,胰岛素第一时相分泌重新出现,胰岛素原/胰岛素比值下降,接近一半的患者脱离药物治疗且血糖稳定控制超过 2 年。来自韩国的一项研究显示,病程在 5 年之内的 2 型糖尿病患者,经短期持续皮下胰岛素输注治疗后获得 16 个月无药缓解的比例达到 50% 以上。即使病程平均达 9 年的非缓解组,短期持续皮下胰岛素输注强化治疗仍能显著改善血糖控制。

胰岛素强化治疗常作为 2 型糖尿病患者病程终末期"不得已而为之"的治疗手段,原因在于它具有增加低血糖风险,增加体重及患者依从性差等缺点。为平衡强化降血糖和不良作用,可选择适合的患者、恰当时机、选用适当强化治疗方法非常重要。对新诊断患者病程较短、尚有一定胰岛 B 细胞储备功能,接受短期强化治疗可发挥修复胰岛 B 细胞功能,缓解病情的作用;对于病程较长、胰岛 β 细胞功能衰竭严重且短期强化治疗无效患者,尽早开始长期强化治疗可加强血糖控制、减少慢性并发症。

4. 地特胰岛素

是一种安全的基础胰岛素类似物。地特胰岛素结构中酰化的脂肪酸可稳定胰岛素分子的自身聚集,进而形成双六聚体,并且形成胰岛素白蛋白可逆性结合。这两种作用使地特胰岛素自皮下注射部位吸收缓慢,作用持续时间延长。

多项药效学研究表明:地特胰岛素的药效学曲线平缓,可充分缓冲因吸收差异而引起的个体内变异,作用持续时间可长达 24 小时。每天 1 次使用,即可控制血糖,达成平稳、持久的降糖效果。

临床实验和大型研究表明:和其他基础胰岛素相比,地特胰岛素可稳定血糖,而持久有效降糖。同时减少个体血糖变异,降低低血糖的风险,减少体重增加。

5. 罗格列酮 从 1990 年轰轰烈烈地上市,此后 10 年间该药物的安全性及其引发的争议层出不穷,最终因对心血管风险大于获益,而于 2010 年被迫撤市。罗格列酮风波促使人们更加关注降糖药物的心血管安全性,并逐渐认识到惟有经过艰难的过程,才能奠定一种新药的长期临床应用地位。

(二)积极防治糖尿病的慢性伴发病及并发症

长期高血糖症是导致糖尿病慢性伴发病及并发症的病理基础,其发病机制复杂,范围广泛,危及多种器官组织,包括心、脑、肾血管系统病变,大血管病变,神经系病及眼部病变等。其病理生理学显示糖代谢紊乱、脂代谢紊乱、嘌呤代谢紊乱及胰岛素抵抗,可谓之代谢综合征的损害。

第七章　代谢性疾病与内分泌系统疾病

机体多元代谢异常是动脉粥样硬化性心、脑、肾和周围大血管病的危险因素,是导致高血压、冠心病、糖尿病、慢性肾脏病、痛风等的重要病因,属于心血管疾病的高危人群。因此,在防治上要以多危险因素综合防治为目标,实行生活方式(饮食、运动)调整,在治疗糖尿病的同时,要积极防治高血压、高脂血症、胰岛素抵抗及糖尿病肾脏病变等伴发病及并发症很有必要。

1. 2011 年,美国糖尿病学会(ADA)更新的(糖尿病诊疗指南)

《指南》指出:20%～40%的糖尿病患者会发生糖尿病肾病,已成为终末肾病的首要病因。ADA 在新版指南中为肾小球滤过率<60 毫升/(分钟·1.73 平方米)的患者提供了系统且细化的诊疗建议(表7-3)。

表 7-3　新版指南对糖尿病合并慢性肾脏病患者的建议

GFR 水平	新版指南建议
所有患者	每年检测肌酐、尿白蛋白排泄和血钾水平
45～60	若患者存在罹患非糖尿病肾脏疾病(2 型糖尿病程小于 10 年,大量蛋白尿、肾脏超声有异常表现,难治性高血压,慢性肾脏病迅速下降或活动性尿沉渣)的可能,则应转诊至肾脏科医师处;必要时考虑调整药物剂量
	每 6 个月进行肾小球滤过率监测;至少每年监测电解质、碳酸氢盐、血红蛋白、血钙、血磷和甲状旁腺激素水平;可考虑进行骨密度检测,保证维生素 D 充足摄入;转诊至营养师处进行咨询
30～44	每 6 个月进行肾小球滤过率监测;每 3～6 个月监测电解质、碳酸氢盐、血红蛋白、血钙、血磷、甲状旁腺激素和白蛋白水平,同时进行体重测量,必要时考虑调整药物剂量
<30	转诊至肾脏科医师处

GFR:肾小球滤过率,单位为毫升/分钟 1.25 立方米

指南建议:当患者的估计肾小球滤过率<60 毫升/(分钟·

1.73平方米)时,应对慢性肾脏病的潜在并发症进行评估和处理。

2. 新一代 DPP-4 抑制剂——沙格列汀临床研究进展

(1)沙格列汀(DPP-4)的作用机制:与静脉给予葡萄糖相比,口服同等剂量的葡萄糖能导致更多的胰岛素分泌这一现象源于胃肠道分泌的肠促胰岛素。胰高糖素样肽 1(GLP-1)和葡萄糖依赖性促胰腺素释放多肽(GIP)是两种重要的肠促胰岛素,其中胰高糖素样肽 1 在 2 型糖尿病患者分泌明显减少,因而成为糖尿病治疗的靶点。胰高糖素样肽 1 以葡萄糖依赖性方式促进胰岛 B 细胞分泌胰岛素,并抑制胰岛素 A 细胞分泌胰高血糖素,从而全面控制血糖。但是,GLP-1 在体内迅速被肽基肽酶 4(DPP-4)降解失活,因而限制了其作用。

目前基于胰高糖素样肽 1 的药物主要有两种途径:①外源性模拟 GLP-1 作用,如 GLP-1 受体激动剂艾塞那肽和利那鲁肽;②延长内源性 GLP-1 活性,即 DDP-4 抑制剂通过抑制 DDP-4 对 GLP-1 的降解而延长内源性 GLP-活性,如沙格列汀、西格列汀。其中,沙格列汀能高选择地抑制 DDP-4 对 GLP-1 的降解,其药效学特性符合每日 1 次给药,口服给药即可快速而广泛地被吸收,无论饮食情况如何都能服用,且不必调整剂量。

这两类药物的本质区别包括:①给药途径:DDP-4 为口服,而 GLP-1 需要注射;②降糖效力。DDP-4 可使糖化血红蛋白 HbAic 下降 0.5%~1.0%,GLP-1 受体激动剂可降低糖化血红蛋白达 0.6%~1.5%。③不良反应:DDP-4 抑制剂对体重影响为中性,无明显胃肠道不良反应,GLP-1 受体激动剂能明显且持续减轻体重,胃肠道不良反应较常见。

(2)沙格列汀可全面控制血糖

①单药治疗。在Ⅲ期临床研究中,沙格列汀 5 毫克可使空腹血糖平均下降 0.84 毫摩/升,同时使餐后血糖平均下降了 1.96 毫摩/升。

②联合治疗。无论与二甲双胍、噻唑烷二酮,还是磺脲类联用,沙格列汀均能使糖化血红蛋白(HbAlc)进一步下降。Ⅲ期临床研究汇总分析显示,在校正安慰剂效应后,5毫克沙格列汀与上述药物联合治疗24周后,可以降低HbAlc达0.63%~0.83%。

总之,临床研究证据表明,无论是单药治疗,还是与二甲双胍、磺脲类或噻唑烷二酮类联合治疗,1日1次5毫克沙格列汀对糖化血红蛋白、空腹血糖、餐后血糖的改善均具有临床意义和统计学意义。此外,研究结果支持沙格列汀与二甲双胍联合治疗102周能获得具有临床意义的持续血糖控制。

(3)沙格列汀具有可靠的安全性

①耐受性良好。Ⅲ期临床研究总汇分析显示,各剂量组的沙格列汀均具良好耐受性,严重不良事件与安慰剂相同(3.4%比3.4%),死亡率也与安慰剂组相近(0比0.3%)。

②低血糖风险小。与2.5毫克和10毫克相比,5毫克沙格列汀具有更好的风险/效益比。在单药治疗中5毫克沙格列汀的低血糖发生率为4.7%,较安慰剂组(6.3%)低;在联合治疗中5毫克沙格列汀与二甲双胍、噻唑烷二酮类,磺脲类联合治疗的低血糖发生风险均与安慰剂组相似。

③不增加体重。在短期(24周)研究中,5毫克沙格列汀单药治疗时体重影响为中性。与二甲双胍或其他抗血糖药联用时,对体重的影响均与安慰剂相似。

④对心血管转归的潜在益处。FDA公布一项Ⅱb/Ⅲ期临床回顾性研究(沙格列汀组3 356例),探讨了沙格列汀对心血管转归的影响,主要终点为首发主要心血管不良事件的时间。沙格列汀与对照组相比,可降低心血管死亡,心肌梗死或卒中及全因死亡的发生风险,亚组分析进一步证实,沙格列汀组的心血管不良事件发生率始终低于对照组。

(4)沙格列汀降糖疗效与格列吡嗪相当,且风险更低:一项非劣效研究旨在头对头比较沙格列汀与格列吡嗪的有效性及安全性。纳入858例2型糖尿病患者(入选期前曾服用稳定剂量二甲双胍(至少1 500毫克),而糖化血红蛋白仍在6.5%～10%)。受试者随机接受沙格列汀5毫克或格列吡嗪5毫克起始剂量逐渐增至20毫克(平均14.7毫克)。结果显示,52周时两组HbAlc降幅相当(-0.47%对-0.80%),沙格列汀加二甲双胍降低HbAlc的作用非劣效于格列吡嗪十二甲双胍。

在安全性方面,沙格列汀组低血糖风险更小,发生至少1次低血糖事件比例显著低于格列吡嗪组(3.0%对36.3%,$P<$0.0001)。另外,沙格列汀在控制体重方面也彰显优势。

总之,1日1次5毫克沙格列汀在全面控制血糖的同时,具有良好的安全性和耐受性。Ⅱb/Ⅲ期大规模人群的回顾性分析结果未显示心血管事件不安全信号,为沙格列汀的临床应用奠定心血管安全性基础。为不达标的2型糖尿病患者提供了一种获益更多,风险更少的治疗选择。

四、糖尿病伴高血压

我国糖尿病伴高血压的比例是非糖尿病人群的1.5～2.0倍。欧美国家1型糖尿病患者中有10%～30%患高血压,2型糖尿病患者中有30%～50%患高血压。流行病学研究提示:餐后血糖与心血管病变的关系较空腹血糖密切。长期餐后高血糖症是独立的心血管危险因素。

(一)病因学与病理生理机制

氧化应激是引起糖尿病和血管并发症进展的共同机制,而严重和持续的高血糖是发生血管并发症的重要危险因素。美国密歇根大学医学院终身教授Stevo Julius指出:糖尿病和高血压两种疾病之间具有互相促进、互为因果的关系。芬兰 Kuopio 大学学者认为：在糖尿病诊疗前数年，血糖升高虽然未达糖尿病诊断标准，血管病变的患病率已开始显著增加，如糖耐量受损患者的高血压发生率为 30％～40％，可见糖耐量异常的严重程度与高血压的发生密切相关；相反，高血压又是 IGT 发生的独立危险因素。

Tecumsch 发现临界高血压（140～159/90～94 毫米汞柱）的患者，有明显代谢综合征的表现：总胆固醇、高密度脂蛋白胆固醇、三酰甘油、胰岛素水平、血糖、胰岛素对葡萄糖比值、腰臀部比值等代谢指标，均与血压正常者有显著差异。证实了在高血压的早期阶段就已存在代谢异常，特别是血浆胰岛素水平升高，同时静息心率明显增快，提示患者有神经兴奋性增高。

（二）诊断与鉴别诊断

首先要排除继发性高血压，然后判断高血压和糖尿病对靶器官的损害程度，以及是否存在引起心血管病的其他潜在危险因素，如肥胖、高脂血症、高尿酸血症等。同时，须结合心电图和血糖、血脂、肾功能与 β_2 微球蛋白等临床指标综合评价。

（三）治疗

WHO 国际高血压学会及中国高血压诊断指南（1999）均推荐：所有糖尿病患者的血压应维持在 130/85 毫米汞柱。美国糖尿病协会推荐，除上述相同外，对患者单纯收缩期高血压的糖尿病患者，如其收缩压＞180 毫米汞柱，建议治疗目标首先要降到＜160 毫米汞柱；若收缩压为 160～179 毫米汞柱，则降压目标要减少 20 毫米汞柱。治疗目标达到后，如患者耐受良好，应再继续降压到 140 毫米汞柱。

2006 年第十七届长城国际心血管学会－ACC 论坛提出：在治疗中首先要除去致病危险因素和防治高脂血症、微量白蛋白尿、高尿酸血症,特别是要改变生活习惯,如禁烟、减肥、加强锻炼等。

1. 老年期 2 型糖尿病伴高血压者,降压优先

强化降压是降低 2 型糖尿病患者心血管风险最重要的治疗措施,其目标值已明确。据 2010 年美国心脏病学会公布的资料表明,将血压降至 134.7/74.8 毫米汞柱,患者总死亡率降低 14%,IN-VEST 研究表显示,与收缩压缩控制在<130 毫米汞柱相比,糖尿病合并冠心病的患者将收缩压控制在 130~140 毫米汞柱预后更佳。

2. 降压药物的选择

特别注意选择对糖代谢有良好影响的药物,如血管紧张素转化酶抑制剂和血管紧张素Ⅱ受体阻滞剂,钙拮抗剂对糖代谢无显著影响,而大剂量 β 受体阻滞剂和利尿剂可能对其有不良影响。

近年美国和英国研究均证明了严格控制血压和并发症,能明显降低糖尿病慢性并发症的发生和发展。特别是控制高血压能降低大血管和微血管并发症。鉴于糖尿病伴高血压患者,其高血压在糖尿病的早期就对大血管和微血管有侵犯,尤其是当患者持续出现微量蛋白、白蛋白尿或眼底病变和心血管症状时,即使血压仍处于临界状态,也须积极抗高血压治疗。

研究提示,糖尿病伴高血压者,舒张降至 80 毫米汞柱以下,心血管危险明显降低。严格血压控制为<150/85 毫米汞柱,能显著降低糖尿病患者的大血管和微血管病的发生,降低病残率和死亡率。强化血糖控制与严格血压控制均可最大程度地减少各种临床终点事件,如心肌梗死、脑血管意外、心力衰竭等发生。

3. 替米沙坦

它具有强效、持久降压及防治糖代谢综合征的优良作用,应为首选药物。替米沙坦商品名为"美卡素",是一种特异性血管紧张素Ⅱ受体拮抗剂。它替代血管紧张素Ⅱ与 AT_1 受体亚型高清和性结合,且结合作用持久。使用该药 80 毫克其抑制效应持续

24 小时,在 48 小时中仍可测到,降压平稳,有效抑制"晨峰现象",可显著降低清晨心血管事件危险;服用 40～80 毫克后波谷与波峰的比值持续在 80％以上。是不经肾脏排泄的血管紧张 Ⅱ 受体阻滞剂,对肾脏安全性高。

替米沙坦降压作用以外的其他效益:

(1)可以激活治疗代谢综合征和糖尿病的重要靶点——过氧化物体增殖剂活化受体-γ(PPAR-γ),美卡素是惟一一个在浓度≤5 微摩/升时,显著激活受体的药物。

(2)不会引起完全激动药所致的液体潴留、水肿、体重增加等不良反应,不会增加心力衰竭等心血管危险。

(3)可显著降低空腹血糖、胰岛素抵抗指数及糖化血红蛋白,优于血管紧张素 Ⅱ 受体阻滞剂同类药物的厄贝沙坦及氯沙坦。

(4)对老年单纯收缩期高血压,在清晨、日间及 24 小时的收缩压,美卡素 40～80 毫克＋血管紧张素转化酶抑制剂 12.5 毫克组,降幅显著大于氨氯地平 5～10 毫克＋HCTE 12.5 毫克组。

(5)由肾脏血管内皮功能不全进展为终末肾病的各个阶段,美卡素均保护肾脏。

(6)2 型糖尿病伴明显肾病的高血压者,美卡素 80 毫克,减少白蛋白尿的作用显著优于氯沙坦 100 毫克(29％对 20％),抗氧化应激能力优于缬沙坦 160 毫克。

(7)最新发表的研究显示,在伴高血压的肥胖或超重的 2 型糖尿病中,与缬沙坦 160 毫克＋HCTZ(氢氯噻嗪)12.5 毫克相比,美卡素 80 毫克＋HCTZ 氢氯噻嗪 12.5 毫克组,24 小时中各时段无论收缩压或舒张压的下降幅度均更大,两组有显著差异。

4. 缬沙坦

它可改善糖代谢、降低新发糖尿病,但其降血压能力与同类相比有差异。缬沙坦可降低新发糖尿病 23％($P<0.001$),是抗高血压药物中,具有其他药物无法替代的优势,即改善糖代谢,预

防新发糖尿病等特殊功能。本品可扩张血管、改善胰岛素抵抗。

2006 年国际高血压学会公布了一项在日本的研究,对 11 281 例患者的 40 项血管紧张素Ⅱ受体阻滞剂类抗高血压药物临床试验结果表明:在氯沙坦、缬沙坦、厄贝沙坦、替米沙坦和坎地沙坦等 5 种血管紧张素Ⅱ受体阻滞剂类药物中,缬沙坦降低收缩压和舒张压的平均幅度最小。

缬沙坦单药治疗剂量为 80 毫克/日,每日 1 次,口服。必要时可增至 160 毫克/日。

5. 血管紧张素转化酶抑制药

它可提升抗高血压疗效,对正常肾素或低肾素的糖尿病高血压患者都有效。常用的如贝那普利(洛汀新),口服后迅速吸收,30 分钟后即达峰,半衰期长达 22 小时。

贝那普利无代谢不良反应,可改善胰岛素敏感谢性,减少蛋白尿和减慢糖尿病肾病的进展。贝那普利从 10 毫克/日的常规剂量增加到 20 毫克/日,在 40% 以上的患者中可以达到明显的最佳抗蛋白尿的作用。使患者风险分别降低 53%、43% 和 51%,延缓了肾功能不全的进展,减少了透析的需要。治疗中若联合替米沙坦可发挥降血压、降血糖及保护肾脏效益。

6. 阿卡波糖(拜糖苹)

它既能防治糖尿病,又可降低心血管疾病的发病危险。它通过抑制糖类的吸收,而降低餐后血糖,显著改善胰岛素的敏感性。对血糖的稳定作用可持续 5 年以上。可延缓 2 型糖尿病的发生率 36%。可逆转糖尿病进程,降低新发高血压的发生率和总体血压水平及延缓颈动脉内膜中层厚度(IMT)的进展 50%。对血糖、血脂和血压的改善作用显著。

推荐起始剂量为 25～50 毫克/日,每日 3 次,常规剂量为 150 毫克/日,最大剂量为 300 毫克/日,可分为 3 次服用。宜在餐前即刻整片吞服或与前几口食物齐吞服,勿嚼碎。

7. 利尿药或 β 受体阻滞剂

它对糖尿病伴高血压的治疗不可取：噻嗪类利尿药可使细胞外液减少，心排血量下降引起血容量降低而降低高血压。但也导致血钾、血镁排泄增加，血胆固醇、三酰甘油和血尿酸升高。还可诱发糖尿病非酮症高渗性昏迷，加重血脂异常。

β 受体阻滞剂主要是抑制心脏肾上腺素能受体兴奋性，减慢心率，降低心肌收缩力，减少心脏排血量而降低血压，但 β 受体阻滞剂可加重高血糖和血脂的异常，如果与噻嗪类利尿药合用，则危险性增长达 15 倍。与其他降压药物治疗相比，在维拉帕米治疗基础上加用氢氯噻嗪，或在阿替洛尔基础上加用氢氯噻嗪，都会使新发糖尿病危险性显著上升。

8. 吲达帕胺缓释片的临床药理学特点

吲达帕胺系氨苯磺胺的衍生物，通过抑制肾皮质稀释段对钠的重吸收达到利尿效果。能增加尿钠和尿氯的排出，并在较小的程度上增加钾和镁的排出，由此导致尿量增加而发挥抗高血压作用。应用单药治疗高血压，其疗效可持续 24 小时，此时所用剂量仅具有轻度利尿作用。药物的抗高血压作用与其改善动脉的顺应性，降低小动脉和整个外周循环阻力有关。本品可逆转高血压所致左心室肥厚，药物超过一定剂量时，噻嗪及其相关利尿药的疗效并不进一步提高，而不良反应却不断增加，如果治疗无效，不应增加药物剂量。

短期、中期和长期应用吲达帕胺治疗高血压患者时，发现吲达帕胺对血脂代谢（如三酰甘油、低密度脂蛋白胆固醇、高密度脂蛋白胆固醇）和糖类代谢都无影响，即使治疗糖尿病性高血压患者也是如此。

本品口服后吸收迅速，完全。1 次服药后 12 小时血药浓度达峰值，半衰期为 14～24 小时（平均 18 小时）。服药 7 天后血药浓度达稳态，重复给药，不引起药物蓄积。

推荐剂量：每日 1.5 毫克（1 片），最好在晨间整片吞服。不嚼碎。

五、男性更年期综合征

（一）概念与定义

男性由中年步入老年的过渡时期，即是男性更年期。部分中老年男子出现一系列症状和体征改变，如疲乏、潮热、肌张力减低、性功能减低、忧郁易怒、记忆力减退、睡眠障碍，以及骨质疏松、对胰岛素敏感性降低等，曾被一些学者称为男性更年期综合征。其临床特征是具有雄激素缺乏症、男性活力终止、迟发性腺低下、老年男性雄激素水平低下等的一组临床综合征。还可能表现有体毛发少和皮肤改变，骨无机盐质密度降低、内脏脂肪沉积，可伴或无血清睾酮不降低。

据有关流行病学资料，到 2020 年美国将有 5 750 万人群在经历男性更年期。我国男性更年期数据尚缺如。

（二）病因与诱因

1. 疾病或药物的影响　常见急、慢性疾病，如心脑血管疾病中的高血压、冠心病、糖尿病、脑卒中等可诱发或促进更年期的到来，并加重更年期症状。主要症状是阳痿和虚弱。

2. 先天性或获得性睾丸损伤　如睾丸下降不全、睾丸扭转、睾丸炎和精索静脉曲张等，都可使睾酮分泌降低。尤其是某些药物可抑制中枢的下丘脑-垂体轴系统而影响睾丸内分泌功能和血清睾酮水平，该类药物很多，并且与药物剂量和疗程有关。

3. 过度肥胖　肥胖可使雄激素降低和其他激素分泌异常，可导致心血管疾病，如高血压、2 型糖尿病、高脂血症、脑卒中或骨关节炎、肿瘤等发病率上升。

4. 不良生活方式 如吸烟、酗酒、营养不良。食物添加剂,如着色剂、防腐剂可致睾丸生殖细胞变性或影响睾丸激素分泌。

5. 环境污染影响 如化工产品包括涂料、杀虫剂、除草剂、塑料器皿、包装袋等。农副产品被有机磷或有机氯农药污染,家用煤气、机车废气对空气的污染,铝、锰、镉、汞及工业废水对饮水的污染等,可直接或间接导致睾丸曲细精管变性或坏死。

6. 遗传因素、精神心理因素 肩负重担、责任心强的中老年人在思想上及体力上的负担超重,常可导致继发性的促性腺激素功能减低。

7. 家庭经济条件和文化教育水平影响 如,家庭经济条件差和文化教育低,可成为男性更年期提早的因素。

(三)病机与临床表现

1. 年龄 男性更年期始于 40～50 岁,多在 50 岁以后发生,起病隐袭、症状多样、有临床症状者仅 40%。这与女性(原)更年期综合征(现已改称经前期或围绝经期综合征)不相同。女性经前期综合征多见于生殖期年龄 30～45 岁,围绝经期综合征一般在 45～55 岁(平均在 51 岁),其发生率高,且多在 55 岁以前突然发生,临床症状明显、持续存在,其更年期时间相对较短,仅 5～10 年。

2. 常见体能和精力下降 肌量减少、肌力降低,乃因雄激素水平低下。肌蛋白合成降低、神经系退变,与营养不良有关。

3. 腹型肥胖和乳腺发育 主要因睾酮水平降低使脂肪在体内沉积。肥胖的男性可使脂肪组织内芳香化酶(将雄激素转化为雌激素的蛋白酶)的活性增加,从而增加体内雌激素水平,则导致男性在肥胖的同时开始出现乳房发育。

4. 伴发糖尿病及心血管疾病 腹内肥胖脂肪组织可促进游离脂肪酸水平增加,血清三酰甘油升高、高密度蛋白质及胆固醇降低,可损伤胰岛代谢、减少了对胰岛素的敏感性,导致 2 型糖尿病及心血管疾病的发生。

5. 食欲缺乏和便秘　因内分泌及代谢水平改变,可导致消化功能紊乱、食欲缺乏。由于活动量小及食物结构中纤维食品量少常致便秘。

6. 骨量丢失骨质疏松　发病在 65 岁以后达高峰。因睾酮缺少致使骨吸收增强,易导致骨质疏松及骨折。

7. 神经和血管舒缩症状　有潮热、出汗、心慌和神经质,可表现心悸、气紧、胸闷或心律失常及血压波动等。

8. 精神和心理状态的影响　常见类似神经衰弱的表现,如失眠、多梦、头晕眼花、思想不集中、抑郁、记忆力减退、情绪不稳定等,被称为"更年期精神病"。

9. 血细胞生成减少及贫血　2006 年美国国立老年研究所(HIA):Ferrucci 等研究,低睾酮水平增加老年男/女性的贫血危险。研究纳入 905 名无癌症、无肾功受损、且未接受抗雄激素的老年人,测定其睾酮及 Hb 水平,历时 3 年研究显示:低睾酮水平和低游离睾酮水平者,发生贫血的危险分别为正常血睾酮水平者和游离睾酮水平者的 21 倍和 3.9 倍。内源性雄激素具有刺激红细胞生成的作用,可增加网织红细胞数,血红蛋白水平和骨髓红细胞生成作用。

10. 皮肤萎缩、毛发脱落　雄激素可起到促进或抑制毛发的作用。

11. 心脑血管疾病　临床研究证实,雄激素水平低下增长了动脉粥样硬化的危险性,可导致高血压、冠心病及脑卒中等心脑血管疾病的发生与发展。

(四)防治

1. 雄激素的补充治疗　国际老年研究协会提示:睾酮补充治疗旨在维持血清睾酮的正常生理水平的稳定,以补充内源性睾酮的生理效应。一般给予生理剂量的睾酮 3～10 毫克/日,即可达到稳定的正常生理范围。双氢睾酮和 17B 雌二醇,具有良好的安全性。对前列腺、血清脂代谢、肝脏及呼吸系统均无不良反应。对患者顺应性较好且使用方便。

2004 年 Sngder 介绍了老年医学委员会研究所对有关资料研究分析认为,具有低睾酮水平 300～400 纳克/分升的老年男性可用睾酮补充治疗。为保护患者安全用药,委员会建议应进行短期、随机、安慰剂对照研究以观察药物疗效。只有在短期睾酮补充治疗有效的前提下,才能进行较长时期的睾酮补充治疗。

睾酮补充治疗应遵循的原则是,首先要明确适应证,治疗前后应进行安全评估,例如治疗周期最佳药物剂量、疗程及治疗方式的选择等。

2. 改善不良生活方式 禁烟、限酒,宜用低胆固醇、低饱和脂肪酸、多蔬菜饮食,增加营养、减肥、增加体力活动等。保持良好精神和心理状态,适当应用安神镇静或抗忧郁药物。

3. 防治老年病 防治骨质疏松补充钙质及维生素 D_3,以促进骨钙平衡。防治老年并发症,如高血压、高脂血症、高血糖及痛风等代谢综合征等。

六、女性围绝经期综合征

(一)定义与命名

1994 年,世界卫生组织提出废弃"更年期",推荐采用"围绝经期"。围绝经期是指从接近绝经出现与绝经有关的内分泌、生物学临床特征起至绝经 1 年内的期间,即绝经过渡期至绝经后 1 年。绝经过渡期多逐渐发生,围绝经期妇女出现因性激素减少所致的症状,称为围绝经期综合征。

（二）病因和发病机制

绝经期卵巢功能衰退，卵泡分泌雌激素减少，对下丘脑垂体的负反馈作用减弱而出现下丘脑与垂体的功能亢进。血浆中黄体生成激素释放激素（LHRH）和促卵泡激素释放激素（FSH-RH）分泌水平增高，从而促黄体生成素（LH）和促卵泡成熟激素（FSH）分泌也增高，及因 LH 易被类固醇所抑制；绝经期血抑制素下降，抑制素有反馈抑制垂体合成分泌 FSH 的作用，并抑制 GnRH 对自身受体的升调节，而使抑制素与 FSH 水平呈负相关。

绝经后卵泡抑制素极低，而 FSH 升高，围绝经期症状发生的原因是：促性腺激素过多或雌激素过少所致。

（三）临床表现

1. 月经紊乱 经量少，时间缩短，经期间隔长直至完全绝经；或经期间隔缩短，经量增加，不规则流血至绝经，有少数突然绝经。

2. 潮热 当情绪激动时易出现，突然发生。开始于面部，然后扩展至颈项。伴胸部皮肤红色斑块状及出汗。发作时间从数秒钟到数分钟。乃由于雌激素缺乏引致热调节功能失常。

3. 心血管系统症状 动脉粥样硬化、高血压、冠心病等发生率高。常伴有阵发性心动过速或心动过缓症状。

4. 生殖系表现 外生殖器开始萎缩，小阴唇变薄、收缩，大阴唇色素变淡，阴道黏膜变薄，保持湿润，但局部抵抗力降低，约有 20％患者有萎缩性阴道炎。子宫、输卵管及卵巢组织逐渐萎缩。乳房扁平下垂，乳头、乳晕色素变淡。因子宫黏膜萎缩可致子宫出血。

5. 精神、神经表现 情绪不稳，易紧张、激动、烦躁、失眠、头痛。情绪起伏，或焦虑易怒，或抑郁寡欢，甚至喜怒无常。

6. 骨质疏松　绝经后期由于钙、磷在消化道的吸收不易维持平衡,可造成骨质脱钙,骨吸收增加,骨量丢失快速,为绝经前的2～3倍,因此骨质疏松极为常见,易引起骨折。

7. 泌尿系变化　如萎缩性膀胱炎、尿道炎、尿路感染及尿失禁,这在部分患者可发生。

8. 皮肤变化　皮肤干燥与弹性消失,可有发麻、刺痒、蚁走感等,体毛亦可较粗。

9. 其他症状　偶见其他内分泌代谢失调及免疫功能紊乱:①甲状腺功能亢进。②黏液性水肿。③轻度男性化呈喉音变低。④出现糖耐量减退、糖尿病、肥胖,也有的妇女变消瘦。⑤偶见类似肢端肥大症或皮质醇增多症。

(四)防治

1. 一般防治措施　大部分围绝经妇女症状不重,勿需特殊治疗。对于血管舒缩紊乱明显,潮红潮热难以适应者,可用谷维素每次 10～20 毫克,每日 2～3 次,口服,以调节自主神经功能。也可用镇静药,如地西泮、阿普唑仑(佳静安定)或艾司唑仑(舒乐安定)等,任选一种,每日 1～3 次,口服。

2. 激素替代治疗　应用激素替代治疗的原则是生理性补充;个体化处理;以用最小的有效剂量达到最好的效果;联合应用。

(1)雌激素:激素替代治疗中以补充雌激素最为关键。合理应用雌激素可以改善潮热、出汗等症状,治疗萎缩性阴道炎;防治骨质疏松症。应用时须掌握适应证与禁忌证。用药期间应做妇科随访,对于乳房、子宫、肾脏或其他恶性肿瘤的患者,严重肝病,卟啉病及新、老血栓形成者,列为禁忌。

通常采用的雌激素有:①尼尔雌醇。为长效雌三醇衍生物,口服后可储存于脂肪组织中缓慢释放,故每月只需口服 2～5 毫克,或每半月口服 1～2 毫克,雌三醇在子宫内膜细胞内停留时间比雌二醇短,作用比雌二醇弱。故不出现内膜增殖现象。②结合雌激素。常用的药物是倍美力,每日 0.625 毫克,口服。③微粒化 17-β 雌二醇(诺坤复)。每日或隔日 1 毫克,口服。④7-甲异炔诺酮(替勃龙)。每日或隔日 2.5 毫克,口服。

(2)雌激素与孕激素联合应用:既能控制增殖症状,又可保护子宫内膜不出现撤退性出血。

(3)雌激素合并孕激素与雄激素治疗:替勃龙(利维爱),该药在体内分解模拟卵巢产生的雌激素、孕激素和雄激素,能有效地缓解围绝经期症状。此外,该药能调整体内的 β 内啡肽水平,故可消除抑郁等精神症状。

(4)贴皮剂治疗:17β-雌二醇(妇舒宁),25 微克或 50 微克制成贴皮剂,每次 1 张,每周 2 次,将其贴于髋部或臀部。

激素替代治疗分短期和长期两种方法。短期用药的目的是为了缓解症状,因此当症状消失后即可停药;长期用药至少持续5～10年以上。

3. 中医辨证论治 治疗原则:"急则治其标、缓则治其本。"

(1)本证:妇女经断之年,肾气渐衰,冲任亏虚,精血不足,症见目眩、耳鸣、心悸、情态失常、潮热汗出,舌质偏红少苔,脉弦细或弦数者,可用滋补肝肾滋阴法;方用六味地黄汤加减或用下方:生地黄、熟地黄各 30 克,泽泻 9 克,茯苓 9 克,山药 15 克,何首乌24 克,枸杞子 12 克,玄参 9 克,麦冬 9 克。每日 1 剂,水煎服,每次 50～100 毫升。

(2)标证:除主证外,还可见月经过多,淋漓不尽等肾气衰微、脾失统血之证,可用健脾益气、补血养心之法,方用归脾汤加减;或用下方:远志 9 克,人参 6 克,白术 9 克,黄芪 15 克,木香 6 克,龙眼肉 9 克,炮姜 9 克,侧柏叶 9 克,棕炭 9 克,三七 3 克,血竭(冲服)1.5 克,甘草 6 克。每日 1 剂,水煎服,每次 50～100 毫升。

七、痛风与高尿酸血症

(一)定义

痛风系由嘌呤代谢的终末产物——尿酸钠或尿酸结晶以超饱和的细胞外液沉于组织而引起的一组综合征,包括痛风性关节炎、痛风石、痛风石慢性关节炎和关节畸形。尿酸盐常累及肾脏引起慢性间质性肾炎和尿酸肾结石形成。

(二)流行病学

随着生活水平的提高,饮食结构的改变,身体肥胖,人口的老龄化,全球痛风患病率日益增多,初始发病年龄也日趋年轻,痛风在美国的发病率为 1‰~2‰,2003 年日本流病学显示:痛风患病率为 0.51‰,其中男性患病率为 1.1‰,比 30 年前翻了一番。2007 年我国第 12 次全国风湿病学术年会报告:1980 年以来全国五省区有 40 197 名成人调查显示,痛风的患病率为 0.15‰~1.3‰;2005 至 2006 年上海市对 65 320 名体检者研究显示,高尿酸血症的发生率为 11.7%,其中女性为 5%,男性则高达 17.2%。

(三)病因学

全球痛风患病率正在逐年上长,其原因与人口老龄化,肥胖的流行,同时合并其他疾病,例如使用小剂量阿司匹林及噻嗪类利尿剂等有关。食物可致痛风发病,若大量摄入肉类、海鲜、啤酒和有果糖等食物等可促使痛风发病,但低脂奶制品、葡萄酒、叶酸、维生素 C、纤维素及咖啡等的摄入与痛风发病无明显相关。高尿酸血症和痛风、高血压、动脉粥样硬化及代谢综合征等的发生相关。

（四）病理生理学机制

人体嘌呤基来自饮食和机体合成两方面，嘌呤基的代谢产物是尿酸。当嘌呤基代谢紊乱，则产生高尿酸血症而致痛风发作。痛风与高尿酸血症与遗传和环境两方面因素相互作用引起，现在已知有两种与性连锁的遗传相关的先天性嘌呤代谢异常症，即次黄漂呤-鸟嘌呤磷酸核糖转移酶（HGPRT），缺乏型和 5 磷酸核糖-1-焦磷酸（PRPP）合成酶活性过高型，都可导致高尿酸血症与痛风。女性为携带者，则男性发病。在临床上痛风多见于男性，女性极少见，男女之比为 20∶1。

若当体内尿酸超过肾脏排泄功能时，或当肾脏有损害，肾功能不全，影响到肾脏的排泄时，尿酸即在血液及组织中聚积，并可沉着于骨关节、结缔组织及肾脏引起器官及组织的炎症变化。也可因尿酸钠盐结晶析出，形成痛风结石。有学者研究发现，在 16 号染色体短臂上的 UMOD 基因与肾脏的浓缩功能有关，其中组织阴离子和尿酸盐运输基因和溶质传送家族基因，对尿酸盐在肾脏的代谢具有重要作用。有研究发现，台湾居民的痛风发痛率高，乃与 4 号常染色体长臂的一些基因有关。

2007 年 6 月欧洲抗风湿联盟（EULAR）年会发表关于高尿酸血症和痛风的遗传学进展，主要是对近端肾小管尿酸转运系统的新基因的认识。由 $SLC_{22}A_{12}$ 编码的尿酸转运蛋白 1（URATI），在尿酸重吸收中发挥了关键作用，是调节血尿酸水平的最重要的病理生理机制之一。最新的研究表明，URATI 基因多态性和变异与高尿酸血症和痛风密切相关。其他已发现的几个尿酸转运蛋白有 MRP4、UAT-1、OATV-1、SMCT、OAT2-OAT5 等与尿酸血症和痛风的相关性也正引起关注。

（五）临床征象

1.急性期 主要表现为急性痛风性关节炎,起病急聚,最初发生于单个或多个小关节发炎,约有 50% 发生于足部第一蹠趾关节或延及足跟、其他蹠趾及手指关节。受累关节表现红、肿、热、痛并全身发热,血液白细胞、血沉升高,以后转入慢性期。

2.慢性期 主要表现为痛风石及慢性关节炎。

（1）关节大、畸形及僵硬。

（2）约有半数出现痛风石,多发于关节周围及耳壳,并可溃破形成瘘管,排出白色尿酸钠结晶。

（3）后期由于尿酸钠结晶沉着于肾脏,可致肾小管阻塞引起肾脏萎缩,同时并发肾盂肾炎及肾动脉硬化。早期可无症状,但尿中常见红细胞、白细胞和尿蛋白。在后期则可出现肾绞痛、高血压及尿毒症;部分患者在晚期常伴有动脉粥样硬化。

3.辅助检查

（1）血尿酸:男性＞416.36 微摩/升（7 毫克/分升）;女性＞356.88 微摩/升（6 毫克/分升）。

（2）X 线:显示骨关节面骨骺部因骨组织被尿酸替代而出现园形缺损。

（六）诊断

欧洲抗风湿联盟（EULAR）2006 年会推荐如下。

1.典型足踇趾关节炎及痛风石 对诊断有最高的价值。

2.尿酸盐结晶阳性 有确定诊断价值。

3.高尿酸血症 痛风的主要危险因素。并可能成为有用的诊断标志(尽管有的痛风可能在某个时期血尿酸正常)。

4.X 线检查 对诊断意义很小,除非是晚期或严重的痛风,或与其他关节鉴别。

5. 危险因子及伴发病 重视利尿剂、高嘌呤饮食、酒精及与痛风相关的伴发病（如心血管病、高血压、糖尿病、肥胖及慢性肾衰竭）。

（七）治疗

1. 改变生活习惯

如控制肥胖和酒精（啤酒）摄入，同时要控制高血压、高血脂、高血糖等伴发病。

2. 降低血尿酸

应将血尿酸水平控制在 356.88 微摩/升达标。EULAR2006～2007 两届年会议都强调，长期治疗的目标是达到治愈，即要将血尿酸水平控制在 356.88 微摩/升以下，以溶解尿酸盐结晶，并预防新的晶体形成。血尿酸浓度越低，尿酸盐晶体溶解越快。

（1）首选别嘌醇：一般维持量 100～300 毫克/日，从小剂量开始 100 毫克/日，应在每 2～4 周增加 100 毫克。据 Hodgas 调查发现，别嘌醇使用很不规范。据英国一项调查，有不到 1/3 的患者接受降尿酸的药物治疗，大多数固定每天使用别嘌醇 300 毫克，这种标准剂量不能有效地将尿酸降至 356.88 微摩/升以下，因此在用药过程中宜监测尿酸水平。如未达标，可增加剂量 300～600 毫克/日，分 3 次服。长期服用降低血尿酸药物，可使痛风性关节炎、痛风石得到根本好转。别嘌醇可引起超敏综合征，肾功能不全者慎用。

（2）丙磺舒（羧苯磺胺）：开始用 0.25 克，每日 2 次，2 周后增至 0.5 克，每日 2～4 次。服药后宜大量饮水，同时加服碱性药物，以促进肾排泄。肾功能不全者忌用。该药对降尿酸作用有限。

（3）苯磺唑酮：开始 50 毫克，每日 2 次，10 天内逐渐增至 100 毫克，每日 3～4 次，最大剂量每日不超过 600 毫克。

（4）苯溴马隆（痛风利仙或立加利仙）内含苯溴酮 50 毫克，每日早餐后服用 1 片，根据血尿酸水平调整剂量。本药疗效优于别嘌呤醇并可用于轻、中度肾功能不全者,但对肝脏有毒(暴发性肝炎),该药曾于 2003 年一度撤出欧洲部分市场。

(5)硫嘌呤:开始剂量 300~400 毫克/日,血尿酸正常后减速为 100~200 毫克/日。

(6)氯沙坦(科素亚)是唯一被证实具有降低血尿酸水平的降压药物。该药通过抑制肾脏近曲小管对尿酸的重吸收,它作用于 URAT 而促进尿酸排泄(20%~40%)。伴有高血压、高血脂及高尿酸血症者可选用该药,50 毫克/次,每日 1 次口服。

(7)维生素 C:有促进尿酸排泄作用,可使尿酸下降 20%,可每日补充 500 毫克。

(8)非诺贝特(力平脂),有促进尿酸排泄作用,可服平适型 100 毫克/次,每日服 2 次。服药 3~4 周后血尿酸即下降,对痛风伴高血脂,特别是三酰甘油上升最适合。

3. 新型降血尿酸药物上市为广大患者带来福音

(1)Febuxostat(FT):系非嘌呤类选择性黄嘌呤氧化酶抑制剂。于 2007 年在欧洲上市,该药降血尿酸作用强于别嘌醇,主要通过肝脏代谢,不依赖肾脏排泄,对轻中度肾功不全者安全有效。

据 Bocker 等研究报告,762 例痛风伴血尿酸≥476 微摩/升的患者,分别接受 FT80mg/d、120mg/d 或别嘌醇 300mg/d 治疗 52 周。2 周时 3 组血尿酸降至≤356.88 微摩/升的患者比例分别为 53%、62% 和 21%,FT 疗效显著优于别嘌醇($P<0.001$),且优势一直维持至治疗结束。

另一项对 153 例痛风伴血尿酸≥476 微摩/升者,疗程 28 天的随机、双盲、安慰剂对照研究显示:血尿酸降至<356.88 微摩/升的患者;在 Febuxostat 40 毫克/日~80 毫克/日和 120 毫克/日组及安慰剂组分别占 56%、76%、94% 及 0($P<0.001$),在 28 天时患者平均血尿酸及治疗前的基线分别下降 37%、44% 和 59% 及 2%;其不良反应在 Febuxostat 组和安慰剂组相似。

研究结果显示：Feboxostat 有迅速降尿酸作用，可使别嘌呤醇疗效不佳者的血尿酸下降，并维持在 356.88 微摩/升以下。所有的治疗组的痛风复发率下降，和痛风石面积缩小的结果相似，且有较好的安全性和耐药性。该药的问市，为痛风患者的降尿酸药物治疗又增加了一种新的选择。由于该药有显著降尿酸作用，故在开始使用时（80 毫克/日或 120 毫克/日）须预防痛风的急性发作。

（2）尿酸酶：是通过将嘌呤代谢产的尿酸氧化分解为极易溶于水的尿囊素随尿排出体外，以达到降低血尿酸的作用。尿酸酶具有很强的降尿酸作用，静脉给药可使血尿酸降至 0，因此需同时使用皮质类固醇激素，以预防痛风急性发作。本药尚可显著减少痛风石的形成。传统的治疗溶解痛风石需数年时间，而用尿酸酶可在 3 个月内使痛风石消退。

4. 急性痛风性关节炎可选药物

（1）秋水仙碱 1～2 毫克溶于 20 毫升生理水中静注，10 分钟以后，每 6 小时 1 次，24 小时内不得超过 5 毫克。或口服秋水仙碱，开始 1 毫克，以后 0.5 毫克/小时，直至疼痛缓解或出现腹泻症状，总量不超过 6 毫克。

（2）吲哚美辛（消炎痛）：第一日 50 毫克/次，第 2～3 日 25 毫克/次，口服 3 次。

（3）促肾上腺皮质激素 25 单位。溶于 10％葡萄糖液 1 000 毫升静滴 8 小时。也可用一般剂量的泼尼松或氢化可的松治疗，必要时用甲基泼尼松或醋酸可的松关节腔内注射，但停药后易反跳。激素不作为一线用药。

5. 饮食营养防治

（1）控制食物热能，减轻体重。禁止食含嘌呤高的食品，详见表 7-3、表 7-4。

（2）急性期以素食为主的碱性食品，如牛奶、蔬菜及水果等，每日嘌呤值控制在 150 毫克以内,动物蛋白以鸡蛋、牛奶补入。

(3)慢性期在平衡饮食的基础上,每日嘌呤限制在 75 克以内,适量蛋白和脂肪,低盐饮食,禁酒和刺激性食物。多饮开水,每日约 2 500~3 000 毫升,以利尿酸排泄。

表 7-3 常见食品中含嘌呤成分程度一览表

绝对禁食	极高嘌呤	动物肝脏、肾脏、胰脏、脑脊髓、肉汁、凤尾鱼、沙丁鱼、虾、蟹、辛辣刺激的调味品和浓茶、浓咖啡等
禁食	高嘌呤	扁豆、肥肉、鱼类、贝类、禽类、肉汤、熏火腿
少食	低嘌呤	全麦、带皮谷类、干豆类、青豆、碗豆、火腿、四季豆、龙须菜、菜花、波菜、蘑菇、瘦肉、牡蛎
可食	极低嘌呤	大米、面粉、芹菜、白菜、青葱、洋葱、胡萝卜、青椒、玉米、小米、黄瓜、南瓜、番茄、土豆、冬瓜、胡芦瓜、海参、海蜇皮、蛋类、牛奶、各类水果,动物蛋白以奶类、蛋白为主

表 7-4 食谱举例

早餐	牛奶 1 杯,馒头 1 两、水果 4 两
午餐	米饭 2 两、炒素菜 1 份(蔬菜 500 克、烹调油 13 克、盐 2 克)蒸鸡蛋 1 个(烹调油 2 克、盐 1 克)
加餐	水果 4 两
晚餐	米饭 2 两、炒素菜 1 份(蔬菜 500 克、菜油 13 克、盐 2 克)
加餐	牛奶 1 杯
营养组成	总热能 7 832.448 千焦,蛋白质 56 克。脂肪 49 克,植物蛋白 32 克、动物蛋白 24 克,碳水化合物 294 克、嘌呤<150 克、胆固醇<300 克

第八章 骨关节疾病

一、男性骨质疏松症

（一）流行病学

骨质疏松症是男性中一个没有得到充分认识的疾病，多数男性骨折患者的骨质疏松没有得到治疗。全球 1/3 的髋部骨折患者是男性，髋部骨折 1 年，男性比女性死亡率高（37.5％），40％ 男性髋骨骨折发生在养老院，有 20％ 男性患者发生第二次髋部骨折，有 50％ 髋部骨折发生在 80 岁以前，男性椎骨骨折也常见，65 岁以上椎骨骨折发生率仅为女性的一半，大多数骨折无痛，但伴有身高降低。

（二）病因

可分为男性骨丢失的自然史和继发性原因两种。

1. 男性骨丢失 男性骨丢失在 70 岁以后加速。快速骨丢失更多见于睾酮或雌二醇水平低的患者。女性随着年龄增长，骨小板减少，从而造成骨丢失。男性骨丢失为骨小梁逐渐变薄，使骨小梁得以保存。因此，可解释男性终生骨折危险较女性低的原因。

2. 男性骨丢失的继发性原因 男性骨质疏松常见的继发性原因是使用糖皮质激素制剂、过量饮酒和性腺功能减退（表8-1）。

表 8-1　男性骨质疏松的继发性原因

常　见	较少见
库欣综合征或糖皮质激素治疗(如＞5 毫克/日,＞3 个月过量饮酒)	低 BMI(＜20)和与 BMI 下降有关的进食异常,缺乏运动或运动过度
原发或继发的性腺功能减退(如与用药相关的性腺功能减低,使用糖皮质激素,阿片类和因前列腺癌使用雄激素去势治疗)	抗癫痫药物(如苯妥英钠、苯巴比妥、扑米酮、卡马西平)
钙摄入量低,维生素 D 缺乏或不足(血清 25-羟维生素 D＜75 纳摩/升)	甲状腺素症或甲状腺素替代过度
吸烟	原发性甲状旁腺功能亢进
轻度外伤后骨折的家族史	慢性肝脏或肾脏病,吸收不良包括乳糜泻、高尿钙;类风湿关节炎或强直性脊柱炎;1 型或 2 型糖尿病;多发性骨髓瘤或其他单克隆 γ 球蛋白病;HIV 感染或其蛋白酶抑制治疗,肥大细胞增多症;器官移植或免疫抑制药(环孢素和他克莫司);成骨不全

　　注:①过量饮酒指每日饮酒量:全浓度啤酒≥533 毫升(18 盎司)或葡萄酒≥207 毫升(7 盎司)或蒸馏烈酒≥59 毫升(2 盎司)

　　②BMI 指体重指数定义为:千克(体重)/身高米数的平方值

　　③HIV 指人类免疫缺陷病毒

　　其他继发性原因约占 15%。如常见的维生素 D 缺乏,血清 25-羟维生素 D 水平低于 25 毫摩/升与 65 岁以上男性的髋部骨折危险增加有关。雌激素水平对男性骨骼也非常重要,睾酮通过芳香化反应转变为雌激素对骨骼有间接作用。

(三)诊断

　　采用双能 X 线吸收法测量的骨密度,是骨折的强预测方法

（表 8-2）。髋部骨密度每减少 1 个标准差,髋部骨折的相对危险就增加 2.6。对于有严重骨质疏松危险因素的男性,应较早做检查。股骨颈的骨密度测量值优于椎骨测量值。应常规评估患者发生骨质疏松的危险因素（表 8-3）,以及继发性原因的临床征象。对于≥70 岁的男性应进行骨密度测度。

表 8-2　WHO　骨密度诊断分类

诊断分析	标准
正常骨量	骨密度或骨盐含量值在年轻人平均参考值的 1.0 标准差（SD）以内（T 评分≥−1.0）
骨量低（骨质减少）	骨密度或骨盐含量值低于年轻人平均参考值 1.0～2.5SD（T 评分−1.0～−2.5）
骨质疏松	骨密度或骨盐含量值低于年轻人平均参考值 2.5 SD 或更低（T 评分−2.5 或更低）
严重骨质疏松（确诊的骨质疏松）	骨密度或骨盐含量值低于年轻人平均参考值的 2.5 SD 或更低,同时有一处或多处脆性骨折（轻微外伤引起的骨折）

注:资料来自世界卫生组织,最初是为绝经后白种女性制定的,现在也可用于男性

表 8-3　校正年龄和骨密度后,男女性在各种危险因素的髋部骨折危险比

危险因素	校正骨密度后的校正危险比（95％CI）
低或高 BMI	
20 对 25	1.42(1.23～1.65)
30 对 25	1.00(0.82～1.21)
50 岁后曾发生过骨折	1.62(1.30～2.01)
父母有髋部骨折史	2.28(1.48～3.51)
现在吸烟	1.60(1.27～2.02)
全身使用皮质类激素＞3 个月	2.25(1.60～3.15)
过量饮酒	1.70(1.20～2.42)
类风湿关节炎	1.73(0.94～3.20)
低睾酮	
髋部骨折	1.88(1.24～2.82)
其他非粗骨骨折	1.32(1.03～1.68)

其他检查:常规检查包括检测血清钙、肌酐、肝功能、促甲状腺激素和全血细胞计数等。如有临床指征还应检测血清蛋白电泳和尿本周蛋白、抗组织型转谷酰胺酶抗体、24 小时尿皮质醇或尿钙及抗人类免疫缺陷病毒抗体。对性腺功能减退者应进行总睾酮、性激素结合球蛋白测定,还应检测血清 25-羟维生素 D 的水平。

(四)防治策略

1. 一般性防治措施

一般性防治措施和生活方式措施适合所有男性,保持积极生活方式的老年男性,其骨折的危险较低。平衡和增力锻炼可减少老年人摔倒的危险,应采取预防摔倒的保护措施。

钙和维生素 D 补充剂可维持骨密度,是防治骨质疏松的基础措施。补充维生素 D_3 800～2000 国际单位/日,目标是将血清 25-羟维生素 D 水平维持在≥30 微克/毫升。对于骨质疏松症男性,推荐的每日钙摄入量为 1 200～1 500 毫克。

负重锻炼,包括阻力训练,改善肌肉量、肌力和平衡,每周至少 3 次;戒烟,避免过度饮酒;采取避免摔倒的措施,包括基于家庭的干预措施,视觉评估,平衡锻炼和打太极拳。

2. 特殊药物治疗

药物治疗适应证是骨丢失不太明显者。

(1)双膦酸盐(二膦酸盐):系骨吸收抑制剂,包括阿仑膦酸盐、利塞膦酸盐、伊班膦酸钠等。

(2)同化激素类药物:同化激素类药物有可能纠正成骨细胞的一种潜在功能缺陷,后者被认为是男性骨质疏松原因之一。

(3)睾酮治疗:睾酮治疗的危险包括红细胞增多症、睡眠呼吸暂停、良性前列腺增生肥大,以及可能引发前列腺癌。因此,不支持给性腺功能正常的骨质疏松男性使用该药,除非得到支持该策略的更多证据。

（4）雷奈酸锶（欧思美）是一种具有抑制骨吸收与促进骨形成的双重作用抗骨质疏松症的新药。该药可改善骨质微观结构，提高抗骨折疗效，是最为理想的治疗骨质疏松症的一线用药。

3. 结论和建议

男性骨质疏松仍然常被漏诊和漏治。应给≥70岁的男性和有关骨质疏松临床危险因素的70岁以下男子用双能X线吸收法测量骨密度。应检测患者血清睾酮水平和25-羟维生素D水平。应建议患者至少摄入钙1 200毫克/日，至少补充维生素D 800国际单位/日，应定期进行负重锻练。口服1种二膦酸盐制剂目前被认为是男性骨质疏松的一线治疗，应予以推荐，同时应了解其潜在不良反应。且慎用质子泵抑制药。

二、骨关节炎与膝骨关节炎

骨关节炎（Osteoarthritis OA）与膝骨关节炎（Osteoarthritis of the Knee）是一组在早期无明显症状的骨关节退行性变的慢性骨关节紊乱综合征。

全身骨关节炎包括脊柱骨、髋骨及四肢骨关节炎，是老年常见的骨关节退变慢性病。患者常因全身疼痛或局部疼痛，特别是骨关节功能障碍导致生活不便，行动困难。

（一）流行病学

据WHO1999年资料世界OA在50～54岁人群发病率为50％，55岁以上为80％，65岁以上为100％。

我国中老年骨关节炎40岁以上人群患病率为46.3％，其中男性为41.6％，女性为50.4％，城市男性患病率低于农村男性，城市女性患病率高于农村女性；60岁人群患病率比40岁人群患病率高1倍多。据研究表明，高龄女性，超重劳动是导致骨关节炎发病的危险因素。

(二)病理生理学

骨关节炎的发病机制与关节软骨的损害变化密切相关,其病理特征是位于负重区域中心的灶性关节软骨损伤,并在关节边缘形成新骨赘,通过关节赘疣骨化,主要变化是血管分布和软骨下骨的改变。软骨下骨的改变是进展性关节破坏的重要部分,同时伴有不同程度的滑膜炎和关节囊增厚。随着疾病的发展,可以因软骨的丢失而致关节间隙逐渐变窄和骨赘形成,骨关节炎可累及关节内所有结构,不仅透明软骨减少,还可出现骨重建,伴关节囊撑大和关节周围肌肉软弱乏力。有的可出现韧带松弛或骨髓病变,在晚期骨关节组织会出现显著变化,包括基质逐渐的蛋白降解退化,同时伴有软骨细胞增加,基质成分的合成。这些结果在分子水平上导致早期的形态改变,如软骨表面纤维化、裂缝形成。尔后使软骨体积减少,甚至缺失或出现骨重建,则使关节倾斜和对线不良是导致关节结构破坏的最强危险因素。

据日本 Kazno 最新研究报告:骨关节炎的关节软骨细胞在老化过程中,软骨细胞的有丝分裂活性和端粒长度随着年龄增长而减少。与年龄相关的关节软骨的改变,增加了软骨的易损性,提示了增龄引起软骨的降低,是由于关节软骨细胞老化所致。

骨关节软骨的破坏开始于软骨表面的局灶性损伤,然后进展成更大范围的软骨破坏。在骨关节炎软骨组织中,细胞基质的降解超过其合成,导致软骨基质减少和关节软骨的破坏。该过程主要由蛋白酶活性升高引起,特别是基质金属蛋白酶。随着病情进展,软骨局部 pH 值降低,软骨细胞分泌的组织蛋白酶 B,蛋白酶 L 和蛋白酶 K 可致软骨进一步破坏,由滑膜和软骨细胞所产生的细胞因子如白介素和肿瘤坏死因子-α 在软骨降解中起重要作用,前列腺素和白兰烯等也参与该过程,这些促炎性细胞因子诱导表达的一氧化氮(NO)也参与分解代谢并诱导软骨细胞凋亡。因此,前列腺素的氧化氮是骨关节炎治疗干预的重要靶向目标。

在有症状的骨关节炎中,滑膜炎普遍存在,在炎症刺激下关节滑液中基质金属蛋白酶浓度升高,而透明质酸的分子量和浓度明显下降。最近研究发现,在关节滑液中存在的软骨寡聚蛋白在大关节退变过程中显著升高,其含量变化可作为病情监测的指标。

（三）病因

遗传、环境、年龄,包括骨关节老化过程及正常磨损、慢性损伤、饮食习惯等,都可能是致病因素。细胞因子、生长因子、免疫等都与骨关节炎发病相关。肥胖、机械与外伤、膝关节手术、内分泌紊乱及自由基、职业性的弯腰和提举重物等对软骨的影响,都可导致骨关节炎的发展。骨关节炎(OA)与骨质疏松(OP)的相关性,存在争议,多认为 OP 可增加 OA 进展损害。

（四）临床表现与诊断

1. 症状

(1)关节疼痛:骨关节的疼痛常与活动有关,特别是膝关节炎。当膝关节弯曲度增加时,如坐下、上楼梯或跳跃、髌骨与股骨滑车构成关节连接,这些活动期间的疼痛,来自髌股关节。夜间膝关节疼痛提示伴有炎症性关节炎、关节感染、痛风或肿瘤等。

(2)晨僵:持续时间通常＜30 分钟。

(3)膝关节发软:站不住,即所谓的不稳定症状。表明膝关节内有病变,如半月板撕裂或前十字韧带撕裂,但也可能是支持膝关节的肌肉乏力。

(4)关节扣带或绞锁征:晚期骨关节炎中多发生半月板或前"十"字韧带撕裂。

2. 体征

(1)压痛点定位：膝关节内侧或外侧关节线压痛，提示该处有关节炎或半月板撕裂；髌骨部压痛是关节炎、炎症性关节炎或其他疾病累及髌骨间隙。急性半月板撕裂有关节线压痛。其敏感性为 79%、特异性为 15%；McMurray 试验的敏感性为 53%，特异性为 59%。

(2)排除导致膝关节疼痛的其他原因：由于髋关节炎在膝关节部位产生牵涉痛，如旋转髋关节有疼痛及腹股沟有压痛，则系髋关节所致，即可排除膝关节疼痛；转子滑囊炎是髋股外侧痛综合征的一部分，这种疼痛可向远端延伸至阔筋膜张肌，甚至可以延伸至髂胫束，导致外侧部疼痛，尤其在弯曲膝关节时。检查髂胫束和大腿外侧远端结构，有助于确定疼痛的来源。

(3)应检查股骨和胫骨的接合处（关节线）：是否有压痛，膝关节是否有积液、膝关节是否有显著弯曲的对线不良（膝内翻或膝外翻），内翻性对线不良和外翻性对线不良都是导致 X 线显示病变不断加重的强力危险因素，并可能伴有功能受限。

(4)观察步态：以确定是否有膝关节痛引起的防痛步态（疼痛引起跛行）和步伐减慢。如果使用手杖，则要确定走路时手杖使用方法是否正确。

3. 实验检查　为排除炎症性关节炎、痛风和假性痛风，关节感染时，应做滑液检查。如滑液白细胞计数<1 000/立方毫米，符合关节炎；滑液白细胞升高，提示炎症性关节炎；滑液中发现结晶则是痛风或假性痛风的依据。

4. X 线检查　有膝关节疼痛者，仅 50% 的人有膝关节的 X 线证据，也有 X 线未发现阴性的关节炎，因为 X 线检查对于早期关节炎不敏感。病程进展性骨关节炎可显示：关节间隙狭窄、关节线力学对线不良和骨赘。若骨病已入晚期则显示有缺血坏死影相。

5. 核磁共振和关节镜检查　可显示骨关节炎的改变，如膝关节半月板损伤。对老年人慢性膝关节痛者不推荐做此检查。

6.超声波检查 超声波可精确地测量骨关节炎患者膝关节软骨的厚度,可与 3D-磁共振功能对比,提示超声是一种准确可行的评估骨关节炎膝关节软骨厚度的检测方法,在关节软骨受损的情况下,纵向扫描比横线扫描更精确。

(五)鉴别诊断

膝关节炎与慢性膝痛疾病(膝痛至少已有 6 周以上)的鉴别,见表 8-4。

表 8-4　膝关节炎的鉴别

病　名	病史特点	体检特点	实验检查
慢性炎症性关节炎	显著晨僵	其他关节肿胀或压痛	血沉加快
含类风湿关节炎	其他关节受累		炎症性滑液
痛风或假性痛风	其他关节受累	其他关节肿胀或压痛	含结晶的炎症滑液
髋关节炎		旋转髋关节疼痛及腹股沟压痛	
髌骨软化	年轻,以髌骨症状为主	仅髌骨关节压痛	
鹅足滑囊炎		膝关节远端,胫骨内侧压痛	
转子滑囊炎	髋外侧痛	髋外侧压痛	
髂经束综合征		髂胫束压痛	
关节肿瘤	夜间痛或连续疼痛		血性滑液、X 线片不止常
半月板撕裂	显著机械性症状(如扣带或绞锁征)	Mc Murray 试验阳性	磁共振显示半月板撕裂
前十字韧带撕裂	显著机械性症状	Lachman 试验阳性	磁共振显示十字韧带撕裂

(六)治疗

1.镇痛药的应用 对骨关节炎有镇痛作用的药物,通过临床试验提示:非类固醇抗炎药和环氧合酶-2 抑制剂的镇痛效果优于对乙酰氨基酚类。非类固醇抗炎药早被作为缓解疼痛的一线药，但因其对胃肠道的不良反应，使一些老年病人不能接受，选择环氧合酶-2 抑制药，有增加心血管病发病危险，使其应用受到限制。

在临床使用中应权衡药物的利弊，宜个体选药、安全用药。首选风险小的药物，如对乙酰氨基酚类的阿司匹林或对乙酰氨基酚，宜用有效的小剂量，短疗程。大剂量长期使用阿司匹林或其他非类固醇抗炎药，有增加上消化道出血的风险，如大剂量用乙酰氨基酚，偶可致肝损害，尤其对酗酒者。需小剂量阿司匹林者，应同时应用泵抑制剂可减少胃肠出血危险。

对于中度、重度骨关节疼痛，应选用非类固醇抗炎类药，但须由小剂量开始，不能同时使用 2 种同类药物，以免增加不良的药物反应。可首选萘丁美酮（瑞力芬），次选塞来昔布、美洛昔康、依托度酸、舒林酸和阿西美辛等，因它们都对软骨基质蛋白聚糖的合成无不良影响，甚至有促进合成作用；不选用或少用水杨酸、保泰松、吲哚美辛和萘普生等药，因其可抑制软骨基质蛋白聚糖合成。特别是非类固醇抗炎药中的双氯酚酸可能加速骨关节炎的进展。

上述首选的萘丁美酮除镇痛效果与其他非类固醇抗炎药相似外，还有突出的安全性和耐受性，如胃肠道反应，心脑血管安全性。对凝血机制的影响及药物相互作用等更具优势。

萘丁美酮是 1985 年合成的一种非酸性、非离子型前体药，口服 2～3 小时后达峰，半衰期为 24 小时，几乎全部在肝内代谢。20 年的临床应用总结了大量的循证资料表明，该药对髋关节、类风湿关节炎、强直性脊柱炎及软组织伤等治疗，应用 1.0～2.0 克/日，无论短期用药（2～8 周）或长期（＞8 年）治疗，其疗效都优于安慰剂与对照药（萘普生、阿司匹林、比罗昔康、昔布类）。特别是对心脑血管及肾功能影响很小，萘丁美酮（瑞力芬）是最好的镇痛药，值得首先推荐。

如果非选择性非类固醇抗炎药不能控制症状时，则选环氧合酶-2抑制药。目前有证据表明,该类药物可增加心血管事件的风险,包括心肌梗死、脑卒中、心力衰竭和高血压等。既往有心血管疾病史或有心血管疾病危险期因素者风险最高,应慎用。

对骨关节剧痛不止者,当用以上药物无效时,可考虑应用阿片类药(如可待因)或其他非成瘾性镇痛药如曲马朵,该药能抑制去甲肾上脉素和5-羟色胺的重摄取,可用于对非类固醇抗炎药有禁忌证者。

2. 氨基葡萄糖盐酸盐和硫酸软骨素的应用 近年来,氨基葡萄糖和硫酸软骨素广泛用于治疗骨关节炎,大多数随机、对照研究报告提示:氨基葡萄糖或软骨素的止痛效果都好于安慰剂,其毒性通常不大于安慰剂组。研究显示,氨基葡萄糖硫酸软骨素既可抗炎止痛,又可延缓骨关节炎的发展。在国外已被誉为第一个改变骨关节炎的药物。通过体外实验研究,该药对软骨代谢有良好作用,长期应用可阻止骨关节炎的进展,故称其软骨保护剂。

生命保护剂(Life Gurd)® 和骨关节调和剂(Jointsoother)® 是2种不同剂量的1种"复方氨基葡萄糖,硫酸软骨素"(美国产品),具有阻止软骨消融,促进新生软骨形成和骨关节修复,并可平衡关节液、维系骨关节活动功能。本品既有镇痛效应,又可延缓骨关节炎的发展等作用。

近十年来,作者等介绍应用该药治疗观察近百例65～85岁老年患者,取得比较满意的疗效。

一位72岁高龄老干部罹患右下肢股骨头缺血性坏死伴左膝骨关节炎合并滑膜炎。患肢髋膝关节疼痛,左膝关节红肿剧痛,行走困难,曾先后使用双拐与手杖。患膝关节炎给予外用药物涂敷并辅以理疗,偶服镇痛药,随后加服复方氨基酸葡萄糖硫酸软骨素。膝关节红肿疼痛日渐好转,髋关节疼痛大为减轻,继续服药1年后患肢骨关节症状大为缓解,经X线片复查对比,髋部骨质损害无发展,股骨头无塌陷,即丢弃双拐杖换用手杖可在平路缓行,但不能上楼梯。坚持服用复方氨基葡萄糖硫酸软骨素 3 年后,患部髋膝关节活动功能进一步得到改善,可丢弃手杖缓步行走或上楼梯。患者长期服药(＞5 年),迄今未发现药物毒副作用。

复方氨基葡萄糖硫酸软骨素片,双剂量的强力复胺基糖硫酸软骨素法,每次 1 片,口服 3 次。

其组方药物成分和临床用法剂量(表 8-5)。单剂量复方氨基葡萄糖-硫酸软骨素用法,每次 3 片,每日 2 次口服。

表 8-5　复方氨基葡萄糖-硫酸软骨素组方药物及临床用法

组方主要药物／成药品名	氨基葡萄糖 (Glucosamine sulfate 2kcl)	硫酸软骨素 (chondroitin sulfate)	甲基磺胺甲烷 MSM	组方总衬量	临床用法及剂量
单剂量　生命保护剂 Life Gurd	750mg	250mg	100mg	1 100mg	每次 3 片,口服 2 次
双剂量　骨关节调和剂 Joint soother	1 500mg	1 200mg 1 700mg	50mg	3 200mg	每次 1 片,日服 3 次

3. 双蜡瑞英(Diacerein)　血清蛋白细胞介素-1 在软骨破坏过程中起着很重要的作用,双蜡瑞英因可以抑制血清蛋白细胞介素-1 的合成和活性及稳定溶酶体膜而发挥抗炎及对关节软骨的保护作用,改善骨性关节炎的病程、症状,其不良反应较少。

4. 关节腔内注入透明质酸　在 2006 年 8 月亚太地区抗风湿联盟大会上,印度 Aygarwar 和加拿大 Petertte 报告了关节腔内注入透明质酸治疗骨关节炎,取得满意的疗效。但也有疗效不大的报道。

5. 膝关节炎的非药物疗法

(1)耐心训练、耗氧运动:循序渐进的训练最有效,与相应的全承重运动相比,半承重运动或在游泳池内进行的运动较能为患者所承受。

(2)减负荷:手杖或拐杖有支撑、减少负荷的作用,手杖应握在受累关节的对侧,手放在股骨头大转子水平,手杖和患肢应同时着地;做运动理疗,以加强股四头肌力量,运动加适当减肥(体重平均减少 4.6 千克),可减轻疼痛和改善生理功能。

(3)应用支具和髌骨胶带或鞋垫:以纠正关节对线不良,如体检发现有对线不良,而其他药物治疗又不能减轻疼痛时,可采用此法。在膝骨关节炎和内翻性对线不良者,使用鞋楔子(外侧较厚)可将步行时的载重中心向外侧转移,这一改变可以从足部延伸至膝部,减轻膝内侧的负荷。

在一项膝内侧骨关节炎和内翻对线不良的临床试验中,在膝部穿戴氯丁橡胶套筒与没有治疗相比,可显著减轻中度膝部疼痛。使用外翻支具可比套筒更显著减轻疼痛。

髌骨痛可因髌骨倾斜和对线不良引起,使用支具或胶带将髌骨拉回至股骨滑车沟内或减轻其倾斜度而使髌骨重新对位,可使疼痛减轻。此外,还可针灸镇痛。

三、股骨头缺血性环死

股骨头缺血性坏死(ONFH)是指股骨头内骨细胞凋亡而导致股骨头结构的改变,引起股骨头塌陷和功能障碍的疾病。

(一)流行病学

据有关资料,美国每年有 30 万例髋关节置换病人,其中有1/3 是骨坏死造成的,且每年新增 1~2 万患者。我国股骨头缺血性坏死患者为 500~700 万例,每年新发 15~20 万人。非创伤性股骨头缺血性坏死患者多为中青年,且常见双侧髋关节受累。股骨头缺血性坏死患者如果早期未经治疗,将有 80%患者在 1~4年内会发展为股骨头塌陷而导致髋关节功能损毁,多数患者不得不行人工关节。

（二）病因、病理与病机

与股骨头缺血性坏死有关的因素约 60 余种,但绝大多数病因和发病机制不十分清楚,仅有创伤为特异性病因早已明确,如股骨颈骨折、髋关节脱臼等,系因供养骨的动脉断裂导致缺血性坏死。非创伤性特发性股骨头缺血性坏死与许多疾病和治疗用药有关,如动脉粥样硬化、狭窄性动脉炎、血栓性静脉炎、糖尿病、痛风、高脂血症、骨质疏松、骨关节炎、高尿酸血症、减压病、镰状细胞性贫血、辐射、酒精滥用、吸烟等。

1. 病理学病程可分为 4 期　Ⅰ 期无临床症状、X 线阴性;Ⅱ 期 X 线片显示不规则骨密度增加,主要为死骨区密度相对增加,乃周围骨质疏松所致;Ⅲ 期股骨头塌陷伴明显不规则骨密度增加,为新骨形成修复表现;Ⅳ 期为股骨头变形,显示斑块状骨质疏松区及硬化区变化,并伴有继发性骨关节改变。

2. 病理形态Ⅰ期为坏死期　Ⅱ 期为修复期,可见新生血管及组织长入坏死区肉芽组织;Ⅲ 期为坏死骨下主要修复期;Ⅳ 期为股骨头塌陷,髋关节骨关节炎。

3. 发病机制　①显微骨折与骨质疏松。股骨头的负重部分如果反复发生显微骨折,将会导致微循环的改变→髋关节原发性缺血→丧失修复重建能力而坏死。②原发性血管改变,如髋关节周围血管损伤、栓塞、血管扭曲等→退行性变→坏死。③脂肪栓塞,其来源有脂肪肝、骨髓破坏及脂蛋白的不稳定。④糖皮质激素的应用。⑤凝血机制的障碍等。

（三）临床表现

髋关节疼痛是主要症状,疼痛逐渐加重,后期表现休息时也疼痛,且多为一侧发病、跛行。下蹲或盘腿动作时关节障碍,需扶拐杖行走。若双侧患病则行走困难,步态蹒跚,早期仅有局部压痛,晚期髋关节活动受限。

1. X 线分期　目前分为早、中、晚 3 期。

(1)早期可见骨质呈弥漫性稀疏,股骨头无变形,关节隙不窄,但骨密度不均匀,有局限性骨密度增高、硬化且范围不等。同时在骨密度增高的边缘有斑片密度减少区,或股骨头持重区软骨下骨折,表现为新月形成或袋形透光区,典型者呈苹果皮样改变。此外,股骨头坏死可以凹陷呈碎片状,乃为重力作用的结果。

(2)中期股骨头轻度变形,关节面塌陷,正常的弧形曲线消失,呈现台阶征。骨密度仍不均匀,出现囊样破坏区,其周围可有新骨增生,关节间隙可正常或变窄。

(3)晚期股骨头明显变形、塌陷、压缩、变平,密度不匀。常见骨质硬化及囊状相间,股骨颈粗短、髋臼受累,关节间隙变窄,关节周围为髋臼缘及股骨头边缘有明显骨赘形成且伴有脱位。

2. 放射性核医学检查　早期诊断其灵敏性高于 X 线,主要表现在梗死灶周围出现高吸收征。

3. CT 检查　不用于诊断,有时可用于区别该病变塌陷前期与早期塌陷。

4. 磁共振成像检测　MRI 对诊断非常精确,早期表现 T_1 加权像的低信号线状改变,T_2 加权像该线则表现为高信号,主要是新生富含血管的肉芽组织所致,称为双线征。此外,磁共振尚可用于治疗的评价与随访。

(四)诊断与鉴别诊断

1. 诊断标准

(1)特殊标准:①股骨头塌陷。②软骨下骨能透 X 线。③骨前外侧有死骨。④骨扫描显示有被活性增加区包绕的冷区。

⑤磁共振加权像有双环。⑥骨组织活检示骨头陷窝空虚,累及邻近多根骨小梁。符合以上条件之一,即可确诊。

(2)非特异性标准:①股骨头塌陷伴关节间隙变窄。②股骨头内斑点状囊性变成骨硬化。③骨放射性核扫描活性增加。④磁共振显示骨髓水肿或纤维化。⑤髋关节活动时疼痛,但 X 线正常。⑥有酗酒及使用糖皮质激素药物史。⑦非特发但不正常,骨活检显示骨髓水肿纤维化。有以上表现者仅为可疑病变。

(3)日本厚生省标准

①股骨头塌陷或新月征阳性。②X 线表示股骨头内分界明确的硬化带。③核素扫描热区中冷区。④MRI 的 T_1 的加权像示带状低信号。⑤T_1 示骨小梁及髓坏死。符合 5 条中的 2 条即可确诊。

2. 鉴别诊断　须与以下疾病鉴别:①反射性交感神经营养不良。X 线显示广泛骨质疏松,并伴有小囊性变。②髋关节骨病。早期有髋关节僵硬伴疼痛,跛行与活动有关,而股骨头缺血性坏死的疼痛与活动无关,表现为静止痛,X 线显示骨坏死形成,关节面塌陷、关节隙增宽。骨功能检查显示骨内压升高明显改变。③类风湿关节炎。多发于小关节晨僵、疼痛。④髋关节结核病。

(五)防治策略

股骨头缺血性坏死是导致髋关节病残的常见疾病,若得不到合适的治疗,将有 80% 以上的患者在 4 年内发生股骨头塌陷变形,需接受全髋关节置换术,但其远期疗效难预测。因此,防治策略目标是早期诊治,首选非手术疗法,内科治疗,有效防治股骨塌陷破坏,以保护髋关节功能十分重要。

1. 内科疗法

(1)避免负重:临床休息或扶拐免负重行走,有利于股骨头自身修复,防止股骨头软骨面的破坏。一项研究分析纳入 21 篇文章中 889 例本病患者,严格卧床休息 30 个月后,仅 22%患者股骨头未发生明显变形。

(2)除去病因:如戒烟、限酒、停用激素药物,同时治疗原发疾病等。

(3)选用相关药物:如抗凝药、降脂药及扩血管药物。

(4)电刺激治疗:有促进骨代谢平衡效益。将带有电磁场装置放于肌骨大转子处,每日用 8 小时,计 18 个月,在 2～3 年内可减轻症状。

(5)高压氧治疗:采用 200 千帕氧压,30 分钟/1 次。每次隔10 分钟,每日 20～30 次,10 日为疗程,可连用 2～3 疗程。

(6)冲击波疗法:据 Valchanou 等研究认为,低能量冲击波可刺激骨质形成,促进骨愈合。

(7)复方氨基葡萄糖-硫酸软骨素(粒)。药理作用:①促进骨关节修复和新生软骨形成。②阻止软骨消融。③平衡关节液。④维系骨关节活动功能。⑤既有镇痛效应,又可延缓骨关节炎的发展双剂量。每次 1 粒,每日 3 次,口服。本品有效、安全、毒副作用甚小。

(8)中医中药治疗:按中医学"辨证论治"原则,可将本病分为 4 型。

①气滞血瘀型。治则为行气活血,破积散瘀,方用身痛逐瘀汤加减。

②肾阳亏损、脉络瘀阻型。治则为活血化瘀,温补肾阳。方用右归丸或二仙汤加川芎、丹参、当归。

③湿热浸淫、气血凝滞型。治则为活血化瘀,清利湿热。方用四妙散加泽泻、益母草、山楂、泽兰、川芎、当归、丹参。肾阳不足加何首乌、菟丝子;肾阳亏损加淫羊藿、肉桂。

④肾阳亏损、先天不足型。治则为填阳补精,强筋壮骨,活血化瘀。方用六味地黄丸加川芎、丹参、牛膝、当归、龟版胶。

2. 外科手术治疗　外科手术治疗是目前本病治疗的主要疗法,包括股骨头保护性手术及关节置换术、关节融合术等。

(1)单纯性中心钻孔减压:该法当前应用较广,手术操作简单,但其疗效报告不一。据荟萃分析结果显示,对于 Ficat 分期的Ⅰ~Ⅲ期患者,单纯进行钻孔减压后随访 30 个月,临床与放射学评估的成功率均为 63%左右。

(2)不带血管蒂的骨移植:采用腓骨等的皮质骨移植可在近期起到支撑软骨下骨,防止塌陷变形作用,但远期疗效不理想。Bonfiglio 等进行 6 年随访结果显示,临床有效率为 70%,而 16 年的随访结果仅有 25%的患者疗效满意。

(3)带血管蒂的异体骨移植:该疗法曾一度流行,但由于手术时间长,临床效果也无明显的优越性,现在已较少使用。

(4)彻底病灶清除基础上的打压植骨术:荷兰 Gardeniers 等对股骨大转子下开窗彻底清除病灶后打压植骨治疗法进行观察,通过 12 年随访显示,对于 ARCO 分期Ⅱ期以内的患者,临床及放射学评估成功率高达 90%以上,对年轻的Ⅲ、Ⅳ期患者成功率也很高。2004 年我国北京大学第三医院首先开展该项手术。

总之,早诊断、早治疗对本病患者的预后起着十分重要的作用。在股骨头塌陷变形以前进行预防性内科疗法及预防性外科手术治疗,仍是重要的疗法,但是在彻底病灶清除基础上的打压植骨术是当前最先进的治疗方法之一。

四、类风湿关节炎

类风湿关节炎(RA)是一种病因尚不十分清楚的慢性系统性自身免疫性结缔组织病。主要病变在外周关节和构成关节的组织,如滑膜、软骨、韧带、肌腱和骨骼均可受累,造成关节软骨、骨和关节的破坏,最终导致关节畸形和功能丧失。

(一)流行病学

本病见于全球所有地区的各个种族人群,成年人发病率为 2~4/10 000人,在我国患病率为0.32%~0.36%。本病可发生于任何年龄,但多见于 30 岁以后,女性高发年龄为 40~60 岁,男性随年龄增加而发病率上升,但女性与男性患病比例均为 3:1。我国华北、东北地区患病人数多于其他地区,其病程长短不一,约有15%患者单次发病后缓解,25%呈间隙性发作,50%持续发作,迅速进展为重症者占 10%。

(二)病因

本病与遗传、内分泌与环境因素相关,尤其是各种感染(如病毒、细菌)及免疫与类风湿关节炎的发病可能更密切。另外,营养不良、代谢障碍、寒冷、潮湿可能为诱发因素。

(三)发病机制

本病是在易感染基因的基础上,由某些感染因素启动了 T 细胞活化和自身免疫反应,引起炎性细胞因子、自身抗体、氧自由基大量增多,导致了关节组织的炎症损伤、滑膜增生、骨和软骨的结构破坏。

外来的抗原可能是某些病毒和细菌的致病性抗原蛋白或多肽,通过分子模拟机制诱发了自身免疫反应。机体潜在的自身抗原包括 HLA-DR4(一种与 RA 发病和遗传相关的抗原)、热休克蛋白、免疫球蛋白、软骨抗原、蛋白多糖等,它们被滑膜组织中的 A 型滑膜细胞、树突状细胞等吞噬、加工、处理并提呈于细胞膜,激活 T 淋巴细胞并在局部释放足量的血清白细胞介素-1、GM-

CSF、肿瘤坏死因子等细胞因子,参与了类风湿性关节炎关节及关节外一系列炎症损伤。如血清白细胞介素-1 促使软骨释放前列腺素 E_2 和血栓素 B_2,抑制软骨的生长和修复;刺激滑膜细胞释放纤溶酶原激活物,降解结缔组织;还可激活单核细胞分泌胶原酶和前列腺素,促进组织破坏。滑膜的淋巴细胞和单核细胞等所产生的碱性成纤维细胞生长因子、血小板因子等,可促进血管翳的形成和软骨的破坏。

患者血浆自由基增多,而清除自由基能力减弱。氧自由基等通过抑制核糖核苷酸还原酶,导致软骨细胞脱氧核糖核酸合成减少而死亡。高浓度的氧自由基参与破坏粗面内质网、核蛋白体,抑制蛋白聚糖合成,使透明质酸解聚和软骨基质降解;羟自由基还参与了炎症递质前列腺素 E_2 的合成,促进了关节慢性持续性炎症。

本病基本病理变化有 3 种:①关节滑膜炎。有弥漫性或局灶性淋巴细胞和浆细胞浸润,并伴有淋巴滤泡的形成。②类风湿血管炎。血管内皮细胞增生肿胀,管腔狭窄或阻塞,血管壁纤维素变性或坏死,血管周围淋巴细胞及浆细胞浸润。③类风湿结节。结节中央为大片纤维素样坏死灶,坏死灶周围呈现栅栏状或放射状排列的成纤维细胞,最外层为增生的毛细血管和聚集的单核细胞、浆细胞、淋巴细胞及纤维结缔组织。

（四）临床表现

大部分患者起病缓慢,在数周或数月内逐渐发现掌指关节、腕关节、足趾关肿痛,僵硬;约 10% 患者可有关节以外的临床表现。类风湿关节炎发病时常伴乏力、食欲减退、体重减轻等不适,有些患者可伴低热。除关节表现外,也可见肺、心、神经系统、血液、眼部受累表现。

1. 关节表现 关节晨僵与疼痛是常见的症状,也是诊断最重要的依据,晨僵是指早晨或睡醒之后出现关节发紧、僵硬、疼痛、活动不灵或受限。轻者一般起床活动或温暖后可缓解或消失,重者晨僵持续时间较长,甚至不能缓解。晨僵持续时间的长短,常被视为病变活动程度标准之一。故此,一般将晨僵分为 3 度:①轻度。有 1~3 个关节晨起或睡醒后活动 15~60 分钟后可缓解或消失。②中度。有 4 个以上关节晨起或睡醒后活动数小时后缓解或消失。③重度。有 7 个以上多关节严重晨僵,活动后往往难以完全缓解,必须借助非甾体类抗炎药。晨僵现象表明类风湿关节炎在活动期,是滑膜炎的早期阶段。

典型的关节表现为对称性、多关节炎症。周围大小关节均可受到侵犯,但以近端指间关节、掌指关节、腕关节及足蹠关节最常见,其次为肘、肩、踝、膝、颈、颞颌及髋关节。远端指间关节、脊柱关节极少受累。病初可以是单一关节或呈游走性多关节肿痛。受累关节因炎症充血、水肿和渗液,呈梭形肿胀。当活动减少时水肿液蓄积在炎症部位,即引致晨起或休息后的僵硬和疼痛——晨僵。关节炎反复发作或迁延不愈,当炎症侵及关节软骨、软骨下的骨及关节周围组织,最终可致关节肌肉萎缩和关节畸形。

2. 关节以外表现 当病情严重或关节症状突出时易见,受累脏器可以是某一器官,也可同时多个内脏受累。

(1)皮下结节:有 15%~25%患者伴有皮下结节。以病程晚期,类风湿因子(RF)持续阳性及严重全身症状者多见。结节易发生在关节隆突或经常受压部位,如肘关节鹰嘴突附近、足跟腱鞘、手掌屈肌腱鞘、膝关节周围等。结节为 0.2~3 厘米大小,呈圆形或卵圆形,触之有坚韧感,无压痛。结节也可见于胸膜、心包、心瓣膜、肺、脑等组织。若结节影响脏器功能时可出现受损脏器的症状。

(2)肺部表现:包括间质性肺炎、胸膜炎和类风湿尘肺等。胸膜炎占50%,常见于疾病活动期,广泛的胸膜病变可引起小至中等量胸水,常为渗出液,白细胞计数增多,类风湿因子常阳性,补体水平降低,蛋白、胆固醇和乳酸脱氢酶均可增高,糖含量明显降低。胸膜活检可见到类风湿关节炎结节,但与结核性胸膜炎有显著差别。胸膜炎常伴随慢性间质性肺炎,且可逐步发展为弥漫性肺间质纤维化,患者表现有干咳、气短、呼吸困难。

(3)心脏表现:类风湿关节炎可伴心包炎、心肌炎、心内膜炎和心瓣膜炎。临床上有明显表现的心包炎很少,多发生在类风湿关节炎病情活动时,据尸检发现约有40%的类风湿关节炎患者有心包受累的证据,但临床检出率仅占2%～10%,心包积液量少,持续时间短,若积液多可出现心脏压塞症状,通过超声检查易于早期发现。有3%～5%的患者心瓣膜上可见类风湿关节炎结节,尤其二尖瓣最常见,可导致瓣膜功能不全。

(4)神经系统表现:临床表现多样。周围神经纤维病变可致受损神经感觉分布区感觉异常、肌肉无力或萎缩,出现垂腕、足下垂或腕管综合征。脊髓病变主要是由于类风湿结节、血管炎、椎体半脱位等导致的脊髓和脊神经根受压表现。寰枢椎半脱位最常见,约占36%,临床上可有颈背部疼痛、四肢乏力、瘫痪,甚至突然死亡。椎基底动脉受压可引起眩晕、一过性脑缺血、四肢无力等症状,脑病可表现脑血管意外、脑梗死、蛛网膜下隙出血等。

(5)眼部表现:常表现为虹膜炎、巩膜炎、虹膜睫状体炎、脉络膜炎、结膜炎及干燥性角膜炎、口眼干燥症等。已知这些病变系免疫复合物引起的血管炎所致。症状因损害部位不同、程度不同而有较大差异,重症者可有眼结膜充血、羞明、流泪、疼痛、视力障碍。有些虹膜炎可并发白内障、青光眼导致失明。

（6）其他表现：胃肠系统可出现食管炎、胃炎、溃疡病等，多与治疗药物有关。16%～65%患者可出现轻至中度贫血，可能为疾病持续活动所致慢性消耗、体内蛋白和铁的代谢障碍、治疗药物所致纳差、消化道失血或炎症介质抑制红细胞生成有关。

（五）实验室检查

1. 血常规　病情较重或病程长者，红细胞和血红蛋白有轻至中度降低，贫血大多属正常细胞正常色素型，约 25% 为缺铁性贫血。

2. 血沉和 C 反应蛋白　可作为判断类风湿关节炎活动程度和病情缓解的指标。在病变活动期血沉增快，C 反应蛋白升高。

3. 自身抗体　类风湿因子是抗人或动物 IgG 分子 Fc 片段抗原决定簇的特异抗体。可分为 IgM 型、IgG 型、IgA 型和 IgE 型。有 70%～80% 的患者可检测到类风湿因子，血清中主要是 IgM 型 RF。IgG-RF 多固定于组织内。IgG-RF 阳性常见于类风湿结节、类风湿血管炎，以及 Felty 综合征患者。

类风湿因子阳性还见于干燥综合征、系统性红斑狼疮等多种疾病及 1%～5% 正常人群，故诊断类风湿关节炎时要结合临床表现、特点综合判断。

4. 免疫球蛋白(Ig)测定　患者 Ig 升高率为 50%～60%，其中主要为 IgM 和 IgG。在疾病早期血管炎明显时 IgM 明显升高。对一些中晚期患者，尤其是病程长、病情重、年龄大的患者 IgG 升高明显。

5. 血清免疫学检查　①抗核抗体，其阳性率为 20%～50%，多为均匀性，滴定度一般不超过 1：160。②环瓜氨酸肽抗体(CCP-Ab)，对诊断具有特异性，而且可用于类风湿关节炎的早期诊断，特异性高达 96%。③RA_{33} 抗体的诊断特异性可高达 96%。

④角蛋白抗体(AKA)是 PA 的特异性抗体,约有50％的患者可检测到角蛋白抗体。

6.滑膜液检查　滑膜液微混浊、黏稠度低,滑液中白细胞升高,一般为$(5.0～50.0)×10^9/$升,中性粒细胞$>50％$;白蛋白>40克/升;透明质酸酶<1克/升;镜下可见巨噬细胞、多形核细胞及其残核。

7.关节 X 线摄片　临床 X 线检查首选双手(腕)像或双手像加双足像进行检查。美国风湿病学会将患者的 X 线所见分为 4期:Ⅰ期正常或关节端骨质疏松。Ⅱ期关节端骨质疏松,偶有关节软骨下囊样破坏或骨侵蚀改变。Ⅲ期明显的关节软骨下囊样破坏,关节间隙狭窄,关节半脱位等畸形。Ⅳ期除Ⅱ、Ⅲ期改变外,并有纤维性或骨性强直。

8.CT 与磁共振　对 X 线平片难于显示病变时可选用 CT 或磁共振检查。

（六）特殊类型的类风湿关节炎

1.缓和的血清阴性、对称性关节炎伴凹陷性水肿综合征　是一种病因未明的特殊类型的关节炎,好发于老年男性。基本病理改变为滑膜炎,以屈伸肌腱滑膜炎为特征。临床表现为对称性腕关节、屈伸肌腱鞘及手关节的急性炎症,伴手背部凹陷性水肿,双侧肘、肩、髋、膝、踝及足关节均可受累,类风湿因子阴性,对非甾体抗炎药反应差,小剂量糖皮质激素有显著疗效。

2.Felty 综合征　类风湿关节炎伴发肝、脾、淋巴结肿大,贫血,白细胞减少者称之为 Felty 综合征。本症少见,仅占类风湿关节炎患者的1％。常发生于类风湿关节炎病程晚期。患者全身症状显著,关节炎症及畸形明显,特别是中老年患者。肝脾中等大,常伴有脾功能亢进和肝硬化及门静脉高压的临床表现。脾切除只能收到暂时效果。其产生原因可能是类风湿血管炎累及肝脾血管导致脾功能亢进,或存在抗血细胞抗体。分子生物学研究发现,伴有 Felty 综合征的患者 HLA-DR4 阳性率明显升高。

(七)诊断与鉴别诊断

1. 诊断标准 1988 年,中华医学会第三次全国风湿病学术会议建议,应用 1987 年美国修订的诊断标准作为我国的类风湿关节炎诊断标准。

(1)晨僵至少 1 小时(≥6 周)。

(2)3 个或 3 个以上关节肿(≥6 周)。

(3)腕关节、掌指关节或近端指间关节肿(≥6 周)。

(4)对称性关节肿(≥6 周)。

(5)皮下结节。

(6)手 X 线片改变(至少有骨质疏松和关节间隙狭窄)。

(7)类风湿因子阳性(滴度>1∶32)。

凡以上 7 条中具备 4 条者可确诊。在国外,该标准的灵敏性为 91%~94%,特异性为 89%。在我国临床试验证实,敏感度为 91%,特异性为 88%。

2. 活动性类风湿关节炎诊断 同时符合以下 4 项可诊断:

(1)休息时中等程度的疼痛。

(2)晨僵≥1 小时。

(3)3 个或 3 个以上关节肿胀。

(4)关节压痛≥5 个关节。

(5)血沉(魏氏法≥28 毫米/小时)。

3. 类风湿关节炎临床缓解标准 在连续 2 个月内,符合下列条件中的 5 项者可判定为临床缓解:

(1)晨僵时间小于 15 分钟。

(2)无乏力感。

(3)无关节疼痛。

(4)无关节触痛或活动时无关节痛。

(5)无关节软组织或腱鞘肿胀。

(6)血沉少于 28 毫米/小时(女)或 20 毫米/小时(男)。

4. 鉴别诊断 尚无特异性实验指标,类风湿因子和 X 线征象虽具重要诊断意义,但并非特有,仍需要与下列疾病相鉴别,如其他弥漫性结缔组织病、血清阴性脊柱病、骨性关节炎、风湿热、痛风性关节炎和成人 Still 病等。

(八)治疗策略

通过早期治疗、综合治疗、个体化治疗措施控制炎症,缓解症状,控制病情发展,保护关节功能,降低关节畸形率,从而使大多数患者免于残疾,恢复正常生活。

1. 一般治疗 急性期全身症状严重,关节肿痛明显应以卧床休息为主,应适当补充营养,增加优质蛋白和高纤维素食物,并补充维生素 D 和钙剂,保暖防潮。缓解期应尽早做关节功能锻炼,运动量应量力而行,循序渐进,以避免长期卧床所致肌肉萎缩和关节强直。

2. 药物治疗 类风湿关节炎的药物包括抗炎镇痛、改善症状药物和改变病理进程的药物等两类,前者如非甾体抗炎药,后者为抗风湿药物及糖皮质激素。

(1)非甾体抗炎药:通过抑制环氧化酶活性,减少前列腺素的合成而达到抗炎镇痛的目的。

非甾体抗炎药可有效减轻类风湿关节炎患者肌肉骨骼疼痛、僵硬、肿胀。2008 年美国风湿病学会白皮书指出,它仍是最有用的风湿病治疗药物(表 8-6),但可引起多系统不良事件,特别是胃肠道和心血管风险。用药原则是:品种个体化、剂量个体化、不联合使用、高危人群慎用。

表 8-6　ACR 推荐的部分治疗药物(2002 年)

药　物	起效时 (个月)	常用剂量 (毫克)	毒性反应
甲氨蝶呤	1～2	7.5～15 每周	胃肠道症状、口腔炎、皮疹、脱发、偶有骨髓抑制肝脏毒性、肺间质变(罕见但严重,可危及生命)
柳氮磺吡啶	1～2	1000 2～3 次/日	皮疹、偶有骨髓抑制、胃肠道不耐受,对磺胺过敏禁用
来氟米特	1～2	10～20 1 次/日	腹泻、瘙痒、可逆性转氨酶升高、脱发、皮疹
氯喹	2～4	250 1 次/日	头晕、头痛、皮疹、视网膜毒性,偶有心肌损害,禁用于传导阻滞、窦房结功能不全
羟氯喹	2～4	200 1～2 次/日	偶有皮疹、腹泻,罕见视网膜毒性,禁用于窦房结功能不全、传导阻滞
金诺芬	4～6	3 1～2 次/日	口腔炎、皮疹、骨髓抑制、血小板减少、蛋白尿、腹泻
硫唑嘌呤	2～3	50～150 1 次/日	骨髓抑制、偶有肝毒、早期流感样症状、肝功能异常
青霉胺	3～6	250～750 1 次/日	皮疹、口腔炎、味觉障碍、蛋白尿、骨髓抑制,偶有严重自身免疫病
环孢素 A	2～3	2.5～4.0 毫克/千克体重	肝肾功能损害、高血压、多毛症
英夫利昔单抗	快 2～3 周	3～10 毫克/ 4～8 周	过敏、感染、肺结核、肿瘤
依那西普	1 个月 左右	25 毫克/ 每周 2 次	过敏、感染、肺结核、肿瘤

美国风湿病学会白皮书指出:2008 年一项研究回顾了 4 万例

心脏病患者的非甾体消炎药用药史。在萘普生、布洛芬、双氯芬酸、塞来昔布、罗非昔布等药物中,仅萘普生有心血管保护作用,而服用布洛芬者,严重和致死性心血管事件发生风险仅高于萘普生,心血管安全性居第二位。

另一项队列研究评估了健康志愿者服用不同种类和剂量非甾体消炎药(双氯芬酸、塞来昔布、罗非昔布、萘普生、布洛芬)后发生心肌梗死及死亡风险。结果表明,布洛芬($<1\,200$ 毫克/日)和萘普生心血管安全性最好。白皮书指出,所有非甾体消炎药均可致心血管风险,该问题已超越胃肠道不良反应排在首位。对于有中高度心血管危险因素的类风湿关节炎患者,应首选对乙酰氨基酚或萘普生,同时服用阿司匹林。

白皮书还建议,接受阿司匹林治疗有心血管风险和低胃肠道风险者,可单独用萘普生或萘普生联合质子泵抑制药;而接受阿司匹林治疗有心血管风险者,无论使用萘普生(如果心血管风险＞胃肠道风险)或选择性非甾体消炎药(尤其是有胃肠道出血史者),均应加用质子泵抑制药。但患者个体情况与总体风险存在差异,应根据情况做个体化用药。

(2)抗风湿药物的治疗:抗风湿药物能控制类风湿关节炎病理的进展。2009 年欧洲抗风湿病联盟年会公布了首个类风湿关节炎治疗指南,提出类风湿关节炎治疗策略是目标治疗,以降低疾病的活动度达到临床缓解。实现目标治疗的手段包括:早期强化治疗;严格控制,密切随访,根据病情活动度调整治疗方案,直到临床缓解;精确的疾病活动评价体系,个体化治疗。特推荐:

①早期治疗,即一经确诊即开始抗风湿药物治疗,对活跃期类风湿关节炎患者,首选甲氨蝶呤。甲氨蝶呤在类风湿关节炎治疗中的地位不可替代,小剂量($7.5\sim20$ 毫克/周)每周使用 1 次,顿服。它是长期最有效和安全的药物,细胞毒和其他不良反应主要出现在大剂量($20\sim30$ 毫克/周)使用时,应个体化选择。

②在甲氨蝶呤禁忌或不耐受时,替代药物首选柳氮磺吡啶、来氟米特等。中国还有一种独特的雷公藤多苷可选用(10～20mg 3次/日)。

③对未使用抗风湿药物的患者,首先应给予传统抗风湿药物单药而非几种抗风湿药物联合治疗。

④在初始治疗中,糖皮质激素可短期与抗风湿药物联合用于诱导缓解,但应避免10毫克/日以上剂量长期使用。

⑤若经初始抗风湿药物治疗未达控制目标,对有预后不良因素的患者,可考虑加用一种生物制剂;对无预后不良因素者,可考虑换另一种抗风湿药物。

⑥如果患者对甲氨蝶呤或其他合成抗风湿药物治疗反应不理想,应考虑使用生物制剂。目前方法是联合使用肿瘤坏死因子-α抑制剂和甲氨蝶呤。

⑦对肿瘤坏死因子-α抑制剂治疗失败者,应换另一种肿瘤坏死因子-α抑制剂、阿巴西普、利妥昔。

⑧严重难治性类风湿关节炎患者或对生物制剂及前述传统抗风湿药物有禁忌者,可联合或单用下述药物,如硫唑嘌呤、环孢素、环磷酰胺等。

⑨对每例患者都应考虑强化治疗方案,其中有预后不良因素的患者获益更大。多项研究均证实,强化治疗优于传统治疗。

⑩对病情持续稳定的患者可考虑减药,首先减少或停用糖皮质激素,其次是生物制剂,最后考虑是否减停甲氨蝶呤或其他传统抗风湿药物。

⑪对未使用过抗风湿药物,有预后不良因素的患者,可考虑甲氨蝶呤联合一种生物制剂。

⑫在调整治疗时,除疾病活动度之外,也应考虑其他因素如骨结构破坏进展及并发症等。

(3)治疗中生物制剂的应用:2006年11月,美国风湿病学会

70 届学术年会上,研讨的治疗热点是生物制剂的应用。当年临床使用的生物制剂主要有①肿瘤坏死因子抑制剂。②细胞毒性 T 淋巴细胞相关抗原-4 融合蛋白。③CD$_{20}$人鼠嵌合性单抗利妥昔单抗。④阿那白滞素等。

2009 年,欧洲抗风湿联盟对英夫利昔单抗为代表的肿瘤坏死因子-α 拮抗药,早期应用于类风湿性关节炎的疗效远远胜于中晚期患者的经验总结证明,早期生物制剂联合治疗可以在短时间内明显抑制关节破坏的进展,并使这些患者在 5 年后仍可明显获益,特别是让人们都看到了,当病情控制后停用生物制剂,甚至停用所有药物,有维持疾病缓解的可能。

(4)糖皮质激素:小剂量能改善类风湿关节炎的活动症状,特别是急性状态。但必须与抗风湿药物同步应用,不主张单独使用糖皮质激素治疗类风湿关节炎,当病情活动被控制后,激素逐步减量乃至停用。

第九章　急性脑血管病

一、脑卒中

(一)概述

1.定义

1965 年第四届普林斯顿学术会议对脑卒中定义为:突然出现的局灶性或全脑神经功能障碍,持续时间不超过 24 小时,且排除非血管原因;1975 年美国国立卫生研究院(NIH)在脑血管分类中采用比定义并沿用至本世纪初。

脑卒中(Stroke),是脑血管病变引起的急性脑部功能缺损所致神经功能障碍。为中老年人主要死因之一,其死亡率占所有疾病的 10%,有 50%～70%存活者。不少患者因后遗症,如瘫痪、失语、残疾,给社会和家庭带来了负担。

2.流行病学

据新近资料表明脑卒中是我国城乡居民死亡的第二大原因,城市为 100.6 人/10 万人,农村为 70.6 人/10 万人。死亡率位于肿瘤之后,超过心脏病死亡人数。据全国 7 个城市和 21 个省农村神经病流行病学调查资料显示:城市年发病率、病死率分别为 219 人/10 万人、116 人/10 万人,农村年发病率、病死率分别为 185 人/10 万人、142 人/10 万人。据此推算,全国新发卒中 200 多万人,每年死于脑血管病者约 150 万人,存活者(包括已痊愈者),为 600 万～700 万。

3.病因与危险因素

(1)血管病因:主要是动脉硬化,包括动脉粥样硬化、高血压、小动脉硬化及其他,如脑动脉炎、动脉栓塞、糖尿病及高脂血症,可促使动脉硬化,药物过敏、中毒而致血管损害。

(2)血流动力学病因:主要是高血压及低血压。前者可致细小动脉硬化及玻璃样变,损害血管内膜,促进动脉硬化;后者可致严重脑缺血或脑梗死。

(3)血液成分病因:如贫血、红细胞增多、血小板增多、血流变学异常、高脂血症、糖尿病等。

(4)危险因素:无法干预因素,如性别、高龄、遗传、种族等;可干预因素,如持续高血压、心脏病、糖尿病、高脂血症、肥胖、吸烟、酗酒等。

亚临床脑卒中的危险因素与有症状卒中无异,据有关文献报道,其出现频率依次为:高血压(98%)、糖尿病(72%)、高龄(>60岁,70.8%)、缺血性心脏病(66.7%)、高脂血症(50%)、房颤(23%)、短暂性脑缺血发作(20.8%)、吸烟及酗酒等。其中较公认的是高龄、高血压、糖尿病和缺血性心脏病,是亚临床脑卒中的独立危险因素。

4. 脑卒中的分类

(1)按病理性质:可分为缺血性和出血性两大类。

①缺血性脑血管病。乃因脑动脉硬化,血管腔变狭窄或完全阻塞或血栓形成,可致脑实质局部供血障碍,包括短暂性脑缺血发作、脑血栓形成、脑梗死及腔隙性脑梗死。

②出血性脑血管病。系长期血压持续升高所致血管破裂出血,包括脑出血(脑溢血)、蛛网膜下隙出血、硬脑膜外出血、硬脑膜下出血。

(2)按病情轻重程度:分为亚临床卒中或短暂性脑缺血发作或小卒中或大卒中。

①亚临床卒中。是指临床症状及体征轻微、容易被忽视或因其他原因进行影像学检查时,偶然发现的卒中,也称为"无症状性

卒中"。

②短暂性脑缺血发作。是由于局部脑血管或视网膜动脉缺血引起的短暂神经功能障碍,临床症状不超过1小时且无急性梗死的证据。

③小卒中。则指临床症状和体征轻微的卒中。

由于亚临床卒中、短暂性脑缺血发作、小卒中三者都有基本共同的病理生理学基础、危险因素和防治方法,因此在许多研究中常将短暂性脑缺血发作与小卒中放在一起进行探讨,以期触类旁通,并加深此类卒中的认识。

5. 脑卒中的预防

脑卒中的一般预防是指发病前的预防,即在早期应改变不健康的生活习惯,积极控制各种危险因素,以达到不发生或延迟发病为目的;脑卒中再发(多在6个月内),将会导致疾病加重,增加死亡率。预防脑卒中再发的措施即二级预防,其主要目的是预防或降低再发病的危险和减少残疾率。

(1)健康的生活饮食:饮食种类多样化,多吃蔬菜、水果、谷类、豆类、蛋禽、鱼类、牛奶和瘦肉等,少吃脂肪。使饮食能量摄入和需要达成平衡,并减少食盐摄入量(<8克/天)、戒烟、限酒、适量运动、心态平衡。

(2)控制血脂:见有关血脂内容。

(3)降压治疗预防卒中。

(4)积极防治糖尿病:一级预防是:合理饮食、适量运动、戒烟限酒。预防目标是纠正与控制危险因素——高血糖、高血压、高血脂可通过体检,筛查早期糖耐量受损者给予治疗,以降低糖尿病发病率和预防并发症。

(5)抗血小板治疗:大多数缺血性脑卒中者,可选用阿司匹林(75～150mg/d),双嘧达莫或氯吡格雷(75mg/d),对高危人群中的健康女性的一级预防,建议用阿司匹林100mg/隔日,长期服用,合并糖尿病者,可选用西洛地唑。

2011 年第 36 届国际卒中大会最新研究再次证实,他汀类药治疗可显著改善缺血性卒中患者的预后,因此他汀类药是缺血性卒中防治的重要药物。

作为抗动脉粥样硬化基础药物,他汀类药通过改善内皮功能、减少炎症、抑制凝血反应等多种途径稳定甚至逆转斑块的作用,已得到多项循证医学证据的验证,研究显示,对于近期发生过卒中或短暂性脑缺血发作而无冠心病史的患者来说,阿托代他汀80 毫克/日可显著降低再发卒中风险及主要冠脉事件发生。

国际《卒中》杂志近来发布的更新版《缺血性卒中及 TIA 二级预防指南》中,对有动脉粥样硬化证据的缺血性卒中或短暂性脑缺血发作患者,如果低密度脂蛋白胆固醇≥2.59 毫摩/升,即使无冠心病,推荐应用有强化降脂的他汀类药治疗,以降低卒中和心血管事件风险。动脉粥样硬化性缺血性卒中或短暂性脑缺血发作患者即使无冠心病,将低密度脂蛋白胆固醇降低 50%或将低密度脂蛋白胆固醇目标水平设定为<1.8 毫摩/升是合理的,可以取得最大获益。

6. 降压治疗预防脑卒中的内涵

2010 年发表于《柳叶刀》杂志的研究表明,22 个国家的 3 000 例初发急性卒中患者:90%的卒中风险归因于 10 个可控危险因素,如高血压(34.6%)、吸烟、腹部肥胖、饮食、体力活动少、2 型糖尿病、酗酒、心理因素、心脏原因、载脂蛋白 B 与 A_1 比值,其中34.6%的卒中归因于高血压,可见高血压是最重要的卒中危险因素,中国一些调查也得出同样结论。一项由 30 个省的高血压调查随访 158 666 例受试者发现,高血压与卒中发病相关,50%的卒中风险归因于高血压。国内外多项研究均证实,基础收缩压每增加 10 毫米汞柱,卒中风险则升高 49%,舒张压每增加 5 毫米汞柱,卒中风险即升高 46%,说明降压治疗对卒中防治的重要。

《中国缺血性脑卒中和短暂性脑缺血发作二级预防指南2010》指出：在参考高龄、基础血压、用药、耐受性等，降压目标一般应为≤140/90毫米汞柱，理想应为≤130/80毫米汞柱。预防卒中内涵不仅是血压达标，还包括降压过程的低变异性、适度性、平稳性和无交感激活等。钙拮抗剂降压效果确切，血压变异性是卒中和短暂性脑缺血发作发生的强预测因子。长效钙拮抗剂显著减小长时血压变异性，而其他降压药物，如β受体阻滞剂、血管紧张素转化酶抑制剂、血管紧张素受体抑滞剂等则使血压变异性增大。试验发现，中重度高血压患者应用硝苯地平控释片30～60毫克/日，4年后血压自173/99毫米汞柱降至138/82毫米汞柱，单药治疗达标率为73％。冠心病效果评价试验轻、中度高血压治疗后血压自151/85毫米汞柱降至137/78毫米汞柱，可见硝苯地平控释片可使不同程度高血压适度降低、有效达标。降压达标是首要目标，而平稳降压则是预防卒中的关键。评价降压平稳性的指标包括谷、峰比值，平滑指数和晨峰控制力。美国FDA抗高血压指南建议，降压药物经安慰剂校正后的谷、峰比值值不应＜50％（谷峰比值高则血压变异小），从而降低由血压波动导致的心血管风险。试验证实，硝苯地平控释片对晨峰血压的控制作用优于氨氯地平；硝苯地平控释片在平滑指数、谷峰比值及晨峰血压控制力等方面的优势源自其控释技术，从而使其发挥平稳降压的同时不引起交感神经激活，进而改善患者耐受性。

动脉内膜中层厚度增大和颈动脉斑块形成可导致脑卒中发生，对卒中患者早期进行抗动脉粥样硬化治疗有重大意义。研究证实，硝苯地平控释片治疗3～5年，可使动脉内膜中层厚度减小，表明硝苯地平控释片可延缓颈动脉内膜中层增厚，具有抗动脉粥样硬化作用。

ACTION研究显示，硝苯地平控释片对冠心病并高血压患者，可使其致残性脑卒中发生风险降低33％，对其他任何脑卒中和短暂性脑缺血发作风险降低28%。研究报告指出,应用硝苯地平控释片患者的脑卒中发生风险较应用利尿药者降低11.7%。

总之,大量流行病学研究表明,高血压是脑卒中的首要危险因素,控制血压将使脑卒中风险显著降低。长效钙拮抗药(如硝苯地平控释片)可适度平稳降压,长期治疗不引起交感神经激活,具有抗动脉粥样硬化作用,可显著降低高血压患者的脑卒中风险,是预防脑卒中的良好基础用药之一。

二、短暂性脑缺血发作(TIA)

1. 定义

2002 年 Albers 提出新定义是:短暂性脑缺血发作系由局部脑血管或视网膜动脉缺血引起的短暂性神经功能障碍,临床症状持续时间不超过 1 小时且没有急性脑梗死的证据。

此定义与 1965 年对比有两方面的改变。一是短暂性脑缺血发作持续时间从 24 小时改为 1 小时;二是增加了影像学证据,从此短暂性脑缺血发作的判定就不仅局限于一种临床诊断。

短暂性脑缺血发作新定义强调,诊断为短暂性脑缺血发作者,必须在受累脑区或视网膜中没有急性梗死的客观证据。这种短暂性脑缺血发作/脑卒中的区分办法,与心绞痛/心肌梗死的区分法相似。心绞痛是心肌缺血,通常时间有长或短,但无心肌梗死。如有心肌损害的客观证据,则确诊为心肌梗死。据此,新定义认为:当有局灶性一过性缺血症状时,如果检查有急性梗死灶,则不论其临床时间长短,都不能诊断为短暂性脑缺血发作,而应诊断为脑卒中。因此作者认为,急性脑缺血发作是一种内科急症,一过性症状并不能排除发生脑梗死的可能性。短暂性脑缺血发作新定义强调了当患者发生短暂性脑缺血发作症状时,必须作为急诊处理。

2. 流行学

基于磁共振及尸检统计，亚临床脑卒中的发生率为12％～25％，且在老年人中最为常见，如缺血性脑卒中的神经影像学改变可见于高达33.5％无卒中病史的老年人群。美国1998年统计资料提示，症状性脑卒中患者约为77万，无症状患者约为904万例。近期Framinghram研究报道表明：在平均年龄62岁无脑卒中史的人群中，每10人就有1名患无症状脑卒中。而我国的症状性和无症状性脑卒中患者分别达950万和3 750万。在45岁以上人群中，无症状性脑卒中约占1/10。近年研究显示，亚临床卒中是导致脑卒中、血管事件及痴呆的重要因素。无症状脑梗死（腔隙梗死）后1～5年患者总死亡增加1.8倍，大面积脑梗死风险增加1.6倍。

英国一项前瞻性队列研究表明，小卒中或短暂性脑缺血发作后脑卒中风险明显增高，且小卒中发生后7天、1～2个月和3个月的脑卒中风险均高于短暂性脑缺血发作。

3. 病理生理学基础

短暂性脑缺血发作、亚临床脑卒中、小卒中等与症状性卒中有相同的危险因素和发病机制，如亚临床卒中影像学最常见的表现为腔隙性脑梗死，其病理基础就是脑内微细血管深穿支闭塞，产生小灶脑组织缺血坏死。如果梗死灶增多、范围扩大或位于重要功能区，则可能发展为症状性脑卒中。

世界"卒中"日宣言提出：亚临床（无症状）脑卒中的发病率是临床脑卒中的5倍，并且可影响思维，造成患者认知功能低下，严重者可发展为痴呆；影响情绪时可致血管性抑郁或焦躁，影响人格可致性格变化等。

临床病理研究证实，腔隙性梗死或脑白质改变可使患者的认知功能受损，当累及基底结到边缘系统和前额的通路时，则会增加血管性忧郁风险。

4. 临床表现

亚临床脑卒中患者可能完全没有临床症状,但也有一些患者有头晕、头痛、轻度肢体麻木、乏力等症状。有部分患者表现有皮层功能受损及情感改变,如记忆力减退、注意力不集中、认知能力下降、或忧郁、焦虑不安等。

神经影像学检查是诊断亚临床脑卒中的可靠方法,特别是磁共振技术的广泛应用,对脑血管损伤病变清晰可见。常见的影像学改变有 4 种,①如腔隙性脑梗死,多位于大脑皮层白质、底节区、脑干等部位;②白质疏松症以侧脑室旁最为常见;③分水岭性脑梗死多位于大脑前动脉与大脑中动脉、大脑中动脉与大脑后动脉供血的交界区,是发生过大脑低灌注或低血压的不良后果及重要佐证。④陈旧性出血灶。一般脑 CT 很难鉴别陈旧性出血及梗死病灶,而磁共振技术则使其成为可能。特别是新近开展的磁敏感加权成像技术,甚至可检出脑内很小的陈旧性出血灶。

5. 短暂性脑缺血发作的预后

传统观念认为它是一种"良性"、可逆性脑缺血综合征。但现代研究发现,在短暂性脑缺血发作发生后的 7 天内继发脑卒中的风险为 8%,30 天内为 10%,90 天内为 10%～20%,平均为 11%。而急性脑卒中在发病后 90 天内脑卒中复发风险仅为 2%～7%,平均为 4%,显著低于短暂性脑缺血发作。

很多研究显示,短暂性脑缺血发作的危险不仅限于脑血管病,还涉及心血管病和血管性死亡。在短暂性脑缺血发作后 90 天内,短暂性脑缺血发作复发、心肌梗死和血管性死亡事件的总风险高达 25%。Clark 对 290 例短暂性脑缺血发作患者随访 10 年的结果表明,缺血性脑卒中发生率为 18.8%,因冠心病死亡率为 27.8%,血管事件发生率为 42.8%,包括缺血性脑卒中、心肌梗死或血管性死亡。

6. 治疗

及早治疗可使继发性脑卒中危险下降 80%,且不能拘泥于影像学等过度的检查结论或鉴别诊断而延误最佳治疗时机。有研究显示,短暂性脑缺血发作患者住院治疗的预后明显好于门诊观察治疗,因此对多数就诊时已完全缓解的短暂性脑缺血发作患者,即应收入住院进行评估和治疗。

首先对符合条件者进行溶栓治疗。包括阿司匹林或其他抗血小板药物治疗。如联用缓释双嘧达莫或氯吡格雷。同时要控制高血压、他汀降脂、对房颤调控及抗凝治疗,对颈动脉狭窄≥50%者做颈动脉内膜切除。

尼莫地平是目前常用以防治认知功能损害与忧郁症的药物之一,它可从血管角度进行干预,选择性地阻断脑血管与神经元的钙离子通道而极少作用于外围血管,可改善脑血流、保护神经元,有效防治脑血管病变引起的认知功能障碍与忧郁症,故已被多个国家防治指南所推荐。

三、动脉硬化性脑梗死

1. 病因分型

脑梗死系指由于各种原因引起相应脑血管的闭塞,并由此产生血管供应区脑功能损害和神经症状的临床综合征。根据引起血管闭塞的原因不同可分为:

(1)脑血栓形成:包括动脉硬化性、血管炎性等原因所引起的动脉管腔狭窄、闭塞血管而导致供应血管区神经功能缺失症候群。

(2)脑栓塞:由循环系统内部,如心脏动脉粥样硬化斑块脱落,全身其他部位的非血液成分如空气、脂肪等脱落而致脑供应血管的阻塞。或因弥漫性脑内小动脉硬化、玻璃样变而致的颅内小梗死灶(腔隙性脑卒中)和弥漫性脑组织缺氧、缺血所致的脑白质疏松症或动脉硬化脑白质脑病等。

2. 病理生理学

动脉硬化性脑梗死是脑梗死最常见的原因,约占所有脑梗死的 70%,常伴发高血压、糖尿病和高脂血症,可促进脑动脉硬化。脑动脉粥样硬化主要发生在供应脑部管径约 500 微米以上的大动脉和中等动脉,好发于颈动脉起始段、颈内动脉近分叉处和虹吸段、大脑中动脉起始段、椎动脉和基底动脉起始段。动脉病变首先是动脉内膜损伤、破裂,随后胆固醇沉积于内膜下,形成粥样斑块。管壁变性增厚,使管腔狭窄,动脉变硬弯曲,最终完全闭塞,导致供血区形成贫血性梗死。其病理主要表现为梗死区脑组织软化、坏死,伴有脑水肿及毛细血管周围点状出血;后期病变组织萎缩,坏死组织被格子细胞清除,留下瘢痕组织及空腔,称为贫血性梗死。

脑栓塞后产生脑组织的改变与动脉硬化性脑梗死相似。但脑栓塞引起的梗死发生快,可产生红色充血性梗死或白色缺血性混合性梗死。前者常由较大栓子阻塞血管所引起,在梗死基础上导致梗死区血管破裂和脑内出血。然而,无论是心源性或其他来源栓塞,病理解剖中常找不到栓子和栓子梗死的部位。

3. 临床表现

(1)临床症状:为一组突然发生的局灶性神经功能缺失症候群,损害的症状主要根据受累及脑功脉的供血分布而定(表 9-1,表 9-2)。①睡眠或安静休息时发病多见,或任何降低血压、减慢血流、增加血液黏稠度等情况时,可诱发脑动脉血栓形成。②前驱症状有头痛、眩晕、记忆力减退、肢体感觉异常或乏力、言语障碍等。③大多数患者意识清醒或轻度意识障碍,如发生大面积梗死或脑干梗死可出现昏迷。④临床表现为病灶对侧中枢性面瘫、舌瘫及肢体瘫痪、伴感觉障碍。病变在主侧半球可伴失语。⑤体温、呼吸、脉搏、血压改变不大。

表 9-1 脑内主要动脉血管的供血区域

动 脉	供血区域
前循环系统	
颈内动脉	
眼动脉	眼球
脉络膜前动脉	海马、苍白球、内囊下部
大脑前动脉	内侧额、顶部及白质、胼胝体前部
大脑中动脉	外侧额、顶、枕、额叶及其白质
豆状核纹状体动脉	尾状核、豆状核、内囊上部
后循环系统	
椎动脉	
小脑后下动脉	延髓、小脑下部
基底动脉	
小脑前下动脉	脑桥中下部、小脑中央部
小脑上动脉	脑桥上部、中脑下部、小脑上部
大脑后动脉	内侧枕、额叶及其白质、胼胝体后部、中脑上部
丘脑穿动脉分支	丘脑
丘脑膝动脉分支	丘脑

表 9-2 大脑前、后脑循环缺血的症状和体征

症状或体征	前循环发生率（%）	后循环发生率（%）
头痛	25	3
意识改变	5	16
失语	20	0
视野缺损	14	22
复视	0	7
眩晕	0	48
构音障碍	3	11
跌倒发作	0	16
偏瘫或单瘫	38	12
偏身感觉缺失	33	9

(2)临床类型:①完全性卒中。急性起病很快可发展至完全性瘫痪,常在发病后 6 小时内症状达到高峰,神经功能缺失较重。②进展性脑卒中。脑缺血症状在起病后 48 小时内,继续加重或呈阶梯式加重。③可逆性缺血性神经功能缺失。症状较轻,于 3 周内可完全恢复。

(3)脑梗死的临床综合征:依照血管供应的神经结构的功能,可将脑梗死分为多种临床综合征。

①颈内动脉综合征。对侧偏瘫、偏身麻木、同向偏盲、主侧病变有完全失语。同侧单眼暂时性失明为一过性黑矇。颈内动脉闭塞可出现晕厥或癫痫发作。

②大脑中动脉综合征。病变最多见,对侧偏瘫、偏身麻木、同向偏盲、病变在主侧有完全性失语。如皮质分支闭塞,对侧面瘫和上肢瘫痪较重。如深部分支闭塞,则出现对侧肢偏瘫及感觉障碍。

③大脑前动脉综合征。对侧偏瘫,下肢为重,可伴轻度感觉障碍。可有精神错乱、吮吸反射与强握现象。若病变在主侧,对侧肢体有失用症。

④大脑后动脉综合征。对侧同向偏盲,病变在主侧可有失读症。

⑤基底动脉综合征(闭锁综合征)。脑桥基底部梗死时,患者意识清醒,四肢瘫痪,不能讲话和吞咽,只能用眼球运动示意。

⑥以小脑前下动脉闭塞导致的延髓背外侧综合征(Wallenberg's Syndrome)最常见。有剧烈眩晕、恶心、呕吐,可出现眼球震颤。同侧面部疼痛、温度消失,对侧偏身疼痛、温觉消失。同侧肢体小脑性共济失调,同侧 Horner 征及吞咽困难、发音嘶哑。

⑦腔隙性梗死。慢性高血压患者,脑内穿通动脉病变易发生

闭塞,病变主要位于脑部深部核团(豆状核 37％、丘脑 14％、尾状核 10％、脑桥 16％和内囊后肢 10％),较少见于深部的白质、内囊前肢和小脑。其发病呈渐进性(数小时或数天)头痛少见,无意识改变,预后可完全或近于完全恢复。临床表现多样,有数种典型特点的临床类型,如纯运动轻偏瘫、纯感觉性卒中、共济失调性轻偏瘫及构音障碍笨拙手综合征等。

4. 辅助检查

(1)临床检查:血清总胆固醇、三酰甘油等有 50％患者呈不同程度异常;不少患者伴血糖升高;周围血淋巴细胞在急性期有轻度升高。

(2)颈动脉 B 超:可见颈动脉内膜增厚、斑块形成。经颅超声检查和栓子监测可能测到栓子脱落信号。

(3)头颅 CT、磁共振检查:有助于鉴别出血性脑卒中和脑梗死发病 24 小时内,常无明显梗死病灶可见。头颅对磁共振检查敏感性较高,特别是弥散磁共振成像技术可在超早期发现脑内缺血性损害,6 小时内弥散磁共振成像阳性达 100％,同时能够区分新旧病灶,结合磁共振扫描检查还可以了解局部乳酸、谷氨酸等生化指标变化。

(4)脑血管造影检查:选择性动脉造影检查可用于疑有外科手术指征的颅外颈动脉病变或鉴别颅内血管炎、颈或椎动脉内膜分层等疾病。应用磁共振血管造影检测颅内大血管的狭窄、动脉瘤和其他血管病变,但其灵敏度不如血管造影检查。

在第 16 届欧洲卒中大会上德国慕尼黑科技大学的 Esposito 教授报告了高分辨磁共振检查单用或与 B 型超声检查联合运用,在颈动脉易损斑块检测及颈动脉狭窄患者危险评估中前景良好。Esposito 教授等采用改良《美国心脏学会指南标准》,根据磁共振成像结果将颈动脉斑块分为Ⅰ~Ⅷ型病变,并探讨各型斑块与临床表现的关系。对 85 例颈动脉狭窄（CAS）＞70％的患者进行磁共振成像（MRⅠ）及超声检查，结果发现：有症状患者中不稳定的Ⅳ～Ⅴ和Ⅵ型病变比例高于无症状者（65.5％和 20.7％对27.1％和 2.1％，P＜0.0001）。有症状患者中存在低回声斑块者也显著多于无症状患者（78.8％对 30.8％，P＜0.0001）。不稳定病变（Ⅳ～Ⅴ和Ⅵ型）与低回声斑块显著相关（P＜0.0001）。

5.诊断及鉴别诊断　　中年及老年有高血压及动脉硬化者，突然起病，在数小时、数日内达到高峰的脑局灶性损害症状患者，并且这些症状又符合脑部某一动脉血管供血区的功能缺损，无脑膜刺激征，临床上应考虑脑梗死的可能。

年轻的患者应除外动脉炎，老年人病情呈逐渐进行性加重者，应注意除外颅内原发性或转移性肿瘤及颅内血肿的可能。

6.脑梗死的防治策略　　防治的目标是恢复脑血流循环，救治缺血半暗区，减轻继发性神经元损伤，改善神经功能缺损程度，故应争取时间窗进行治疗。

（1）一般治疗：①适当抬高头位 15°～30°以利静脉回流，预防颅内压升高。昏迷患者头歪向一侧，以利分泌物或呕吐物流出。②对意识障碍或有缺氧现象者给予吸氧。③在缺血性脑卒中后24 小时内进行心电监护，及时发现心律失常，以便干预。④对昏迷或吞咽困难者给予鼻饲。

（2）血压控制：很多患者在 24 小时内其血压有自发性下降的趋势。血压控制应视患者的年龄、高血压病史、有无颅内压增高及发病时间而定。按世界卫生组织有关卒中的指导原则，对血压急剧升高者应积极治疗，目标为 24 小时内血压降低 15％。一般认为，当收缩压＞220 毫米汞柱或舒张血压＞120 毫米汞柱应给予降压。但是，准备溶栓治疗者的血压应控制在收缩压＜185 毫米汞柱或舒张压＜110 毫米汞柱水平。国内一般主张收缩压＞

200 毫米汞柱、舒张压＞110 毫米汞柱时，应予降压治疗。常用药物为贝那普利、卡托普利，应避免使用速效药和钙离子拮抗药。低血压者应积极寻找原因，可给予生理盐水纠正血容量，纠正心律失常以提高心脏输出量。

（3）控制高血糖：在发病 24 小时内，原则上不用葡萄糖水静滴，凡用含糖液体时应注意加用适量的胰岛素中和，血糖宜控制在＜7.8 毫摩/升水平。

（4）颅内压增高的处理：发病后 2～5 天可出现脑水肿，特别是大脑中动脉主干、颈内动脉梗死时，由于大面积脑水肿而产生急性颅内压增高。常用脱水药有：①20％甘露醇。125 毫升，静脉滴注，每 8～12 小时 1 次；重症者可用 250 毫升，静脉滴注，每 6～8 小时 1 次，建议短期（3～5 天）使用。治疗中随访尿常规和肾功能。②10％甘油果糖。250～500 毫升，每日 2 次，静脉滴注。③10％人体白蛋白。50 毫升，每日 1 次，静脉滴注。适用于发病 24 小时后的严重脑水肿患者。④呋塞米。40 毫升，每日 2 次，静脉或肌内注射。⑤糖皮质激素。可考虑用于常规脱水药不能控制的患者，但应注意高血压、高血糖等并发症的发生。

（5）溶栓治疗：适用于发病 3 小时内，有明显神经功能缺失，无明显意识障碍患者。具有如下标准者可考虑溶栓治疗：①起病在 3 小时内。②头颅 CT 未见脑出血和明确脑梗死病灶者。③年龄在 18 岁以上至 75 岁以下者。④近 3 个月未做过大手术者，无消化道及其他出血性病史。⑤血压在 180/110 毫米汞柱以下，血糖正常。⑥血小板计数 100×10^9/升以上。⑦无明显肝、肾功能损害。⑧患者本人或家属理解与合作。常用制剂为：

组织型纤维蛋白溶酶原激活药：常用剂量为 0.9 毫克/千克，总剂量＜90 毫克，首次剂量为总量的 10％，静脉推注，余者在 2 小时内静脉滴注完成。其不良反应为脑组织或其他组织出血，当血小板＜100×10⁹/升(10 万/立方毫米)时不再使用。

尿激酶:25 万～100 万单位,加入 5％葡萄糖液或生理盐水 500 毫升中,每日 1 次,静脉滴注,连用 3～5 日。溶栓治疗有 5％ ～10％患者并发脑内出血,应当谨慎进行。

(6)抗凝治疗

①肝素类药物。凡具下列条件者可选肝素治疗:深静脉血栓形成、肺动脉栓塞;高凝综合征者;伴动脉狭窄的脑栓塞者;频发式连续发作的短暂性脑缺血发作。

常用的制剂:低分子肝素 4 100 单位,每日 2 次,10 日为 1 个疗程;普通肝素 6 250 单位,每日 1～2 次,静脉滴注。治疗期间应监测活化部分凝血酶原时间,使之维持在正常值的 1.5～2.5 倍,目前使用肝素较少。

②华法林。适用于瓣膜性心脏病,房颤患者发生的脑梗死,溶栓治疗后 24 小时内不宜使用抗凝治疗。

(7)降纤治疗:该疗法无改善脑卒中患者的预后,故不推荐使用。常用制剂有:①巴曲酶。首次剂量 10BU(巴曲酶单位)加入生理盐水 100～250 毫升中,在 1～1.5 小时静滴完;以后为 5BU,隔日 1 次,共 3 次。应监测纤维蛋白原,以调整剂量。②降纤酶。剂量为首次 10 单位,依次为隔日 10 单位、5 单位、5 单位、7 日为 1 个疗程。

(8)扩容治疗:适于低血容量、分水岭性脑梗死患者,常用制剂为低分子右旋糖酐 500 毫升,每日 1 剂,10～14 日为 1 个疗程。

(9)抗血小板聚集药物如:

①阿司匹林,推荐剂量为 75～300 毫克/日,口服。

②双嘧达莫,25～50 毫克,每日 3 次,口服。

③阿司匹林联用缓释双嘧达莫,优于单用阿司匹林。ESPRIT 研究纳入 2 763 例脑缺血、小卒中的患者,比较阿司匹林 30

～325 毫克联用双嘧达莫 200 毫克,每日 2 次,与单用阿司匹林对患者预后的影响,平均随访 3～5 年,结果显示:联合治疗可使主要终点事件的发生危险进一步降低 20%,可使绝对危险逐年递减 1%。

④噻氯匹定(抵克力得),0.2 克,每日 1 次,或隔日 1 次,口服。

⑤氯吡格雷(波立维),75 毫克,每日 1 次,口服。

(10)中药注射液:具有活血化瘀作用。

①10%丹参注射液,30 毫升加于 5%葡萄糖液,静脉滴注,10～14 日为 1 个疗程。

②银杏叶制剂注射液,70 毫克/日,每日 1 次,静脉滴注。10～14 日为 1 个疗程。

(11)脑卒中或短暂性脑缺血(TIA)发作后应尽快启动他汀类药治疗:SPARCL 研究认为,他汀类药物治疗可降低卒中复发危险,其机制主要与低密度脂蛋白胆固醇水平降低有关。研究证实,在近期发生脑卒中或脑缺血的患者中,每天使用阿托伐他汀 80 毫克治疗,可以降低卒中及主要冠脉事件和血供重建术的危险。结果支持在脑卒中或短暂性脑缺血发作后尽快启动阿托伐他汀治疗。

《中国成人血脂异常指南》已明确将缺血性脑卒中与冠心病同等对待,统称为缺血性心脑血管病。脑卒中防治中的低密度脂蛋白胆固醇目标值,可参照冠心病防治中的目标值,对于既往发生过缺血性脑卒中患者,建议将其低密度脂蛋白胆固醇降至＜2.0 毫摩/升;对于无脑卒中史的心血管高危患者,应将低密度脂蛋白胆固醇降至 2.6 毫摩/升以下。

(12)外科治疗:大脑中动脉或颈动脉完全梗死者,可做外科手术治疗。大骨瓣减压为常用手术方法,但死亡率仍很高。

四、原发性脑出血

脑出血是指非外伤性脑动脉破裂出血，血液直接进入脑实质中，多发生于中老年高血压、动脉硬化患者，其他少数病因如血液病、脑动静脉畸形动脉瘤、脑淀粉样血管病、动脉炎、原发性或转移性脑肿瘤及应用抗凝药物治疗不当的并发病等多种病因。

1. 病因和发病机制

脑内出血的常见原因为高血压和动脉粥样硬化，其次为动脉淀粉样血管变性。深部出血多见于高血压，脑叶出血常认为是由脑淀粉样血管病、脑血管畸形、凝血障碍等原因所致。

高血压脑出血常见于以下各部分：基底节（40％～50％）、脑叶皮层下白质，如在额叶、颞叶及枕叶的极区（20％～50％）、丘脑（10％～15％）、脑桥（5％～12％）、脑干其他部位（1％～5％）、小脑（5％～10％）。

脑深部基底核、丘脑等部位的血供主要是由大脑中动脉及大脑前动脉的深部穿透支供应，这些细小的穿透动脉呈垂直方向从主干分出，容易受血压波动的影响形成微型动脉瘤而破裂出血。脑深部出血是由直径为 50～150 微米的小穿透动脉上的像葡萄串样的微型动脉瘤破裂所致。高血压造成小动脉粥样硬化，可导致坏死性血管破裂出血。

刚果红淀粉样血管病是老年人脑出血的病因之一，近年有逐渐增长之势。在不伴有高血压的老年人，脑皮质及脑膜小血管的中层和外膜内有嗜伊红淀粉样蛋白沉积，形成脑淀粉样血管病变，多见于非高血压性的脑叶内出血病例。

在日本已发现低血清胆固醇血症（低于 4.14 毫摩/升）是脑出血的危险因子，会增加脑内出血的发生率及死亡率，尤其在男性。其病机尚不清楚。

原发性脑内出血的典型病理表现是一个大的血液融合区,其内的血液凝块数周后会逐渐被吞噬细胞吞噬吸收,原出血灶成为一个塌陷的腔,其内含有少量微黄色的水样液体,腔壁内衬以含有铁血黄素的巨噬细胞。急性期出血周围的脑组织水肿明显。出血可以破坏周围的脑组织,血液溶解吸收后,腔的周围脑组织形成一个软化带。

2. 临床表现

(1)通常在活动或情绪激动时发病,大多数患者无先兆,少数在发病前有头痛、肢体麻木或轻度运动障碍。

(2)症状严重者有头痛、呕吐、意识迷糊,可迅速进入昏迷。

(3)面部潮红、呼吸深且缓慢、血压升高超过平时水平。其临床症状可因出血部位不同而异。

(4)全身大汗淋漓,大小便失禁,肢体呈弛缓状态。局部体征较难发现,需要与其他昏迷状态相鉴别。

(5)辅助检查:①急性脑出血者周围血白细胞轻度升高,并以中性细胞升高为主。部分患者血糖增高。②心电图检查多数正常,少数患者出现心肌缺血、QRS 波增宽、ST 段降低等改变。③头颅 CT 检测可显示出血部位及大小,为诊断提供明确证据。CT 表明在 1～2 天内出血灶周边水肿不明显,3～5 天后血肿周边水肿明显,1 周后血肿逐步消退。若血肿量不大,一般可在 4～6 周左右血肿完全消除,替代以低密度的脑组织损伤区。④头颅磁共振检查最为敏感,除可检出血肿外,尚可显示导致出血的某些病理状况,如肿瘤、动静脉畸形或感染等。

3. 临床类型

(1)基底节区出血(占 70%):多数为豆纹动脉出血,影响内囊区。起病初期,头、眼向病灶侧凝视,病灶对侧偏瘫,偏身感觉缺失及同向偏盲。如出血在主侧半球,可有失语。

(2)脑桥出血(占10%):起病急骤、发展迅速。起病初期,有同侧面瘫与对侧肢体瘫痪、头眼偏向病灶对侧。病情严重时,患者进入昏迷,双侧瞳孔呈针尖样大小,可伴中枢性高热、四肢痉挛性瘫痪、呼吸循环衰竭。

(3)小脑出血(占10%):临床表现眩晕、呕吐、吞咽困难、平衡失调、眼球震颤,无肢体瘫痪,大脑出血时可出现枕大孔疝死亡。

(4)丘脑出血:发病早期常有意识丧失,但清醒患者,对侧偏身感觉障碍早于对侧偏瘫,常伴有对侧同向偏盲。丘脑出血可致两眼向上凝视障碍,但不会出现两眼侧向凝视障碍,这是和壳核出血的鉴别点。

(5)脑叶出血:按脑叶定位功能不同出现不同症状,如顶叶出血有偏身感觉障碍,枕叶出血有对侧同向偏盲,左侧颞叶出血表现为失语等。大量出血可致突然意识障碍和癫痫发作,但少见。

(6)脑室出血:可由脉络丛动脉或室管膜下动脉破裂出血引起,也可继发于基底节出血破入脑室。少量出血常有头痛、呕吐、脑膜刺激征,大量出血时迅速昏迷、频繁呕吐、体温升高、去脑强直发作,预后不佳。

4.诊断与鉴别诊断　根据高血压病史,起病突然,有头痛、呕吐和肢体瘫痪或昏迷等体征可疑诊。脑出血是一种极为严重的紧急状态,病情会迅速恶化,有很高的死亡率和病残率。应立即做头颅CT检查予以证实,并与相关疾病鉴别后确诊(表9-3)。

表 9-3 脑卒中的鉴别诊断

临床鉴别要点	缺血性卒中		出血性卒中	
	脑血栓	脑栓塞	脑出血	蛛网膜下腔出血
发病年龄	老年（60 岁以上）	青年、中年	中老年（50~60 岁）	不定
发病情况	安静、休息时	不定	活动、激动时	活动、激动时
发病缓急	起病缓（小时、日）	最急（秒、分）	急（分、小时）	急（分）
头痛（意识清时和呕吐）	多无	多无	常有、早期呕吐	剧烈头痛
意识障碍	多无或较轻	多无或较轻	常有、进行性加重	无或有谵妄
同灶体征（偏瘫、失语、脑神经瘫痪等）	明显，常为患者主诉	明显，常为患者主诉	常有 因意识不清或不能诉述或昏迷不易检出	常无，偶有轻偏瘫及动眼神经损伤
脑膜刺激征	多无	多无	偶有	明显
TIA 病史	多见	无	少见	无
高血压病史	有或无	无	常见	无
常见病因	动脉粥样硬化	心脏病、小动脉病	高血压	动脉瘤或静脉畸形破裂
CT	脑内低密度区	脑内低密度区	脑内高密度区	蛛网膜下腔或脑室内高密度区
MR1	T_1WI 低信号区 T_2WI 高信号区	T_1WI 低信号区 T_2WI 稍高信号区	T_2WI 脑内高信号区 T_1WI 脑内高信号区	T_1WI 蛛网膜下腔或脑室内高信号区
DSA	可见阻塞的血管	可见阻塞的血管	可见破裂的血管	可见动静脉畸形（AVM 或动脉瘤）

5.脑出血的治疗策略　急性期的主要目标是抢救生命,尽可能地终止出血,防止血肿继续增大。发病 24 小时后的患者死亡的主要原因是各种并发症及脑水肿。因此,基础护理、纠正水及电解质平衡、控制感染及维护好心、肾功能等措施是极其重要的环节。

(1)一般治疗:①首先收住入重症监护病室,保持患者安静及呼吸道通畅,勤吸痰。对昏迷患者做气管插管或气管切开术,给予氧气吸入。②安置心电监护仪,严密观察意识、瞳孔、心率、血压、呼吸等生命体征。③注意水与电解质平衡及营养,每日入液量可按尿液+500 毫升非显性失水量计算。对意识障碍者,2～3 日后可安置鼻饲管,每日热能控制在 6 276 千焦(1 500 千卡)左右。④有临床抽搐发作时,应用适当抗癫痫药物;对发热感染患者,应予降温及抗感染治疗。⑤有证据表明,脑卒中后最初 24 小时内持续高血糖>7.84 毫摩/升,提示预后不良。因此,普遍认同,对急性脑卒中患者的高血糖应予治疗。《缺血性卒中指南》建议,血糖浓度升高(>7.84～10.36 毫摩/升)时可开始胰岛素治疗。这与其他急性疾病伴随高血糖的治疗方法相似,在脑出血时参用这些指南也是合理的。⑥高血压患者在降压治疗时,宜在较快时间内使收缩压维持<180 毫米汞柱,以平均动脉压保持<130 毫米汞柱为妥。在急性期血压不宜降得过低,否则会影响脑血流,使血肿周围脑组织缺血。在降压治疗时需做密切监测。当收缩压<180 毫米汞柱,舒张压<105 毫米汞柱时,可不用降压药进行观察。脑出血急性期降压目标血压为 160/90 毫米汞柱时,应每隔 15 分钟进行临床复查。

2009 年 2 月第 34 届国际卒中大会上报告了我国北大医学院与澳大利亚乔治中心合作的脑出血急性期降压治疗试验(INTERACT)的结果。该研究入选 404 例血压升高(150～220 毫米汞柱），且在起病 6 小时内得到降压治疗的脑出血患者，随机给予传统降压（目标收缩压为 180 毫米汞柱）或强化降压（目标收缩压为 140 毫米汞柱）治疗。采用标准技术及统一分析基线及复查的 CT 结果，并根据血肿体积及血肿周围脑水肿改变评定疗效。研究表明：脑出血急性期强化降压治疗可延缓血肿增大，提高治疗效果，但对血肿周围脑水肿无影响。

（2）控制颅内压：当患者意识障碍加重、频繁呕吐、血压升高、心率减慢，提示脑水肿加重及可能出现脑疝危险，即应选择以下措施：①适当抬高患者头部，降低体温有利于控制颅内压。当体温降到 34℃ 即能降低颅内压以保护脑细胞。但应警惕易发生肺部感染及电解质紊乱并发症。②选用 20% 甘露醇 125～250 毫升，每 6～8 小时 1 次，静脉滴注 5 天，但肾功能不全者慎用。③呋塞米 20～40 毫升，每日 2～4 次，静脉推注。既可降低颅内压、又能降血压。④症状减轻或病情好转可用 10% 复方甘油 500 毫升，每日 1 次，静脉滴注。⑤10% 人体白蛋白 50～100 毫升，每日 1 次，静脉滴注。⑥病情严重者可短期使用地塞米松 10～20 毫克，静脉滴注。

（3）控制脑出血：肝素造成的颅内出血应用鱼精蛋白治疗。由华法林引起的脑出血，应静脉注射维生素 K。

用重组第七凝血因子酶治疗伴有 γFⅦα 或 FⅨ 凝血因子抗体的血友病患者，能降低出血且不影响凝血机制。在自发性脑出血患者发病 3～4 小时内，应用重组第 7 凝血因子酶 γFⅦα 的初步研究发现，能推迟脑出血过程，降低死亡率。但该治疗的安全性及有效性尚不肯定，正在研究中。

（4）重组人组织型纤溶酶原激活物治疗脑室出血安全有效：脑室出血作为脑出血预后不良的独立危险，有较高的病死率及再出血的风险，目前尚缺乏有效的治疗措施。美国约翰·霍普金斯大学的学者报告了脑室出血快速处理研究(CLEAR IVH)的最新分析结果。

该研究入选起病 24 小时内的自发性脑出血(血肿体积＜30毫升)并发脑室出血且伴第三四脑室梗阻的患者,随机给予脑室外引流联合安慰剂或重组人组织型纤溶酶原激活物溶解血凝块治疗。初步结果表明,后者 30 天病死率、再出血率及细菌性脑室炎发生率分别为 17％、6％及 2％,远低于预期,提示脑室外引流联合小剂量重组人组织型纤溶酶原激活物溶解血凝块治疗脑室出血安全有效。

(5)手术治疗

适应证:①小脑出血直径＞3 厘米,血肿量在 10 毫升以上,临床症状恶化或脑干受压或因脑室阻塞有脑积水者,应立即手术治疗。②脑叶血肿在皮质表面 1 厘米以内,血肿量在 30 毫升以上者,可考虑做幕上标准开颅术,清除血块。血肿在皮质下、壳核,意识状态处于中、浅昏迷,或从清醒刚转入浅昏迷者,或早期出现脑疝表现时,可考虑手术治疗。③小脑出血、脑叶出血手术效果较好,但大脑半球深部,如丘脑及脑干的血肿清除效果不佳,并不优于内科保守治疗。

禁忌证:①GCS 评分 4 或＜4 者。②深部出血伴昏迷。③年龄过大、病情恶化,有脑干损伤或严重并发症及多脏器功能衰竭者。

第十章　神经与精神疾病

一、晕　厥

晕厥又名昏厥,是一过性全脑低灌注导致的短暂性意识丧失,其特点为速发、短暂持续和自发性完全恢复。主要病因有心输出量下降、或心脏停搏、急剧血压下降,或脑血管暂时性闭塞所致的临床综合征。

(一)晕厥的类型

依据病理生理机制分为以下类型:

1. 反射性晕厥(神经介导的晕厥)　系各种刺激对迷走神经介导反射。引起血管扩张或心动过缓,导致动脉血压降低及全脑灌注减少,而出现短暂的意识丧失。

(1)血管迷走性晕厥:最为常见,由情绪或直立位诱发,常伴有自主神经激活的前驱症状——大汗、苍白、恶心。

(2)情境性晕厥:与一些特殊情境相关,如运动后晕厥等。

(3)颈动脉窦晕厥:常由非机械性刺激因素诱发。

2. 心源性晕厥

(1)心律失常性晕厥:最常见心律失常可诱发血流动力学不稳定,导致心排血量及脑血流量严重减少。包括:①病窦综合征(窦房结功能受损,产生窦性停搏及窦房阻滞,以及慢-快综合征)和严重的获得性房室传导阻滞(莫氏Ⅱ型、高度及完全性房室传导阻滞)。②药物引起的缓慢性或快速性心律失常,如延长 QT

间期药物可引起的尖端扭转性室性心动过速(Tdp)。

(2)器质性心脏病:主要见于左室流出道梗塞性疾病。

3.脑源性晕厥

脑血管病变引起的急性脑供血不足导致局部神经功能障碍。多见 TIA、脑动脉硬化、脑血栓及高血压脑病。

(二)病理生理学

心脑血管功能调节障碍是晕厥的病理生理机制,脑血流量决定于脑血管阻力和动脉血压,而后者比较容易波动。在一定范围内,脑部对血压变化可以反射地调节其血管壁阻力,从而代偿;如血压变化发生过骤,幅度太大或调节功能已因动脉壁病变(如动脉粥样硬化)而部分失效,则脑血流量可能低于每 100 克脑组织 30 毫升/分钟的临界限度而产生晕厥。发作时体位关系很大,因直立时血压下降速度最快。晕厥前后有无症状则取决于脑代偿速度和该病因是否同时引起其他功能紊乱。

老年性晕厥多发生在静息状态下脑部血供处于边缘状态,如基础心排血量降低、常伴脑动脉硬化,血红蛋白低和动脉血氧量低。脑血管自动调节功能低,预防血压下降的生理防御性减弱。加上视、听力及外周感觉功能降低、身心反应迟钝、关节肌肉软弱乏力等则易罹患晕厥。

(三)晕厥的临床征象和诊断要点

老年患者发生晕厥多见于血管舒缩障碍。①直立性低血压性晕厥占 20%～30%,其发生率占社区居民的 6%,住院者约为 33%,常以卧位起立时发生。②颈动脉窦高敏性晕厥,起病急,是一种与年龄相关疾病(50 岁以前罕见),随年龄增长和伴心脑血管退行性变的发生而增高发病率。据统计报道,心脏抑制型颈动脉窦综合征引致晕厥者占20％。③神经介导的反射性晕厥占15％。④心律失常性晕厥占20％，其发病急骤。⑤老年患者有多种慢性疾病，常使用多种药物，如抗血压药物、利尿药、扩血管药和精神药物等，都可加重晕厥发生倾向，约占50％。

1. 血管迷走性晕厥　压力感受器调节着交感及迷走神经的张力性兴奋发放，由于交感神经异常激动而导致迷走神经过度反应，则使神经反射异常即引起血管舒缩障碍而发生晕厥。

(1)血管抑制性晕厥：发作前有情绪激动、焦虑、恐惧、疼痛等诱因。表现有心悸、胸闷、恶心、视物模糊、耳鸣、出汗、苍白等症状而昏倒，可历时数秒钟或数分钟不等。当时可见血压降低、心率缓慢、两眼上翻、瞳孔放大。少数患者可有短暂抽搐，但不发生咬舌或尿失禁。苏醒后诉头痛、嗜睡、软弱。老年患者有时可出现逆行遗忘。

诊断要点：①晕厥发作多有明显诱因，发作前有短暂前驱症状。②发生于直立位或坐位。③晕时血压下降、心率缓慢而弱、面色苍白且维持到后期。④恢复较快、无明显后遗症。

(2)直立性低血压性晕厥：发生于卧位或下蹲位骤然站立起时，突发跌倒，无前驱症状。当时血压虽有所降低，但心率不变。患者多有慢性自主神经功能障碍，如糖尿病和交感神经外科手术史，或服用交感神经阻滞药、单胺氧化酶抑制药、利尿药、血管扩张药、左旋多巴、氯丙嗪等药物，或因病长期卧床等病史。

(3)特发性直立性低血压晕厥：系特殊类型直立性低血压。发病多为中、老年男性患者，站立时出现头晕、眼花、腿软、眩晕乃至晕厥，但面色苍白和恶心少见。患者同时有阳痿及无汗等特征，数年后可出现锥体外系症状，如肢体强硬，粗大震颤，表情呆板、活动减少等；尚可见小脑系症状，如平衡失调、步态蹒跚、共济失调和锥体系症状，如肌力增高、腱反射亢进及病理反射等。

第十章 神经与精神疾病

本病多系中枢神经系统的原发性变性疾病。其诊断要点是：①一过性晕厥伴有阳痿、无汗或膀胱、直肠功能障碍。②测量卧位及直立位血压，每分钟1次，连续5次，收缩压下降50毫米汞柱时，则支持该病的诊断。

（4）颈动脉窦综合征：见于动脉窦过敏及颈动脉硬化患者，以男性中年以上患者居多。因衣领过紧、当突然转动颈部、吞咽动作、颈项部手术、针刺或按摩颈动脉均可导致发作。其诊断要点为：①有晕厥发作史。②压迫颈动脉窦可诱发同样症状。③发作时脑电图出现高波幅慢波。④如用普鲁卡因封闭颈动脉窦后，发作可减轻或消失。

（5）排尿性晕厥：多见于中老年男性患者，发病最常在午夜睡眠醒来起床小便时，或在清晨或午睡起床小便时也可发生。在发生晕厥前多无不适，或仅有短暂的头晕、眼花、下肢乏力、突然昏倒，意识丧失1～2分钟即清醒，醒后多无后遗症状。

患者平时多有自主神经不稳定，由于夜间迷走神经张力高，体位骤然改变，排尿时屏气动作等则导致晕厥。有学者认为，它系通过迷走神经反射，心排血量骤减，血压降低，导致脑部供血不足。

（6）反射性心脏短暂停搏：当迷走神经反射亢进时，某些刺激可引起短暂的心脏房室传导阻滞或停搏。如舌咽神经疼痛的患者，在疼痛发作时的短暂时间内出现心率减慢、低血压，随即发生晕厥。在临床上偶见胸腔穿刺、支气管镜或胃镜、肛肠镜检查等的刺激胸膜、支气管、食管及肛肠时突发晕厥，这在某些老年体弱患者中常见，因此医师要注意防范，谨慎操作。

（7）运动性晕厥：多因情绪紧张、精神激动，迷走神经反射诱发血管扩张、脑供血不足、血压降低所致，常见于运动员。

2. 心源性晕厥 近年，一项研究发现，心脏病是心源性晕厥的一个独立危险因素,敏感性为 95%,特异性为 45%。该晕厥是因心脏病患者心排血量减低或心脏停搏导致脑组织缺血所致。其病因包括心肌梗死、窦房传导阻滞、房室传导阻滞、心脏黏液瘤及各种心律失常发作等。此外,如肺动脉高压、主动脉瓣狭窄,在剧烈体力活动时发生晕厥。

(1)急性心源性脑缺血综合征(即阿-斯综合征):可因房室传导阻滞引起心室停搏或心室纤颤,导致脑缺血而产生晕厥伴抽搐,病情凶险。一般当心脏停搏 5～10 秒钟即引起晕厥,超过 15 秒钟以上即发生抽搐。患者在晕厥前驱时可无不适,或仅在数秒钟前感到头晕、眼花、胃部不适。晕厥可在任何体位发生,持续时间为数秒或数分钟,可伴癫痫样抽搐,偶有尿便失禁。

(2)阵发性心动过速、阵发性房颤:突发高度心动过速,如阵发性心动过速与房颤,可因心排血量急剧降低发生脑缺血而产生晕厥。患者在发作前可有突发心悸、眼花、头晕、出汗、恶心呕吐等短暂的前驱症状。

(3)病态窦房结综合征:主要见于冠心病、心肌炎等可致心脏窦房结供血不足,多数患者无明显病因可查见,也不伴有其他器质性心脏病,可能与窦房结退行性变有关。可表现自发的长时间心动过缓,心率多在<50 次/分或心动过速与心动过缓交替出现,也可同时合并房室结传导功能异常。重症心动过缓的长间歇,可发生不同程度的脑缺血表现,出现眩晕、晕厥、阿-斯综合征而致死亡。

(4)主动脉瓣狭窄:约有 10% 主动脉瓣狭窄患者,由于体力活动剧烈或奔跑,可使左心室输出量减少即发生脑缺血导致晕厥。其前驱症状有头晕、眼花、心悸、出汗、心绞痛等。

(5)重症心肌梗死:心绞痛发作时引起晕厥者较少见。重症心肌梗死早期发生晕厥者并非少见,发作时间较长,偶有尿便失禁,但少有抽搐。意识恢复后有些患者可后遗有乏力、恶心、呕吐等症状或心前区疼痛。

（6）左心房黏液瘤、左房血栓形成：在临床上误诊为二尖瓣狭窄者,若反复发生晕厥或癫痫样抽搐时,应考虑为左心房黏液瘤或左房巨大血栓形成的可能。发病常因体位的改变,可使黏液瘤或巨大血栓嵌顿于二尖瓣口造成急性心排血量减少,即可导致晕厥,患者发病前后多无先兆期症状。

3. 脑源性晕厥 由于脑血管阻力过高或血管运动中枢调节失常而引致晕厥。脑源性晕厥与心源性晕厥有着密切联系的关系,脑源性晕厥中存在着一个基础的心血管疾病,包括高脂血症、心脑血管粥样硬化、脑血管梗死等。

（1）脑动脉粥样硬化：老年心血管病患者多有全身动脉粥样硬化,脑动脉呈弥漫性硬化。专家提示,80％脑卒中为缺血性,而20％缺血事件发生于大脑的后循环中,作为后循环的椎-基底动脉系统专供应脑干(延髓、脑桥、中脑)的血氧。而当脑干动脉因栓塞、炎症、退行性变,都可使脑干供血不足而发生晕厥,患者在无任何先兆时突然失控跌倒,常伴意识丧失。尚有患者可因突然变动体位时,或因血管舒缩功能未能及时适应,则导致脑部一时供血不足即发生晕厥。重症患者由于脑血管梗死严重,可导致脑血管缺血、坏死。

在椎-基底动脉梗死患者中,常见症状有头昏、眩晕、头痛、呕吐、复视、失明、共济失调、麻木、肢体软弱乏力而摔倒,眼球运动障碍和口咽功能障碍。

（2）一过性脑缺血(TIA)：系脑组织局部或全脑一过性缺血发作所致短暂急剧血循障碍,发作一般持续数分钟或数十分钟。临床表现为多种脑神经学症状的症候群,如颈动脉系统受损的主要表现为偏瘫、偏身麻木、偏盲、语言障碍、晕厥等;椎-基底动脉系统受损的主要表现有眩晕、视觉障碍、面部及肢体麻木、四肢轻瘫、晕厥;如系一过性脑缺血患者,则表现为"倾倒发作"的症状,特点是患者突然发生下肢肌张力消失而摔倒,意识清醒,能即刻站起来并能继续活动,须与晕厥鉴别。

(3)无脉症:原发性无脉症涉及颈部动脉病变,晕厥多在仰视时发生。颈动脉、桡动脉搏动消失,眼底视乳头周围常见环状毛细血管吻合,血沉快,抗核因子呈阳性。

4. 血液成分异常所致晕厥

(1)低血糖状态:常见于应用胰岛素的老年患者,在病情不稳定时应用胰岛素量过大,尤其是当进食量较少。表现有软弱、眩晕、出汗、心悸、手发抖、饥饿感,进一步可出现嗜睡,甚至昏迷。

此外,可见于胰岛功能亢进症者,表现有神经过敏、虚弱感、震颤,常在空腹或劳动时发作,可出现意识丧失、抽搐或昏迷。

(2)重症贫血:可因在血氧低下状态劳力时突发晕厥。

(四)晕厥的预后与预防

晕厥在日常生活中常见。虽有相当一部分患者预后较好,但发生在器质性心脏病的患者,则有高度的猝死危险性。因此,晕厥有可能是猝死的前兆,特别是在有基础心脏病的患者中。对于晕厥的评估首要目的是评价猝死的危险性,必须从识别中找出哪些有可能是恶性心律失常的高危者,应即时收住医院可得到进一步确诊与治疗。

有关研究表明,心源性晕厥患者一年死亡率为 25%,猝死率为 14%。而非心源性晕厥的一年死亡率为 6%,猝死的发生率仅有 3%。

识别猝死高危者应根据以下 4 个指标:①心电图异常(非特异性 ST-T 改变和窦性心动过速除外)。②既往有室性心动过速史。③心力衰竭病史。④年龄＞40岁。没有上述任何一种情况的患者,在一年内发生心律失常或猝死的风险为5％,有至少一项的患者的风险为16％,3种以上的患者的风险超过60％。

美国医师学会建议以下患者应收住医院接受检查和治疗:①有胸痛病史者。②有冠心病、心力衰竭或室性心律失常的患者。③体检有心力衰竭、瓣膜病或局灶神经体征者。④心电图提示有缺血或梗死、心律失常或束支传导阻滞者。⑤特别是有劳力诱发、频繁发作和年龄＞70岁,以及体格检查发现有心动过速和直立性低血压者。

晕厥的预后:有两个因素与患者预后密切相关,分别为死亡和危及生命事件的风险,以及复发晕厥和外伤的风险。器质性心脏病和原发性心脏离子通道疾病为晕厥患者发生猝死和全因死亡的主要危险因素。

年轻人除外器质性心脏病和原发性心脏离子疾病,多考虑为反射性晕厥,其预后较好。预后差者乃与基础疾病相关,而非晕厥本身。一些学者的研究表明,存在以下因素即为高危患者:如异常心电图、心力衰竭史、室性心律失常史、缺乏前驱症状、卧位时晕厥、应激时晕厥和年龄＞65岁者。

约有1/3患者在3年随访期内复发晕厥,晕厥发生次数是预测复发的最强因素。例如,对于1例年龄＞40岁、未明确诊断的低危患者,3次晕厥史预测1～2年复发率分别为36％和42％。

(五)晕厥的治疗策略

治疗目标是预防晕厥复发,降低死亡危险。

1. 一般对症治疗

(1)直立倾斜训练可对心肺感受器起到脱敏作用。

(2)绝大部分患者可就地平卧、头部放低,不久即可恢复。症状持续患者可针刺人中、百会、合谷、十宣等穴位。

（3）对频发抑制性晕厥患者，平时应避免过久站立及疲劳。

（4）频发直立性晕厥患者可给予高盐饮食，服用中药——补中益气汤。

（5）排尿性晕厥患者，排尿时采用坐位。

2. 病因治疗

（1）对血管舒缩障碍的迷走性晕厥：其预后较好，可分别选用β受体阻滞药、糖皮质激素，或双异丙吡胺具有消除迷走神经作用和负性肌力作用。选择性 5-羟色胺重吸收抑制剂-血清素在调节交感神经系统的活性中起重要作用。α肾上腺素能受体激动剂甲氧安福林可使小动脉收缩和减少静脉血淤滞。据 Benditt 报道治疗的 20 例患者，经 14 个月随访，有 13 例未再发生晕厥。

（2）心源性和脑源性晕厥：在对症治疗的同时，特别针对患者的基础心脏病、心脑血管粥样硬化和存在的高脂血症、高血压、高血糖及心脑动脉栓塞等，应联合应用抗血脂、降血压、降血糖和抗血小板药物，进行降血脂、降血压及溶栓等治疗。

（3）混合型及心脏抑制型的血管迷走性晕厥：起搏治疗可显示良好的效果。

Benditt 等研究了 28 例频发晕厥（平均 1 次/月）的患者，倾斜试验检查均可诱发晕厥，安置具有频率骤降适应功能的双腔起搏器后，随访 6 个月，67％的患者晕厥发作频率明显减低，18％的患者未再发病。Petersen 等报道了具有频率滞后的双腔起搏器的研究结果：37 例患者接受起搏治疗，起搏设定感知频率为 40～50次/分，当心率低于感知频率时，起搏器就以较高的频率（85～100次/分）起搏，随访 50 个月后，89％的患者症状明显改善，62％的患者未再发生晕厥。

二、老年期痴呆与相关疾病

(一)定义

WHO1992 年日内瓦《国际疾病分类法 ICD－10》定义为：

痴呆是脑部疾病损害所致的综合征。它通常具有慢性进行性出现多种高级皮质功能紊乱,伴有认知功能损害,偶尔以情绪控制和社会行为或动机的衰退为前驱症状。

老年期痴呆较具体地说,大于 60 岁以上的老人,出现持续时间较长的智能损害,表现有记忆、计算、思维、语言、定向力和情感障碍及人格改变,并出现社会活动能力和自身生活能力的减退。

(二)流行病学

据国际流行病学研究调查资料提示,65 岁以上的老年期痴呆发病率为 5%～10%以上,而 80 岁以上老年人发病率增长达 15%～20%。我国痴呆患病率与西方发达国家相当,65 岁以上人群的痴呆(除外阿尔茨海默病)患病率为 7.5%。北京协和医院张振馨教授等对北京、西安、上海、成都 4 城市进行调查:将 4 个城市共计 34 个行政区(或县)55 岁以上的 36 873 位登记人群和 34 807 位注册人群纳入研究,结果显示:65 岁以上人群痴呆的发病率是 5%(95%C1 为 4.5%～5.5%、阿尔茨海默病发病率为 3.5%(95%C1 为 3.0%～3.9%)、血管性痴呆的发病率为 1.1%(95%C1 为 0.9%～1.1%)。提示了中国人群痴呆发病率与西方国家具有可比性。在调整调查设计和社会人口学因素后,中国的血管性痴呆和阿尔茨海默病发病率存在地区差异。血管性痴呆在我国北部地区比较流行;在西部地区阿尔茨海默病的年龄趋势有差异。我国有5 000万痴呆的老年患者,3 100万为阿尔茨海默病患者,1 400万为血管性痴呆患者。中国可能是世界上老年痴呆患病人数最多的国家。

据2006年美国国立卫生研究院派遣印第安纳大学的专家组评估,美国迄今约有450万人患阿尔茨海默病,另外还有更多的老年人存在不严重、但影响大脑健康的认知受损。

(三)老年期痴呆的分类与病因

目前在国际上将老年痴呆大体上归纳为变性病性痴呆,主要是指阿尔茨海默病,血管性痴呆包括多发性硬化痴呆、多发腔隙性痴呆、Binswanger病、脑淀粉样血管病变、脑低灌注状态所致的痴呆及出血性痴呆;混合性痴呆系指既有老年性痴呆同时又有其他类型痴呆。

当前已知痴呆病因不少于100种,根据流行病学资料和病理学研究报道,痴呆的常见病因是阿尔茨海默病(AD),约占痴呆的50%,血管性痴呆(VD)约占20%,同时存在阿尔茨海默病和血管性痴呆病理改变的混合性痴呆占20%。其余10%包括脑变性病、颅内感染、脑外伤、脑肿瘤、癫痫,尚有帕金森病、肝豆状核变性、肝性脑病、肺性脑病、尿毒症脑病。内分泌及代谢疾病,特别是糖尿病,药物和中毒、营养缺乏等。患者性格、文化程度和社会心理因素,对痴呆的发病也有一定影响。

(四)老年期痴呆的病理机制

基本病理变化为脑组织弥漫性萎缩和退行性改变。在尸检时可见整个大脑萎缩、脑回变狭、脑沟深而宽,尤以前额叶最著。软脑膜、蛛网膜呈轻、中度纤维化增厚。组织病理学可见神经细胞染色变淡,萎缩胞体表面不平,细胞核回缩或碎裂,胞质内虎斑溶解。细胞突减少,形状变异,突触水肿或萎缩等。

在超微结构方面,也都大致相仿,细胞变性病大多在神经细胞内有包涵体,如额颞型痴呆的 Lewy 小体、阿尔茨海默病的平野小体(Hirano),这些小体都是细胞内各种不同类型蛋白质的异常聚集所致;神经变性病与以下发病因素之一有关:遗传基因的突变,线粒体能量代谢的缺陷,活性自由基分子生成过多,兴奋性氨基酸的释放过度,钙离子通道开放和钙离子内流,以及蛋白质转录后修饰的异常和神经营养因素供应不足等。任何类型的病理变性都可导致神经元的凋亡,而不是急性坏死。

在病理解剖学上,神经元中的纤维缠结是阿尔茨海默病的特征,而老年斑是嗜银小体,见于皮质细胞之间的基质内,是老年性痴呆组织学上的特征。美国哥伦比亚大学阿尔茨海默病研究中心的资料表明:心脑血管病粥样硬化与老年痴呆发病和老年斑的产生明显相关。

(五)老年期痴呆临床表现

1.认知功能损害 痴呆患者大多缓慢起病,早期出现记忆障碍,近事记忆障碍日益加剧,远事记忆逐渐受损。严重发展则近事远事均受损,缺乏自知力。可出现空间感知和定向力障碍,如在家找不到自己的房间、出门常迷失方位,同时可出现语言障碍、口齿不清、颠三倒四,进而发展为失用、失认。如生活不能自理、不认识亲人,甚至忘记自己姓名、年龄,严重丧失思考和理解能力。

2.精神行为症状 早期常见焦虑、抑郁、幻觉和妄想,情绪不稳、易激惹,可出现攻击行为。病程晚期则卧床不起、大小便不能自理,常并发感染、营养不良,可因水与电解质紊乱进而发生谵妄,使痴呆更加严重。

3. 老年痴呆体征　常呈现老态龙钟、面部皮肤老年斑、双眼角膜老年环、白内障、重听,或步态不稳,或失语、失认、失用症等。

4. 神经系统体征　阿尔茨海默病在疾病的早期可能无明显的神经系统体征。但阿尔茨海默病晚期、血管性痴呆、路易体痴呆、亨廷顿病和帕金森病痴呆,多伴有明显的神经系统体征。可表现为额叶释放现象(吮吸反射、强握反射等)、锥体外系症状(肌张力障碍和震颤等)、顶叶症状和体征。一般痴呆程度越重,神经系统症状和体征越明显。

(六)老年期痴呆诊断和鉴别诊断

1. 诊断　首先要确诊痴呆,其次明确病因和判断痴呆的严重程度。主要依靠病史、精神检查、体格检查、神经心理测验和辅助检查等资料作出诊断。

2. 鉴别诊断

(1)谵妄:痴呆与谵妄在老年患者中有时不易鉴别,尤其是两者同时存在时。谵妄起病急骤、病程较短,以意识障碍为主,认识障碍呈昼轻夜重的波动,注意力不集中与感知障碍明显,错觉、幻觉,如幻视较痴呆多见。

(2)抑郁症:老年期抑郁症,尤其是重症患者表现为思维迟缓、动作减少、生活能力明显下降,难以完成简单的心理测验项目,易误诊为痴呆。一般来说,抑郁症患者发病急、病程短,病前认知功能和生活功能保持完好。深入交谈可发现情绪低落等抑郁症状,抗抑郁治疗其疗效良好。痴呆者有时可伴有明显的抑郁症状,而抑郁又会加剧患者认知功能的损害,这给鉴别诊断带来一定困难。

(3)老年动脉硬化性痴呆:多年高血压或脑血管意外史,进行性智能障碍等。

（4）中毒性：老年期发生中毒性或症状性精神病。

（5）额叶肿瘤所致痴呆：50～60 岁发病，出现人格改变和行为异常。

（6）Pick's 病：以表情淡漠、丧失兴趣为初始症，继有不同的认知功能障碍。

（七）老年期痴呆的治疗策略

1. 生活上给予照顾 防止进食不良、大小便失禁、长期卧床引发压疮、跌跤、骨折等并发症。

2. 躯体病因的防治 如高血压、高脂血症、糖尿病，以及脑中枢神经系统慢性疾病等。

3. 治疗药物的选择和应用

（1）延缓衰老过程的药物：抗衰老、抗过氧化物生成的药如物维生素 E 及维生素 B_6、维生素 B_{12}、叶酸的应用。

（2）脑血管扩张药：氢化麦角碱每次 1 毫克，每日 3 次，口服；或桂利嗪每次 25 毫克，每日 3 次，口服；或烟酰胺 0.1 克，每日 3～4 次，口服。

（3）抗神经元退化和神经细胞坏死的疗法：如选用核糖核酸每次 4～8 克，每日 1 次，口服。

（4）刺激脑代谢药物：如五甲烯四氮唑和谷氨酸可选用。

（5）吡拉西坦（脑复康）：对改善患者远期及近期记忆有较好作用。每次 0.4～0.8 克，每日 3 次，口服。

（6）银杏叶提取物：可改善神经元代谢，对原发性退行性痴呆有一定疗效，其制剂含黄酮醇苷 9.6 毫克，每日 3 次，口服。

（7）多奈哌齐（安利申）：5 毫克，每日 1～2 次，口服；或用卡巴拉汀 1.5 毫克，每日 2～4 次，口服。

（8）脑活素：10～30 毫升，每日 1 次，静脉滴注，4 周为 1 个疗程。

(9)尼莫地平:有保护脑神经元功能、扩张脑血管、促进脑供血,有改善血管性、退行性和混合性认知功能。每次 20～40 毫克,每日 3 次,口服。

(10)氟桂利嗪:5 毫克,睡前口服。

(11)石杉碱-甲(双益平):每次 0.15～0.25 毫克,每日 3 次,口服。

(12)甲氯酚酯(氯酯醒):每次 0.1 克,每日 3 次,口服。

(13)中医药的应用

①气滞血瘀。恼怒多言或少语沉默,妄想离奇,胸闷,苔薄,脉浮沉。方用:桃仁、赤芍、川芎、红花、法半夏、丹参、柴胡、香附、水蛭、石菖蒲、郁金、青皮、陈皮。随证加减。每日 1 剂,每日 2 次,水煎口服。

②气虚血瘀。沉默或哭笑无常,气短乏力,舌淡,脉细。方用:黄芪、丹参、葛根、蔓荆子、赤芍、白芍、川芎、桃仁、黄柏、水蛭、大枣等。随证加减。每日 1 剂,每日 2 次,水煎口服。

③痰瘀交阻。急躁头昏或狂躁不安,舌紫,苔腻。方用:黄连、法半夏、天竺星、郁金、石菖蒲、胆南星、桃仁、赤芍、枳实、水蛭等。随证加减。每日 1 剂,每日 2 次,水煎口服。

三、阿尔茨海默病

阿尔茨海默病(AD),又名阿尔茨海默性痴呆。是德国精神病学医师阿尔茨海默(Alzhemer)1907 年首先描述的一种老年期慢性进行性、并有严重认知功能损害(或衰退)的脑组织病理改变的神经精神病临床综合征。

根据 1993 年正式启用的国际疾病分类诊断标准第十次修订

术语认为,无论起病早迟,此病统称为阿尔茨海默性痴呆,简称:阿尔茨海默病。

(一)阿尔茨海默病的流行病学

早年,Roth 调查了不同地区和不同社会背景的老年人群,经临床研究诊断为本病,阿尔茨海默病的患病率为 4.2%。该病患者随年龄的增长而增加,60 岁组为 2.3%,70 岁组为 3.9%,80 岁以上组为 32%,其中女性患者高于男性患者 2～3 倍,平均年发病率为1.4%。Sluss 等报道,美国巴尔的摩地区调查纵向人群提示 65～69 岁组为 0.15%,70～74 岁组为 0.0.58%,80 岁以上组为 3.25%。Kormen 等报告美国明尼苏达地区经 25 年纵向人群调研资料表明,阿尔茨海默病总发病率为 101/10 万人/年,而 75～84 岁组是 1 271/10 万人/年、85 岁以上组是 2 600/10 万人/年。据有关资料,目前全球阿尔茨海默病患者已超过 1 800 万人。

(二)阿尔茨海默病的病因学

美国专家组广泛研究了大脑疾病及其功能障碍的特异性原因,强调认知健康与情感健康具有不可分割的联系。老年人的认知功能减退与情绪应激涉及一系列同时发生的生理和心理过程,应同时对两者进行研究。专家组分析了 36 项的大型老龄化研究,确认 40 多个在认知与健康中发挥作用的独立危险因素,兹摘要归纳如下:

1. 教育 教育水平越高则认知功能与情感功能越佳。

2. 心血管疾病 认知功能下降与心血管疾病的传统危险因素相关,包括高血压、高脂血症、心脏病、糖尿病、体重指数过大及吸烟等。

3. 应激反应 长期忧郁或焦虑或紧张等不良情绪,可致应激

反应激活 β_2 肾上腺素,从而导致严重的认知功能缺损。

4.慢性疾病 如癌症、肺部疾病、骨关节病等均与忧郁相关。

5.社会心理因素 如退休综合征中职务、地位的改变,经济收入、家庭经济负担重及人际关系等均与老年认知及情感健康有关。

6.环境因素 如铅中毒史、脑外伤等都会增加阿尔茨海默病风险而致病。

7.病毒感染 慢性病毒感染的库鲁病(Kuru),羊瘙痒症(Scraple)和亚急性海绵样变性脑病(CJD),在临床和病理上与阿尔茨海默病相似,即在脑中出现淀粉样斑块。

8.家族史 约 10% 阿尔茨海默病患者有家族史,已知载脂蛋白 E 基因(APOE)是迟发型阿尔茨海默病的患者基因,但载脂蛋白 E 基因对阿尔茨海默病,以及对情感健康的具体作用目前知之甚少。

(三)阿尔茨海默病的病理生理机制

近年在遗传学中探索发现第 1、14、19、21 号染色体存在与阿尔茨海默病相关的基因位点突变,β 淀粉样蛋白与阿尔茨海默病患者脑神经元纤维缠结和老年斑及部分脑血管中淀粉样蛋白沉淀物。尚发现载脂蛋白 $E\epsilon_4$ 纤及 Tan 蛋白等与阿尔茨海默病相关。

研究发现,阿尔茨海默病伴随一系列组织病理学、分子及细胞信息通路的变化,包括神经细胞死亡、神经元纤维缠结、β 淀粉样蛋白聚集和线粒体功能受损、细胞能量代谢改变及慢性氧化应激等。研究提示在早期阿尔茨海默病中神经细胞对葡萄糖利用下降,能量代谢受损等均与胰岛素信号受损有关。

1.阿尔茨海默病可能是 3 型糖尿病的假说 美国学者于

2005 年证实胰岛素和胰岛素样生长因子-1（IGF-1）、IGF-2 及其受体在阿尔茨海默病患者中枢神经系统中的表达显著降低，而且降低幅度与阿尔茨海默病进展程度相关。这样的结果把阿尔茨海默病与胰岛素明确联系在一起，也是第一次提示"阿尔茨海默病可能是 3 型糖尿病"的假说。[J Alzheimers Dis 2005，7（1）：63]

（1）β 淀粉样蛋白衍生物的可扩散配体有神经毒性作用：1998年美国西北大学的克莱因（Klein）等研究认为，由 β 淀粉样蛋白寡聚物形成的 β 淀粉样蛋白衍生物的可扩散配体（ADDL）是一种神经毒素，可与神经突触接合，破坏其结构、阻碍其功能；突触与 β 淀粉样蛋白衍生物的可扩散配体结合后，神经元细胞之间无法"沟通"，进而引起记忆丢失和相关的神经损害；尔后又发现神经元细胞表面的胰岛素受体（IR）对 β 淀粉样蛋白衍生物的可扩散配体非常敏感。

研究显示，ADDL 可导致神经元表面的胰岛素受体数量减少，干扰胰岛素信号传导，进而导致神经元对胰岛素的敏感性降低，甚至发生胰岛素抵抗。[FASEB J 2008.22（1）：246]

（2）胰岛素对神经的保护作用：在 2009 年 Klein 等发表的研究报告，发现了使用胰岛素可以防止 β 淀粉样蛋白衍生物的可扩散配体与神经突触结合，对神经突触有保护作用。试验结果表明，较低浓度的胰岛素即可保护暴露于 ADDL 的神经元细胞表面胰岛素受体（IR）。ADDL 增加神经突触氧化应激，而胰岛素对这个不良作用也有抑制作用。

此外，胰岛素还可保护突触、树突棘不受 ADDL 损害。在暴露于 ADDL 24 小时后，突触树突棘呈现严重受损，而胰岛素能抑制 ADDL 诱导的神经突触树突棘变性。进一步分析表明，胰岛素的这些保护作用有赖于 IR 活性。采用 IR 蛋白酪氨酸酶活性抑制可以完全阻断胰岛素对抗 ADDL 的能力。用于治疗 2 型糖尿病患者胰岛素抵抗的药物罗格列酮(胰岛素增敏剂),可以增强胰岛素对神经突触的保护作用。

(3)启发人们治疗 AD 的新策略:研究结果提示,胰岛素的神经保护作用是通过干扰胰岛素受体活性,下调了 β 淀粉样蛋白衍生物的可扩散配体与神经突触的结合位点,从而抑制了 β 淀粉样蛋白衍生物的可扩散配体与神经突触结合并造成进一步"破坏"。

研究者还提出,治疗糖尿病的药物可协同增加胰岛素对神经突触的保护作用,这很可能意味着阿尔茨海默病是一类"大脑糖尿病",这可能为人们治疗 AD 提示了一个新策略。

2. 应激反应激活 β_2 肾上腺受体学说　　2006 年上海生化细胞所公布了阿尔茨海默病致病机制的新发现:当 β_2 肾上腺素受体被激活后,会在大脑组织中增加 β 淀粉蛋白沉淀而形成老年斑,若老年斑蔓延则导致老年痴呆症,如 β_2 肾上腺素受体被扰制,即可延缓阿尔茨海默病的发生。研究者发现细胞膜上的 β_2 肾上腺素受体被激活后,能够促使 γ 分泌酶从细胞膜表面向细胞内部的内吞体和溶酶体转运,增强 γ 分泌酶的活性,进而增加 β_2 淀粉样蛋白的产生。

进一步的动物模型实验结果也表明,给阿尔茨海默病模型小鼠长期使用 β_2 肾上腺素受体激动剂后,小鼠大脑的皮质和海马区域确实形成了更多的老年斑,并表现出严重的阿尔茨海默病病理变化。

反之,给模型小鼠长期使用 β_2 肾上腺素受体拮抗剂,不仅明显减少老年斑的数量,且可延缓小鼠阿尔茨海默病的病理变化。

斐纲院士表示:β_2 肾上腺素受体是细胞膜上的一种非常重要的蛋白质,它承担着为细胞接受和传递信号的任务。在日常工作和生活中人们的焦虑、紧张、扰郁等不良情绪,会引起机体的应

激反应而激活 β_2 肾上腺素受体,从而导致淀粉样蛋白的补充、产生增加、沉淀,形成更多老年斑,蔓延脑神经组织而导致老年痴呆。长期的应激反应有可能增加人们罹患阿尔茨海默病风险。

3. 谷氨酸神经递质学说　谷氨酸能系统过度激活,尤其是 N-甲基-D-天冬氨酸(NMDA)受体的过度激活引起神经兴奋毒性,可致神经元死亡。同时,该受体的过度激活,也会造成突触可塑性下降,进而产生认知功能减退。在阿尔茨海默病中 β 淀粉样蛋白干扰谷氨酸传递,不仅可能减少谷氨酸的摄取,而且可能促进其释放,从而加重该受体的神经毒性作用。

N-甲基-D-天冬氨酸受体控制着钙离子通道,并调节钙离子向神经元内流。正常情况下,静息状态时,N-甲基-D-天冬氨酸受体的离子通道被镁离子阻断;激活状态下,谷氨酸盐被释放入突触间隙,镁离子离开离子通道后,钙离子可以流入突触后神经元。谷氨酸盐浓度暂时升高时,镁离子离开钙离子通道,增强 N-甲基-D-天冬氨酸受体活性,于是钙离子就可以流入神经元,所产生的信号即可被识别。而在病理状态下,如患阿尔茨海默病时,谷氨酸盐浓度长期升高,使镁离子离开 N-甲基-D-天冬氨酸受体,其阻隔作用消失,致使钙离子不断流入神经元。此时,所造成的背景增强掩盖了神经元细胞被激活后所产生的信号,引发细胞毒性作用。

（四）阿尔茨海默病临床表现和辅助检查

1. 临床表现　性格急躁易怒、主观固执、缺乏羞耻;情绪不稳、时哭时笑、表现幼稚愚笨;进行性智能降低、早期丧失抽象思维能力,记忆、定向、计算、判断能力低下,后期陷入痴呆状态、不能回答自己姓名、年龄,生活不能自理;容易并发感染而发生谵妄状态。临床症状隐袭,持续进行性智能衰退无缓解,其病程可分为3个阶段。

(1)第一阶段(约3年):首发记忆障碍,以新知识能力受损为特点,表现"丢三落四","说完就忘"。继而出现久远记忆障碍,视空间功能早期受损,不能精确临摹立体图或判断物体的位置,伸手取物易抓空或碰倒,早期可出现命名障碍。

(2)第二阶段(3~10年):远近记忆力继续减退,可见失语、虚构失用或失认及认知缺损。情绪淡漠变为烦躁不安,以频繁走动为特征。认知明显减低、失算。视空间功能继续减退,如在熟悉的环境中迷路或找不到自己的床位、穿衣困难、阅读书写障碍。虽喋喋不休,但难以听懂其意。不认识亲人面孔,自我认识受损,可产生"镜子症",患者对着镜子中的个人说话,意向运动性失用常见。不能按指令做动作如刷牙,但晨间起床后能刷牙。有观念性失用,不能正确做连续复杂动作,如装烟点火。情感淡漠、面具脸、肌张力高、活动减少。

(3)第三阶段(8~10年):智能严重衰退,呈完全缄默不语,四肢强直,大小便失禁,死于继发性感染。

2. 体征 常伴有其他器官衰老状态,如老态龙钟、发白齿落、角膜老年环、皮肤老年斑、老年白内障、老年重听、步态不稳、肌张力增高、老年震颤、瞳孔对光反应迟钝等。

3. 实验室及形象检查

(1)血、尿常规:基本正常,或贫血或仅有轻度蛋白尿。

(2)CT检查:早期可正常或发现海马有萎缩改变与早期记忆损害有关,预示可能发生痴呆,有助于早期诊断。随病情发展可见脑室扩大和脑沟增宽的脑萎缩有明显加重趋势。

(3)磁共振检查:优于CT检查,可提供大脑结构改变,可测量海马体积、检测颞叶中部结构萎缩的程度等。美国宾州大学医学院和国立老年病研究所应用磁共振新技术分析大脑的组织成分和结构,可发现阿尔茨海默病存在着轻度认知障碍的患者,有助于早期诊断阿尔茨海默病。专家们通过组合与分析磁共振成像,创建了一种独特的大脑图形模式,能够100%检测出患者存在有认知损伤,同时也可准确预测患者出现的认知障碍。该研究证实了仅从单次磁共振就可以对疾病作出准确的诊断,首次为阿尔茨海默病的患者提供了一种既敏感且特异的方法,比其他影像学技术更能早期检测出轻度认知障碍的大脑异常。专家评论该技术对早期诊断和治疗阿尔茨海默病,具有最主要的作用。

(4)脑血流图:脑血流图恒定减少与痴呆程度有关。

(5)脑电图检测:可呈现弥漫性节律紊乱和散在性慢波,以额叶为明显。

4. 阿尔茨海默病分型

(1)单纯型:常见,以上述痴呆症状为主。

(2)抑郁型:常表现对自己身体过分关心而情绪则低落。

(3)躁狂-夸大型(即早期型):言语冗长、夸夸其谈、兴奋不已,常伴虚构与夸大,但晚期可转变内容为贫乏与重复。

(4)幻觉妄想型:半数以上患者具有各种妄想,妄想多不固定,内容贫乏、片断、尚接近现实。

(五)阿尔茨海默病的防治

1. 生活上给予照顾　防止进食不良、大小便失禁、长期卧床而引起压疮、营养不良、感染、骨折等并发症。防止外出乱走,以免迷失方向。

2. 一般药物治疗

(1)脑血管扩张药:如氢化麦角碱每次1毫克,每日3次,口服;桂利嗪每次25毫克,3次口服;烟酰胺每次0.1克,每日3~4

次，口服。

(2)改善脑代谢药物：①草酸萘酰胺酯（克拉瑞啶）。有促进三羧酸循环，有效增强细胞内代谢，增进葡萄糖运转，提高葡萄糖和氧的利用，还可延缓细胞衰老过程。经动物实验证明，本品有保护海马神经对抗缺血性损害。通过临床观察可改善患者智力及记忆力。②吡拉西坦（脑复康）。通过治疗观察可改善患者"命名"和远近记忆能力，常用量每次 0.4～0.8 克，每日 3 次口服。③银杏叶提取物制剂。可改善神经元代谢，对原发性退行性痴呆有良效。④尼莫地平。系钙通道阻滞药，有扩张血管改善脑细胞供血，保护神经元功能。据 Cochrance 荟萃报道，一组纳入 2 492例老年痴呆患者，采用 14 项随机、双盲、安慰剂对照，给予尼莫地平 90 毫克/日和 180 毫克/日进行治疗观察 12 和 24 周，结果显示：尼莫地平有效改善血管性、退行性和混合性认知功能，且耐受性好，不良反应少。常用剂量为：每次 20～40 毫克，每日 3 次，口服。⑤乙酰谷酰胺。0.25 克，隔日 1 次，肌内注射。⑥脑活素10～30 毫升，每日 1 次，静脉滴注。⑦维生素 B_{12}、维生素 B_6、维生素 E 及 ATP、辅酶 Q_{10} 等药在临床治疗中有一定疗效。如维生素 B_{12} 在乙酰胆碱合成过程中，对前体物胆碱的合成起辅酶作用；维生素 B_6 为神经递质生物合成的辅酶；辅酶 Q_{10} 同线粒体内的ATP 合成有关；ATP 被维生素 B_6 及其酶反应所利用；维生素 E可防止体内过氧化物生成，对延缓衰老起作用。

(3)美金钢：阿尔茨海默病新药美金钢又名易倍申，是一种具有中度亲和性、非竞争性的 N-甲基-D-天冬氨酸受体拮抗剂，自 2002 年先后被美国、欧洲及亚洲的 60 多个国家批准用于治疗中、重度老年痴呆，其疗效确切，耐受性和安全性好，不良反应少。

(4)胰岛素及其增敏药：有保护神经细胞、改善认知功能的作用。

美国学者 Klein 等自 2009 年以来潜心研究认为,使用胰岛素可以防止 β 淀粉样蛋白衍生物的可扩散配体的神经毒性作用与神经突触结合,对神经突触起到保护作用。使用于治疗 2 型糖尿病患者胰岛素抵抗的药物胰岛素增敏剂可增强胰岛素对神经的协同保护作用,开创刺激中枢神经系统的胰岛素信号通路的新策略。

(5)对症治疗:①对于合并忧郁症者,可选用无抗胆碱酯酶作用的抗忧郁药,如三氨三环类(多虑平、阿米替林),二氨三环类(去甲替林)和有些异环类(氯哌三唑酮),但常有心血管不良反应如心率快等。新型抗忧郁药如氟苯氧丙胺对心脏不良反应轻。单胺氧化酶忧郁药对老年痴呆患者的忧郁症比三环类和异环类药物可能更有效。可用苯环丙胺每次 10 毫克,每日 2 次,口服,或苯乙肼每次 15 毫克,每日 2 次,口服或异唑肼每次 10 毫克,每日 2 次,口服,逐渐酌增剂量。②对精神运动兴奋、焦虑、激动、攻击性的患者,可选用地西泮、艾司唑仑,必要时选用氯丙嗪、泰尔登或氯哌三唑酮。对幻觉妄想患者可选氟哌啶醇、氟奋乃静。③睡眠障碍患者,可选艾司唑仑、阿普唑仑或唑吡坦(思诺思)等。

对阿尔茨海默病老年患者应用精神药物的剂量,通常为成人剂量的 1/4～1/3,须逐渐增加剂量并关注药物毒副作用。

(6)加兰他敏:英国曼彻斯特大学 Burns 等研究显示,加兰他敏可安全地应用于老年重度阿尔茨海默病患者,并可改善其认知功能,但未能显著改善总体日常生活能力。

(7)中医中药:以补肾益心为主。①肾阴亏损、心阴不足、心神不宁者,方用龟版地黄汤加减。②肾阳亏损、心阳不振、痴呆不语者,方用温阳兴奋汤加减。③神志迷茫、行为紊乱、兴奋躁动者,方用涤痰开窍汤加减。

四、帕金森病与帕金森综合征

(一)定义

帕金森病(Pakinson Dieases PD)又称为老年震颤或震颤麻痹,是发生于中年以上的脑神经中枢系统变性的慢性疾病,主要病变在黑质和纹状体。由于多巴胺含量减少,乙酰胆碱功能相对增强而导致的以震颤性肌强直和运动减少为特征的临床表现。在发病中也涉及其他递质和神经肽的变化。其继发性病称为帕金森综合征,多见于一氧化碳、二硫化碳、锰中毒或长期使用酚噻类药物中毒罹病。

(二)帕金森病的流行病学

据美国 Rochestes 大学 Dorsey 等近年完成的一项研究资料,估计 2005 年全球约有 410 万帕金森病患者,到 2030 年全世界将有 870 万帕金森病患者。亚洲发展中国家的该病患者将翻一番。

根据帕金森基金会的数据,美国约有 100 万该病患者,每年美国约有 4 万人被诊断为帕金森病,这些数据还不包括那些没被检查的。PD 的发病率随着年龄的增长而上升,在年龄不足 50 岁的人群中,该病的诊断约为 15%。

2005 年,由北京协和医院流行病教研室张振繁教授牵头,有北京、上海、西安三地神经内科专家参与,自 1998～2003 年,历时 6 年,对上述地区 137 个城市及乡村居民,经抽样获取的 55 岁以上人群计 29 454 人进行入户调查和定期随访。调查结果显示:65 岁中国人该病患病率男性为 1.7%,女性为 2.1%。按此推算国人 55 岁人群中有 172 万人患帕金森病。从而对我国沿用了 20 多年帕金森病的患病率作出重大的修正。

（三）帕金森病病因学

据国外资料，该病多呈散发性，仅有 5%～10% 病例为家族性。遗传主要是通过显性率弱的常染色体基因致病，患者多在51～60岁发病。少数患者与一氧化碳、二硫化碳、锰中毒、利血平、酚噻嗪类药物中毒有关。或由脑炎（特别是甲型脑炎）、脑外伤、脑动脉硬化等继发病引起类似临床表现者，称为帕金森综合征。

该病是遗传与环境因素共同作用的结果。奥地利 Tanner 对已确诊的同卵双生和异卵双生患者的发病年龄进行调查，发现青年帕金森病患者发病年龄的一致性较 50 岁以后者为高，尤其是同卵双生者。提示在青年帕金森病患者中，遗传因素占很大比例，而在特发的帕金森病患者中，环境因素作用更为重要。

我国专家分析该病的危险因素中，发现年龄是首要的致病因素，且与职业高度相关。丧偶、强脑力劳动等导致精神、情绪紧张，都会加重疾病的发生。

2007 年美国肯塔基大学 Gash 等报告，三氯乙烯与其他线粒体神经毒素，如与 MPTP(1-甲基-1、2、3、6-四氯吡啶)及某些杀虫剂一样，是帕金森综合征的危险因素。

（四）帕金森病的病理生理机制

该病的病理改变主要在神经中枢的中脑黑质和纹状体系统内多巴胺能神经元的变性，而后逐渐发生慢性凋亡，导致脑内多巴胺神经递质下降。由于多巴胺含量减少，乙酰胆碱功能相对增强，即可发生静止性震颤、肌肉强直和运动迟缓或减少。近年来，关于核苷酸重复能导致神经元变性的论述已经被公认，尤其是三核苷酸重复扩展与神经变性的关系已在 10 余种遗传变性病中得到证实。而且研究发现,细胞内核苷酸重复的数量越多,患者发病的年龄越早,神经元变性的程度也越严重。在神经系统显性遗传病中,疾病的严重程度与神经元内蛋白聚集的分子大小密切相关。

组织病理学改变可见中脑黑质内色素性神经元减少,细胞浆内有同心形的迷走嗜酸性包涵体——Lewy 小体。神经胶质增生、蓝斑网状结构和迷走神经背核也有类似变化,而苍白球和壳的变化较轻。组织病理学检查中可观察到神经细胞的染色变淡、萎缩,胞体表面不平,细胞核固缩或碎裂,胞质内虎斑溶解、细胞突减少、形体变异、突触水肿或萎缩等。在超微结构方面也都大致相仿。

(五)帕金森病的临床表现

该病起病缓慢,典型表现有如下症状和体征:

1. 震颤 常从一双手开始,手臂促动肌和拮抗肌每秒钟呈现 4～8 次有节律收缩和松弛,手指震颤呈"搓丸样"。震颤常在肢体静止时发生,随意运动时减轻,情绪激动时加重,入睡时则消失。历经多日后震颤可延及同侧下肢,随后可波及对侧上下肢体、下颌和舌肌。

2. 肌强直 肢体促动肌和拮抗肌张力增高。当肘关节运动时,可出现均匀的阻力,称为"铅管样强直"。有如齿轮样的强直,称为"齿轮样强直"。可因肢体、躯干、颈项、面部肌的强直,而形成背部向前弯曲,头前倾,两臂半屈曲内旋,腕部屈曲,两手置于胸前,拇指对掌,膝部向前弯曲,行走时因躯体前倾,呈急速碎步,称为"慌张步态"。

3. 运动减少 运动缓慢、动作减少、面容刻板无表情、双眼凝视,称为"面具脸"。手指精细运动不便,不能作精细工作,书写困难,字越写越小,称为"写字过小症"。说话缓慢,语音单调。

4. 重症患者表现 可见吞咽困难、流涎不止或出现痴呆。

Barone 等通过对 55 个中心的 18 岁以上非特发性震颤患者调查发现,早期该病患者最常见的症状是疼痛和胃肠道症状(≥50%)。进展期患者最常见的为精神症状、小便障碍和睡眠紊乱,小便障碍和乏力,对生活质量的影响最著。该研究表明,本病非运动性症状发生率很高,但在临床中易被忽视。这些症状随病情进展而发展。

(六)帕金森病的诊断与鉴别诊断

1. 传统的诊断方法

根据本病有震颤、肌强直及运动减少三大主征,表现有"搓丸样"手指震颤,肢体关节被动运动时呈"铅管样"或"齿轮样"强直,"慌张步态"及"面具脸"等特征,则不难诊断。

在鉴别诊断时,须与以下不同病因引起的震颤麻痹综合征相鉴别。

(1)继发性帕金森病:依据与有害物质或药品接触史及中毒史,脑血管病、脑炎和脑外伤史,高血压及动脉硬化等继发性帕金森病。

(2)老年性震颤:开始时震颤仅在随意运动时发生,尔后在静止时也出现。震颤波及头部、下颌、舌和肢体,不伴肌强直,可有痴呆。

(3)家族性震颤:有 1/3 患者有家族史,以男性常见。其震颤以姿势性或运动性为特征,于静止时轻微,随意运动时加重,无肌强直和运动迟缓。

(4)甲状腺功能亢进伴震颤：两臂伸出呈快速细小轻微性震颤，同时伴有突眼、甲状腺肿大、心动过速、多汗等症状。

(5)多发性硬化：多为意向性震颤，仅在随意运动时发生，常伴眼震和其他神经体征。

(6)有学者提出，"运动前期"是帕金森病的早期阶段，如能利用某些生物学标志在此阶段诊断帕金森病，将为早期治疗争得时机。

"运动前期"的概念，即典型帕金森病运动症状出现的非运动症状(如嗅觉异常等)阶段，如能在早期识别此阶段，就可能进行一些早期对神经系的保护治疗，将使患者更多获益。一些大型试验，如 ELLDOPA 研究等结果表明，可显著改善帕金森病进展、改善症状使患者长期获益。

2. 应用生物学标志物早期诊断帕金森病

英国脑库和加拿大临床病理研究发现，依靠病史、体征等传统方法诊断本病，临床误诊率高达 25％。研究表明，一系列生物学标志物有助于早期发现本病，包括影像学标志物(分子影像与经颅超声检测)、临床诊断试验(嗅觉检测与神经电生理等)和生化遗传检测等。其中分子影像、嗅觉检测和经颅超声检测成为近年研究的热点。尽管存在假阳性和假阴性，但上述技术已成为识别早期帕金森病的重要方法。

(1)分子影像：可分为多巴胺能系统和非多巴胺能系统两大类。前者有多巴胺转运体显相与Ⅱ型囊泡单胺转运体(VMATⅡ)显像；后者有葡萄糖代谢显像、小胶质细胞显像与心肌间碘苯甲胍(MIBG)显像等。现在先重点介绍多巴胺转运体(DAT)显像，多巴胺转运体是突触前多巴胺能末梢重要标志。在疾病早期，多巴胺转运体分子影像用于帕金森病与多系统萎缩，进行性核上性麻痹的鉴别，其中鉴别帕金森病和多系统萎缩的特异性可达 90％。

应用单光子发射断层扫描技术(SPECT)检测早期本病患者，可显示纹状体多巴胺转运体不对称性降低。多巴胺转运体-单光子发射断层扫描技术被认为是本病早期诊断方法,用于帕金森病与特发性震颤、药物性帕金森综合征和血管性帕金森综合征的鉴别诊断。

非多巴胺能系统中的葡萄糖代谢显像,常用于帕金森病与多系统萎缩的鉴别。病理对照研究证实,该技术有较高的敏感性和特异性。

(2)嗅觉检测:嗅觉减退被认为是帕金森病的另一种生物特征,嗅觉障碍常发生在典型运动障碍特征出现之前。以嗅觉障碍作为生物学标志,可识别亚临床帕金森病患者。

一项评估嗅觉障碍与 PD 远期发病相关性的研究显示,嗅觉障碍可能是对高 PD 发生风险老年人进行早期筛查的有用指标。对原发性嗅觉减退患者随访 4 年后,7%的患者被诊断为帕金森病早期及亚临床诊断的重要标志。

(3)经颅超声检测:是检测基底节和中脑病变的一种可靠而敏感的方法。在 90%以上的 PD 患者中经颅超声可显示特征性质高回声,且这种特征在病程中稳定存在。

一项前瞻性双盲研究显示,经颅超声早期诊断本病的敏感性、特异性、阳性预测率和诊断分类正确率分别是 90.7%、82.4%、92.9%和 88.3%。但经颅超声需要专门的设备,目前尚未得到广泛的应用

(七)帕金森病的治疗

1. 治疗目标 对于大多数患者只能通过药物治疗以缓解症状。早期轻症患者治疗目标是达到保持或恢复工作能力;中期患者最低治疗目标是保持或恢复工作能力;晚期患者最低目标是减轻痛苦和延长生命。

2. 药物选择 目前治疗的药物主要作用于多巴胺能系统,分

别为左旋多巴制剂、多巴胺受体激动剂、单胺氧化酶 B 抑制剂、儿茶酚-氧位-甲基转移酶抑制剂、抗胆碱能药物和金刚烷胺等。

依据疗效排序,最有效的多巴胺能药物是左旋多巴制剂,其次是受体激动剂,再次是单胺氧化酶 B 抑制剂、盐酸苯海索和金刚烷胺。

乙酰胆碱是一种兴奋神经传递介质,多巴胺则是一种抑制性神经传递介质,正常人两者保持平衡,如后者相对减少时,即可引起震颤性麻痹。因此,在治疗中应用抗胆碱能药以抑制乙酰胆碱的兴奋,或用 L-多巴以补充多巴胺的减少。虽然左旋多巴在临床上是治疗本病的基础药物,但也有其局限性,如对某些症状无效、可能有神经毒性、导致并发症-剂末现象、"开—关"现象、异动症等。

(1)抗胆碱能药物:可选①苯甲托品。每次 1.0～2 毫克,每日 2 次,口服。②丙环定(开马君)。每次 2.5～5 毫克,每日 3 次,口服。③盐酸苯海索(安坦)。每次 1～2 毫克,每日 3 次,口服。④山莨菪碱。每次 0.2～0.4 毫克,每日 3 次,口服。⑤安克痉。每次 2 毫克,每日 3 次,口服。

该类药物的不良反应有面红、口干、视物模糊、恶心、少汗,个别可见尿潴留、幻觉、谵妄,停药或减量即消失。

(2)补充多巴胺药物:疗效比抗胆碱能药显著。①左旋多巴。起始为每次 125 毫克,每日 2 次,口服,逐步增加剂量及次数。常用维持量每日 2～4 克,分 3～5 次与食物同服。②苄丝肼-左旋多巴(美多巴)。由左旋多巴与苄丝肼以 4∶1 比例混合组成。商品有 125(左旋多巴 100 毫克＋苄丝肼 25 毫克)和 250(左旋多巴 200 毫克＋苄丝肼 50 毫克)两种。起始用 125,每次 1 片,每日 2 次,口服,以后逐周增加,一般每日量不超过 125 的 8 片或 250 的 4 片。③信尼麦和帕金宁。由左旋多巴与 α 甲基多巴肼以 10∶1 比例混合组成。商品有 10/100(左旋多巴 100 毫克＋甲基多巴肼

10毫克)和25/250(左旋多巴250毫克＋甲基多巴肼25毫克)两种。开始用10/100,每次1片,每日3次,口服,逐渐增加剂量,一般每日量不超过25/250,每日4片,以达到疗效及最少不良反应为度。目前市场上尚供应帕金宁控释片(息宁),主要用于有症状波动和疗效衰退的病例。

不良反应:恶心、呕吐、纳差、直立性低血压、心律失常、多动及精神症等。

禁忌证:凡有青光眼、精神病、活动性消化溃疡和严重肝、肾、心脏疾病患者禁用;不宜与单胺氧化酶抑制药、酚噻嗪类、利血平同用;单服左旋多巴时不宜同服维生素B_6。

(3)单胺氧化酶B型抑制剂:司来吉兰延缓多巴胺的分解。常用量为每次5毫克,每日2次,口服。

(4)多巴胺受体激动剂:可分为麦角类和非麦角类两种。但麦角类多巴胺受体激动剂中,如倍高利特和卡麦角林有增加瓣膜心性心脏病的风险,双氢麦角隐亭可引起胸膜纤维化等毒副作用,而非麦角类多巴胺受体激动剂对瓣膜心性心脏病的发生风险与安慰剂相比无显著差异。

3. 常规治疗策略

(1)帕金森病的早期治疗:对早期还没影响到功能的患者,在加强功能锻炼的同时可服用抗氧化药物,如维生素E、辅酶Q_{10}及单胺氧化酶B型抑制剂,有保护神经、改善帕金森病症状的效益。

对症状已影响到运动功能的患者,如果有认知功能障碍则选用复方左旋多巴制剂。如果无认知功能障碍,则要考虑年龄,对65岁以下的患者可以首先考虑非麦角类多巴胺能药物:①金刚烷胺,对多数患者的各种主要症状均有改善作用,对震颤的作用稍差,疗效维持时间较短,从数月到1年以上。该药适合轻型早期患者的单一药物治疗。②抗胆碱制剂,常用苯海索(安坦),适合以震颤为主的早期帕金森病患者。应用该药须考虑年龄和认知功能,通常70岁以上或有认知功能损害者应避免使用。如上述疗法不能控制病情发展,可考虑应用下列两类药物,即:③复方左旋多巴制剂,其疗效和耐受性良好,起始剂量应低,如美多巴四分之一片,每日3次,口服,尔后逐渐增量至有效。美多巴(250)中含左旋多巴200毫克和苄丝肼50毫克。在治疗早期,每日复方左旋多巴的剂量一般为300~450毫克,即美多巴1片半至2片半以下。每日3~4次。一般不使用控释片。④多巴胺受体激动药,尽管其疗效不及左旋多巴,但由于该类药物能推迟应用左旋多巴,并可能存在神经保护作用,目前多用于早期患者的治疗,尤其是对40岁以前发病的年轻患者。鉴于现有的麦角类多巴胺受体激动药中如培高利特、卡麦角林、双氢麦角汀等有一定的毒副作用,应慎用。

关于多巴胺受体激动药和左旋多巴制剂,先用哪种要根据病情综合考虑。对年龄相对较小,病情较轻的患者可用多巴胺受体激动剂,反之考虑用左旋多巴制剂,如单独用药效果不好,可联合用药而减少单药用量。对于65岁以上、症状严重、功能明显受损者可直接选用左旋多巴制剂,以后根据情况,可合并使用多巴胺受体激动药或其他药物。

(2)帕金森病的中晚期治疗:"持续多巴胺能刺激"是近年来治疗中、晚期帕金森病运动波动和异动症的最新概念。目前,持续多巴胺能刺激的策略是通过3种方式来实现。①持续应用左旋多巴,选用已改变左旋多巴的剂型和给药途径,如使用控释剂和持续静脉滴注、持续肠道给药、经皮胃造口术置入十二指肠或空肠管,外接一个微泵,持续输入复方左旋多巴的混悬液(卡比多巴/左旋多巴5/20毫克/毫升胶体混悬液)。②持续多巴胺受体的刺激,加用半衰期较长的多巴胺激动剂,如用普拉克索等;使用半衰期短的多巴胺激动药静脉或皮下给药,如静脉持续泵人或皮下注射阿扑吗啡。③使用酶抑制剂,稳定左旋多巴的血浆浓度;儿茶酚-邻-甲基转移酶抑制剂恩他卡朋可使左旋多巴的药效明显延长,增加"开"的时间,并有可能减少左旋多巴的用量。另外,动物实验显示,金刚烷胺在预防和治疗异动症方面有一定疗效。

(3)帕金森病伴发精神行为改变的处理:①精神症状:常见于晚期,多与抗帕金森病药物和疾病本身有关。最初是噩梦,尔后出现方向迷失、幻觉和妄想。总体来说,最好的方法是简化治疗,可按照以下顺序逐渐减药:抗胆碱能药物—金刚烷胺—MAO-B 抑制剂—多巴胺受体激动剂—COMT 制剂,并将缓释剂换成左旋多巴普通剂。如果无效或因减药致残,可试用抗精神病药物,如氯氮平、利培酮、奥氮平、吗茚酮等。②抑郁:常见,但有时难以和帕金森病本身的运动迟缓相区别。可选三环抗抑剂——多塞平或 5-羟色胺再摄取抑制剂等药物。如无效可应用电休克治疗,以改善症状。但不推荐用此法治疗帕金森病运动障碍。③焦虑和静坐不能症:如果焦虑和静坐不能与"关期"或左旋多巴水平低下有关,则调节左旋多巴剂量将改善这些症状;当无效时,可考虑试用苯二氮䓬类药物治疗。④失眠:如果是帕金森病症状控制不好,导致入睡困难或早醒,则在夜间加息宁控释片;如果是因抗帕金森病药物过量所致,可停用抗胆碱能药物和金刚烷胺,并减少多巴胺受体激动药,甚至减少左旋多巴剂量。如果无效或效果不好,对入睡困难者可用三环类药物、苯二氮䓬类药物和水合氯醛;对早醒者可用三环类药物或氯硝西泮。

(4)外科手术治疗:帕金森病患者在中、晚期以后,不可避免地出现药物疗效减退、症状波动和异动症等,而无法解决者,可考虑选择手术治疗。外科手术有 3 种类型,一是毁损手术,其毁损靶点为丘脑的 VIM 核、苍白球腹后内侧核(GPI)和丘脑底核(SIN)。二是深部脑刺激。三是干细胞移植。毁损手术由于其较严重的不良反应,如吞咽、语言和平衡功能障碍,且 1～2 年后远期疗效差,欧美等国已很少尝试;神经干细胞移植还处于实验阶段;而深部脑刺激是当前新进展,基本取代了毁损术。

深部脑刺激(DBS)术是利用脑立体定向在脑内某一特殊位置置入电极等。其作用机制为:①刺激了局部抑制性神经递质的释放。②除极阻滞类似于靶器官功能性毁损,提高了兴奋性电位的阈值。③调节神经元活性,脉冲式放电刺激产生了规律和稳定的放电模式,纠正了帕金森病患者基底节环路神经元的异常兴奋和不规律放电。

通过多个临床中心研究表明,丘脑底核的深部脑刺激手术,不仅可改善帕金森病的所有症状,包括"起步困难"、"步僵"等中线症状,而且还能减少左旋多巴的用量,对左旋多巴产生的药物不良反应,如异动症、痛性痉挛都有很好的疗效。

手术适应证:①典型帕金森病,曾对左旋多巴剂有效。②经系统药物治疗后,无法再控制症状或出现运动合并症,而调整药物也无法改善者。③无严重的认知和精神障碍及严重脑萎缩。④确诊后经过左旋多巴治疗至少 5 年以上。

可能的不良反应有视物重叠、感觉异常、眩晕或恶心、抑郁或躁狂及精神障碍、共济失调等。通过调节刺激参数和位点,不良反应可减轻消失。

4. 优化治疗方案

(1)选择非麦角类多巴胺受体激动药的原因:在几种常用药中选择非麦角类多巴胺受体激动药的主要理由是:左旋多巴自身的局限性和麦角类多巴胺受体激动药导致的严重不良反应。左旋多巴存在短期和长期问题,如生物利用度差、半衰期短(60～90

分钟)、吸收缓慢、神经毒素、诱导细胞死亡及导致运动并发症等。

(2)优化多巴胺受体激动药的使用要点:用药初期(36周)缓慢滴定,滴定至最大耐受剂量,延迟左旋多巴使用,联用时采用左旋多巴最小剂量,在确诊为帕金森病时,即应开始使用非麦角类多巴胺受体激动药。

(3)新药普拉克索(森福罗):是最新一代非麦角多巴胺受体激动药,于2007年在中国上市用于临床治疗。本品是一种高度选择性作用于多巴胺D_2家族(D_2、D_3)的多巴胺受体激动剂,可改善帕金森病运动障碍、延缓运动并发症、改善伴发的抑郁症、保护神经及延缓疾病进展等。普拉克索肝脏代谢有限,它不经过CYP_{450}代谢,因此可与其他经该酶代谢的药物联用而不影响药效。该药的绝对生物利用度>90%,半衰期达8～12小时。普拉克索是当前美国神经病学会、运动障碍学会及世界各国(帕金森病治疗指南)推荐的一线治疗药物。

5. 帕金森病治疗研究进展

(1)基因疗法为治疗帕金森病带来希望:目前对于帕金森病仍缺乏特效的治疗方法,大多患者都通过药物来控制症状,少数符合条件者可选择深部脑刺激手术治疗,但都不能根治。

2007年,美国康奈尔大学Weill医学院的Kaplitt等,通过一项纳入12例帕金森病患者的开放标签的1期临床试验发现:以腺相关病毒作为载体,将谷氨酸脱羧酶(GAD)基因导入丘脑底核的基因疗法,治疗帕金森病安全性良好。治疗3个月后,患者运动功能改善25%～30%。

在1期临床试验中,用腺相关病毒(AAV)作为载体将谷氨酸脱羧酶基因导入丘脑底核神经元中,谷氨酸脱羧酶可催化γ-氨基丁酸的合成,从而发挥对运动神经的抑制功能。在帕金森病患者中苍白球产生γ-氨基丁酸(GABA)的能力下降,因而对运动功能的控制不力。已有人体研究表明，γ-氨基丁酸可改善帕金森病症状。在动物实验也表明腺相关病毒-氨酸脱羧酶可以改善大脑功能和疾病症状，并且没有毒性(Lancet 2007,369:2056)。

(2)降压药伊拉地平可能阻止帕金森病的进展：Surmeier 解释说，伊拉地平可使衰老的多巴胺细胞恢复正常。伊拉地平被广泛用于治疗高血压病和卒中，而多巴胺是脑内的一种关键的化学递质，它能直接影响人的运动力。在帕金森病的动物模型中，Surmeier 等发现，伊拉地平可使神经元免受毒素损害，这些毒素储存在年轻的神经元细胞中并能最终杀死这些细胞。研究者正在计划进行临床试验，以验证该药对帕金森病患者的疗效。

(3)高尿酸的饮食可降低帕金森病危险：Gao 对 47 407 例帕金森病患者中的 1 387 例男性患者的饮食进行抽样调查分析，以研究食物对血尿酸水平的影响及其与帕金森病的危险关系。研究结果显示，高尿酸指数饮食可降低帕金森病危险，调整饮食结构增加血尿酸含量对帕金森病患者有保护作用，但需综合考虑高尿酸可致痛风和心血管疾病等风险来权衡利弊。

Thacker 等对 63 348 名男性和 79 977 名女性，进行为期 10 年随访，发现日常锻炼强度与帕金森病患病危险呈负相关。提示体育运动，可降低 PD 患病危险。

6.剂末现象的识别与防治

帕金森病治疗药物在使用一定时间后会出现疗效减退及远期不良反应，如运动波动(包括剂末、开关等现象)。其中剂末现象是指在服药前出现、服药后即可缓解的帕金森病运动和非运动的复现或加重(表 10-1)。研究显示，左旋多巴治疗帕金森病患者 2～5 年后，剂末现象发生率达 30%～50%。早期识别并及时采取措施可延缓剂末现象的发生，减轻其严重程度。

表 10-1　帕金森病患者中左旋多巴相关运动波动分类

临床类型	病理生理
衰减	左旋多巴半衰期、突触前贮备改变
延迟出现	胃排空时间、肠吸收
剂量失效	胃排空时间、肠吸收、血-脑屏障转运
随机出现/消失	纹状体药效学改变

（1）剂末现象发生机制：其病理生理机制尚未完全阐明。目前认为，运动并发症主要与以下两因素相关。

①疾病进展。多巴胺神经元进一步减少，纹状体的多巴胺能神经末梢减少，多巴胺的储存和调节能力进一步降低。

②脉冲样多巴胺刺激。在治疗帕金森病时，患者体内的外源性左旋多巴由残存神经末梢摄取与储存。在疾病较早时期，多巴胺神经元尚保存一定的储备和调控能力；随着疾病进展，神经元对多巴胺储存及调控能力逐渐下降，则使受体所感受的多巴胺刺激强度与血浆左旋多巴浓度直接相关。

长期补充左旋多巴等外源性血浆半衰期短的药物，可对纹状体多巴胺能神经末梢产生脉冲样多巴胺能刺激，从而导致剂末现象等远期并发症。因此，维持持续性多巴胺能刺激的理念成为防治剂末现象的主要依据。

（2）剂末现象评估方法：剂末现象-32 问卷是有关专家共识，经国际剂末现象研究组推出，作为剂末现象-32 问卷（WOQ－32）。该问卷中的 32 项症状可分为运动和非运动症状两类。①运动症状为震颤、缓慢、早晨缓慢、晚间缓慢、运动缓慢、下午发僵、早晨发僵、夜间发僵、全身僵、肌痉挛、坐在椅子上难以起立、无力、平衡障碍、灵活性减退、吞咽困难、清晨足及腿部肌痉挛、言语困难。②非运动症状为焦虑、情绪改变、麻木、思维混乱/迟钝、腹部不适、胸部不适、不耐受冷或热、疼痛及酸痛、思维缓慢、惊恐发作、出汗、不安、排尿困难及疲劳。

通过应用剂末现象-32问卷及临床评价方法,Stacy等对300例病程<5年的帕金森病患者进行调查发现,剂末现象发生率为62.6%,而剂末现象-32问卷是检测剂末现象的最敏感工具。

Stacy等对剂末现象-32,问卷WOQ-32进行简化后,推出了剂末现象WOQ-9项问卷。经289例帕金森病患者验证后显示,剂末现象-WOQ-9问卷与剂末现象-32问卷符合率极高,超过95%的剂末现象可通过剂末现象-WOQ-9问卷得到诊断;出现问卷中9项症状的一种并在下次服药后获得缓解即提示剂末现象的存在。

该问卷简单易行,敏感性和特异性分别达到96.2%和40.9%。作为剂末现象的筛查工具实用性强,可在临床中推广使用,见表10-2。

表10-2　剂末现象-9项问卷(WOQ3-5)

症　状	出现的症状	下次服药后缓解
1.震颤	□	□
2.任何动作的缓慢	□	□
3.情绪变化	□	□
4.身体任何部位的僵硬	□	□
5.疼痛/酸痛	□	□
6.灵活性减退	□	□
7.思维混乱/迟钝	□	□
8.焦虑/惊恐发作	□	□
9.肌痉挛	□	□

注:使用方法:患者在治疗期间出现上述症状,则在症状栏相应方框内

打"√";服药后症状缓解,则在缓解栏相应方框内打"√"。结果判断:同一症状,在症状栏和缓解栏均有"√",则说明"剂末现象"可能已经出现

（3）剂末现象的预防与治疗

①预防。使用剂量过大和时间过长,都是左旋多巴引起剂末现象的原因。因此,推迟左旋多巴启用时间,使用相对低剂量左旋多巴,使用长效制剂以产生持续多巴胺能刺激。如疾病起始时,首选半衰期较长的多巴胺受体激动药可推迟剂末现象的发生。此外,尚有减缓多巴胺能细胞凋亡过程的神经保护治疗。

②治疗。对已发生"剂末现象"的左旋多巴使用患者,可采用以下治疗措施:一是维持每日药物总量不变,增加使用次数,减少单次剂量。二是服用复方左旋多巴标准片者,可改用控释剂型以改善患者的运动波动,增加"开"期的时间。三是加用其他半衰期相对较长的药物,以进行相对持续的多巴胺刺激,同时亦可减少左旋多巴用量。四是加用儿茶酚-氧位-甲基转移酶抑制剂（COMT-1）可使左旋多巴半衰期从1～1.5小时延长至2.5小时。研究表明,联用左旋多巴与儿茶酚-氧位-甲基转移酶抑制剂（COMT-1）可使血浆左旋多巴水平维持稳定,降低运动并发症发生风险。五是加用单胺氧化酶B抑制药。六是试用新药剂型,如经肠道持续输注的duodopa、左旋多巴甲酯等。七是若上述措施无效或患者对药物不耐受时,可考虑行外科手术——深部脑刺激术。

五、老年躁狂忧郁症

（一）定义

老年躁狂忧郁症是一种以情感活动病态的过分高涨或低落

为基本症状的精神异常,它具有反复发作,自行缓解的倾向,缓解期精神活动完整性保持良好。本病可仅有躁狂或抑郁状态的发作,还可两者兼有、或交替发作。从本质上看,是同一疾病的两个不同表现,严重的忧郁症有称为忧郁精神病,在临床上躁狂状态在老年人中较忧郁症者少见。

(二)流行病学和病因学

1999 年,我国卫生部发布了中国-世界卫生组织精神卫生研究会资料表明,在世界范围内忧郁症患者已达 3.4 亿人,此数是精神分裂症患者的 7~8 倍。据四川大学华西医学中心精神病科刘协和教授透露,1982 年我国 12 个省市的流行病学调查资料显示,忧郁症患者仅有 0.7‰,1993 年进行了 7 个地区的复查结果显示,忧郁症发病率仍不到 1‰,此数据远远低于国际水平。

老年躁狂忧郁症的病因尚不十分清楚,但本病是一种有明确生物基础的疾病,其主要病因是由体质因素和环境因素共同作用所致。通过家族系双生子、寄养子研究提示,基因遗传对忧郁症的发生有主要作用。据文献报道,在 30% 的患者家族中有精神病史。本病的大部分患者在首发病前,曾有精神因素存在,少数患者有躯体症状表现。许多老年疾病,如脑卒中、帕金森病及癌症等都可伴发忧郁症。

澳大利亚学者的一项研究表明,游离睾酮水平低的老年男性,比水平高者患抑郁症的可能性更大。澳大利亚一项大型前瞻性男性健康研究,共纳入 3 987 名 71~89 岁男性,经检测其血清总睾酮和游离睾酮水平进行分析研究,结果提示,低游离睾酮与老年男性的抑郁症有因果关系,在参试者中有 203 例(5.1%)有抑郁症。专家建议对于睾酮水平低的老年男性应考虑给予睾酮替代治疗。

（三）发病机制

躁狂忧郁症的发病机制主要为中枢神经系统中的间脑功能紊乱和单胺物质代谢紊乱。

1. 间脑功能紊乱 间脑肿瘤可表现有典型的急性躁狂症，以及躁狂忧郁相交替的神经症状。有人发现刺激下丘脑可引起情绪欣快和意念飘忽。因此间脑、特别是下丘脑的功能紊乱可能和躁狂忧郁症的情感障碍有关。

2. 单胺物质代谢紊乱 有学者认为，忧郁症的发生和中枢神经系 5-羟色胺、去甲肾上腺素等（以间脑及边缘系统含量最高）单胺物质代谢紊乱有关。单胺氧化酶抑制药和丙米嗪等抗忧郁药物都能通过不同的方式，增加神经组织的单胺物质。具有镇静作用的利舍平能减少单胺物质，临床上也可见由应用利舍平而触发的忧郁症。间脑功能降低是忧郁症的基础。

3. 神经内分泌异常 如下丘脑-垂体-肾上腺轴功能亢进和下丘脑-垂体-甲状腺轴功能不足，以及相应的靶器官分泌激素的功能变化等，都是本病的易患因素。神经形像学测量可发现忧郁症患者额叶皮质，特别是海马部位密度下降，神经元的树突减少和神经元坏死等病理改变。

4. 精神因素 大部分病人在首次发病前有精神因素存在，少数有躯体因素表现。

（四）临床表现

躁狂忧郁症起病大多较慢，躁狂症初起感抑郁、烦躁，全身躁动而逐渐进入躁狂；忧郁症以显著乏力、食欲缺乏、失眠等诉述起病，易疑为神经官能症，或某些内科病。从住院患者来看，单纯的躁狂症者最多，单纯忧郁症次之，兼有两者的又次之，间歇期长短不一,躁狂忧郁连续交替发生者最少见。

1.躁狂症状 基本的临床表现呈病态的情绪高涨、持久而强烈的喜悦和兴奋。如联想显著、情绪欣快、谈笑风生、口若悬河,但自制能力大为减弱。有动作增多、终日忙忙碌碌、三窜两跳、吵闹不休。有入睡困难或早醒或通宵不眠。重症患者其行为陷于紊乱,甚至毁物伤人。

躯体症状可见面色红润,容光焕发,食欲无明显减退,性欲常亢进。严重兴奋躁动者体重锐减、失水或并发感染。

2.忧郁症状 情感忧郁是基本症状,典型患者伴有自责自罪和联想,动作迟缓,满面愁容,比平时苍老憔悴;或无精打采,注意力涣散以致完全迟钝或木僵,不能自理生活。而焦虑者则表现烦躁不安,痛苦悲伤,消极厌世或激动恐惧,甚至绝望,普遍有寻短见导致自杀企图。典型躯体症状常见全身疼痛难忍、食欲缺乏或拒食、体重减轻、严重失眠或早醒、出汗、便秘等。

(五)诊断与鉴别诊断

1.诊断 情感的高涨或低落,伴以不互相协调的思维内容和行为变化是诊断本病的依据。详细的病史,体检有助于排除中毒性、症状性头脑器质性精神病,如肾上腺皮质激素引起的精神障碍,甲状腺功能亢进引起的躁狂状态等。

忧郁症与躯体症状共存。而目前对忧郁症诊断标准都比较强调精神症状,相对忽视躯体症状是不恰当的。据一项国际研究提示,躯体症状数量与精神症状数量成明显线性关系。疼痛症状与忧郁症高度相关。患有躯体疾病者通常容易伴发抑郁症,约有50%的脑卒中、帕金森病患者,25%的癌症患者都伴有抑郁症,69%的抑郁症患者存在躯体症状。77%主诉精神症状的抑郁症者得到诊断,而仅有22%主诉躯体的抑郁症得到诊断。欧洲一项研究表明,人群中疼痛症状发生率约为 15%,而在忧郁病人中疼痛发生率是正常人群的 3 倍。因此,忽视躯体症状可导致忧郁症的误诊或漏诊。

在鉴别诊断中应与以下疾病区别:

2. 鉴别诊断

(1)心因性反应症:有明显的精神和与之密切联系的思维内容,怨天尤人多于自责自罪,语言动作不减少,无昼重夜轻现象,愉快时可以暂时好转。

(2)精神分裂症:患者同时存在思维障碍,较多的幻觉、行为怪异或整个精神活动缺乏协调。

(3)帕金森病:忧郁症虽有躯体弯曲、语言及动作缓慢与帕金森病类似,但无僵直和震颤动。

(4)围绝经期忧郁症:该症发病于围绝经期,其亲属中无忧郁或躁狂病史,且发病前性格较固执等。

(六)治疗

1. 应用"认知疗法"重塑患者的心理架构

医生应与患者家人配合,通过解释、鼓励、支持与安慰等方式,耐心帮助患者做好思维工作,以提高病人的认知功能。包括认知行为、人际关系、神精分析及婚姻、家庭等有关问题。

2006 年,美国宾夕法尼亚大学的 Aaron Beck 开创了"认知疗法"。"认知疗法"是现代医学发展最为迅速的心理治疗方法,曾获得美国临床医学奖。其实施关键是了解患者的心理扭曲的详情,通过合理且现实的方式,重塑患者的心理架构,以个性化的方式对患者进行治疗。忧郁患者的异常思维方式与其精神心理异常密切相关。因此,改变忧郁症患者的精神心理状态,可有效地缓解其病情。

根据弗洛伊德的经典理论,梦是了解人们潜意识想法的捷径,依此推断忧郁症患者的梦中可能包含有很多对别人充满敌意的内容,而 Aaron Beck 发现,事实与上述推断恰恰相反,忧郁者梦中带有敌意的内容少于正常人。实际上,患者扮演的角色往往是受害者,是被排挤、遭遇遗弃或被阻拦的对象。忧郁症患者之所以会发病,是因为他们总是以否定的态度看待真实的自己,而并非是受到潜意识的驱动。如果忧郁症患者发现自己有缺陷且很无助,他们必然会觉得生活中充满了不可逾越的障碍,从而产生自我否定,甚至自杀的念头。通过纠正忧郁症患者的这种连自己都不能认识到的消极认知模式,可显著缓解他们的忧郁症表现。

"认知疗法"对多种精神疾病及精神分裂症也是一种有效的辅助治疗手段。Beek 将心理疗法的治疗目标从弗洛依德的潜意识转变为意识,这是心理治疗的革命。

2. 抗忧郁药物

抗忧郁药物可分为 4 类,即三环类抗忧郁药,包括在此类药物基础上开发出来的杂环类或四环类药;单胺氧化酶忧郁药物;选择性 5-羟色胺再摄取忧郁药及其他递质抗忧郁药物。前两类属传统性忧郁药,后两类为新型抗忧郁药。

(1)三环类抗忧郁药物:主要代表有丙米嗪 25~150 毫克/日,多塞平 50~150 毫克/日,阿密替林 50~150 毫克/日,去甲丙咪嗪 50~150 毫克/日,去甲替林 20~40 毫克/日,普罗替林 10~60 毫克/日。四环类抗忧郁药物主要代表如氟西汀(百忧解),20~40 毫升/日,氯米帕明 50~150 毫克/日,氟伏沙明 50~100 毫克/日。

三环类忧郁药早在 1957 年始用于临床,其疗效与新型抗忧郁药差不多。但药物价廉、起效缓慢(一般为 2~3 周)和毒副作用多。

老年患者用药剂量应从小剂量开始,若血压、心率正常时,可每周增加 25 毫克/日,直达有效剂量(50～100 毫克/日)。当达 6～8 周后,若病情无明显改善时再换用其他药物。三环类药不能与任何单胺氧化酶抑制药同时使用,或在应用单胺氧化酶抑制药后 3 周时间内使用,否则会产生严重不良反应。

(2)单胺氧化酶抑制药:代表药物有苯乙肼 15～75 毫克/日,异羧肼 30 毫克/日,苯环丙胺 20 毫克/日。该类药毒副作用有头昏、踝部水肿、血压剧降或增高,偶见肝功能异常。单胺氧化酶抑制药可作为二线用药,用于三环类或其他类药物无效的患者。也可用新一类可逆性单胺氧化酶抗忧郁药物如吗氯贝胺,但在服药期间不能食用含酪胺食品。特别要警惕单胺氧化酶抑制药绝对不能与三环类药、选择性 5-羟色胺再摄取抑制药或万拉法辛合用,以免发生心血管病等不良反应。由于本品毒副作用常见,目前已少使用。

(3)选择性 5-羟色胺再摄取抑制药:是当前治疗老年期忧郁症首选的药物,有氟西汀、帕里西汀、舍曲林、西肽普兰、氯伏沙明等 5 种。其中氟西汀(百忧解)是首个选择性 5-羟色胺再摄取抑制药,初在比利时获准上市,后于 1987 年经美国 FDA 批准在美国上市。

该类药物的药理作用相似、疗效亦相近。由于不良反应轻、安全性高、依从性好、使用方便,深受广大患者的好评。本类药物剂量-效应曲线平坦,剂量调整范围小,半衰期长,每日给药 1 次即可。

(4)其他递质抗忧郁药物:主要作用是增强去甲肾上腺素及 5-羟色胺功能性。其代表药物有:

①曲唑酮和奈法唑酮。适用于伴有焦虑、激动、睡眠障碍的

患者及对选择性 5-羟色胺再摄取忧郁药物治疗不耐受,出现性功能障碍或无疗效的忧郁患者。

②文拉法辛。是一种选择性去甲肾上腺素及 5-羟色胺再摄取抑制药。由于该药物兼有选择性 5-羟色胺再摄取抑制药及三环类抗忧郁药、单胺氧化酶抑制药的优势,剂量效应曲线较陡,剂量较大时,疗效明显,但可致血压升高,抗忧郁作用起效快。

总之,新型抗忧郁药物与传统药物相比较,其疗效相当、使用安全。特别是对老年心血管疾病伴前列腺肥大的患者更有益。

③新型的双通道抑制药。如度洛西汀(欣百达)能显著抑制神经元突触对 5-羟色胺受体和去甲肾上腺素的再摄取,可有效控制忧郁症患者的精神和躯体症状。度洛西汀于 2004 年底首先在美国上市,2007 年 4 月在我国上市。

度洛西汀(肠溶制剂)口服后吸收完全,峰浓度时间为 6 小时,连服 3 天血药浓度达平稳状态。外周半衰期为 12 小时。药物通过肝脏代谢,70％以代谢产物形成,后经尿排泄,20％经粪便排泄。肝肾功能不全影响排泄,因此不推荐在肝、肾功不全患者中使用。本品的目标剂量在初始剂量和治疗剂量都是 60 毫克,每日 1 次,口服。如果患者不能耐受起始剂量,可酌用较低的起始量或指导患者在用餐时服用。尔后尽快将剂量调回目标剂量60 毫克,每日 1 次,口服。6 项随机双盲安慰剂对照研究表明,度洛西汀 60 毫克/日,临床治疗疗效良好。服药治疗第一周即明显改善精神焦虑,治疗第二周可显著改善抑郁症状及躯体各部位疼痛。

④米氮平片(Mirtazapine),高品名瑞美隆(Remeron):是作用于中枢的突触前 α_2 受体拮抗药,可以增强肾上腺素能的神经传导。它通过与中枢的 5-羟色胺受体(5-HT$_2$,5-HT$_3$)相互作用,起调节 5-羟色胺的功能。该药的两种旋光对受体都具有抗抑制活

性,左旋体阻断 α_2 和 5-HT$_2$ 受体,右旋体阻断 5-HT$_3$ 受体。其抗组胺受体(HI)的特性起镇静作用,有较好的耐受性。几乎无抗胆碱作用,其治疗剂量是对心血管系统无影响。

米氮平适用于抑郁症。用药后 1～2 周起效。对精神运动性抑制,快感缺乏,睡眠欠佳(早醒)、对事物无兴趣、情绪波动、自杀倾向均有疗效。服药 2 小时后血药浓度达高峰,平均半衰期为 20～40 小时,适合每日服药 1 次。本品大多被代谢并通过尿和粪便排出。肝、肾功能不良者,可使药物清除率降低,慎用。米氮平常见的不良反应有嗜睡、头痛、眩晕、水肿伴体重增加;罕见低血压、躁狂症、惊厥或震颤、肌痉挛。

米氮平有效剂量为 15～45 毫克/日,起始剂量应为 15 毫克或 30 毫克(夜间应服较高剂量),每日 1 次(最好在晚上服用),也可分 2 次,口服。

⑤治疗急性期双相抑郁,米氮平联用氟西汀有效。2007 年第 160 届美国精神病学会年会上报告了许多关于双相抑郁药物治疗的临床研究结果。现介绍其中的有关资料:据 Tamago 等报告,米氮平联用氟西汀治疗急性期双相抑郁有效,该研究为一项开放标记性研究,纳入在门诊就诊的双相抑郁患者,接受米氮平(6～12 毫克)联用氟西汀(25～50 毫克)治疗,第一阶段治疗为期 7 周,结果分别有约 70% 和 60% 的患者获得疗效和达到缓解标准。

第一阶段结束后,将纳入者随机分到米氮平联合氟西汀治疗组(药物剂量为第一阶段结束时剂量)或米氮平 10 毫克(范围 5～20 毫克/日)组,治疗 12 周。结果表明,与米氮平组相比,米氮平联合氟西汀合剂组有更多的患者获得疗效($P=0.047$)和达到缓解标准($P=0.002$)。

米氮平联用氟西汀的常见不良反应为食欲增强、体重增加、嗜睡、焦虑、失眠和心境低落。

研究者认为,双相抑郁患者在急性期接受米氮平联合氟西汀治疗,并坚持使用至少 19 周可获得良效且安全。但是若转为米氮平单药治疗,则可能会导致疗效降低。

3. 抗抑郁药物起效时间与临床治疗率的关系

传统观念认为,在临床治疗中应首先给予患者足够的药量和足够长的治疗时间,在治疗期内不可频繁更换药物,要耐心等待抗抑药物起效,以达到充分治疗目的。通常这段时间至少要等6 周。

随着研究的进展,许多人对耐心等待提出了质疑,早期起效时间标准为 2 周,研究证据表明,抗抑制药物早期起效的远期疗效具有一定相关性。如果药物治疗 2 周时达不到早期起效,则 6 周时患者达到症状完全缓解的可能性将大大降低,反之,如果 2 周时起效,则 6 周时达到症状完全缓解的可能性将显著增加。因此,当时药物治疗 2 周仍未起效时,即考虑对治疗方案进行调整,增加剂量或更换药物。

但抗抑郁药物起效时间快仍具有重要的临床意义:如更快缓解症状,降低抑郁患者自杀风险,更快恢复患者的各种功能,包括学习工作、人际关系和社会负担;改善患者远期预后及减少残留症状等均有益处。

抗抑郁药物起效快的意义,主要还在于提高患者后期治疗的痊愈率。已有临床研究证实,治疗显效越快者痊愈率越高,1 周显效和 4~6 周才显效患者的痊愈率分别为 60%~70% 和 20% 左右。还有研究显示,起效时间可以预测抑郁症患者的预后:抗抑郁治疗 2 周内显效患者的 8 周治疗有效率为 68%;而 2 周治疗未显效患者的 8 周治疗有效率仅为 28%。

不同抗抑郁药物的起效时间不同,所针对的症状也不同,因此应根据患者主要症状选择适合的药物,进行个体化治疗,以便快速改善症状,从而有利于进一步治疗。现有抗抑郁药物在起效时间上有一定差异。大量循证医学证据表明,文拉法辛缓释药、艾司西酞普兰和米氮平可在治疗 1 周左右起效;近年研发了一系列起效快的 5-羟色胺和去甲肾上腺素再摄取双重抑郁制剂、去甲肾上腺素能和特异性 5-HT 能抗抑制药等新型抗抑郁药物。传统抗抑郁药(含三环类药)平均 2～4 周起效,选择性 5-羟色胺再摄取抑制药起效较慢,治疗 4～6 周后才能判断是否起效。

4. 焦虑障碍的治疗

国际著名精神病专家,美国杜克大学精神病学和行为科学院 R. T. Davidson 教授,于 2008 年 8 月应邀来华讲学,在成都作了《焦虑障碍的治疗》"和创伤后应激障碍的诊治"专题讲座,并为四川省的汶川某地震后"创伤后应激障碍"的治疗和干预提出科学有效的建议,兹摘要如下:

20 世纪 90 年代美国共病调查及其 10 年后的全美共病再次调查表明,焦虑障碍终生患病率分别高达 25％和 27％～30％。其中社交焦虑障碍、创伤后应激障碍、广泛性焦虑障碍、惊恐障碍和强迫症的终生患病率分别为 15％、8％、6％、3％和 2％。

据估计,全美国约有 2 690 万人受到焦虑障碍的影响,患者从发病到临床治疗需经历相当长时间,会带来很大的直接和间接经济负担。

(1)社交焦虑障碍(SAD):发病率很高(15％),是继重型抑郁、酒精滥用后的第三位常见精神疾病。社交焦虑障碍患者易患其他疾病,如重型抑郁、强迫症、惊恐障碍、创伤反应激障碍,酒精依赖和药物依赖。

美国 FDA 批准的社交焦虑障碍治疗药物包括帕罗西汀、舍曲林、文拉法辛缓释药和氟伏沙明缓释药,选择性 5-羟色胺再摄取抑制药作为一线治疗药物,证据明显,没有证据表明双通道抑制药优于选择性 5-羟色胺再摄取抑制药;二线治疗药物为氯硝西泮和普加巴林,抗精神病药物可能有益,三线治疗药物为苯乙肼,联合治疗可能发挥作用。

(2)广泛性焦虑障碍(GAD):FDA 批准的治疗广泛性焦虑障碍的药物是帕罗西汀、艾司西酞普兰、文拉法辛和度洛西汀。广泛性焦虑障碍除了引起焦虑症状外,还可致残,造成患者在工作和生活上的障碍。治疗目标不仅要评价焦虑症状改善,更要从总体功能改善来综合评估。

固定剂量帕罗西汀的研究第一次综合评估了广泛性焦虑障碍患者总体功能改善情况,其中一项研究结果显示了帕罗西汀对 sheeham 伤残量表(SDS)分数的改善。研究显示与安慰剂相比,帕罗西汀 20 毫克/日及 40 毫克/日两个剂量组中伤残量法总分均显著改善,而且在家庭生活、社会生活、工作等方面的改善上,帕罗西汀组也显著优于安慰剂。

广泛性焦虑障碍需要长期治疗,停药 1 个月后约 25% 的患者症状会完全复发,停止治疗在第一年后的复发率为 60%~80%。

一项为期 32 周的随机、双盲、安慰剂对照研究表明:在使用帕罗西汀治疗 8 周并取得较好疗效后,继续使用帕罗西汀治疗创伤反应激障碍发生率更高(帕罗西汀 73%;安慰剂 34% $P <$ 0.01)。

(3)创伤后应激障碍(PTSD):创伤后应激障碍是指个体暴露于一种突然的、威胁生命或严重创伤的情景,表现出极度害怕无助和恐惧。PTSD 的核心症状有 3 组,即反复侵入性创伤性体验、回避症状和警觉性增高症状,持续至少 1 个月,并存在有临床意义的应激症状或功能损害。女性创伤后应激障碍发生率高于男性,且存在更多精神症状和生理反应,病程也相对较长。

创伤后应激障碍的分类:①急性创伤,个体经历创伤 1 个月以内出现应激症状。②急性创伤后应激障碍，3个月以内发生应激反应。③慢性创伤后应激障碍，3个月以后出现症状而且持续存在。④推迟发作的创伤后应激障碍，经历创伤事件后6个月才出现应激反应。

创伤后应激障碍还易合并其他精神疾病或躯体疾病，如广泛性焦虑症、重型抑郁、药物依赖、支气管哮喘、胃溃疡和高血压等。

创伤后应激障碍的治疗目标是减少核心症状，增强社会功能，改善生活质量，增加患者神经可塑性，预防创伤后应激障碍复发和减少共病的发生。

对创伤后应激障碍的早期干预与预防很重要。治疗包括社会心理治疗，如暴露疗法、认知疗法、脱敏疗法、催眠疗法等；药物治疗，如使用抗抑郁药（选择性5-羟色胺去甲肾上腺素再摄取抑制剂（SNRI）、双通道抑制药、三环类抗忧郁药（TCA）、单胺氧化酶抑制剂、心境稳定药和抗精神病药物等，但不主张使用苯二氮䓬类药物（BZ）；其他疗法，如针灸、中草药、运动等。在创伤后应激障碍治疗过程中，不可忽视患者自杀倾向，共病，以及失眠问题，创伤后应激障碍患者自杀企图是普通人的6倍。

帕罗西汀是FDA批准用于创伤后应激障碍的药物。研究显示，该药治疗有或无焦虑/抑郁共病的创伤后应激障碍，患者与安慰剂治疗创伤后应激障碍者的疗效，经临床疗效总评量表评价，结果显示帕罗西汀有较好的疗效。另一项随机双盲对照研究表明，针灸和认知行为疗法治疗创伤后应激障碍的有效率分别为68%和43%，优于候诊对照组（19%）。

（4）惊恐障碍（PD）：惊恐障碍诊断（DSM-IV诊断标准）：①反复、突然出现的惊恐发作，如心悸、出汗、胸痛、濒死感、头晕等。②至少1个月有下述1种症状发作。包括持续关注自己有下一次发作，担心惊恐发作的后果和影响，发作时行为有显著变化。

③伴或不伴有广场恐怖。

治疗措施有药物治疗和心理治疗,应根据患者情况制定个体化治疗方案。目前 FDA 批准的药物是抗焦虑药阿普唑仑、氯硝西泮和阿普仑缓释片,以及抗抑郁药帕罗西汀速释片/控释片、舍曲林、氟西汀和文拉法辛缓释片。

帕罗西汀是第一个被批准治疗惊恐障碍的药物,研究证明与氯米帕明相比,帕罗西汀在治疗早期效果更显著。

抗抑郁药联合苯二氮䓬类治疗焦虑是有意义的,特别是选择性 5-羟色胺再摄取抑制剂与苯二氮䓬类的联合治疗。从起效时间、耐受性、治疗广谱性等方面的比较来看,苯二氮䓬类与选择性 5-羟色胺再摄取抑制剂各有优势,两药联合,前者可在抗抑郁药疗效未发挥时期提供快速抗焦虑效果,减轻服抗抑郁药初期的焦虑症状,更全面和持久地改善焦虑症状;后者可预防和治疗苯二氮䓬类类药物引起的抑郁症。

(5)强迫症(OCD):强迫症的可选治疗方案为:①心理社会治疗,如行为治疗。②解剖治疗,如扣带回切开术、深脑刺激。③药物诊疗,如氯米帕明、选择性 5-羟色胺再摄取抑制剂(SSRI)和抗精神病药物(增效)。

经 FDA 批准用于治疗强迫症的药品包括帕罗西汀 40 毫克/日,口服,舍曲林 50~200 毫克/日,口服,氟西汀 60~80 毫克/日,口服,氯伏沙明,100~300 毫克/日,口服,氯米帕明,100~250毫克,口服。有研究表明,对抗抑郁药治疗强迫症的疗效进行比较,汇总研究结果显示,帕罗西汀、氯伏沙明和西酞普兰均可使强迫症状量表分数显著降低。

(6)焦虑障碍治疗策略探讨:①临床治愈率与药物不良反应。一项研究对帕罗西汀治疗 4 种焦虑障碍(帕金森病、社会焦虑障碍、广泛性焦虑障碍和强迫症)的临床治愈率作了统计,结果显示帕罗西汀组治愈率,显著高于安慰剂组,帕金森病为56.5％,社会焦虑障碍为 24.7％,广泛性焦虑障碍为 46.3％,强迫症为 24％;另一项研究表明帕罗西汀对创伤后应激障碍的治愈率为29.4％。治疗焦虑障碍药物在发挥作用时,可能出现的不良反应有消化系统症状、激越、失眠、镇静、性功能障碍、撤药反应和体重增加。②药物剂量策略。在治疗焦虑症时要注意药物剂量的设定,权衡治疗效果及药物不良反应,其所有给药策略是剂量滴定和维持给药。剂量滴定包括按毫克给药、按治疗效果调药和按不良反应调药。在患者耐受的情况下,采用递进的剂量逐渐达到治疗效果。如果出现患者不能耐受的药物不良反应,即采用维持剂量进行治疗。当病情好转后,应该继续使用有效剂量来维持治疗,不需下调剂量。

例如:帕罗西汀剂量滴定:第一周 10 毫克/日,口服,第二周 20 毫克/日,口服,第三周 30 毫克/日,口服,第四至六周 40 毫克/日,口服,到第八周 50 毫克/日,口服,这是在通常情况下的用药策略,在实践中应结合患者个体情况,如年龄及合并症等酌情用药。

5.老年重症抑郁症的维持治疗　老年重症抑郁症患者包括首次发病者,抑郁症复发,失能和病情危笃者。美国匹兹堡西方精神病学研究所和医疗中心等研究者,在 1 项随机、双盲、安慰剂对照试验中,检验了年龄≥70 岁抑制患者,接受帕罗西汀维持治疗和每月 1 次人际心理治疗有疗效。在对帕罗西汀和心理治疗有效的患者中,116 例被随机分配接受 4 种维持治疗方案等,治疗 2 年或直至复发重症。临床研究结果显示:35％接受帕罗西汀加心理诊疗者,37％接受帕罗西汀加临床处理谈话者,68％接受安慰剂加心理治疗者,以及 58％接受安慰剂加临床处理谈话者,在 2 年内复发重症抑郁症($P＝0.02$)。校正心理治疗的效应后,接

受安慰剂者中的复发相对危险是接受帕罗西汀者中的 24 倍
（95％可信区间 1.4～4.2）。为了预防 1 例复发，需要接受帕罗西
汀治疗者为 4 例（95％可信区间 23～109 例）。共存的内科疾病
（如高血压或心脏病）较少且严重程度较轻者，从帕罗西汀中获益
更大（$P=0.03$）。

　　结论：年龄≥70 岁，对初次帕罗西汀和心理治疗有疗效反
应的重型抑郁症患者，如果接受帕罗西汀维持诊疗 2 年，抑郁症
复发的可能性较低。每月 1 次维持心理治疗不能预防抑郁症
复发。

6.中医中药治疗

　　(1)忧郁症：可伴阴虚火旺证候，舌质红绛，无苔，脉细数。宜
用滋阴降火之法。治疗方剂为：生地黄、玄参、天冬、麦冬、石斛、
知母、猪苓、山药、泽泻、牡丹皮、黄连、山茱萸、甘草。每日 1 剂，
水煎服，连用 1～1.5 个月。

　　(2)躁狂症：有阳亢火盛之象，面红目赤，舌苔黄燥，脉洪数，
尿短赤，便秘。可用清热泻火疗法，方用龙胆泻肝汤，随证加减。
药用龙胆草、黄芩、黄连、当归、芦荟、龙骨、牡蛎、石膏、甘草。配
以针刺疗法，加低压直流脉冲电，强刺激冲击。选穴为翳风、听
宫、太阳、人中、百会、印堂等穴位。每次取穴 1 对。

　　(3)难治性患者：如有自杀企图者，可做电休克治疗。改良的
无抽搐电休克疗法，先行肌内注射麻醉（松弛药），可减少患者
痛苦。

　　（七）预后

　　躁狂忧郁症首次发作，其自然病程为 6～24 个月。不经治疗
即使缓解者而复发的危险约为 50％，2 次复发率为 70％，3 次复
发率高达 90％，久治不愈患者，神经系统则发生不可逆转的损害，

可出现认知功能明显损害，则使治疗更加困难。

六、老年人睡眠障碍

睡眠障碍在老年人中发病率高，其主要原因是躯体和心理、社会合并症高发，以及频繁采用多种治疗措施。在老年人群中，睡眠障碍和严重躯体疾病有很强的相互关联，但通常未能被临床医师充分认识和评价。睡眠障碍患者可能更容易出现高血压、抑郁症、心脑血管疾病和糖尿病等，而患上述疾病的成年人出现睡眠障碍的风险也更高。

根据 2005 年新版国际分类，将睡眠障碍性疾病分为八大类共 88 种疾病：即①失眠。②呼吸相关睡眠障碍。③非呼吸障碍性白天过度嗜睡。④异态睡眠。⑤睡眠相关运动障碍。⑥独立症候群，正常变异及尚未明确的问题。⑦昼夜节律紊乱所致睡眠障碍。⑧其他睡眠障碍。

(一)流行病学和病因学

2006 年我国六大城市有关睡眠调查显示，普通成年人在一年内有过失眠的比例高达 57％，其中 53％成人的失眠症状超过 1年。睡眠相关性障碍在老年期的发病率较高，65 岁以上的老年人有 25％～35％经常出现睡眠障碍。

失眠是一种常见的生理心理疾患，与不良卫生的生活习惯、情绪障碍或精神障碍，如焦虑、抑郁或紧张、恐惧等相关。有关研究表明，失眠常与各种躯体的各种疾病并存，并形成恶性循环。睡眠障碍的长期累积效应与一系列疾病相关，包括高血压、肥胖、糖尿病、心血管疾病和脑卒中等的发病危险增加。已有研究显示，较长和较短的睡眠时间都使冠心病发病危险增加，而 7～8 小时睡眠者的冠心病发生危险最小。尤其是慢性失眠对患者的生活质量和身体功能有着潜在的显著影响,慢性失眠也可能是同时患有某些精神疾病的先兆,特别是抑郁症。

(二)病理机制

睡眠-觉醒周期的调节是一个非常复杂的高级生理活动过程,根据多导睡眠纪录仪描记的生物电、行为及生理功能等多项指标,划分为觉醒和睡眠状态。觉醒是保证大脑的高级功能,如认知、情绪、学习、记忆、注意力及行为正常进行的基础。

大脑皮质本身不具有自身激活的内在机制,必须依靠皮质下和脑干上行网络的聚合和辐射对皮质产生兴奋性冲动,包括脑干网状结构上行激活系统、基底前脑与大脑皮质激活、脑干单胺类神经递质(5 羟色胺、乙酰胆碱、去甲肾上腺素、多巴胺)的皮质激活作用等方面。

人类生命时间的 1/3 处于睡眠状态,而睡眠不是觉醒状态的简单终结,而是中枢神经系统内主动的、节律性的调节过程引起的,脑干尾端包含能够诱发睡眠的特定区域,位于脑桥与延髓尾端之间中线区域的细胞核团(中缝核、孤束核、蓝斑核等)发出上行纤维——上行网状抑制系统对脑干网状结构上部产生抑制性影响。上行网状抑制系统与脑干网状结构上行激活系统功能的动态平衡,调节着睡眠-觉醒周期变化。

睡眠-觉醒周期的调节除了受到大脑皮质到脑干各级中枢的调节外,还包括各种神经递质和神经激素的参与,神经递质动态变化与平衡是调节睡眠-觉醒的物质基础。近年来,一些内源性多肽、免疫物质、细胞因子等对睡眠-觉醒周期的调节也备受关注。

（三）诊断要点

1. 心理生理性失眠　在一般人群中患病率为 $1\%\sim2\%$，在各种失眠中约占 15%。以失眠为主诉者在临床上多是如诉入睡困难、睡眠浅、易醒、多梦、早醒、醒后不能恢复精力。中老年女性忧郁症患者是失眠的高发人群。其主要临床特点是条件性入睡困难或卧床后高度的唤醒水平，如过度关注失眠和为睡眠焦虑等，例如有的患者长期因当心失眠而失眠。若失眠主诉持续存在长期得不到化解，这是忧郁症发病的高危因素。更如有的人对个人婚姻不满意，有人因工作压力严重，长时期心理冲突不解而致失眠等。对这种生理心理性失眠，应特别重视非药物治疗，宜以心理行为治疗为主。对前者应教育帮助解除睡眠及睡眠环境的条件反射性焦虑，进行系统的心理治疗以促进自信心理；对于后者可通过心理治疗，帮助患者面对现实，而非回避内心冲突，同时应注意防治其抑郁、焦虑障碍。

2. 神经系功能紊乱与失眠　在近百种睡眠障碍中有 70% 属于神经系疾病范畴。在临床上失眠常与各种精神障碍共存，而睡眠紊乱可以是某些精神障碍的早期症状甚至是发病原因。大约 75% 的失眠者伴有不同程度的抑郁和心境恶劣，而有 $35\%\sim50\%$ 的慢性失眠与精神障碍有关。

伴随失眠常见精神障碍有抑郁、焦虑紧张和恐惧。超过 2/3 的失眠者在发生前出现过抑郁症状。入睡性失眠或维持性失眠是伴发焦虑症患者睡眠障碍的特征，这类患者通常是由于对一种或多种生活事件的过度焦虑忧郁性期望所致。

3. 某些较特殊的睡眠障碍性疾病　包括不宁腿综合征（RLS）、睡眠时周期性肢体运动（PLMS）。不宁腿综合征在美国人群中患病率高达 $5\%\sim10\%$，其中 2% 的患者症状非常严重。

女性发病风险为男性的1.5～2倍。患者一级亲属患同样疾病的风险是普通人群的3～6倍。该病存在遗传倾向,很多患者家族中有类似患者。

许多常用药物可诱发或加重不宁腿综合征,如含抗组胺成分的抗过敏药或感冒药、大多数抗抑郁药和镇静药等。此外,缺铁性贫血、肾功能不全患者及妊娠女性患病率较高。

其临床表现是在晚间安静或入睡时,以双下肢麻木、疼痛、瘙痒或不可名状的异常感觉为主要表现,常在走动、或敲击双腿后症状好转或消失。多数患者在晚间入睡后有反复踢腿动作。部分患者在白天安静时可见不自主的腿动现象。本病的治疗应针对病因,对缺铁性贫血进行纠正。另有患者长期多梦,经多导睡眠图监测,发现其存在阻塞性睡眠呼吸暂停,低通气事件和周期性肢体运动。这两种睡眠障碍在老年人群较多见。病情轻时仅表现睡眠浅、易醒、多梦,其原因较复杂,可能与睡眠增龄性变化的规律及其对梦境的过分关注有关。

4. 发作性睡病 一名青年女生,主诉不可控制的短暂多次嗜睡症史多年。白天上课或课间、或考试时突发嗜睡症。临床表现有发作性睡病的"五联征":①难以控制的嗜睡。②发作性猝倒。③睡瘫。④睡幻觉。⑤夜间睡眠紊乱。结合睡眠潜伏期试验(MSLT)检查,确诊为发作性睡病。其病机是由于患者的大脑无法正确调控睡眠-觉醒周期。该病并不罕见,但因人们对该病的知晓率和诊断率很低,多数患者在首发症状出现约5～10年后方获确诊。目前尚无法治疗此病,但使用药物可以基本控制其两个核心症状——白天过度嗜睡和猝倒。

5. 心血管疾病、阻塞性睡眠呼吸暂停综合征与睡眠障碍

(1)流行病学资料显示,睡眠障碍患者中高血压发病率高达50%～90%,无论是否患高血压,患者血压变化均失去正常昼夜节律、波动曲线呈非反构型。有研究报告,呼吸暂停低通气指数大于 15 次/小时的患者,4 年后发生高血压的风险为正常人群的 3 倍。

（2）据报告,患者发生冠心病的危险较正常对照者明显升高,夜间心电图发生 ST-T 改变与睡眠呼吸暂停严重程度,尤其是与血氧饱和度降低幅度相关。

（3）流行病学资料显示,该病是充血性心力衰竭的独立危险因素。据报告,患者心力衰竭发生率为正常人群的 2.38 倍,且心力衰竭使睡眠呼吸暂停次数增多、程度加重,是该病死亡升高的重要原因。

（4）患者易出现肺动脉高压,主要原因是睡眠过程中呼吸暂停常伴严重低氧血症,肺泡换气不足及高碳酸血症,导致末梢血管收缩、心排血量减低、组织缺氧,最终出现肺动脉高压。

（5）患者亦常合并慢性阻塞性肺病,是慢性肺源性心脏病的常见原因。

（6）患者夜间睡眠时可发生心律失常（包括期前收缩、心动过速、房室传导阻滞）。且心律失常发生率与夜间睡眠呼吸暂停及低氧血症的发生呈正相关。

6. 睡眠-觉醒周期与血压调节　有研究显示,高血压患者常伴有难于入睡、多梦、早醒等睡眠障碍,高血压患者失眠的发生率高达 47.9%。高血压伴失眠的患者易发生冠心病和肾功能减退。有研究显示,每晚睡眠时间<5 小时,心脏疾病发病率为 27%;而每晚睡眠时间>7 小时,心脏疾病的发病率仅为 6%。因此,中年人少睡眠是高血压的危险因素。

正常人夜间睡眠时血压有明显的下降,即表现为昼夜节律性变化（血压曲线呈“勺型”）。而昼夜血压节律会受到多种因素影响,如外源性因素（夜班、精神处于应激状态等）可引起内源性神经内分泌和生物学的改变。不健康的生活方式,如工作压力大、"网络病"、熬夜及日夜颠倒的生活方式,致使正常活动节律紊乱,影响了机体正常昼夜节律,从而导致各种身心疾病如高血压等。因此,健康的生活方式,保证正常的睡眠-觉醒周期,是防治高血压的一个重要方面。

7. 呼吸疾病与睡眠障碍　呼吸疾病与睡眠关系密切。呼吸疾病也可并发非呼吸性睡眠障碍。睡眠呼吸障碍即为与呼吸疾病和睡眠障碍相关的一类疾病,是老年常见疾病。

据国外资料统计,在呼吸科门诊中 10％～40％患者与睡眠呼吸障碍相关。睡眠呼吸障碍包括阻塞性睡眠呼吸暂停低通气综合征(OSAHS),中枢性睡眠呼吸暂停低通气综合征(CSAS)、陈-施呼吸、睡眠通气综合征及呼吸努力相关微觉醒等临床疾病,其中最常见为阻塞性睡眠呼吸暂停综合征。

睡眠呼吸障碍发病率与慢性阻塞性肺部疾病和哮喘接近,国外资料报告睡眠呼吸障碍发病率达 2％～4％,且随年龄、体重增加而上升。睡眠呼吸障碍为累及全身各系统的重要疾病,可导致严重的并发症或死亡;睡眠呼吸障碍为可治疗疾病,无创呼吸机的应用可完全逆转其病理生理改变,显著提高患者的生活质量,改善预后。目前用于治疗睡眠呼吸障碍的主要疗法为气道正压通气。

8. 糖尿病与睡眠障碍　流行病学、生物学和行为学证据提示,睡眠障碍可致糖耐量异常、胰岛素抵抗,并影响糖尿病发生和进展,而糖尿病相关临床症状可加重睡眠障碍,因此形成恶性循环而加速糖尿病进展。研究证实,糖尿病患者入睡和睡眠维持较困难,日间睡眠更多,且睡眠障碍与血糖控制不良相关。

睡眠不足而加剧糖尿病的机制为:睡眠时间过短可能刺激下丘脑-垂体-肾上腺轴,干扰神经激素系统平衡;睡眠时间过长多为慢性疾病或抑郁症表现,机体热能消耗减少,可导致肥胖和糖尿病。有研究发现,体重指数对睡眠障碍与糖尿病的相关性起重要作用,睡眠障碍可能通过增加体重使糖尿病发病率升高。

总之,多项研究提示,睡眠障碍可影响糖尿病的发生和进展,而糖尿病相关症状及其并发症也会干扰睡眠,由此形成恶性循环。通过干预睡眠可控制糖尿病及其并发症的发生和进展,而控制糖尿病,治疗相关症状如减少夜尿、缓解疼痛和改善抑郁等,也有利于改善睡眠。

9. 帕金森病与快动眼相睡眠行为障碍　帕金森病除震颤、运动减少和肌强直等典型症状外,还常伴睡眠障碍,如失眠、日间嗜睡、睡眠发作和异态睡眠等,严重影响生活质量。患者异态睡眠以快动眼相睡眠行为障碍(RBD)最为常见。

研究认为,多种神经变性病包括帕金森病、路易体痴呆、多系统变性等,其共同的典型病理改变为神经元内路易体形成,α-触核蛋白是路易体的主要成分。快动眼相睡眠行为障碍与神经变性病相关的机制可能为,神经变性出现 α-触核蛋白聚集时,脑干的单胺能神经核,尤其是蓝斑和黑质的神经元脱失,导致对胆碱能脚桥核的抑制减弱,该部位正是睡眠时肌肉失张力的调节区。快动眼相睡眠行为障碍临床特点及诊断标准:快动眼相睡眠行为障碍特征为快速眼动期反复肌肉失张力消失和位相性肌肉活动增加,可发生与梦境相关复杂行为表现,以致患者本人或他人受伤。据报告,帕金森病患者中快动眼相睡眠行为障碍发病率高达 15%～47%。快动眼相睡眠行为障碍可先于帕金森病出现或与之同时存在,多数学者认为,快动眼相睡眠行为障碍为帕金森病的前驱症状。

1997 年国际睡眠障碍协会制定了快动眼相睡眠行为障碍的简易诊断标准,即除发生梦境相关肢体自发性运动外,还应具备以下至少1项:伤害性或潜在伤害性睡眠行为、梦境生动如真实发生或睡眠中动作破坏睡眠连续性。视听多导睡眠监测可发现快速眼动期异常运动行为,视听多导睡眠监测也可发现快速眼动期强直或位相性肌肉活动,但仪器辅助诊断不必要。

快动眼相睡眠行为障碍治疗首选氯硝西泮0.25~1毫克/每晚,口服。褪黑素3~12毫克/每晚,口服,可单独应用或与氯硝西泮联用。循证医学推荐:氯硝西泮已被证明治疗有效(Ⅲ/B)。多巴胺激动剂可能有效(Ⅱ/B)。

10.睡眠暴力 72岁男性患者,诊断为帕金森病。患者自60岁起,其配偶就发现患者在睡眠中常大声呼喊,还伴有各种肢体动作,甚至曾因蹬踏床沿导致趾骨骨折,唤醒后,自述正在做噩梦。随着病情发展,患者可在夜间起床,持械毁物并多次跌倒,偶而惊醒时自觉惊讶和费解,最后被迫每天睡前用铁链将双手捆绑在床上。经诊断为快动眼相睡眠行为障碍(RBD)-快速眼动行为障碍(REM)。

大部分梦境发生在快速眼动睡眠期,但无论精神如何紧张,都不会有肢体动作。乃因快速眼动睡眠期做梦时全身骨骼肌张力完全消失,尽管大脑有一定的意识激活,但无法指挥肌肉活动,这是一种自我保护机制。一旦做梦时大脑能指挥肌肉运动,即出现灾难性后果。这就是常见的快速眼动行为障碍,RBD是另一种与做梦相关的疾病,与快速眼动睡眠期肌张力升高有关。

该病多发生于50岁以上男性,老年人中患病率达0.5%。常因睡眠时自伤或伤人,应引起重视。专家提示发生快动眼相睡眠行为障碍症状10年后,一半以上患者出现神经变性疾病,以帕金森病多见。

11.白天睡眠过多与老人心血管病死亡相关 有研究显示,每晚睡眠<5小时心脏病发病率为27%;每晚睡眠>7小时,心脏病发病率仅为 6％，说明了机体睡眠-觉醒周期有一定的昼夜节律性。如果过短的睡眠或过长的睡眠都会影响人体的正常昼夜节律，从而导致各种身心疾病，如心脑血管疾病、脑卒中、糖尿病等。

2009 年 2 月 26 日在线发表于《卒中》(Stroke)论文：法国学者进行一项社区老年人群前瞻性研究。有 8 269 名参加者完成了白天睡眠过多调查问卷，结果显示基线时报告常见和频发白天睡眠过多的老年人占 18.7％，在随访 6 年后有 762 人死亡。在调整了其他相关因素后，白天睡眠过多与死亡危险显著增加 33％相关。进一步分析显示，白天睡眠过多与心血管死亡相关，但与癌症死亡无关。

（四）治疗策略

1. 失眠的治疗原则 失眠是一种常见的生理心理疾患，长期失眠给人们生活和工作带来不利影响，对健康带来损害。治疗原则：首要是帮助患者建立健康的卫生睡眠习惯和指导患者"认知—行为"，同时针对失眠原因进行必要的药物治疗。对一过性或急性失眠者早期可予药物治疗；对短期或亚急性患者，宜早期予药物并联合"认知—行为"治疗；长期或慢性失眠患者应咨询相关科室专家。

治疗失眠药物分为处方药和非处方药。处方药有苯二氮䓬类和非苯二氮䓬类，非处方药有苯海拉明等。苯海拉明对中枢神经系有镇静作用，可缩短入睡时间，增加睡眠时间的作用，是美国FDA 专著(monograph)体系中惟一有助眠药物成分，其效果和安全性得到验证。适用于出差、旅游、"倒时差"及工作压力大、头痛等失眠者应用。

失眠治疗的目的是缓解症状，保持正常睡眠结构，以及提高患者生活质量，药物治疗并联合"认知—行为"治疗，同时需与培养健康的睡眠习惯相结合。

循证医学对失眠推荐：①深入询问睡眠史对明确失眠原因和结果很关键（Ⅲ/A）；②在对内科疾病症状的失眠患者进行评价时，体格检查是重要的基本要点（Ⅲ/A）；③对于老年人失眠患者而言，失眠认知—行为治疗是有效的治疗手段（Ⅰ/A）；④非苯二氮䓬类药物和褪黑素受体激动药是目前最安全、有效的催眠药物（Ⅱ～Ⅰ/B）；⑤失眠认知—行为治疗与药物联合治疗对某些患者有益（Ⅲ/A）；⑥治疗失眠时，特别是老年患者失眠，抗组胺药与抗抑郁药、抗癫痫药、抗精神病药物的风险高于临床获益（Ⅱ～ⅢB）。

2. 老年躯体疾病所致睡眠障碍循证医学评估和管理

（1）睡眠呼吸暂停：①阻塞性睡眠呼吸暂停，常见于老年人，所有老年人都应接受阻塞性睡眠呼吸暂停筛查。主要询问3个关键临床症状：日间嗜睡、打鼾和观察到呼吸暂停（Ⅱ/A）。②所有阻塞性睡眠呼吸暂停风险的老年患者应接受多导睡眠记录仪记录，是否存在阻塞性睡眠呼吸暂停（Ⅲ/A）。③持续气道正压通气是阻塞性睡眠呼吸暂停最可靠的治疗方法。对于口腔条件允许者，可采用口腔矫治器（Ⅰ/A）。④所有接受持续气道正压通气治疗的老年患者，都应了解持续气道正压通气使用机制、方法、治疗预期目标，并接受随访。这可以提高患者治疗依从性（Ⅱ/B）。⑤对于躯体超重的阻塞性睡眠呼吸暂停患者，减重应该是治疗的一部分（Ⅱ/A）。⑥不应向确诊阻塞性睡眠呼吸暂停的患者处方较陈旧的镇静催眠药，应建议阻塞性睡眠呼吸暂停患者在睡前2小时内避免饮酒（Ⅲ/A）。⑦对于有合并症，特别是高血压的阻塞性睡眠呼吸暂停患者要进行随访，接受持续气道正压通气治疗的患者对抗高血压药物的需求可能会改变（Ⅲ/A）。

（2）不宁腿综合征与睡眠时周期性肢体运动：①应询问入睡

困难的失眠患者腿部是否有不适感觉（Ⅲ/A）。②不宁腿综合征患者应接受血清铁蛋白检查（Ⅲ/B）；多巴胺能类药物是不宁腿综合征患者的一线治疗药物（Ⅱ/B）；对于接受多巴胺能类药物治疗的患者，应警告其有病情加重的可能性（Ⅲ/A）。③缺乏不宁腿综合征症状的睡眠时周期性肢体运动患者很少需要药物治疗（Ⅲ/A）。

（3）异常睡眠—快动眼行为睡眠障碍：①对所有睡眠时有活跃运动行为的老年人，都应询问其既往史或梦境相关的伤害性行为的可能性（Ⅲ/A）。②诊断快动眼行为睡眠障碍是多导睡眠记录仪的适应证（Ⅲ/A）；对于体检发现异常的快动眼行为睡眠障碍患者，推荐进一步接受神经学评估（Ⅲ/B）。③对于快动眼行为睡眠障碍的治疗，氯硝西泮已被证明有效，并建议使用（Ⅲ/B），其他药物治疗如多巴胺激动药可能有效（Ⅱ/B）。

（4）昼夜节律睡眠障碍：①所有有失眠症状和日间嗜睡症状的老年人都应接受昼夜节律睡眠障碍筛查（Ⅲ/A）。②诊断基本依靠病史，确定昼夜睡眠-觉醒模式至少需要连续 7 天的睡眠日记和活动监测仪记录（Ⅲ/A）。③晚间预设光线延迟了昼夜节律，可改善睡眠相位前移障碍患者睡眠；对老年睡眠相位前移障碍患者不应使用褪黑素（Ⅲ/B）。④住医院或护理机构的不规律睡眠-觉醒障碍患者常伴有痴呆，在日间增加光线暴露能改善睡眠-觉醒整合及昼夜休息—活动节律；对于患者有痴呆的老年不规律睡眠-觉醒障碍患者，不宜使用褪黑素（Ⅰ/B）。

（5）嗜睡：①老年患者嗜睡的确诊应靠多导睡眠记录仪和多重睡眠潜伏试验（Ⅱ/B）。②睡眠-觉醒行为调整是有效治疗策略，对许多嗜睡患者有效（Ⅱ/A）。③无论有或无药物治疗，预定的短时间睡眠对减轻患者嗜睡症有益（Ⅱ/B）。④所有诊断为中枢起源嗜睡的老年患者都应考虑药物治疗（Ⅲ/A）。

（6）以下治疗措施对伴或不伴猝倒症状的发作性睡病有效：①莫达非尼对发作性睡病引起的嗜睡有效（Ⅰ/B）；羟丁酸钠可能对老年人发作性睡病引起的日间过度嗜睡有效（Ⅰ/C）；可能对预防老年人猝倒有效（Ⅰ/B）。②哌甲酯和苯丙胺衍生物可能对老年人发作睡病引起的过度睡眠有效（Ⅱ/C）；③抗抑制药物对猝倒可能是一种有效的治疗方法（Ⅱ/B）。莫达非尼、哌甲酯和苯丙胺衍生物除对药物治疗所致的嗜睡有效之外，还可能对特发性睡眠增多症或周期性多眠症引起的嗜睡也有效果（Ⅱ/C）。④对嗜睡患者需进行规律的随访以监测和明确治疗效果（Ⅲ/A）；当嗜睡发作或疑诊为特发性睡眠增多症、或嗜睡原因不明时，需转诊至睡眠专科（Ⅲ/A）。

3. 标本兼治是上策　失眠与机体的疾病相关，长期睡眠障碍损害老年人健康且与高血压、冠心病、糖尿病、心脑血管疾病等形成恶性循环，在治标的同时宜治本，标本兼治是上策。

近年第三代抗睡眠障碍的新药物相继上市，如唑吡坦（Zolpidan），商品名为安苄（Ambien）或思诺思（Stilonx）。还有佐匹克隆（Zopiclon）、加波沙朵（Caboxadox）、Ramelteon 等，均具有吸收快、起效速、半衰期短、不良反应少、使用安全，以及药物依赖性较轻等优点，适用于重症睡眠障碍患者。但应警惕药物引起的异常风险，如梦游症、幻觉、嗜睡或谵妄等。宜用小剂量、短疗程。不能将此类药与其他精神抑制药同服或饮酒等。

第十一章　老年五官科疾病

一、老年性黄斑变性

(一)定义

老年性黄斑变性是视觉器官的眼底视网膜中心凹呈现与衰老有关的生理病理变化。其变老进程在各部位以不尽相等的速度在发展。如有的患者晶状体清晰而其视网膜中心凹因萎缩型或增生型老年性黄斑变性,可导致视觉消失而失明,而命名为年龄相关性黄斑变性或衰老性变性。本病多发于 60 岁以上的老年人,双眼先后发病。

(二)流行病学和病因学

据 2007 年四川成都市《华西都市报》报道:老年型黄斑变性在全球约有 1 000 万。有关资料统计,我国 60~69 岁人群中,老年黄斑变性发病率为 7.77%,70 岁以上患者可高达 15.33%,发病率与年龄增长正相关,男性与女性发病率无差异。

老年黄斑变性的病因与遗传、慢性光损害、营养失调、免疫性及心血管疾病等有关。在遗传方面,据 Alfred Vogt 研究单合子、孪生子,指出两者在老年有同样的老年环,同型的同样进展的老年白内障,以及同型的老年性黄斑变性。生理性变老过程可使视网膜中央动脉的周围终末动脉、脉络膜毛细血管硬化,导致血液供给不良等有关。2006 年 8 月,以中国医学家杨正林为首的中-

美科学家团队在全球率先发现了黄斑变性病的"易感基因",为该病的早期检测和诊断提供了重要的病因根据。这个发现曾于2006年12月21日发表在美国《科学》杂志,被评为"年度"十大科学进展(第六名),引起世界医学界的瞩目。

（三）病理生理机制

视网膜黄斑区决定视力的敏感度,黄斑中央凹陷视觉锥体细胞密集,锥体细胞具有形觉功能,决定视力好坏和辨色的能力,其代谢旺盛,耗氧量大。由于视网膜中央动静脉分布于视网膜内层而无吻合支、黄斑区反射环中央亮点无血管,其血供应依赖于外层脉络膜毛细血管供给。随着年龄的增长,视网膜小动脉亦像其他血管一样,在一定时候历经变老过程。正常变老过程,包括毛细血管变性及小动脉因生理硬化而变窄,血管树越长越秃。小动脉末端伸得更长,变得更薄而不透明。当脉络膜毛细血管血液供应不良,即引起 Bruch 氏膜的透明性浸润、钙化及脂肪变性,特别是在锯齿缘部位、视神经盘周围及后极部中心凹下面。玻璃体内生长胶质小体。邻近的色素上皮萎缩,靠弥散来维持营养的感觉细胞即受损。这种变老过程包括最终发生的不可逆转的结构变化,在性质上主要是遗传性的,并在老年可引起疾病。视网膜的黄斑区可因变老过程受到损害,如色素丢失、感觉上皮萎缩的、脉络膜血管硬化、视网膜胶质纤维化等,导致了萎缩型老年性黄斑变性。正如在外周部分一样在视网膜也可有囊状变性,即形成一个洞,但很少引起剥离。中央视网膜的肥大性,假肿瘤性变性可以与色素上皮的组织变形增生、Bruch 氏膜的破裂、结缔组织浸润、出血及渗液等同时发生。中央部病变常为一条闪耀的反光的斑点带所包围,称为漩涡状视网膜病。

（四）临床表现

老年黄斑变性可分为萎缩性与渗出性两型：

1. 萎缩性老年黄斑变性　其特点为进行性视网膜色素上皮萎缩，致感光细胞变性引起中心视力减退。双眼同时发病，但视力下降缓慢。临床分为两期。

（1）早期：以视网膜色素上皮变性为主，中心视力轻度损害，中心视野出现 5°～10°中心比较性暗点。Amsler 方格表检查阳性，眼底镜下可见黄斑色素紊乱，呈现脱失的浅色斑点和色素沉着小点，形似椒盐状外观，中心的反射不清或消失。有的为成簇的玻璃膜疣，呈现大小不均、彼此融合状，伴有较大的色素颗粒，损害区以中心凹为中心且逐渐向外延伸并消失。此阶段眼底的病变边缘不清楚，眼底改变程度与视力减退程度相平行。但也有眼底相改变不重，而视力却明显下降者。荧光血管造影显示：黄斑区有透光荧光或弱荧光，而无荧光素渗漏现象。

（2）第Ⅱ期：中心视力下降严重，有绝对性暗点。眼底镜下可见病变加重，玻璃膜疣密集融合，大块视网膜色素上皮脱离，最后趋于萎缩，留下黄斑部色素上皮萎缩区可见金箔样外观，呈地图状色素上皮萎缩、囊样变性或板层性破孔。荧光造影可见视网膜色素上皮萎缩所致窗样缺损。时久，色素上皮萎缩区出现脉络膜毛细血管萎缩、闭塞。荧光造影呈现低荧光区其中有残余的粗大脉络膜血管。

2. 渗出性老年黄斑变性　病变区视网膜色素上皮下有活跃的新生血管，而引起一系列渗出、出血改变，双眼先后发病，视力急剧下降。

（1）早期（渗出期）：中心视力明显减退，Amsler 方格表阳性。于病灶期相应处可检出中央比较性暗点。眼底玻璃膜疣堆积，以软性为主。玻璃膜疣将视网膜色素上皮与 Brach 氏膜紧密连接不分开，来自脉络膜的新生血管可穿破 Brach 氏膜进入视网膜色素上皮之下，黄斑区色素脱失和增殖，中心凹反射不清或消失。荧光血管造影可见玻璃膜疣及色素脱失处早期显荧光，其增强减弱、消退与背景荧光同步（窗样缺损）。在造影后期玻璃膜疣可着色呈现高荧光。

（2）中期（渗出期）：视力急剧下降，眼底典型表现黄斑部由新生血管的大量渗出造成色素上皮脱离，液体进入上皮时可引起上皮盘状脱离，称为盘状黄斑变性，重症者视网膜下血肿，视网膜出血及玻璃体出血。

荧光造影表现为浅色的瘢痕呈现假荧光，色素增殖处荧光被遮蔽。如瘢痕边缘或瘢痕间有新生血管，则有逐渐扩大的大片强荧光。有新生血管的视网膜色素上皮脱落和无新生血管的视网膜色素上皮脱落有明显不同，前者荧光造影时脱离腔内出现荧光较晚，且呈不均匀分布。如果脱离区呈肾形，则新生血管多半位于肾形弯曲面内。如新生血管破裂出血，则引起视网膜色素上皮和神经上皮下出血性脱离。出血如在色素上皮下，则呈灰黑色或灰蓝色。如出血量多、范围广泛，可形成脉络膜血肿，即为视网膜下出血。

（3）晚期（结瘢期）：渗出和出血逐渐吸收并被结缔组织所取代，视力进一步受损害。眼底镜下可见瘢痕形成，瘢痕中散布着不规则的色素团块，瘢痕厚薄大小不尽相同，如瘢痕位于黄斑中心，即遗留永久性中心暗点。荧光血管造影表现为浅色瘢痕呈假荧光，色素增殖处荧光可被遮蔽。该期病程并不停止，大约有16％的患者会在原来瘢痕的边缘上出现新生血管，后来经过渗出、出血、吸收和结瘢等过程，而使原来的瘢痕不断地扩大。

（五）诊断

可参照 1986 年中华医学会眼科学会第二届全国眼底学术会议制定的《老年性黄斑变性临床诊断标准》进行诊断,其标准见表11-1。

表 11-1　老年性黄斑变性临床诊断标准

项目	萎缩型（干型）	渗出型（湿型）
眼别	双眼发病	双眼先后发病
中心视力	下降缓慢	下降较急
眼底显示	早期:黄斑区色素脱失和增殖、中心凸反射不清或消失,多为散在玻璃膜疣	早期:黄斑区色素增殖、中心凸反射不清或消失,玻璃膜疣常有融合
	晚期:病变加重,可有金箔样外观,地图状色素,上皮萎缩,囊样变性或板层性裂孔	中期:黄斑区出现浆液性和出血性盘状脱离,重症者视网膜下血肿,视网膜内出血
		晚期:瘢痕形成
荧光血管造影	黄斑区有透见荧光或弱荧光,无荧光渗透	黄斑区有视网膜下新生血管,荧光素渗漏,出血病侧有遮蔽荧光

（六）治疗

老年黄斑变性尚无特效措施,多年来,一般采用对症及支持疗法。

近年来美国科学家研究发现 Ranibizumab 与贝伐单抗,可用于治疗年龄相关性黄斑变性,令人振奋。

1. Ranibizumab 可治疗新生血管性年龄相关性黄斑变性
Ranibizumab 是一种重组人源化单克隆抗体 Fab,可中和所有活化型血管内皮生长因子（VEGF-A）。对于本病继发轻微典型性或隐匿性脉络膜新生血管形成的患者,玻璃体内给予该药治疗 2

年可预防视力下降,改善平均视力,且严重不良事件发生率低。2006 年美国 FDA 批准 Ranibizumab 用于治疗中心凹下新生血管性黄斑变性(脉络膜新生血管形成)。活化型血管内皮生长因子被发现是血管生成过程中的重要分子,成为主要治疗靶点,已有 Ranibizumab 和贝伐单抗(bevacizumab)可直接抗活化型血管内皮生长因子(VEGF-A)蛋白的重组单克隆抗体。其前景看好。该疗法的临床应用,为老年患者带来福音。

2. 激光光凝法 渗出性患者通过血管造影,显示界线清楚的网膜下黄斑区外的新生血管膜(距离黄斑中心的无血管区域≥200 微米),建议应用氩激光光凝,封闭新生血管膜,以免病变继续扩大。但光凝是否能阻止新生血管的发展,对保持最终视力效益,还有争议。对于无高血压者,推荐应用旁中心凹的氪激光凝固视网膜下新生血管,对于典型的黄斑下新生血管为主的患者,静脉应用维替帕芬和光动力治疗有效。

3. 放射疗法 低剂量的放射线可使脉络膜下新生血管膜失活、消退,促使视网膜下浆液再吸收,以减少再次出血、渗出,以及纤维化机会,防止病变进展,保持视力稳定提高。

4. 手术治疗 手术治疗基本方法有 3 种。

(1)单纯黄斑下脉络膜新生血管膜切除。

(2)黄斑下脉络膜新生血管膜与脉络膜离断,但不取出。

(3)黄斑脉络膜、新生血管切除同时行视网膜色素上皮移植或同种异体视网膜色素上皮细胞移植。术后仅部分患者视力变性消失,中心暗点缩小,但绝大部分患者视力不能提高,因此该手术未能得以推荐。

5. 其他治疗方法 对湿性或多发玻璃膜疣患者,应用 810 纳米激光经瞳孔温热疗法或微脉冲激光照射,可促进渗出吸收,恢复中心视力。有认为锌剂内服可防止黄斑变性的发展,应用硫酸锌片 100 毫克/次,每日 2 次,口服;中医药治疗,选用抗衰老及改善微循环的中药治疗。

二、老年性白内障

老年性白内障,是眼球晶状体老化过程中退行性改变所致晶状体浑浊,视力下降至≤20/30(0.7)的眼病。多见于 50 岁以上老年人,随年龄增长发病率越高,50 ~ 60 岁发病率为 60% ~ 70%,而 70 岁以上则高达 80%。

(一)病因与发病机制

老年白内障是多因素疾病,其病因主要有:①年迈体弱、免疫力低下、营养不良,以及慢性疾病多,如糖尿病、高血压等。②全身代谢与内分泌紊乱,如甲状旁腺、甲状腺及性腺功能减退。③生理性老化,如血管硬化、睫状上皮变形、晶状体中酶活力减低、晶状体调节功能降低,以及晶状体老化、晶状体代谢中氧化还原系统异常。④离子辐射损伤,如红外线、紫外线、X 射线及电磁波等。其发病机制最具有普遍意义的是晶状体的氧化损伤。晶状体上皮细胞是抗氧化损伤的活性中心,它通过两个途径发挥抗氧化作用,一是以还原型谷胱甘肽、抗坏血酸、维生素 E 等氧化剂为代表的自由基机制;二是抗氧化屏障是晶状体的抗氧化酶系统,主要有谷胱甘肽过氧化物酶。过氧化氢酶和超氧化物歧化酶。各种理化因素均可导致晶状体自由基的聚积,自由基最先损害的靶目标是晶状体上皮细胞及晶状体纤维、蛋白质和脂质过氧化,发生交联、变性并聚成大分子,引起晶状体浑浊。

（二）病理组织学

1. 老年性白内障的分类　根据裂隙灯显示,可将老年白内障分为皮质性(楔状白内障)、核性(点状白内障)及囊膜下性(盘状白内障)等 3 型。其中以皮质型最多占 70％,核型占 25％,囊膜下型占 5％。

2. 病理组织学

(1)囊下上皮细胞:一面增生,一面退行性变。细胞胀大、胞浆染色浅、核不明显、细胞间隙裂开成空泡,赤道部上皮细胞肿大呈球形或腊肠状,各为囊状细胞。过熟期白内障上皮细胞可完全消失或增生形成囊性白内障,且在增生处常有钙化和胆固醇沉着,许多白内障上皮细胞常越过赤道部向晶状体后面生长。

(2)晶状体:晶状体的核少有病变,主要变化是在皮质,早期起自赤道部和核附近的皮质,病变与晶状体囊之间仍有透明皮质。最初在纤维间隙中出现透明液体,后即产生一致性或粒形蛋白样沉着物,晶状体纤维随之肿胀、混浊、染色不匀,最后破坏团状物,称为 Morgagni 珠。所以,在白内障区域内有凝结的蛋白样液体,morgagni 珠和破坏的粒状碎屑,即含有晶状体各种蛋白质、脂肪、类脂类及无机盐等,囊下皮质也渐渐变浊而形成成熟白内障,此时若不将其摘除,病变仍继续进展而至过熟期。

病理学呈现晶状体核硬化、光子密度增加,皮质纤维呈淡淡的放射纹理,显示了晶状体的生理性老化改变。

（三）生理病理学

1. 皮质性白内障(楔状白内障)

(1)初期:晶状体前后皮质周边出现楔状浑浊,其尖端向中央,尔后在赤道部汇合成辐射状浑浊,晶状体皮质有空泡、水裂和板层分离。该期浑浊发展缓慢,可经历多年。

(2)膨胀期:浑浊继续扩大,晶状体不均匀呈灰白色浑浊,皮质因吸收水分而膨胀,虹膜向前推移,前房变浅,眼底窥不清,视力明显下降。因前房变浅可诱发青光眼,做扩瞳检查要慎重。

(3)成熟期:晶状体全部浑浊呈乳白色,晶状体肿胀消退,前房深度恢复,视力高度障碍,只见手动,眼底窥不见。

(4)过熟期:晶状体内水流失、体积变小、囊皮多皱、前房加深,晶状体纤维分解、溶化成乳白色液体、棕黄硬核下沉,称为莫干白内障(Morganian cataract)。此时,患者视力好转,由于晶状体悬韧带退行性变和松弛,可见虹膜震颤、晶体脱位或移位。如液化皮质渗漏到前房,因其具有抗原性,可诱发葡萄膜炎。由于晶状体蛋白颗粒阻塞小梁网,可引起晶状体溶解性青光眼。如果剧裂震动,可使晶状体囊破裂,晶状体核可脱入前房或玻璃体内,也可引起继发性青光眼。

2. 核性白内障(点状白内障)　发病较早,一般在 40 岁左右开始。初期浑浊出现在胚胎核,而后向外扩展直到成年核,晶状体核浑浊初呈灰黄色,随后加重呈黄褐色、棕色或棕黑色,临床上称为"棕色或黑色白内障"。初期可查见周边眼底,核屈光度高,可致晶状体性近视;后期窥不见眼底,此过程可持续数月、数年或更长时间。

在临床中常遇到患者主诉虽已到"老花眼"的年龄,却不需要戴"老花镜",可在近距离阅读。此乃因核性白内障患者随着晶状体核硬化,屈光指数逐年增加,从而形成近视"进行性增加"的特殊临床现象。如果核硬化仅限于胚胎核,而成年核不受影响,其结果将会产生一种更为特殊的双屈光现象,即中心区为高度近视,而外围区为远视,结果形成单眼复视。

从临床手术来讲,鉴别皮质性和核性白内障的意义在于前者的晶状体核一般较小，且比较软，最适合于超声乳化白内障吸除术；而后者在选择病例时，特别要考虑到核硬度因素。

3. 囊膜下性白内障（盘状白内障） 是指后囊膜下浅层皮质浑浊。一般从视轴开始，呈棕色微细颗粒状或成浅杯形囊泡状盘状浑浊，又称"盘状白内障"。由于病变距节点更近，因此即使病程早或病变范围小而轻，也会引起严重视力障碍。临床上常见视力与晶状体浑浊程度不相符合的情况。

裂隙灯下见晶状体皮质和核保持透明，后期可合并晶状体皮质和核浑浊，并发展为成熟白内障。

（四）诊断要点

患者视力随年龄增长而下降，其下降率为非直线型而是多变形，应用远近视力表及屈光检查，即了解屈光情况。如晶状体浑浊初起在核内时，视力一般无影响，但屈光度可增强，屈光度向近视偏移。屈光度的增强，可补偿调节功能的消失，从而暂时矫正老视，因此 60～70 岁老年人如有晶状体核早期变化，可导致近视，使其不需要戴镜而能阅读，这种情况被称为老年期视力的"回春"。

后囊下白内障的早期症状是在夜晚甚至在白昼时强光可产生炫目，此乃系光线被浑浊散射的结果。随年龄增长，晶状体浑浊逐渐发展，直到视力障碍而不能阅读。通过眼底镜检以观察视网膜和脉络膜红光发射，可窥见晶状体浑浊呈黑色廓像。

（五）防治策略

1. 预防 首先应消除白内障危险因素、防治老年人全身疾病，如改善营养以提高抵抗力。防治高血糖、高血压、高脂血症，注意防护红外线、紫外线及其他辐射线对眼球晶状体的伤害等。

2. 药物　①抗氧化剂,如维生素 C、维生素 E 及 B 族维生素对维护晶状体透明有重要作用。②"白内停"滴眼液可改善晶状体代谢功能;谷胱甘肽滴眼剂有阻止可溶性晶状体蛋白转变为不溶性晶状体蛋白的作用。③中医中药,有石斛夜光丸、障眼明滴眼液、珍球明目液。

3. 手术治疗为主　迄今药物对白内障不能根治,故以手术治疗为主。其疗效肯定,安全。

白内障手术——囊内摘除术适应证:

(1)老年性白内障近成熟期、成熟期及过熟期。

(2)外伤性白内障合并晶状体内非磁性异物。

(3)晶状体脱位或囊脱位、晶状体畸形。

(4)虹膜睫状体炎,有轻度虹膜后粘连,做囊内摘除术可减轻术后反应。

三、老年眩晕与平衡功能障碍

(一)定义

眩晕是人体对空间关系的定向或平衡感觉障碍。

前庭功能紊乱的主要症状是眩晕,即自觉的平衡感觉障碍,或空间定向障碍,也就是自身或外物的运动性幻觉。常伴有眼震、身体平衡失调、恶心呕吐、出汗。老年眩晕既可是前庭系统本身随年龄增长出现退行性变的结果,也可是全身疾病的伴发病。

(二)流行病学

老年眩晕与前庭功能紊乱导致身体平衡失调密切相关。50~60 岁老年人常诉头晕。有专家认为前庭功能自 45 岁以后开始衰退,60 岁以后每 10 年下降 10%或更多,70 岁以后姿态控制力降低,80 岁以后降低更快。据调查,65 岁以上老年人有 30%摔跤 1 次/年;80 岁以上老年人 1/3 跌过跤,女性比男性多。

(三)眩晕常见病因分类

1.良性阵发性位置性眩晕 如迷路炎、梅尼埃病、外淋巴瘘、耳硬化症、前庭神经炎、前庭器官药物中毒、突发性耳聋、听神经瘤等内皮瘤及椎-基底动脉供血不足、糖尿病、高血压等。

2.通常分类包含前庭性眩晕与非前庭性眩晕 ①前庭性眩晕又分为前庭周围性及前庭中枢性两种。②非前庭性眩晕包括眼性、颈性、循环系病所致眩晕,代谢病可致眩晕。

(四)眩晕的发病机制

老年人平衡失调主要是中枢神经系统紊乱的结果,是椎动脉和基底动脉供血部位的血流动力学障碍所致。也可能有周围症状或中枢和周围并发及耳蜗前庭的症状。因内耳是由基底动脉的分支(小脑下前动脉)供血,常对脑干的前庭中枢有影响,而极少影响内耳接受器或传入神经元。若病变的特点主要是周围性的,有可能伴随耳蜗症状。这种综合征多系基底动脉供血不足所致,常伴有颈动脉供应区域的侧支血管供血不足。

中枢性平衡失调时,常是延髓背侧部分暂时缺血的结果。周围性耳蜗前庭的症状,不可能是由于迷路动脉的痉挛性或动脉粥样硬化性变的阻塞,而很可能是内耳血管的供血区(毛细血管供血区)的微血管栓塞。这种发病原因,很常见的是颈椎的退行性变的畸形,它在老年人中几乎是经常存在,且合并有基底脑血管的动脉粥样硬变。

（五）生理病理学

1.平衡的生理　人体平衡的维持，主要依靠触觉、深感觉、视觉及内耳之前庭功能互相协调来完成，其中以前庭器最为重要。听神经的前庭支到达前庭神经核后，与眼球的运动肌肉及身体各部肌肉有较广泛的神经联系。因此，前庭之能维持身体平衡实为一种范围较广泛的反射作用。

2.老年前庭系　前庭系的结构与功能可随年龄增长而出现退行性变及萎缩。如耳石器钙沉着、耳石断裂或移行、前庭上皮与前庭脂褐质蓄积、耳蜗毛细胞与前庭神经节细胞缺失、萎缩、突触变性，前庭神经纤维减少及轴索变性等。老年前庭系血管硬化加重，可导致血供减少。此外，老年人本体感觉也随年龄增长而改变。如周围神经传导缓慢、肢体及关节感觉迟钝、视力逐年减退、视觉对姿势的控制反应能力减退。

中枢神经系、神经元及神经纤维退化、变性，反射功能减退，感觉中枢信息处理能力减退等，都是导致老年人平衡功能障碍及眩晕的病理基础。

3.前庭系老化　主要表现在末梢感受器细胞的数量减少或缺失，壶腹嵴上皮可达40％，囊斑上皮缺失约20％，并可出现上皮内空泡。在40岁以上老年人，神经纤维数量开始减少，以壶腹嵴髓鞘纤维表现最多。50岁以后前庭神经节细胞数量减少，加上老年人动脉硬化、高血压等也影响中枢神经系统前庭通路，可造成老年人平衡的低阈值状态。此外，老年发病多在65岁以上，眩晕可为持续或阵发，但以持续性多见，或为位置性，可能与椎基底动脉供血不足有关。可表现为典型眩晕或不稳定感；可有定向障碍、体位控制失调、或黑暗中行走困难等。

4. Schunecht 将老年人平衡失调障碍分为 4 型

(1)终帽耳石柱:表现有位置性眼震,乃因终帽耳石脱落沉积于后半规管所致。

(2)壶腹性平衡障碍:为半规管壶腹病,出现在做旋转运动时。

(3)囊斑性平衡障碍:为球囊萎缩耳石退变引起。

(4)老年性前庭功能失调:可能为中枢神经性前庭神经通路退变所致。表现为步态不稳、下肢运动控制失调。

(六)诊断要点与临床表现

1. 眩晕 当头部前屈、后仰或迅速侧转改变姿势时,可诱发旋转性或升降性、持续性眩晕。一般感觉失去平衡和运动性失调,常见于严重而广泛的脑干病变。这不但影响前庭且同时影响本体感受系统。此乃椎基底脑动脉供血不足的征象。

2. 恶心和神志模糊 较少见,但提示病因在中枢神经系统。

3. 自发的前庭性眼球震颤及中枢凝视眼球震颤 前者提示严重的周围性或中枢性前庭障碍,后者系严重的脑干损伤侵及自主视觉系统。

4. 前庭刺激诱发症状 颈椎向一侧被动扭转和头由垂直位向前被动弯曲,可引起自觉的眩晕和客观的一过性短暂的眼球震颤,该症状的诱发是椎-基底动脉供血不足之特征,常伴有颈椎的严重病理改变。

5. 位置性眼震试验(姿势试验) 姿势迅速改变,如头位静止于左、右侧,或垂直悬吊,能产生严重的眩晕和显著的、暂时或是持久的眼球震颤。这些症状往往合并颈扭转症状,即是椎基底动脉供血不足与颈椎病变的表现。若单独发生,可能是由于其他颅后凹部的病理变化,如脑干或小脑的占位性病变,或血管性脑干或小脑病变,或延髓、中脑或小脑的退行性变。

6.头摇动的眼球震颤　若无自发性眼震,而剧烈的头摇动暂时伴随一种固定方向的眼球震颤,这几乎总是前庭功能障碍的表现,周围性比中枢性更常见。

（七）防治策略

1.体育锻炼　应进行适当的体操锻炼,以提高前庭系中枢和维持平衡各系统间的代偿能力,从而改善症状。研究表明,适当的体育锻炼,如太极拳、健身体操、养生功、舞蹈等,可延缓老年人平衡能力的下降,而慢跑、爬山、球类、田径及散步等活动则次之。

2.治疗药物

（1）首先是全身疾病的治疗:如高血压、高血糖及高脂血症等治疗,以改善大脑的血供。

（2）血管扩张药:有改善脑血流量,同时增加耳蜗血流效果。可选:①磷酸组胺。0.1毫升/次,每日1～2次,皮内注射,连用1周左右;或用磷酸组胺1～1.5毫克溶于5%葡萄糖盐水250毫升,静脉滴注。②己酮可可碱。0.1～0.4克加入5%葡萄糖液500毫升,每日1次,静脉滴注,连用7～10日。③抗眩啶。作用类似组胺,每次4毫克,每日3次,口服。可较长期间断使用。④烟酸。可用50～100毫克,口服。初用小剂量,逐渐增加,可继续治疗数周。⑤低分子右旋糖酐注射液(有分子量2万和4万两种)。静脉滴注,可降低血流黏稠度,增加脑血流量,防血小板凝集,改善耳蜗微循环。

（3）抗凝药物:可选①噻氯匹定。25毫克,每日1次,口服。②氯吡格雷。75毫克,每日1次,口服。③阿司匹林肠溶片。100毫克,每日1次,口服。

（4）脑保护剂:可选用①罗比唑。是一种苯并噻唑化合物,可阻断钠通道,阻断谷氨酸释放,并降低钾诱导的细胞内钙的增加,阻止谷氨酸介导的一氧化氮产物的增加,从而起到脑神经保护作用。小剂量治疗为 1 小时内静脉给予 7.5 毫克,以后每日给 10 毫克,连续 5 日。②单唾液酸神经节苷脂(GM₁)。每日静脉注射 100 毫克,连续 10 日为 1 个疗程。③胞二磷胆碱 0.5～0.75 克,每日 1 次,静脉滴注 4～6 周。

(5)治疗平衡障碍药物:系精神药理学制剂的衍生物。主要作用于网状结构,部分地提高刺激阈,保护网状结构免受前庭刺激,并预防或减少来自传入神经路的干扰冲动侵犯网状结构。可选:①吐来抗。其镇吐作用强。每次 10 毫克,每日 10～30 毫克,口服。②氯苯丁嗪(商品名安其敏)。每次 25 毫克,每日 2 次,口服。③甲哌氯丙嗪。抗精神病作用强,少引起镇静及降压。每日 15～30 毫克,口服。④茶苯海明。是苯海拉明和氯茶碱的复合物。对延脑催吐化学感受器有抑制作用,对中枢有抑制作用和抗胆碱作用。每次 50 毫克,每日 3 次,口服。

第十二章 老年妇科疾病

一、概 述

妇女的绝经期一般在 45～55 岁,我国妇女平均为 51 岁。老年妇女随着增龄,由于卵巢功能逐渐衰退,对垂本的促性腺激素反应渐差,同时对下丘脑-垂体前叶的反馈抑制作用减弱,导致促卵泡成熟激素(FSH)及促黄体生成素(LH)分泌增加,绝经后可达高峰。生长激素(GH)、促肾上腺皮质激素(ACTH)、垂体前叶促甲状腺素(TSH)也有暂时性增多。因此,对 55 岁以上的绝经后又出现阴道出血的老年人,应疑为病态,应予诊治。

绝经后期的妇女体态逐渐衰老,乳房萎缩、生殖器官包括大阴唇、阴道、子宫及卵巢均萎缩。由于子宫黏膜萎缩,可引发子宫出血。阴道脱屑细胞检查,可见表层细胞明显下降,阴道脱屑细胞表层缺如,而由底层及少数中层细胞组成。阴道酸碱度异常,局部抵抗力下降,有利于致病细菌的生长繁殖。

二、老年性阴道炎

老年性阴道炎包括一般常见的细菌性阴道病,外阴阴道念珠菌病和滴虫病。

(一)病因

1. 细菌性阴道病是老年性阴道炎最常见病因,在有症状的老年妇女中占 15%～50%。包括链球菌属、革兰阴性菌、阴道加德纳菌和厌氧菌。在 10%～25% 无症状妇女中，还可在正常菌丛中发现作为共生菌的白色念珠菌或阴道滴虫。

2. 正常阴道菌丛中的乳酸杆菌，既是阴道中的优势菌，也是正常阴道菌丛的调节因素，乳酸杆菌生成乳酸，使正常阴道的 pH 值保持在 3.8～4.5，并抑制细菌黏附于阴道上皮细胞。

3. 绝经后卵巢功能衰退，雌激素低下，阴道黏膜变薄，酸碱度增高，免疫力降低，利于病菌繁殖。

（二）发病机制

1. 老年性阴道炎包括一般常见的细菌性阴道病、外阴阴道念珠菌病和滴虫病。

细菌性阴道病是老年性阴道炎最常见病因，在有症状的老年妇女中占 15%～50%。其发病机制为阴道菌丛由乳酸杆菌占优势转变为混合菌丛，包括生殖道支原体属、阴道加德纳菌和厌氧菌，如消化链球菌属、普雷沃菌及动弯杆菌属。在细菌性阴道病患者中，阴道标本培养不能充分获得复杂的阴道菌丛。近年，美国一项研究使用分子学方法，在细菌性阴道病妇女中检出一组与梭状芽胞杆菌相关的不可培养的细菌。

2. 细菌性阴道病的危险因素包括妇女平时冲洗（阴道）过勤，可引致阴道缺乏能够产生氧化氢的乳酸杆菌。此外，细菌性阴道病还与许多上生殖道感染的危险增加相关。

3. 外阴阴道念珠菌病系白色念珠菌所感染，占 15%～30%。尽管白色念珠菌在许多无症状的妇女中是共生菌，但反复感染者仅占 5%。而在高达 15% 的反复感染妇女中，可发现非白色念珠菌种属分离率增加的现象，尤其是光滑念珠菌。

4. 阴道滴虫是一种通过性传播的细胞内寄生物，是 5%～

50％急性阴道炎病例的病因。在美国,阴道滴虫病是最常见的性传播感染,估计每年有 500 万例新患者。滴虫病与上生殖道感染相关。

5. 滴虫阴道炎与假丝酵母菌病都可发生于老年妇女,老年阴道炎可与上述两种炎症并存。

(三)临床表现

1. 细菌性阴道病典型表现为分泌物稀薄、白灰色、有鱼腥味,外阴阴道念珠菌病的分泌物稠、白色,有凝块,无味;滴虫病典型分泌物量大,黄色,可有恶臭,外阴部感灼热、瘙痒等症状。

2. 体检时应仔细观察患者的外阴、阴道壁、子宫颈及分泌物等,有 1/4 念珠菌外阴阴道炎的患者的外生殖器裂和表皮脱落。阴道上皮菲薄、阴道黏膜充血伴散在小出血点或点状出血斑,也可查见小溃疡;宫颈可见红色斑点,即所谓草莓宫颈,与滴虫病有关,但十分罕见,仅占 2％～5％。

3. 使用棉拭子在阴道口和宫颈之间的阴道中部侧壁取样,测定阴道 pH 值。正常阴道 pH 值为 4.0,在外阴阴道念珠菌时不改变。92％患细菌性阴道病者的 pH 值≥4.5,这也是滴虫病的典型特征。虽然同时存在细菌性阴道病或滴虫时,念珠菌外阴阴道炎患者的阴道 pH 值升高,但 pH 值正常可除外细菌性阴道病或滴虫病。阴道穹中有血或精子,也可使阴道 pH 值升高。

(四)诊断与鉴别诊断

1. 显微镜检查　在显微镜下观察阴道液是诊断老年阴道炎的重要方法。细菌性阴道病的临床诊断需要至少具备下列 4 个特征中的 3 个。即

(1)阴道 pH 值＞4.5、稀薄、水样分泌物。

(2)湿涂片显示线索细胞(即附着大量球杆菌的阴道鳞状上皮细胞)超过20％。

(3)"氨"味试验阳性(在玻片上一滴阴道分泌物中加入10％氢氧化钾,因分泌释放出挥发性氨,可闻到特殊气味)。

(4)湿涂片镜检时可出现特征性的背景菌丛改变,可存在多种球菌、各种形状的细菌和少量棒状乳酸杆菌。

2.氢氧化钾湿涂片 见菌丝,可诊断外阴阴道念珠菌病。

3.湿涂片 可观察到活动的滴虫,确诊阴道滴虫病。

此外,老年性阴道炎需与阴道和子宫的恶性肿瘤相鉴别。

(五)治疗

1.阴道内部用药 选用抗菌药物,如甲硝唑200毫克或替硝唑500毫克或诺氟沙星100毫克,放置于阴道深处,每日1次,连用7～10日为1个疗程。

2.增加阴道环境抵抗力 可用小剂量雌激素,如己烯雌酚片(栓)0.125～0.25毫克,置阴道深处,每晚1次,7日为1个疗程;或选己烯雌酚软膏或妊马雌酮软膏,每日2次,7日1疗程。

3.外阴阴道念珠菌病 建议氟康唑150毫克/次,顿服,同时局部用1～3日抗真菌制剂,如克林霉素软膏或甲硝唑阴道凝胶(0.75％),可使80％～90％患者的症状缓解,培养阴性。

4.阴道滴虫病 建议使用口服硝基咪唑疗法。一项随机试验比较甲硝唑200毫克和替硝唑200毫克的效果显示,替硝唑与甲硝唑等效或优于甲硝唑,治愈率为90％～95％。

三、老年子宫颈癌

宫颈癌是常见的妇科恶性肿瘤,占女性恶性肿瘤第二位,近几十年来,子宫颈癌发病率下降,死亡率减少。高发年龄为 40～60 岁,近年来有年轻化趋势,65 岁以后发病率下降。

（一）病因及相关因素

1. 早婚与分娩次数　性行为太早,第一次分娩愈早,分娩次数愈多,则患子宫颈癌的危险性增加。

2. 病毒感染　其中高危型人乳头状癌病毒感染是致宫颈癌的主要因素。

（二）病理及转移途径

子宫颈上皮由鳞状上皮和柱状上皮组成。鳞状上皮覆盖于宫颈阴道段表面,柱状上皮位于颈管,两者之间为转化区,亦称移行区。鳞状上皮癌占多数,占宫颈癌的 80%～85%,腺癌占颈癌的 10%～15%,腺鳞癌占宫颈癌的 3%～5%。近几年发现鳞状上皮癌发病率有所下降,而腺癌发病率有所上升,但临床上仍以宫颈鳞状上皮癌常见。转移途径主要为直接蔓延及淋巴转移,血行转移极少。

（三）临床分期

根据癌细胞浸润及组织扩散程度,国际分期将宫颈癌分为 V 期。

1. O 期　原位癌,即癌细胞未出现浸润。

2. Ⅰ 期　子宫颈癌局限在子宫颈局部。

3. Ⅱ 期　子宫颈癌已超越子宫,但未达盆壁或未达阴道下 1/3。根据超越范围,可分 Ⅱ 期早和晚。

4. Ⅲ 期　癌已扩散至盆壁或累及输尿管,阴道下 1/3。其中又可分为 Ⅲ 期早和 Ⅲ 期晚。

5. Ⅳ期 癌已侵犯邻近器官,即膀胱、直肠或远处转移。

(四)临床表现

早期无明显症状及体征,随病情发展,可有几种表现。

1. 症状

(1)阴道出血:早期为接触性出血,即性交或妇科检查等有出血现象。中晚期为不规则出血,量或多或少。若病灶侵蚀大血管,可引起大出血。

(2)阴道流液:早期为水状或米泔状、腥臭;晚期若伴感染则呈脓血状、恶臭。

(3)病灶蔓延症状:若病灶蔓延至邻近器官,则可出现该器官的不同症状,如膀胱受侵犯,则出现尿频、尿急;输尿管受累时可引起一系列输尿管梗阻所致的症状;直肠受侵犯可出现便秘等。

(4)其他:长期体力消耗,可出现水肿、贫血及恶病质等。

2. 体征 早期宫颈光滑,无明显病灶。随病变发展及不同部位的癌变,则有不同体征。宫颈鳞癌可呈息肉状或菜花状突起、质脆、易出血。腺癌可表现为宫颈肥大、质硬、宫颈管膨大。阴道壁受累时,则阴道变浅,壁变硬或可见赘生物。宫旁组织受累时,则宫旁组织增厚、变硬,甚者可致子宫固定不动。

(五)诊断

根据病史、体征及病理学检查可以作出诊断。早期主要根据病理学检查。

1. 宫颈刮片细胞学检查 这是筛查的主要方法,取材应在子宫颈移行区。

2. 阴道镜检查 在阴道镜观察下,选择可疑病变部位,取材做活组织病理检查,可提高阳性率。

（六）治疗

根据患者年龄,临床分期、全身状况及医疗条件等综合考虑而制定个体方案,选择一种或一种以上综合疗法。

1.手术治疗　如宫颈锥形切除术、全子宫切除术及根治性子宫切除术等。一般适用于宫颈癌O期或Ⅰ期患者。

2.放射治疗　适用于Ⅱ期晚至Ⅳ期患者或全身状况不适宜手术的早期患者。

3.化疗　用于宫颈癌晚期、术后复发或远处转移的患者。

4.其他治疗　近期还有基因治疗、免疫治疗、热疗和光动力等治疗。

四、宫颈息肉

子宫颈息肉不是肿瘤,是慢性炎症刺激子宫颈管黏膜,致子宫颈管黏膜局部增生向子宫颈管外口突出,形成单个或多个带蒂的小肉芽样组织,质软、脆、易出血。可能发生恶变,恶变率约在0.5%以下。

息肉完整时常无症状,破裂后可有鲜血滴出,量不多。肉眼检查即可见鲜红的石榴子状软组织嵌于子宫颈口或突出于子宫颈口,单个或多个,易触及出血。

治疗非常简单,止血钳摘除即可,但摘除时常注意将蒂部同时摘除干净,否则难予止血。摘出物应送病检。

为避免复发,需继续治疗子宫颈管炎症。

五、子宫内膜癌

子宫内膜癌是发生在子宫内膜的恶性肿瘤,以来源于子宫内膜腺体的腺癌最常见,其他如浆液性腺癌、透明细胞癌较少,但前者多数生长缓慢,局限于子宫内膜或子宫腔内时间较长,若能早期诊断,及时治疗,预后较好。而后者易早期转移,且恶性程度高,预后差。

该病在我国随着不孕、肥胖和人口老龄化的发展,子宫内膜癌的发病率呈上升趋势。在北京、上海等地区,内膜癌已替代宫颈癌位居女性生殖道恶性肿瘤的首位。

(一)病因

不很清楚,发病类型可能有两种。

1.雌激素依赖型 即子宫内膜癌的发生发展与雌激素有关。可能是在无孕激素拮抗的雌激素长期作用下,发生子宫内膜增生病,而至癌变,如年轻妇女中的无排卵性疾病,老年妇女中长期服用雌激素的人群。此型内膜癌占大多数,雌孕激素受体呈阳性。该病预后较好,据美国 Williams 报告,本病同时罹患卵巢癌者与单纯患卵巢癌者相比,具有更好转归。

2.非雌激素依赖型 发病与雌激素无明显关系,多发生于老年妇女,雌孕激素受体呈阴性,其预后不良。

(二)临床表现

1.症状 早期无明显症状,以后出现阴道出血、排液及疼痛等。

(1)阴道出血:主要是绝经后阴道出血,量不多,但时有发生。

（2）阴道排液：多为血性浆液性分泌物，合并感染时为脓血性排液，恶臭，常因此而就诊。

（3）疼痛：一般发生于晚期，癌侵犯邻近器官而发生下腹胀痛或痉挛性疼痛。

2.体征　早期患者妇科检查无异常发现，晚期随肿瘤的增大、转移或感染，可出现子宫增大、宫腔积脓、宫旁组织可扪及结节状物等。

（三）诊断

1. 一般根据病史、临床表现，并参考辅助检查，如超声波、宫腔镜、血清 CA125 等检查测定，必要时可行 MRI、CT 协助了解病变范围。

2. 经阴道超声（TVS）检查和子宫内膜活检：2010 年 12 月 13 日国际《Lancet Oncol》在线发表的一项大型病例对照研究引起了妇产科学界专家的关注。英国伦敦大学各布斯（Jacobs）等的巢式病例对照研究发现，对于绝经后妇女，采用 TVS 进行子宫内膜癌筛查的敏感性较佳，且针对高危人群采用内膜厚度≥5 毫米的阈值标准，可提高筛查的敏感度和特异性。

UKCTOCS 研究入选 36 867 例绝经后妇女接受阴道超声（TVS）检查，中位随访 5 与 11 年的结果显示，在 TVS 检查 1 年内 136 例内膜癌或子宫内膜不典型增生（AEH）患者被检出。内膜癌或 AEH 最适骨膜厚度是 5.15 毫米，其敏感性和特异性分别为 80.5％和 86.2％。内膜厚度阈值≥5 毫米的敏感性和特异性分别为 80.5％和 85.7％。此外，对于 96 例诊断前无出血症状者，内膜厚度阈值为≥5 毫米的敏感性和特异性，分别为 77.1％和 85.8％。根据体重、初潮年龄、服用避孕药、癌症病史及妊娠情况被判定为高危的人群，其内膜厚度阈值为 6.75 毫米，这一阈值的敏感性和特异性分别为 84.4% 和 89.7%。

B超检测具有无创、简便、敏感性及特异性高等特点。

（四）治疗

主要治疗方法为手术、放疗及药物。

1.手术 早期患者,首选手术治疗。

2.放疗 是有效治疗方法之一,适用于有手术禁忌证或无法手术切除的患者,亦可做术后辅助治疗。

3.药物 孕激素,适用于晚期或复发的子宫内膜癌。

4.化疗 为晚期或复发性子宫内膜癌的综合治疗措施。

六、子宫肉瘤

子宫肉瘤少见,但恶性程度高,预后差。可原发于子宫平滑肌组织,可继发于子宫肌瘤恶变,亦可来源于子宫内膜间质,还可以是恶性中胚叶混合瘤(癌肉瘤),后者多见于绝经后妇女。

（一）临床表现

1.症状 早期无明显症状,继之,可出现以下症状:①阴道不规则滴血,量或多或少。②下腹包块及腹痛,由于肉瘤增长快,子宫增大迅速,在下腹可扪及包块且触觉疼痛。③其他症状,如邻近器官的压迫症状或转移器官的相应症状。晚期可出现低热、贫血、消瘦或有大量恶臭分泌物自阴道流出。

2.体征 子宫增大、不规则,宫颈口见紫红色赘生物,易出血。

（二）诊断

绝经后妇女有上述临床表现应视为可疑，确诊依据为组织病理学检查。B超可协助诊断。

（三）治疗

1. 手术治疗 手术治疗为首选，但复发率高。

2. 放疗、化疗或孕激素治疗 适用于病情已属晚期或有手术禁忌证者。

通常采用联合治疗，即术后放疗、化疗或孕激素治疗。

附　　录

一、有关《指南》对医学科研、临床，价值评估的专家共识

为便于读者对临床检测实验操作、诊治价值意义的了解,特此介绍于后。

1.《指南》推荐分类

Ⅰ类——已证实,或一致公认有益、有用或有效。

Ⅱ类——有用性,或有效性的证据尚有矛盾或存在不同观点。

Ⅱa类——有关证据或观点倾向有用或有效。

Ⅱb类——有关证据或观点尚不能充分说明有用或有效。

Ⅲ类——已证实和公认无用或无效,并对有些病例可能有害。

2.《指南》推荐证据级别

A级——证据资料来源于多个随机的临床试验,并包含有大量病例。

B级——资料来源于数量有限的试验,且病例数相对较少或来源于统计合理的非随机试验的资料分析或观察性资料。

C级——以专家们的一致意见作为建议的主要依据。

二、医学英文缩略语

A

AAD	抗心律失常药物
AAV	腺相关病毒
ACD	慢性病贫血
ACG	美国胃肠病学会
ACP	酸性磷酸酶
Ach	乙酰胆碱
ACR	美国风湿病协会
ACS	急性冠状动脉综合征
ACE1	血管紧张素转化酶抑制剂
ADDL	β淀粉样蛋白衍生物的可扩散配体
ADT	（雄激素剥夺疗法）
AD	阿尔茨海默病
ADP	二磷腺苷
ADT	雄性激素剥夺疗法
AECG	动态心电图（Holter）
AED	自动体外除颤仪
AER	尿白蛋白排泄率
AF	心房纤维性颤动
AIDS	获得性免疫缺陷综合征（艾滋病）
AKI	急性肾损伤
ALB	尿中白蛋白
ALT	丙氨酸氨基转移酶
AMI	急性心肌梗死

ANA	抗核抗体（针对细胞核抗原性物质的自身抗体）
AP	急性胰腺炎
ApoE	载脂蛋白
APTT	凝血酶原时间
APS-2	APS-2 评分
ARB	血管紧张素Ⅱ受体拮抗剂
ARDS	成人呼吸窘迫综合征
AS	阿-斯综合征；动脉粥样硬化
AUC	曲线下面积
AST	天门冬氨酸氨基转移酶（即 GOT）

B

BBT	基础胰岛素
BE	Barratt 食管、食管癌前病变、食管腺癌
Bezafibrata	苯扎贝特（康脂平）
BMD	骨密度
BMD-T	骨密度检测 T 评分
BM1	体质指数
BMS	裸金属支架
BNP	脑利钠肽
BPH	前列腺增生
BSP	酚四溴酞钠试验

BZ	苯二氮䓬类药物		CPK	磷酸肌酸激酶
			CPR	心肺复苏
			CPVT	多形性室性心动过速
C			Cr	肌酐
CA	心跳骤停		CRP	C 反应蛋白
CABG	冠状动脉旁路搭桥术		CRT	心脏再同步化治疗
CAD	冠状动脉病、持续性雄激		CRF	慢性肾功衰竭
	素剥夺治疗		CSAS	中枢性睡眠呼吸暂停综
CAG	冠状动脉造形			合征
CAP	社区获得性肺炎		CT	磁共振摄影
CAS	冠状动脉硬化斑块、颈动		CTD	结缔组织疾病
	脉支架成形术		cTn	心肌肌钙蛋白
CCB	钙通道抑制剂		cTnT	心脏肌钙蛋白 T
Ccr	内生肌酐清除率		CVD	心血管病
CCK	胆囊收缩素		CYD	细胞色素代谢酶
CeVD	脑血管疾病			
CEA	颈内动脉内膜切除术			
CG1	临床疗数总评量表		**D**	
CHD	冠心病		3DCRT	三维适形放射治疗
CHF	慢性心力衰竭		DA	多巴胺
CK	肌酸激酶		DAD	美国糖尿病学会
CKD	慢性肾脏病		DAT	多巴胺转运体
CK-MB	肌酸激酶同工酶		DBS	深部脑刺激疗法
CM	乳糜微粒		DBP	舒张期血压
CMAX	药物血峰浓度		DEXA	双能 X 线骨密度检测——
COMT-1	儿茶酚-氧位-甲基转移酶			双能 X 线吸收法
	抑制剂		DES	药物洗脱支架
COPD	慢性阻塞性肺部疾病		DIC	弥散性血管内凝血
COMP	软骨寡聚蛋白		DIL1	药物性肝损伤
CPAB	持续气道正压通气		DITP	药源性血小板减少

DKA	糖尿病酮症酸中毒		EVD	脑室外引流术
DM	糖尿病			
DN	糖尿病肾脏病变			
DNA	脱氧核糖核酸		**F**	
DPP-4	沙格列汀,糖尿病新药		FDA	美国食品药品监管局
DR	糖尿病视网膜病变		FEA	游离脂肪酸
DSA	数字减影及血管造影		FEP	红细胞游离原卟啉
DU	十二指肠溃疡		FPG	空腹血糖
			FRS	危险评分
			FRC	功能残氢量
E			FT	黄嘌呤氧化酶抑制剂(Fe-buxostat)
EASD	欧洲糖尿病研究会			
EASPA	北美起博电生理协会		FSH	促卵泡成熟激素
EBM	循证医学			
EBCT	冠状动脉电子束 X 线断层显相		**G**	
ECG	心电图		GABA	氨基丁酸
EE	糜烂性食管类		GAD	谷氨酸脱羧酶、广泛性焦虑障碍
EF	射血分数			
EP	有创电生理检查		GERD	胃食管反流病
eGFR	肾小球泸过率		GF	生长因子
EGF	表皮生长因子		GM$_1$	单唾液酸神经节苷脂
EMA	欧洲药品管理局		GFR	肾小球滤过率
EN	肠内营养		GnRH	促性激素释放激素
EPCA$_2$	前列腺癌抗原 2		GpⅡ$_\beta$/Ⅲ$_\alpha$	血小板膜蛋白受体拮抗剂
EPO	红细胞生成素		GU	胃溃疡病
ESKD	终末期肾病			
ESLCM	欧洲重症坚护医学会			
ESEM	食管化生		**H**	
ESRD	终末期肾衰竭		5-HT α	5 羟色胺多体激动剂

H₂RA	H₂组胺受体拮抗剂	IMT	颈动脉内膜中层厚度
HAP	医院获得性肺炎	INR	国际标准化值
HbA₁c	糖化血红蛋白	IQ	智商
HCAP	医疗机构相关性肺炎	IRT	血清胰蛋白酶
HCTZ	氢氯噻嗪利尿剂	IR	胰岛素抵抗
HD	血液透析	ISSAN	国际老年研究协会
HDL-C	高密度脂蛋白胆固醇	IU	国际单位
HGPRT	次黄嘌呤—鸟嘌呤磷酸核苷转移酶	IVF	特发性室颤
		ISH	单纯收缩期高血压

L

His角	食管胃角	LAD	冠脉左前降支
HMG-COA	他汀类降血脂药物	LBBB	左束支行导阻滞
HP	幽门螺杆菌	LBD	路易体痴呆
HRT	窦性心律震荡	LD	左旋多巴
HRV	心律变异性	LDH	乳酸脱氢酶
hs CRP	高敏C反应蛋白	LDL-C	低密度脂蛋白胆固醇
		LES	食管下括约肌
		LQTS	长Q-T间期综合征

I

IC	缺血性结肠炎	LVEF	左室射血分数
ICD	心脏复律除颤器	LVET	左室射血时间
ICU	重症监护病室	LVH	左心室肥厚
IDF	国际糖尿病联盟	LT	白三烯

M

IFG	空腹血糖异受损	MACCE	心脏血管事件
IGRT	影像引导放射治疗	MAOIs	单胺氧化酶抑制剂
IGT	葡萄糖耐量异常	MAP	(轻型)急性胰腺炎
IGF	胰岛素样生长因子	MARINA	年龄相关性黄斑变性
IL	白细胞介素	MCH	红细胞平均血红蛋白量
IMRT	逆向强调放射治疗		

MCV	红细胞平均体积	Nicorandil	尼可地尔系心绞痛新药（喜格迈）
MDRSP	耐多药的肺炎链球菌系第一代抗抑郁药	NKF	美国肾脏病基金会
MDR	多重耐药菌	NMDA	N-甲基-D-天冬氨酸受体
MI	心肌梗死		
MIBG	心肌阈碘苯甲胍	NREM	非快速眼动睡眠
MIC	最低抑菌浓度	Non-HDL-C	非高密度脂蛋白胆固醇
MMP	基质金属蛋白酶	NP	医院内肺炎（HAP）
MOF	多脏器功能衰竭	NSAIDs	非甾体类药物或非固醇类药物
MPI	核磁共振显相		
MRSA	甲氧西林耐药金葡菌	NT-proBNp	氨基末端脑钠肽
MS	代谢综合征	NSTEMI	非 ST 段抬高型心肌梗死
MSAS	混合性睡眠呼吸暂停综合征		
MSSA	甲氧西林敏感金葡菌	NTF	神经纤维厚结
MSCT	多排螺旋 X 线断层显相	NYHA	心脏功能分级
MTWA	微伏 T 波电交替		
MTX	甲氨蝶呤		

O

OA	骨关节炎
OCD	强迫症

N

NA	去甲肾上腺素	OGTT	口服葡萄糖耐量试验
NaS-SA	特异性 5-羧氮氨能抗抑制剂	ONFH	股骨头缺血性坏死
		OP	骨质疏松症
NEFA	游离脂肪酸	OPRD	膜孔蛋白
NERD	非糜烂性反流病	OPG	骨保护素
NHAP	护理房获得性肺炎	OR	概率系数
NICE	英国国立健康研究所	OSAHS	阻塞性睡眠呼吸暂停低通气综合征
NIA	美国国立老年病研究所		
		OSAS	阻塞性睡眠呼吸暂停综合征
NIH	美国国立卫生研究院		

OTC	非处方药

P

PAH	原发性肺泡低通气、或肺动脉高压
PAVE	双心室起搏评估试验
PCA_3	前列腺癌抗原3
PCl	经皮冠状动脉介入术
QCT	定量计算机控制断层X线扫描法，系骨密度检测法之一。
PD	腹膜透析
PD	帕金森病、惊恐障碍
PGE	前列腺素
PLMS	睡眠时周期性肢体运动
PPAR	过氧化物酶增殖物激活受体
PPI	质子泵抑制剂
PPS	围绝经期综合征
PPT	强效降压心血管保护耐受性
PRPP	5-磷酸核糖-1-焦磷酸合成酶
PSA	前列腺特异性抗原
PSAP	前列腺血清酸性磷酸酶
PSG	多导睡眠图
PTCA	经皮冠状动脉成形术
PTH	甲状旁腺激素
PTSD	创伤后应激障碍

PU	消化性溃疡
PVD	外周血管疾病

R

RA	类风湿关节炎
RAAS	肾素-血管紧张素-醛固酮系统
RAS	肾素-血管紧张素系统
RALP	前列腺癌根治术
RBD	快动眼行为睡眠障碍
RE	反流性胃炎
REM	快速眼动睡眠
$rFVII\alpha$	重组第七因子酶
RHD	风温性心脏病
rhEPO	重组红细胞生成素
RLS	不宁腿综合征
RNA	核糖核酸
RPE	视网膜色素上皮
rt-PA	重组人组织型纠溶酶原激活物
RV	残气量

S

SAD	社交焦虑障碍
SAP	窦房阻滞、社交焦虑障碍、重症虚性胰腺炎
SARS	严重急性呼吸综合征
SAHS	睡眠呼吸暂停低通气综合征病情分级

SAP	重症急性胰腺炎、社交焦虑障碍	TF	转移因子或组织因子或运铁蛋白
SAS	睡眠呼吸暂停综合征	TG	三酰甘油
Scr	血肌酐	TGF-α	α转化生长因子
SCD	心脏性猝死	TGF-β	β转化生长因子
SD	标准差	TIA	短暂脑缺血性发作
SFDA	国家食品药品监管局	TIBC	总铁结合力
SI	血清铁	TLESR	一过性食管下括肌松弛
SF	血清铁蛋白	TNF-α	α肿瘤坏死因子
SHBG	性激素结合蛋白	Tn	肌钙蛋白
SNP	单核苷酸多态性	TPSA	总前列腺特异性抗原
SNGFR	肾小球泸过率	TRH	促甲状腺激素释放激素
SNTI	新型双通道忧郁症制剂	TS	运铁蛋白饱和度
SOD	超氧化物歧化酶	TSH	垂体分泌促甲状腺激素
SP	老年斑	TURP	经尿道前列腺切除术
SPECT	单光子发射计算机断层摄影术	TWA	T波电交替
SQTS	短 Q-T 综合征	TVS	阴道超声检查
SSRIs	选择性 5-羟色胺再摄取抑制剂	**U**	
sTfR	血清可溶性运铁蛋白受体	UA	不稳定性心绞痛
STEMI	急性 ST 段抬高心肌梗死	UAER	尿白蛋白排泄率
SUA	高尿酸血症	UC	溃肠性结肠炎
		UPDRS	帕金森病评分量表
T		URAT	尿酸转运蛋白
T1DM	1 型糖尿病	URL	检测值超过参考值的上线
TC	总胆固醇	Uremia	尿毒症
TCAs	三环类抗忧郁药如阿米替林、多塞平等	**V**	
		VAP	呼吸机相关性肺炎
		VA	室性心律失常

VD	血管性痴呆	WHO	世界卫生组织
VEGF-A	血管内皮生长因子	WPWS	平卧综合征
VF	心室颤动		
VKA	维生素 K 桔抗剂		
VLDL	极低密度脂蛋白		

X

XO	黄嘌呤氧化酶
XOI	黄嘌呤氧化酶抑制剂

VMAT Ⅱ　Ⅱ型肺泡单胺转运体
VP　病毒性肺炎
VRV　残气量
VT　室性心动过速

Y

Y-Bocs	强迫症状量表

W

Z

WCD	穿戴式除颤器	ZPP	锌泵卟啉
WHF	世界心脏联盟		

三、参考文献

第一章　衰老概述

二、衰老的机制

1. HP Von　Hahn 等编著,王士雯等(译).《实用老年病学》(内科资料),1978 年 10 月

2. 王迪浔、金惠民.《病理生理学》(第 2 版).人民卫生出版社,2002 年 8 月

3. "诺贝尔奖摇篮"美国 Lasker 医学研究奖揭晓,中国医学论坛报,2006-9-28,3 版

4. 陆惠华.《实用老年医学》.上海科技出版社,2006 年 5 月

5. 刘奇、刘雪平.《抗衰老学》.军事医学科学院出版社,北京:2006

6. 人类基因组个体差异可能高于预期,中国医学论坛报,2006-11-30

7. 端粒与端粒酶,《拨动衰老与肿瘤的时钟》,中国医学论坛报,2006-9-28,3 版

8. 她们和他发现长生不老的秘密——2009 年诺贝尔生理学或医学奖昨日揭晓,三名美国科学家分享此奖,成都商报,2009-10-6 日,第 4 版

9. 2009 年诺贝尔生理学或医学奖揭晓——端粒与端粒酶:成就 3 位美国科学家,中国医学论坛报,2009-10-8,A_2

10. 郭云良、刘克为、戚其华.《老年生物学》.科学出版社,北京:2007

三、衰老的生理病理学

1. Von Hahn H P 等编著,王士雯等(译).《实用老年病学》(内部资料).1978 年 10 月

2. Mark　H·Beers·MD.著,陈灏珠(译).《默克老年病手册人卫版》.2002 年 11 月

3. 黄峻.《心血管诊断流程与治疗策略》.北京科技出版社,2007-8

4.陈惠华.《实用老年医学》.上海科技出版社,2006-5

5.萧树东.《消化内科专题讲座》.郑州大学出版社,2005-5

6.许桦林.《实用老年消化病诊疗学》.清华大学出版社,2004-7

7.何仅.《老年脑科学》.北京出版社,2001-5

8.邓红文、刘耀中.《骨质疏松学前沿》.高等教育出版社,2005-10

四、老年心理学

1.Von Hahn H P 等编著,王士雯等(译).实用老年病学(内部资料)

2.耿德章等.《中国老年医学》.人民卫生出版社,2002 年

3.翁维良.《老年病分册》.中国医药科技出版社,2005 年

4.沈雪妹、汪敏.《医学心理学》.上海交通大学出版社,2006 年

5.张劲松.《女性心理健康与疾病治疗》.四川科技出版社,2006 年

6.刘奇、刘雪平.《抗衰老学》.军事医学科学出版社,2006 年

第二章　老年人药代学、药效学与安全用药

五、警惕某些药物的不良反应

1.陈灏珠、林果为.《实用内科学》(第 13 版).人民卫生出版社,2009 年 9 月

2.H. P. von Hahn et al.《实用老年病学》(内部资料),解放军总医院编译

3.刘新月等.《关注老年人循环系统的用药问题》.中国医学论坛报,2009-7-9,A_8

4.刘腾.《消化科常见不合理用药实例分析(1)》.中国医学论坛报,2009-7-9,A_8

5.刘腾.《几种特殊病情用药注意事项》.中国医学论坛报,2009 年 7 月 23 日,A_6

6.刘腾.《抗生素＋消化科其他药物＝?》.中国医学论坛报,2009 年 7 月-16 日,A_6

7.管玖、杨男.《关注左氧氟沙星的九大不良反应》.中国医学论坛报,2009-11-26,A_8

8.《警惕左氧氟沙星注射剂的严重不良反应》. 中国医学论坛报,2009 年 6 月 4 日,A_5

9.《警惕加替沙星的严重不良反应》,中国医学论坛报,2009-10-22,A_6

10. 程勇泉(摘译).《抑酸治疗:不良反应知多少-抑酸治疗与肺炎》. 中国医学论坛报,2009 年 6 月 11 日,D_1 D_3

11. 李德周.(摘译).《PPI 与维生素和铁》. 中国医学论坛服,2009-6-11,D_2

12. 程勇泉(摘译).《PPI 对骨折的影响》. 中国医学论坛报,2009-6-11,D_3

13. 都丽萍、杨丹.《药源性血小板减少症,不容忽视的疾病》. 中国医学论坛报,2009 年 2 月 26 日,A_6

14. 陈成伟.《重视中草药的肝脏毒性》. 中国医学论坛报,2009-9-17,D_2

15.《警惕清开灵注射剂的严重不良反应》,中国医学论坛报,2009 年 5 月 7 日,A_7

16.《警惕双黄连注射剂的严重不良反应》,中国医学论坛报,2009-5-21,A_6

17. 刘新月,等.《防止老年人潜在的不合理用药(1)》. 中国医学论坛报,2009 年 6 月 18 日,A_7

18. 刘新月等.《关注老年人其他系统的用药问题》. 中国医学论坛报,2009 年 7 月 2 日,A_7

第三章　心血管系统疾病

一、老年高血压病

1. 孙宁玲.《2005 年临床医学进展回顾——高血压论坛》. 中国医学论坛报,2006 年 3 月 2 日第 25 版

2. 刘力生、杨虎生.《积极推行预防战线前移策略》. 中国医学论坛报,2007 年 5 月 17 日 C_1

3. 戚文航.《高血压领域研究进展》. 心血管病学进展,2006 年第五期 P_{538}

4. 黄峻、王海燕.《高血压现代治疗》.江苏科技出版社,2000 年 5 月

5. 孙宁玲.《冠心病患者的血压控制》.循环系统疾病研究进展,2007 年第 4 期 P_{26}

6. 刘梅林. 生活方式《心血管病防治的重要措施》.中国医学论坛报,2006 年 5 月 17 日 C_2

7. 罗雪琚.《AHA 更新血压处理指南》,《心血管病学进展》.2007 年第 2 期 P_{324}

8. 孙宁玲.《再寻 2007 年高血压"探索足迹"》,《循环系统疾病研究进展》.2008 年第 1 期 P_{18}

9. 徐成斌.《高血压治疗应注重整体》,《循环系统疾病研究进展》.2007 年第 4 期 P_{26}

10. Aram V. Chobanian, M. D. Isolated systolic Hypertension in the Elderly N Engl J Med, 2007;357;789-96. august 23. 2007

11. 孙宁玲. 循证中获进展,争议呼唤共识——具有不共危险因素及疾病的高血压患者应有不同的联合治疗方案,《循环系统疾病研究进展》.2007 年第 1 期 P_{20}

12. 诸骏仁.《降压药物联合治疗与复方制剂》.中国医学论坛报,2005 年 7 月 21 日第 31 版

13. 孙宁玲.《结合病例浅析高血压冠心病治疗策略》,《循环系统疾病研究进展》.2007 年第 1 期 P_{22}

14. 初少莉、孔燕.《以降压为根本原则——1 例难治高血压分析》.中国医学论坛报,2008-元-24,C_5

15. 施中伟.《高血压研究新进展》.中国医学论坛报,2006 年 4 月 27 日第 26 版

16. 王文.《高血压药物治疗新证据》,循环系统疾病研究进展.2007 年第 3 期,P_{14}

17. 美国心脏病学会发表科学声明——专家共识,中国医学论坛报,2008 年 6 月 19 日 19 日,C_8

18. 胡大一.《ACC 2008 HyVET 重要结果——缓释吲达帕胺与培哚普

利联合治疗高龄高血压患者显著获益》.中国医学论坛报,2008 年 4 月 10 日 C_9

19. 施中伟.《ACC 2008 最新临床试验证实强化、优化降压益处》.中国医学论坛报 2008-4-10,C_{12}

20. 施中伟.《ADRANCE 研究在优化降压方案中寻找最佳药物组合》.中国医学论坛报,2007-1-4,C_{12}

21. 刘力生、胡大一.《苯磺酸氨氯地平临床应用中国专家建议书》.中国医学论坛报,2008 年 4 月 3 日,C_{7-12}

22. Michael 博士.《高血压治疗新视野、新策略和新目标》.中国医学论坛报,2008 年 6 月 26 日,A_6

23. 中国人血脂异常防治策略——调脂治疗的规范化与个体化高峰论坛纪要,2006 年 5 月 8 日第 35 版

24. 世界卫生组织.《心血管疾病预防指南》.中国医学论坛报,2008-1-17,C_3

25. 献言中国指南修订传递最新学术动态——回顾 2009 CHIEF 之精彩,中国医学论坛报,2009-8-13- C_9

26. 高血压患者降压是否应设"底线"——欧洲高血压指南拟将 120/70mmHg 定为最低限值,中国医学会论坛报 2009-6-25 A_2"

二、心绞痛

1.《慢性稳定性心绞痛诊断与治疗》,中华心血管病杂志,2007 年 35(3):195

2. 龚兰生.《内科手册》(第五版).上海科技出版社,2009 年

3.《慢性稳定性心绞痛诊断与治疗指南(一)》,中国医学论坛报,2007-6-7,C_4

4.《慢性稳定性心绞痛诊断与治疗指南(二)》,中国医学论坛报,2007-6-14,C_{10}

5.《慢性稳定性心绞痛诊断与治疗指南(三)》,中国医学论坛报,2007-6-21,C_{10}

6. 高润霖.《中国慢性稳定性心绞痛诊断治疗解读》.中国医学论坛报,

2007 年 4 月 12 日,A_{10}

7.徐成斌.《由中国慢性稳定性心绞痛指南亮点看 Action 的贡献》.中国医学论坛报,2007 年 6 月 14 日,A_{12}

8.施中伟.我国《慢性稳定性心绞痛指南》提升了钙离子拮抗剂地位.中国医学论坛报,2007-4-12,A_{12}

9.王继光等.《预防与治疗并重,提高慢性稳定性心绞痛药物治疗水平》.循环系统疾病研究进展,2007 年 2 期,P_8

10.Graham,Jakson.《治疗缺血性心脏病合理方案——优化心肌能量代谢》.中国医学论坛报,2006-8-3,第 16 版

11.《优化心肌能量代谢——缺血性心脏首选方案》.中国医学论坛报,2006-12-21,第 8 版

12.沈潞华.《从 ESC 2006 和中国最新心绞痛指南看冠心病治疗新策略》.中国医学论坛报,2007-6-21,C_6

13.《亚洲学者提问 SHIFT 研究者——讨论仍在继续》.中国医学论坛报,2010 年 12 月 23 日 C_2

14.黄峻.《SHIFT 研究引起的思考》.中国医学论坛报,2010 年 12 月 23 日,C_9

15.严晓伟.《关注硝酸酯的临床规范化应用》.中国医学论坛报,2010 年 11 月 4 日,C_{15}

16.李勇.《合理应用硝酸酯类药物和中药制剂》.中国医学论坛报,2010 年 12 月 9 日 C_{11}

17.吴平生.《K_{ATP} 通道开放剂尼可地尔:心绞痛治疗的全新选择》.中国医学论坛报,2010-11-11,C_7

三、心房颤动

1.Richard L·Page:Newly Diagnosed Atrial Fibrillation N Engl J Med 2004;351:2408-15

2.黄从新.《中国房颤活融十载路》.循环系统疾病研究进展,2008 年第 2 期 p.6

3.《治疗房颤控制心室率优于维持窦性心律》,中国医学论坛报,2006 年

1月19日10版

4.杨进刚.《AHA/ACC/ESC 2006年房颤指南要点介绍》.中国医学论坛报,2006-8-24,21版

5.胡大一.《房颤防治的新证据与新指南》.中国医学论坛报,2006-8-24,21版

6.马长生.《为心房纤颤抗栓治疗"号脉"》.中国医学论坛报,2008-5-8,C_3版

7.黄德嘉.《药物为房颤首选》.循环系统疾病研究进展,2008年第2期

8.固定剂量Xinelagatran预防房颤患者血栓栓塞有效,(JAMA 2005;293:6907)

9.曹克将.《节律和室率控制的拉锯》.循环系统疾病研究进展,2008年第2期

10.蒋立新.《琥珀酸美托洛尔缓释片药理学特点和降压疗效》.中国医学论坛报,2005-10-20,42Ed

11.郭丹杰.《同高选择性$β_1$受体阻滞剂临床获益大》.中国医学论坛报,2007-12-20,A_{11}

12.马长生.《房颤心律控制治疗的药物选择》.中国医学论坛报,2008-6-19,C_{11}

13.杨新春.《对地尔硫䓬控制房颤心率的评价》.中国医学论坛报,2008-6-19,C_{11}

14.黄从新.《急性冠脉综合征并房颤策略解析》.中国医学论坛报,2008-5-8,C_3

15.施中伟.《琥珀酸美托洛尔(倍他乐克)缓释片的药理优势》.中国医学论坛报,2006-5-18,32Ed

16.《南方会十载历练,众专家纷议热点——陈发性房颤危险分层新解及治疗选择》.中国医学论坛报,2008-5-8,C_2

17.杨新春.《房颤的抗栓治疗——解析ACCP-8》.中国医学论坛报,2008-8-28,C_3

18.李奎宝、杨新春.《冠心病一级预防的亮点——解析ACCP-8》.中国

医学论坛报,2008-9-4,C₈

19.曹克将.《参松胶囊抗心律失常疗效获循证医学证据》.中国医学论坛报,2008 年 12 月 11 日,A₃

20.《参松养心胶囊抗心律失常循证医学临床试验圆满结题》,中国医学论坛报,2009 年六月六日,A₁₅

21.参松养心胶囊说明书　2007 年 11 月 7 日

22.丛洪良.《ARB 在房颤治疗中的地位与展望》.中国医学论坛报,2011 年 2 月 17 日,C₁₂

四、心脏性猝死

1.李继唐.《心脏猝死(病例报告及文献复习)》.中华医学会北京分会心血管病学会,1980 年学术年会《论文汇编》,P₁₈₋₂₈

2.张代富、关立群(译)、陈灏珠(审).《心血管内科手册》(第 2 版).人民卫生出版社,2008 年 8 月

3.陈灏珠.《实用内科学》(第 13 版).人民卫生出版社,2003 年 5 月

4.国家十五科技攻关项目——中国每年 50 余万人死于心脏性猝死,中国医学论坛报,2007 年元月 4 日 A₃ 版

5.杨进刚.约 1/3 的不明原因猝死为离子通道病所致.心血管病学进展,2007 年第 2 期,P₂₀₃

6.刘文玲(译)、胡大一(审).《欧洲心脏病学会(ESC)指南——心脏性猝死临床实践手册》.人民卫生出版社,2007 年 10 日

7.家族猝死史——急性心肌梗死者室颤重要危险因素.中国医学论坛报,2007 年 2 月 15 日,C₆ 版

8.郑智、李树.《猝死治疗学》.中国医学科技出版社,2004 年 10 月

9.李华康(译)、殷跃辉(审).与猝死有关的遗传性心律失常的研究进展.心血管病学进展,2006 年第 5 期,P₆₁₂₋₆₁₅

10.富路等(译)、黄永麟(审).《心脏猝死的预测因子》.心血管病学进展,2006 年第 6 期,P₇₈₆₋₇₈₈

11.《ACC/AHC/ESC 联合发布—室性心律失常和心源性猝死的诊治指南》.中国医学论坛报,2006 年 9 月 7 日,第 13 版

12. 心血管急救指南,纵览与点评,2006 年 1 月 Vol-3,No. P_{11}

13. 刘兴鹏、董建增、马长生.《ACC/AHA/ESC 室性心律失常的处理与心脏性猝死的预防指南—2006》解读(一).心血管病学进展,2007 年第 2 期,$P_{195-197}$

14. 刘兴鹏、董建增、马长生.《ACC/AHA/ESC 室性心律失常的处理与心脏性猝死的预防指南—2006》解读(二).心血管病学进展,2007 年第 3 期,$P_{358-360}$

15. 陈明龙.《心力衰竭合并室性心律失常的治疗进展》.心血管病学进展,2007 年第 3 期,$P_{351-356}$

16. 郭继鸿.《征服 SCD 的又一把利剑——穿戴式除颤器(WCD)》.中国医学论坛报,2009 年 4 月 16 日,C_{12}

17. 郭继鸿.《AED:征服猝死,为生命护航》.中国医学论坛报,2009 年 6 月 25 日,C_{20}

五、急性冠状动脉综合征

1. ACC/AHC/WHF 全球心肌梗死统一定义,循环系统疾病研究进展,2007 年第 4 期,P_3

2. 马康华.《心肌梗死的通用定义》.心血管病学进展,2008 年第 1 期,P_{10}

3. 陈灏珠、林果为(主编).《实用内科学》(第 13 版).人民卫生出版社,2009 年 9 月

4. 霍勇.《急性冠状动脉综合征危险分层方法的评价》.心血管病学进展,2006 年第 3 期,P_{252}

5. 中华医学会心血管病学分会、中华心血管病杂志编委会、中国循环杂志编委会.《急性心肌梗死诊断和治疗指南》.中国医学论坛报,2003 年 3 月 3 版

6. 王雷、贾三庆.《急性冠状动脉综合征抗栓治疗进展》.心血管病学进展,2006 年底 3 期 P_{217}

7. 阮长武、陈锐.《急性冠状动脉综合征诊治进展》.心血管病学进展,2009 年第 2 期 P_{191}

8. 刘莹(综述)、陈庆伟(审校).《高龄急性冠脉综合征的治疗进展》.心血管病学进展,2008年第3期 P_{408}

9. 马长生.《急性冠脉综合征介入治疗与保守治疗的评价》.心血管病学进展,2006年第3期 P_{257}

10. 龚兰生(主编).《内科手册》(第5版).上海科技出版社,2009年8月

11. 2007年ACC/AHA ST段抬高心肌梗死诊疗指南(更新版).循环系统疾病研究进展,2008年第1期 P_6

12. 杨新春.《STEMI治疗的过去、现在和将来》.循环系统疾病研究进展,2007年第1期 P_1

13.《动脉粥样硬化性血管疾病二级预防最新指南》,纵览与点评,2006年第4期 P_5

六、老龄心脏传导障碍与缓慢性心律失常

1. 郭继鸿.《老年心律风雨多(上)》.中国医学论坛报,2010年4月1日C

2. 郭继鸿.《老年心律风雨多(下)——谈老年病理性心律失常》.中国医学论坛报,2010年4月15日C

3. 陈灏珠(主译).《默克老年病手册》.人民卫生出版社,2002年11月

4. 黄伟民.《心律失常》.上海人民出版社,1975年9月

5. 胡大一(主编).《心脏传导系统疾病与心脏起搏》.北京科技出版社,2010年3月

6. 龚兰生(主编).《内科手册》(第五版).上海科技出版社,2009年8月

七、慢性心功能不全

1. 陈灏珠、林果为(主编).《实用内科学》(第13版).人民卫生出版社,2009年

2. 龚兰生(主编).《内科手册》(第5版).上海科学技术出版社,2009年

3. 吴学思.《心力衰竭治疗变迁之路》.中国医学论坛报,2008年7月10日,第85版

4. 黄德嘉.《心力衰竭治疗现状》.心血管病学进展,2006年3月第2期, $P_{119\sim121}$

5. 刘少稳、史浩颖.《心力衰竭治疗细节决定成败》.中国医学论坛报,

2010 年 1 月 14 日,C_{12}

6. 施中伟.《ACEI、ARB 及醛固酮受体拮抗剂在心衰患者中的应用》.心血管病学进展,2006 年 3 月,第 2 期 $P_{122\sim125}$

7. 吴学思.《β 受体阻滞剂在心衰治疗中的地位及应用要点》.心血管病学进展,2006 年 3 月,第 2 期 $P_{126\sim129}$

8. 从最新欧洲高血压指南首——β 受体阻滞剂不可替代的心脏保护作用.中国医学论坛 2010 年 11 月 4 日 $C_1 4$

9.《他汀治疗心力衰竭患者住院风险》.中国医学论坛报,2007 年 1 月 11 日,C_5

10. 吴彦.《他汀治疗心力衰竭的探索与思考》.中国医学论坛报,2008 年 1 月 17 日,C_5

11. 黄永麟.《心力衰竭合并心律失常的药物治疗》.中国医学论坛报,2010 年 11 月 4 日,C_3

12. 亚洲学者提问 SHIFT 研究者,中国医学论坛报,2010 年 12 月 23 日,C_2

13. 黄峻.SHIFT 研究引起的思考.中国医学论坛报,2010 年 12 月 23 日,C

八、慢性肺源性心脏病

1. 陈灏珠、林果为(主编).《实用内科学》(第 13 版).人民卫生出版社,2009 年 9 月

2. 龚兰生(主编).《内科手册》(第 5 版).上海科技出版社,2009 年 8 日

3. 陈灏珠.《实用心脏病学》(第 4 版).上海科技出版社,2007 年

4. 荆志成.《治疗肺动脉高压的挑战——ESC2007 肺心病研究进展(一)》.中国医学论坛报,2007 年 9 月 27,C_3

5.《治疗肺动脉高压的挑战——ESC2007 肺心病研究进展(二)》,中国医学论坛报,2007 年 10 月 11

九、原发性高压压与高尿酸血症

1. 刘国杖.《高尿酸血症与心脑血管事件》.中国医学论坛报,2006 年 4 月 27 日,第 29 版

2. 张维忠,等.《ARB 固定复方制剂抗高血压治疗轻松达标》.中国医学论坛报,2006 年 4 月 27 日,第 40 版

3. 肖骏.《黄嘌呤氧化酶抑制剂与心血管疾病》.心血管病学进展,2008年第4期

4. 张立晶.《尿酸与高血压》.心血管病学进展,2007年第1期,P

5. 中国"第三届AIIA论坛"特别报道.《氯沙坦对心脏和肾脏保护作用的循证医学新证据》,中国医学论坛报,2005-5-17,Ed.

6. 戚文航.《ARB研究新发现》.中国医学论坛报,2005-5-19,Ed.[28]

7. 陈香美.《ARB对肾性高血压的治疗作用》.中国医学论坛报,2005-5-19,Ed.[30]

8. 朱彤莹.《氯沙坦在中国慢性肾病患者的应用经验》.中国医学论坛报,2005 5 19,Ed.[29]

9.《氯沙坦降压之外额外效应机制》,中国医学论坛报,2005-5-19,Ed.[28]

10. 候凡凡,等.《探寻最佳剂量ARB心脑肾保护作用更周全》.中国医学论坛报,2006-4-27,Ed.[40]

11. Brgan Williams.《降压药物的联合使用策略》,中国医学论坛报,2005-5-19,Ed.[28]

12. 王曾庚.《别嘌呤醇治疗心力衰竭的研究进展》.心血管病学进展,2006年第2期

第四章　消化系统疾病

一、老年人群慢性便秘

1. 美国胃肠内镜学会(ASGE)发布《便秘患者肠镜检查指南》,中国医学论坛报,2005年11月3日,第五版

2. 龚兰生(主编).《内科手册》(第5版).上海科技出版社,2009年8月

3. 治疗便秘新药.Lubiprostone(Amitiza)胶囊上市.中国医学论坛报,2006年3月2日,第23版

4. 侯晓华.GASTRO 2009),《5-羟色胺受体激动剂(5-HT$_4$)治疗便秘有新知》.中国医学论坛报,2010年1月7日,D$_3$

二、老年患者大便失禁

1. Amold wold,M. D. Fecal Incontinence in Adults(N Engl J · Med .

2007：356：1648-55. April 19. 2007)

2. H. p. Von Hahn 等编著,王士雯等(译).《实用老年病学》(内科资料)

3. krupp MA chatton MJ.《现代诊断治疗学》,中山医科大学,编译出版

三、胃食管反流病

1. 胃食管反流病走过百年,中国医学论坛报,2007-1-4-B_1

2. 胃食管反流病定义和分类,中国医学论坛报,2006-9-28-17

3. 中国胃食管反流病共识意见(一),中国医学论坛报,2007-1-4-B_2

4. 中国胃食管反流病共识意见(二),中国医学论坛报,2007-1-11-B_{16}

5. GERD 的全球定义与中国治疗共识,中国论坛 2008-3-13D_1

四、慢性胃炎

1.《幽门螺杆菌发现引发的革命》,中国医学论坛报,2008 年 7 月 10 日,第 43 版

2.《Hp 感染是涉及多学科的研究课题》,中国医学论坛报,2008 年 7 月 10 日,第 43 版

3.《北京地区老年人 Hp 感染率较高》,中国医学论坛报,2006 年 3 月 2 日,第 4 版

4. 广州中山医学院附属二医院:消化系统疾病专题选编(内部资料)

5. 陈灏珠、林果为(主编).《实用内科学》(第 13 版). 人民卫生出版社,2009 年

6. 萧树东、许国铭(主编).《中华胃肠病学》. 人民卫生出版社,2008 年

7. 龚兰生(主编).《内科手册》(第 5 版). 上海科技出版社,2009 年

8.《Hp 根治新疗法》,中国医学论坛报,2007 年 9 月 13 日,B_1

9. 胡伏莲. 从补救到一线的治疗方案. 中国医学论坛服,2011 年 3 月 3 日,D_1

10. 根除 HP 四联疗法优于三联疗法,中国医学论坛报,2011-3-3 D_1

五、消化性溃疡

1. 萧树东、许国铭(主编).《中华胃肠病学》. 人民卫生出版社,2008 年

2.《Hp 感染与溃疡形成因果相关》,中国医学论坛报,2009 年 9 月 17 日,D_1

3. 陈灏珠、林果为（主编）.《实用内科学》（第 13 版）. 人民卫生出版社,2009 年

4. 于皆平、沈志祥、罗和生（主编）.《实用消化病学》（第 2 版）. 科学出版社,2007 年

5.《质子泵抑制剂药物相互作用》,中国医学论坛报,2008 年 7 月 10 日,第 90 版

6.《Hp 根治新疗法》,中国医学论坛报,2007 年 9 月 13 日,B_1

7.《根除 Hp 四联疗法优于三联疗法》,中国医学论坛报,2011 年 3 月 3 日,D_1

8. 胡伏莲.《从补救到一线的治疗方案》,中国医学论坛报,2011 年 3 月 3 日,D_1

六、缺血性结肠炎

1. 陈灏珠、林果为（主编）.《实用内科学》（第 13 版）. 人民卫生出版社,2009 年 9 月

2. 叶维法（主编）.《消化系统疾病新进展》（内部资料）

七、急性胆囊炎

1. 石美鑫（主编）.《实用外科学》（第 2 版）. 人民卫生出版社,2002 年 10 月

2. 叶维法（主编）.《消化病学进展》. 天津科技出版社

3. 吴阶平,裘法祖（主编）.《黄家驷外科学》. 人民卫生出版社,2000 年

八、急性胰腺炎

1. David c. whitcomb. et al:Acute Pancreatitis(N Engl J Med 2006;354:2142－507 May 18,2006)

2. 周粼、张家骅.《102 例急性胰腺炎的临床治疗》. 云南医药,2009 年第 2 期

3. 郭强、杨龙江.《老年急性胰腺炎诊治分析》. 西南军区,2009 年 1 月第 1 期

4. 陈灏珠、林果为（主编）.《实用内科学》（第 13 版）. 人民卫生出版社,2009 年 8 月

5. 龚兰生（主编）.《内科手册》（第 5 版）. 上海科技出版社,2009 年 8 月

6.石美鑫(主编).《实用外科学》(第2版).人民卫生出版社,2002年10月

7.郝建宇等.《GASTRO 2009——急性胰腺炎》.中国医学论坛报,2010年1月7日,D4

8.谢宗义,等.《重症急性胰腺炎的治疗进展》.现代医药卫生,2004年第2期

九、急性上消化道出血

1.陈灏珠.《实用内科学[M]》第13版.人民卫生出版社,2009;1951

2.石美鑫《实用外科学[M]》第2版.人民卫生出版社,2002;1104

3.吴在德.《外科学[M]》第5版.人民卫生出版社,2000;636

4.相卓.《老年人上消化道出血396例临床分析[J]》.中国老年学杂志,2008;28(24):2483~85

5.张莹兰、张羧、程玲.《老年上消化道出血临床分析[J]》.当代医学,2009;15(9):88~89

6.黎琮毅、方健强、邱琦.《老年人上消化道出血病因临床分析及诊治[J]》.中国现代医生,2008;46(36):161,166

7.王洪云、陈燕刚、杜更胜,等.《内镜下金属钛夹在治疗急性上消化道出血中的应用[J]》.中国现代医生,2008;46(35):147~148

8.贾继珍、赵淑芳.《老年人上消化道出血135例胃镜诊治分析[J]》.中国实用医药,2008;3(34):92~93

9.孙继述.《急性上消化道出血的药物治疗进展[J]》,甘肃医药,2008;27(4):29~31

十、老年慢性病贫血

1.陈灏珠、林果为.《实用内科学》(第十三版).人民卫生出版社,2009年

2.范利(主编).《老年常见疾病诊治策略》.人民军医出版社,2007年

第五章 呼吸系统疾病

一、老年性肺炎

1.龚兰生.《内科手册》(第五版).上海科技出版社,2009年

2.《老年人应进行多价肺炎球菌疫苗接种》,中国医学论坛报,2006 年 3 月 23 日,第 17 版

3.《莫西沙星与左氧氟沙星治疗 CAP 的疗效和安全性比较》,中国医学论坛报,2005 年 7 月 21 日,第 15 版

4.《左氧氟沙星序贯疗法在 CAP 治疗中的应用》,中国医学论坛报,2004 年 11 月 15 日,第 31 版

5.陆惠华.《实用老年医学》.上海科技出版社,2006 年 5 月

6.陈灏珠.《实用内科学》(第十三版).人民卫生出版社,2009 年 9 月

7.范利.《老年常见病诊疗策略》.人民军医出版社,2007 年 7 月

8.《2006 年优化抗生素治疗专家研讨会》,中国医学论坛报,2006 年 4 月-13,第 15 版

9.《美国胸科学会(ATS)2005 年公布 HAP 指南》.中国医学论坛报,2005 年 7 月 7 日,第 17 版

10.《美国 ATS 最新 HAP 指南解析(一)》,中国医学论坛报,2005-7-28,第 13 版

11.《美国 ATS 最新 HAP 指南解析(二)》,中国医学论坛报,2005-8-4,第 20 版

12.《中国呼吸道感染优化治疗组(CROTC)优化抗生素治疗学术论坛报道》,医学论坛报,2005-12-8,12 版

13.《第 12 届感染性疾病国际会议(12th ICID)报导—氟喹酮类(FQ)细菌耐药趋势与左氧氟沙星治疗方案》,中国医学论坛报,2006-8-3,第 12 版

14.梁宗安.《肺部感染临床研究进展》.2006-7-13,13 版

15.《碳青霉烯类药在治疗多重耐药 G⁻细菌中的作用》,中国医学论坛报,2006-3-23,第 16 版

16.《厄他培南的特点和最新临床研究》,中国医学论坛报,2006-3-23,第 16 版

17.Gert Hoffken.《HAP 严重感染患者的抗生素治疗策略》,中国医学论坛报,2006-3-23,16 版

18.《控制严重 HAP 的新方法》,中国医学论坛报,2007-7-19,第 14～15 版

19.《第四届重症感染高峰论坛及欧洲临床微生物学会与感染疾病大会(EC-

CMID)》,2007 年中国学术年会报道,中国医学论坛报,2007-7-19,第 14～15 版

20.徐英、董碧蓉.《23 价肺炎球菌多糖疫苗,预防老年下呼吸道感染的效果观察》.2007-8-23,C6

二、老年肺结核病

1.陈灏珠、林果为(主编).《实用内科学》(第 13 版).人民卫生出版社,2009 年 9 月

2.端木宏谨、张宗德.《规范用药是控制结核病之根本》.中国医学论坛报,2006 年 9 月 21 日,第 3 版

3.H. P. Von Hahn 编.王士雯等译.《实用老年病学》(内部资料).解放军总医院,编译

4.《肺结核诊断和治疗指南》,中华结核和呼吸杂志,2001 年 24:70～7。

5.龚兰生(主编).《内科手册》(第五版).上海科技出版社,2009 年 8 月

6.《中国肺结核分类法》,中华结核和呼吸杂志,1998 年 21:716～717

7.《耐药结核菌株在全球蔓延》,中国医学论坛报,2006 年 12 月 28 日,A

三、阻塞性睡眠呼吸暂停低通气综合征

1.陈灏珠、林果为(主编).《实用内科学》(第 13 版).人民卫生出版社,2009 年 8 月

2.龚兰生(主编).《内科手册》(第 5 版).上海科技出版社,2009 年 8 月

3.申昆玲.《心血管疾病:阻塞性睡眠呼吸暂停综合征》.中国医学论坛报,2010 年 3 月 18 日,A_{10}

4.《睡眠呼吸暂停(SDB)增加老年男性心律失常》,中国医学论坛报,2010 年 3 月 18 日

5.史虹莉.《糖尿病与睡眠障碍》,中国医学论坛报,2010 年 3 月 18,A_{11}

6.《老年人睡眠障碍的评估和管理》,中国医学论坛报,2009 年 9 月 19 日,A_{12}

第六章　泌尿系统疾病

一、老年性尿失禁

1.Von Hahn,H. P 等编著,王士雯等(译).《实用老年病学》(内科资料)

2. Rortveit et al.《首次分娩年龄＞25 岁者易患尿失禁》,中国医学论坛报,2006 年 9 月 26 日,第 7 版

3. Mark H·Beers(著)陈灏珠(译).《默克老年病学手册》(第 3 版).人民卫生出版社,2002 年

4.《经尿道注射胶原可治疗前列腺切除后尿失禁》,中国医学论坛报,2005 年 9 月 29 日,第 18 版

5.《人工尿道括约肌对尿失禁疗效无显著性别差异》,中国医学论坛报,2006 年～3～2,第 31 版

6.《膨化剂注射对女性压力性尿失禁有效》,中国医学论坛报,2006 年 12 月 21 日,第 30 版

7.《治疗尿失禁:尿道黏膜下注射肌肉干细胞有效》,中国医学论坛报,2006 年 6 月 22 日,第 5 版

8.《尿道悬韧带可治疗男性压力性尿失禁》,中国医学论坛报,2006 年 12 月 21 日,第 30 版

9.《Burch 阴道悬韧带与筋膜吊带术治疗压力性尿失禁的比较》,中国医学论坛报,2007 年 5 月 24 日,D_2

二、良性前列腺增生

1.那彦群、郭震华(主编).《实用泌尿外科学》.人民卫生出版社,2009 年 5 月

2.沈克非(主编).《外科学》(第 2 版).人民卫生出版社

3.张祥华.《良性前列腺增生症》.中国医学论坛报,2006 年 6 月 22 日,第 19 版

4.“保列治”(PROSCAR)用药指南,2006 年

5.“爱普列特片”说明书 2008 年

6.叶定伟.《非那雄胺对前列腺癌的化学预防》.中国医学论坛报,2009 年 5 月 7 日,A_{17}

7.度他雄胺.《又-5-ARI 显示预防作用》.中国医学论坛报,2009 年 7 月 9 日,B_1

8.《前列腺癌化学预防降低患病危险》,中国医学论坛报,2009 年 5 月

14 日,B_1

三、前列腺癌

1.那彦祥、郭震华(主编).《实用泌尿外科学》.人民卫生出版社,2009 年 5 月

2.《前列腺癌检测有新法》,中国医学论坛报,2007 年 5 月 17 日,A_2

3.席志军.《前列腺肿瘤与基因和饮食因素有关》.中国医学论坛报,2006 年 6 月 22 日,E_{18}

4.李鸣.《前列腺癌诊治进展》.中国医学论坛报,2006 年 3 月 22 日,E_{18}

5.《慢性前列腺炎与前列腺癌》,中国医学论坛报,2006-6-22,E_{19}

6.《前列腺癌可能与病毒感染有关》,中国医学论坛报,2006-3-2,A_1

7.《前列腺癌起因新发现》,中国医学论坛报,2005-11-3,1 版

8.《ACCR 前列腺癌侵袭性与基因变异有关》,中国医学论坛报,2009-5-7,B_3

9.张骞、周利群.《《NCCN 前列腺癌临床实践指南》解读》.中国医学论坛报,2010 年 5 月 13 日,B_4

10.朱刚.《EAU 之声、前列腺癌》.中国医学论坛报,2009-4-16,B_1

11.《前列腺癌的雄激素剥夺疗法—循序渐进》,中国医学论坛报,2009 年 6 月 11 日,E_6

12.《前列腺癌—免疫治疗显著改善生存》,中国医学论坛报,2009-5-14,B_1

13.晚期前列腺癌治疗新药:Degarelix 经美国 FDA 批准上市,中国医学论坛报,2009-1-8,A_8

四、慢性肾脏病

1.陈楠.《重视慢性肾脏病的早期诊断与治疗》.中国医学论坛报,2006-3-9,第 30 版

2.贾强.《聚焦 GFR 关注降压药物的选择》.中国医学论坛报,2006 年 10 月 19 日,第 8 版

3.《世界肾脏日,唤醒公众关爱肾脏意识》,中国医学论坛报,2006-3-9,第 3 版

4. 许戎等.《慢性肾脏病流行病学研究概览》.中国医学论坛报,2008-4-10,E_2

5.《慢性肾脏病,严重挑战公共健康》,中国医学论坛报,2008-3-13,E_1

6. 梅长林.《蛋白尿、肾脏事件与心血管的重要危险因素》.中国医学论坛报,2007-5-24,C_8

7. 张路霞,等.《辅车相依唇亡齿寒——析 CKD 与心脑血管疾病》.中国医学论坛报,2008-4-10,E_1

8. 马迎春等.《我国人群调查的 GFR 估计方程》.中国医学论坛报,2008-4-10,E_3

9.《CKD 营养治疗新观点高峰论坛报道》,中国医学论坛报,2007-5-24,$B_{5\sim7}$

10. 降压治疗新观点.《从降压达标到靶器官保护》.中国医学论坛报,2006-10-19,第 32 版

11. 黄元铸、郭静萱、刘梅林.《ACEI 全面干预心肾事件链高层专家研讨会》.中国医学论坛报,2007-9-20,C_6

12. 钱家麒、侯凡凡.《ACEI 全面干预心肾事件链-高层专家研讨会报道(二)》.中国医学论坛报,2008-11-13,C_7

13.《以 ACEI 贝那普利为核心、优化降压保护心肾》.中国医学论坛报,2009-3-12,C_{10}

14. 叶朝阳.《聚焦世界肾脏日》,关注 ACEI 心肾双系统保护.中国医学论坛报,2008-3-13,E_4

15. 从循证证据者降压药物的"PPT"-强效(Power)降压作用,心血管保护(protection)和耐受性(Tolerability),中国医学论坛报,2009-5-21,$C_{10\sim11}$

16.《强化降脂可改善冠心病患者肾脏功能》,中国医学论坛报,2007-5-24,B_5

17.《每月 1 次 CERA 使透析患者血红蛋白保持稳定》,中国医学论坛报,2007-5-24,B_5

18.《新药 Hematide 在 CKD 患者中的应用》,中国医学论坛报,2007-5-24,B_5

19. 梅长林. ARB 在肾脏疾病中的应用时机. 中国医学论坛报 2010 年 12 月 23 日,C_{12}

五、尿毒症

1. 龚兰生(主编).《内科手册》(第 5 版). 上海科技出版社,2009 年 8 月

2. Timothy W. Meyer, M. D et al: Medical Progress:Uremia (N Engl J Med 2007;357:1316-25 September 27,2007)

3. 苗里宁(主编).《肾功能衰竭》. 第四军医大学出版社,2007 年 4 月

4. 陈灏珠.《实用内科学》(第 13 版). 人民卫生出版社,2009 年 7 月

5. 付平、钟慧.《腹膜透析相关感染:识别和应对》. 中国医学论坛报, 2008 年 3 月 13 日,E_4

第七章　代谢性疾病与内分泌系统疾病

一、代谢综合征

1. 龚兰生(主编).《内科手册》(第 5 版). 上海科技出版社,2009 年 8 月

2. 陈灏珠、林果为(主编).《实用内科学》(第 13 版). 人民卫生出版社, 2009 年 9 月

3. 祝元明(主编).《代谢综合征》. 人民军医出版社,2005 年 8 月

4. 张建、华琦(主编).《代谢综合征》. 人民卫生出版社,2003 年 10 月

5. 王宏宇、芦娜.《代谢综合征与大血管病变》,《心血管病学进展》. 2008 年第 4 期

6. 祈雨萍、严晓伟.《代谢综合症发病机制的研究进展》《心血管病学进展》. 2006 年第 6 期

二、糖尿病肾脏病变

1. 陈灏珠.《实用内科学》(第 12 版). 人民卫生出版社,2005 年 7 月

2. 何戎华.《糖尿病现代诊疗》. 江苏科技出版社,2006 年 9 月

3. 林善锬.《肾脏局部 RAS 与糖尿病肾病》. 中国医学论坛报,2006 年 9 月 21 日,第 46 版

4. 高润霖.《控制糖尿病才能更好地防治心血管病》. 中国医学论坛报, 2006 年 10 月 19 日,第 33 版

5.美国 Stevo Julius.《预防新发糖尿病与高血压治疗策略》,中国医学论坛报,2005 年 5 月 19 日,第 36 版

6.胡大一.证据、共识、实践.《厄贝沙坦循证之路》.中国医学论坛报,2009 年 5 月 14 日,C_{17}

7.《以 ACEI 贝那普利为核心优化降压保护心肾》,中国医学论坛报,2009 年 3 月 12 日,C_{10}

8.降压治疗新观念.《从降压达标到靶器官保护》,中国医学论坛报,2006 年 10 月 19 日,第 32 版

9.张维忠.《降压治疗临床研究进展与动向》.中国医学论坛报,2006 年 12 月 28 日,B_8

10.梅长林.《蛋白尿—肾脏事件与心血管事件的重要危险因素》.中国医学论坛报,2007 年 5 月 24 日,C_8

11.《ACEI 全面干预心肾事件》.中国医学论坛报,2008 年 11 月 13 日,C_7

12.《从循证证据看降压药物的"PPT"(强效降压、心血管保护和耐受性)》,中国医学论坛报,2009 年 5 月 21 日,$C_{10\sim11}$

13.梅长林.《ARB 在肾脏疾病中的应用时机》.中国医学论坛报,2010 年 12 月 23 日,C_{12}

三、糖尿病伴高血压

1.何戎华.《糖尿病现代诊疗》.江苏科技出版社,2000 年 2 月

2.杨文英.《从循征医学证据看糖尿病与心血管病危险干预》.中国医学论坛报,2005 年 5 月 19 日,19 版

3.《替米沙坦在高血压及相关疾病中的优势》,中国医学论坛报,2006-12-19

4.《从危险因素控制到高危病人保护—高血压患者胰岛素抵抗治疗新策略》,2007-6-28,C_8

5.《从 PROTECTION 到 ONTARGET—ARB 关于心血管保护的临床研究》,中国论坛报,2007-6-28,C_8

6.Stevo Julias.《预防新糖尿病与高血压治疗策略》,中国医学论坛报,

2005-5-19,36 版

7. Gordon.《ARB 缬沙坦在高血压治疗中的良好表现》,中国医学论坛报,2005-3-17,32 版

8. 陈鲁原.《对 JIKEI HEART 研究的质疑:评缬沙坦降压以外的心血管益处》.中国医学论坛报,2007-7-12,A_{12}

9. 钱家麒、黄元铸.《ACEI 全面干预心肾事件链—高层专家研讨会报道(二)》.中国医学论坛报,2008-11-13,C_7

10. Markku Laukso.《阿卡波糖预防 IGT 和 2 型糖尿病患者的心血管疾病》,中国医学论坛报,2005-5-19,19 版

11. 吕卓人、吕品.《糖尿病合并高血压患者能否用利尿药降压》.中国医学论坛报,2003-5-8,22 版

12. 诸骏仁.《从循证医学 ARB 的临床应用》(会议纪要).中国医学论坛报,2005-11-3,29 版

13. 张维忠.《降压治疗临床研究进展与动向》.中国医学论坛报,2006-12-28,B_8

14. 纪立农.《糖尿病患者的降压治疗与心血管保护》.中国医学论坛报(主办):《降压》总第 6 期,2010 年 4 月

15. ASH.《2007 临床研究摘选——STAR-LET 研究显示:停用以利尿药为主的降压诊疗可以逆转代谢损害》,中国医学论坛报,2007-7-12,C_8

16. 吲达帕胺缓释片(说明书),2006 年 12 月 26 批准

17. 潘长玉.《肯定中国研究,质疑糖尿病第一大国归属》.中国医学论坛报,2011 年 1 月 6 日,C_4

18. 罗格列酮风波告终.《思考积极意义》.中国医学论坛报,2011 年 1 月 6 日,C_4

19.《2011 版 ADA 糖尿病诊病指南公布——三大更新要点解析》,中国医学论论坛报,2011 年 1 月 20 日,C_4

20. 包玉倩.《基础胰岛素治疗——有效、安全、简便》.中国医学论坛报,2011 年 1 月 20 日,C_4

21. 刘娟、李延兵.《胰岛素强化治疗——加强血管控制,减少慢性并发

症》.中国医学论坛报,2011 年 1 月 20 日,C_4

22.杨文英.《新一代二肽基酶 4(DPP-4)抑制剂沙格列汀临床研究进展》.中国医学论坛报,2010 年 12 月 16 日,C_{10}

四、男性更年期综合征

1.郭应禄、李宏军.《男性更年期综合征》.中国医药科技出版社,2005 年 5 月

2.《低睾酮水平老年人易发贫血》,中国医学论坛报,2007 年 7 月 27 日,第 6 版

五、女性围绝经期综合征

1.陈灏珠、林果为(主编).《实用内科学》(第 13 版).人民卫生出版社,2009 年 9 月

2.龚兰生(主编).《内科手册》,(第 5 版).上海科学技术出版社,2009 年 8 月

2.Von Hahn atal,H.P 等编著,王士雯等(译).《实用老年病学》(内科资料).1978 年 10 月

六、痛风与高尿酸血症

1.王新昌.《痛风研究进展》.中国医学论坛报,2006-9-14

2.戴洌:EULAR2007 痛风研究速递,2007-7-26

3.施桂英.《治疗慢性痛风的新策略》.中国医学论坛报,2007-3-29　B_5

第八章　骨关节疾病

一、男性骨质疏松

1.邓红文、刘耀中.《骨质疏松学前沿》.北京高等教育出版社,2005 年 10 月

2.陈灏珠.《实用内科学》(第十三版).北京人民卫生出版社,2009 年 7 月

3.男性骨质疏松(1).中国医学论坛报,2008 年 4 月 24 日,F_7

4.男性骨质疏松(2).中国医学论坛报,2008 年 5 月 8 日,F_8

5.《评估椎体骨折双能 X 线骨密度仪(DXA)优于 X 线平片》,中国医学

论坛报,2000 年 12 月 14 日,第 15 版

6.徐芩.《适量补充钙和维生素 D 是防治骨质疏松的基础措施(一)》.中国医学论坛报 2006-4-6,第 8 版

7.《阿仑膦酸钠治疗骨质疏松的临床进展》,中国医学论坛报,2007 年 12 月 20 日,第 8 版

8.以重作用呵护骨骼健康——雷奈酸锶在中国上市,中国医学论坛报,2009 年 4 月 16 A_{11}

二、骨关节炎与膝关节炎

1. Nancy E. wane, M. D：OsteoarthriTis of the Hip N Engl J Med)2007；357：1413—21—october 4. 2007

2. Darid T. Fzlson. et al：Osteoarthritis Hip of Knee(N Engl J med 2006；354：841-8. February 23,2006)

三、股骨头缺血性环死

1.孙材江、彭力平.《实用骨内科学》.人民军医出版社,2008 年 5 月

2.林志杰.《骨科临床新进展》(第 2 版).人民军医出版社,2007 年 7 月

3.王亦德.《骨与关节损伤》(第 4 版).人民卫生出版社,2007 年 10 月

4.刘尚礼、刘永轶.《骨坏死基础与临床》.人民军医出版社,2008 年 9 月

5.田华.《股骨头坏死的治疗选择》.中国医学论坛报,2004 年 9 月 23 日,第 10 版

6. Nancy E. Lane. M. D. Osteoarthrits of the Hip N Eng J. Med 2007：357：1413～21. october 4. 2007

四、类风湿关节炎

1.龚兰生(主编).《内科手册》(第 5 版).上海科技出版社,2009 年 8 月

2.陈灏珠.《实用内科学》(第 13 版).人民卫生出版社,2009 年 9 月

3.巩路.《医学专家解答——风湿病》.四川科技出版社,2007 年 1 月

4.栗占国,等.《类风关湿节炎》.人民卫生出版社,2009 年 12 月

5.郑志忠,等.《难治性风湿病》.上海科技出版社,2007 年 12 月

6.赵岩.《合理使用 NSAID》.中国医学论坛报,2009 年 8 月 20 日, A_{14}

7.杨岫岩《读 ACR 白皮书,谈 NSAID 用药决策》.中国医学论坛报,

2009 年 8 月 6 日,A_8

8.赵岩.《EULAR 2009 RA 治疗指南解析》.中国医学论坛报,2009 年 8 月 20 日,A_{14}

9.吴华杰.《RA 生物治疗》.中国医学论坛报,2006 年 12 月 28 日,$B_{3~4}$

10.唐福林.《TNF-α 拮抗剂治疗类风湿关节炎新观点——早期应用和维持停药缓解的探讨》.中国医学论坛报,2009 年 8 月 6 日,A_{12}

第九章　急性脑血管病

一、脑卒中

1.郭国际(主编).《急危重症脑卒中》.安徽科技出版社,2009 年 1 月

2.陈灏珠、林果为.《实用内科学(第十三版)》.人民卫生出版社,2009 年

3.王鲁宁.《小卒中大麻烦》.循环系统疾病研究进展,2008 年第 4 期 P_4

4.毕齐等.《亚临床卒中·TIA·小卒中研究档案》.循环系统疾病研究进展,2008 年第 4 期 P_6

5.毕齐(主编).《短暂性脑缺血发作》.人民军医出版社,2008 年 6 月

6.张微微.《重视血管病变》,关注小卒中.中国医学论坛报,2009 年 2 月 5 日,C_8

7.龚兰生(主编).《内科手册》(第五版).上海科技出版社,2009 年第五版

8.2007-AHA/ASA《成人缺血性脑卒中早期治疗指南》,循环系统疾病研究进展,2007 年第 2 期,P_{15}

9.廖晓凌.《第 16 届欧洲卒中大会形象学研究热点纵览》.循环系统疾病研究进展,2007 年第 3 期,P_6

10.《AHA/ASA 缺血性卒中及 TIA 二级预防建议更新》,循环系统疾病研究进展,2008 年第 2 期,P_{22}

11.《卒中或 TIA 后,应尽快启动阿托伐他汀治疗》,中国医学论坛报,2008 年 7 月 10 日,124 版

12.《AHA/ASA　2007 版《成人自发性脑出血治疗指南》》,循环系统疾病研究进展,2007 年第 4 期,P_{30}

13. 王伊龙等.《倾听来自2009国际卒中大会的"新声"》,中国医学论坛报,2009年2月26日,C_4

14. rFVlla究竟是"新星"还是"流星"? ——透过FAST研究看rFVlla在急性脑出血治疗中的作用,循环系统疾病研究进展,2007年第3期,P_1

15. 赵水平.《血脂水平与脑卒中防治》.中国医学论坛报,2009年12月17日,C_{15}

16. 武剑.《ISC-2011最新研究再次证实——他汀治疗显著改善缺血性卒中患者预后》.中国医学论坛报,2011年3月3日,C_{15}

17. 张苗.《从INTERSTROKE研究重新审视——降压治疗预防卒中的内涵》.中国医学论坛报,2011年2月24日,C_{16}

第十章　神经与精神疾病

一、晕厥

1. 程中伟,等.2009ESC《晕厥诊断及处理指南》(一).中国医学论坛报,2009年12月17日,C_5

2. 许玉韵、杨进刚.《晕厥诊断的思路》.心血管病学进展,2006年第4期,$P_{391\sim394}$

3. 黄峻(主编).《心血管诊断流程与治疗策略》.北京科学出版社,2007年8月

4. David G Benditt原著,王吉云(主译).《晕厥评估和治疗临床实践手册》.北京人民卫生出版社,2008年1月

5. 曹克将、陈椿.《血管迷走性晕厥的诊断治疗手段及评价》.心血管病学进展,2006年第4期,$P_{398\sim402}$

6. 张澍.《心源性晕厥的电生理检查及评价》.心血管病学进展,2006年第4期,$P_{395\sim398}$

7. Sean l. Savitz,MD et al:Verte bro basilar Dsease N Eng J Med 2005;352;2 618-26. June 23,2005

8. 张宝慧、李筱雯.《关注运动性晕厥》.中国医学论坛报,2008年8月7日,G_3

9. 王立群.《血管迷走性晕厥》.心血管病学进展,2009 年第 2 期,P$_{187\sim190}$

10. 程中伟,等.2009ESC《晕厥诊断及处理指南》(二),中国医学论坛报,2009 年 12 月 24 日,C$_{10}$

二、老年期痴呆与相关疾病

1. 盛树力.《老年痴呆与相关疾病》.北京科技文献出版社,2006 年 4 月

2.《中国防治认知功能障碍专家共识》解读(一),中国医学论坛报,2006 年 3 月 16 日,第 20 版

3.《中国痴呆流行病学存在地区差异》,中国医学论坛报,2005 年 3 月 17 日,第 18 版

4.《大脑健康影响因素知多少》,中国医学论坛报,2006 年 3 月 2 日,第 3 版

5.《老年女性糖代谢异常痴呆危险增加》,中国医学论坛报,2006 年 2 月 17 日,第 14 版

6.《神经变性疾病发病机制可能相同》,中国医学论坛报,2005 年 2 月 17 日,第 13 版

7.《动脉粥样硬化与 AD 发病机制有关》,中国医学论坛报,2006 年 4 月 13 日,第 10 版

8.《关注卒中、关注认知功能障碍-尼莫地平在卒中的循证医学证据》,中国医学论坛报,2006 年 9 月 26 日,第 33 版

9. 龚兰生(主编).《内科学手册》(第五版).上海科技出版社,2009 年 8 月

三、阿尔茨海默病

1. 盛树立.《老年痴呆与相关疾病》.北京科技文献出版社,2006 年 4 月

2. 何伋.《老年脑科学》.北京出版社,2001 年 5 月

3.《大脑健康影响因素知多少》.中国医学论坛报,2006 年 3 月 2 日,第 3 版

4.《我国老年痴呆患病率与国际差异不大-阿尔茨海默病分布比率重新修正》.中国医学论坛报 2006-9-21,第 2 版

5. 阿尔茨海默病-大脑的糖尿病? 中国医学论坛报,2009 年 2 月 19 日,

A_2

6.《AD致病机制研究有新发现》.中国医学论坛报,2006-12-14,第4版

7.《MRI新技术可预测早期AD》.中国医学论坛报,2007-7-19,A_5

8.崔自英,等.《脑卒中与AD-由路人到兄弟》.中国医学论坛报,2006年4月13日,第11版

9.《阿尔茨海默病新药-美金刚(易培申)登陆中国》.中国医学论坛报,2007年7月19日,A_5

10.《美金刚阿尔茨海默病治疗循证之路》.中国医学论坛报,2009年10月15日,A_{11}

11.《关注卒中、关注认知功能障碍-尼莫地平在卒中循证医学证据》.中国医学论坛报,2006-9-28,第33版

12.《加兰他敏可安全用于重度AD治疗》.中国医学论坛报,2009年元月15日,A_5

四、帕金森病与帕金森综合征

1.龚兰生.《内科手册》(第五版).上海科技出版社,2009年

2.张振馨等.《国人帕金森病患病率重新修正》.中国医学论坛报,2005年6月23日,第23版

3.《帕金森病研究进展》.中国医学论坛报,2007年8月2日,B_5

4.陈灏珠.《实用内科学》(第十二版).北京人民卫生出版社,2009年7月

5.薛啟蒆.《神经变性病发病机制可能相同》.中国医学论坛报,2005年2月17日,第13版

6.邵明.《PD现代治疗》.中国医学论坛报,2005年3月17日,第20版

7.冯涛.《应用生物学标志物早期诊断PD》.中国医学论坛报,2009-4-16,A_9

8.《PD一线药物普拉克索即将登陆中国》.中国医学论坛报,2006年11月23,第17版

9.《普拉克索(森福罗)中国上市会报道》.中国医学论坛报,2007年4月12日,B_{13}

10.《基因疗法为治疗 PD 带来希望》.中国医学论坛报,2007-7-5,A_2

11.《降压药伊拉地平可能阻止 PD 进展》.中国医学论坛报,2007-6-22,A_5

12.《三氯乙烯－PD 综合征的危险因素》.中国医学论坛报,2008-1-24,A_5

13.陈海波.《剂末现象识别与防治》.中国医学论坛报,2009-4-16,A_{10}

五、老年躁狂忧郁症

1.陈灏珠,《实用内科学》(第十二版).北京人民卫生出版社,2006

2. Von Hahn H P. 等编著,王士雯等(译)《实用老年病学》(内部资料),1978 年 10 月

3. 成都日报,2003 年 1 月 15 日

4.《游离睾酮水平低的男性忧郁危险高》.中国医学论坛报,2008 年 4 月 10 日,E_7

5.《忧郁症诊断和治疗新进展》.中国医学论坛报,2007-5-10,A_4

6. Aaron Beck.《认知疗法使忧郁症患者从自身中解脱》,中国医学论坛报,2006-9-28,第 3 版

7.《度洛西汀药理机制及临床疗效》.中国医学论坛报,2007-5-10,A_{11}

8.《度洛西汀药理学及临床应用》.中国医学论坛报,2007-5-10,A_{11}

9. 米氮平(Mirlazapine)片——药品说明书

10.潘集阳.《双相忧郁药物治疗》.中国医学论坛报,2007-7-19,B_2

11.《抗忧郁药物起效时间的临床意义》.中国医学论坛报,2008-9-4,E_6

12.杨彦春.《焦虑障碍的治疗——美国杜克大学精神病学和行为科学教授来华讲座》.中国医学论坛报,2008 年 9 月 4 日,E_4

13.张美增等.《老年精神病学》.北京科技出版社,2007 年 7 月

14.《老年重症忧郁症的维持治疗》.中国医学论坛报,2006-3-16,第40 版

六、老年人睡眠障碍

1.《老年人睡眠障碍的评估和管理》,中国医学论坛报,2009 年 9 月 17 日,A_{12}

2.樊东升.《关注综合医院的失眠者》.中国医学论坛报,2009-3-26,A_{12}

3.韩芳.《我为什么睡不好?》.中国医学论坛报,2009-3-26,A$_{10}$

4.赵忠新.《睡眠基础研究进展》.中国医学论坛报,2009-3-26,A$_{12}$

5.张卫华.《我为什么睡不好?》.中国医学论坛报,2009-3-26,A$_{11}$

6.潘集阳.《失眠与情绪障碍》.中国医学论坛报,2009-3-26,A$_{13}$

7.张卫华.《焦虑与失眠》.中国医学论坛报,2009-3-18,A$_{10}$

8.申昆玲.《心血管疾病、阻塞性睡眠呼吸暂停综合征》.中国医学论坛报,2010 年 3 月 18 日,A$_{10}$

9.郭冀珍.《睡眠-觉醒周期与血压调节》.中国医学论坛报,2009 年 3 月 26 日,A$_{13}$

10.韩芳.《呼吸病与睡眠障碍》.中国医学论坛报,2010 年 3 月 18 日,A$_{11}$

11.史虹莉.《糖尿病与睡眠障碍》.中国医学论坛报,2010 年 3 月 18 日,A$_{11}$

12.张燕、樊东升.《帕金森病与快动眼行为障碍》.中国医学论坛报,2010-3-18,A$_{12}$

13.异常睡眠.《快动眼行为睡眠障碍(RBD)》.中国医学论坛报,2009-9-17,A$_{12}$

14.《睡眠暴力-常见类型的睡眠障碍案例分析及对策》.中国医学论坛报,2009-3-26,A$_{10}$

15.《白天睡眠过多与老人心血管病死亡相关》.中国医学论坛报,2009 年 3 月 26 日,A$_5$

16.李建林.《失眠治疗原则》.中国医学论坛报,2009 年 3 月 26 日,A$_{12}$

17.《循证医学推荐意见-老年人睡眠障碍的评估和管理》.中国医学论坛报,2009-9-17,A$_{12}$

18.《药物治疗失眠研究进展》.中国医学论坛报,2007 年 7 月 19 日,B$_2$

19.《警惕镇静催眠药引起的异常行为》.中国医学论坛报,2010-6-3,A$_5$

第十一章　老年五官科疾病

一、老年性黄斑变性

1.成都市《华西都市报》,2007 年元月 5 日,第 2 版

2.郭云良等.《老年病学》,北京科技出版社,2007 年 8 月

3. 陆惠华(主编).《实用老年医学》.上海科技出版社,2006 年 5 月

4. 赵桂秋(主译).《眼科学各论》(第 16 版).人民卫生出版社,2006 年 12 月

5. 刘家琦等(主编).《实用眼科学》(第 2 版).人民卫生出版社,2009 年 1 月

6.《Ranibizumab 治疗新生血管性年龄相关性黄斑变性》.中国医学论坛报,2007 年 5 月 10 日,D_8

二、老年性白内障

1. 刘家琦、李凤鸣(主编).《实用眼科学》(第 3 版).人民卫生出版社,2010 年 8 月

2. 陈灏珠(译).《默克老年病手册》(第 3 版).人民卫生出版社,2000 年

3.《八年制教科书》.眼科学.人民卫生出版社,2005 年

4. 郝苏斌、程守勤.《108 岁老人接受白内障手术成功复明》.中国医学论坛报,2007 年 5 月 17 日,A_3